Tratado de Foniatria

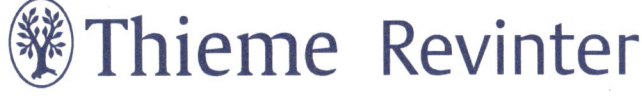

Tratado de Foniatria

Mariana Lopes Fávero
Médica Otorrinolaringologista e Foniatra
Membro do Comitê de Foniatria da ABORL-CCF
Coordenadora dos Programas de Formação em Foniatria e Eletrofisiologia da Audição da DERDIC-PUC/SP
Doutora em Ciências pela FMUSP

Sulene Pirana
Otorrinolaringologista com Áreas de Atuação em Foniatria e Medicina do Sono
Membro do Departamento de Foniatria da ABORL-CCF
Médica do Ambulatório de Foniatria do Serviço de ORL do HCFMUSP
Professora das Faculdades de Medicina UNIFAL e USF
Título de Especialista em Otorrinolaringologia pela AMB, com Certificado de Área de Atuação em Foniatria pela AMB

Thieme
Rio de Janeiro • Stuttgart • New York • Delhi

**Dados Internacionais de
Catalogação na Publicação (CIP)**

P667t

Pirana, Sulene
　Tratado de foniatria/Sulene Pirana & Mariana Lopes Fávero – 1. Ed. – Rio de Janeiro – RJ: Thieme Revinter Publicações, 2020.

　276 p.: il; 18,5 x 27 cm.
　Inclui Índice Remissivo e Bibliografia
　ISBN　978-85-5465-209-8
　eISBN 978-85-5465-229-6

　1. Foniatria. 2. Otorrinolaringologia. I. Fávero, Mariana Lopes. II. Título.

CDD: 617.51
CDU: 616.21

Contato com as autoras:
Mariana Lopes Fávero
foniatria@dramarianafavero.com.br

Sulene Pirana
sulenepirana@gmail.com

Nota: O conhecimento médico está em constante evolução. À medida que a pesquisa e a experiência clínica ampliam o nosso saber, pode ser necessário alterar os métodos de tratamento e medicação. Os autores e editores deste material consultaram fontes tidas como confiáveis, a fim de fornecer informações completas e de acordo com os padrões aceitos no momento da publicação. No entanto, em vista da possibilidade de erro humano por parte dos autores, dos editores ou da casa editorial que traz à luz este trabalho, ou ainda de alterações no conhecimento médico, nem os autores, nem os editores, nem a casa editorial, nem qualquer outra parte que se tenha envolvido na elaboração deste material garantem que as informações aqui contidas sejam totalmente precisas ou completas; tampouco se responsabilizam por quaisquer erros ou omissões ou pelos resultados obtidos em consequência do uso de tais informações. É aconselhável que os leitores confirmem em outras fontes as informações aqui contidas. Sugere-se, por exemplo, que verifiquem a bula de cada medicamento que pretendam administrar, a fim de certificar-se de que as informações contidas nesta publicação são precisas e de que não houve mudanças na dose recomendada ou nas contraindicações. Esta recomendação é especialmente importante no caso de medicamentos novos ou pouco utilizados. Alguns dos nomes de produtos, patentes e design a que nos referimos neste livro são, na verdade, marcas registradas ou nomes protegidos pela legislação referente à propriedade intelectual, ainda que nem sempre o texto faça menção específica a esse fato. Portanto, a ocorrência de um nome sem a designação de sua propriedade não deve ser interpretada como uma indicação, por parte da editora, de que ele se encontra em domínio público.

© 2020 Thieme
Todos os direitos reservados.
Rua do Matoso, 170, Tijuca
20270-135, Rio de Janeiro – RJ, Brasil
http://www.ThiemeRevinter.com.br

Thieme Medical Publishers
http://www.thieme.com

Capa: Thieme Revinter Publicações Ltda.

Impresso no Brasil por Forma Certa Gráfica Digital Ltda.
5 4 3
ISBN 978-85-5465-209-8

Também disponível como eBook:
eISBN 978-85-5465-229-6

Todos os direitos reservados. Nenhuma parte desta publicação poderá ser reproduzida ou transmitida por nenhum meio, impresso, eletrônico ou mecânico, incluindo fotocópia, gravação ou qualquer outro tipo de sistema de armazenamento e transmissão de informação, sem prévia autorização por escrito.

DEDICATÓRIA

Dedicamos este livro ao nosso mestre e amigo Professor Dr. Mauro Spinelli, que formou e inspirou foniatras e fonoaudiólogos nesta maravilhosa aventura pelo universo da Comunicação, sempre incentivando o ensino e a pesquisa, com enfoque multidisciplinar. Este livro é a realização do nosso desejo de manter vivos seus ensinamentos.

"A verdadeira viagem da descoberta não consiste em buscar novas paisagens, mas em ter novos olhos."

Marcel Proust

PREFÁCIO I

A Otorrinolaringologia é uma rica especialidade médica que basicamente se insere em todos os ramos médicos, o diagnóstico, a clínica, a cirurgia e a reabilitação.

A ORL abrange 4 dos 5 sentidos, sendo responsável pela maior parte da comunicação humana.

A Foniatria estuda, essencialmente, os distúrbios da comunicação em todo seu espectro; portanto, está intimamente relacionada com nosso dia a dia.

O século 20, no Brasil, foi o forte da Foniatria, em que os melhores circulavam, personagens da história médica e cultural, como Pedro Block, por exemplo, membro da Academia Brasileira de Letras e figura célebre da sociedade.

Para mim, foi um privilégio e uma honra ser convidado pelos autores deste Tratado, pois assim pude, como rude cirurgião, chegar perto da inteligência e da sensibilidade médica daqueles que praticam essa fina arte da nossa especialidade.

Tive o prazer de, no início de minha carreira médica, conhecer alguns grandes foniatras que passaram pela FMUSP e pelo HCFMUSP, como Américo Morganti, Armando Aoki (na vaga de quem entro na FMUSP por conta de sua aposentadoria) e Irene Abramovitch (neurologista, porém atuando na Divisão por muitos anos, tendo sido Presidente do CREMESP e Conselheira).

De alguns anos para cá, comecei a perceber que a área estava perdendo vários colegas e não havia reposição, uma vez que o jovem ORL se interessava, principalmente, pela área cirúrgica, e, com o engrandecimento da Fonoaudiologia, essa área da saúde foi assumindo o papel do foniatra. Na formação do fonoaudiólogo não há inserção de matérias relativas à grande parte do conhecimento de que o foniatra necessita.

Existe até hoje, entre os médicos, e mais ainda na população leiga em geral, uma confusão entre a Foniatria e a Fonoaudiologia, assim como acontece entre a Fisiatria e a Fisioterapia. Em várias publicações da imprensa leiga isso era visível; exemplo disso foi a notícia do falecimento do Professor Pedro Block: ele foi apresentado como um ilustre fonoaudiólogo que havia falecido.

Quando fui Presidente da ABORL-CCF, percebi que cerca de 30% dos otorrinolaringologistas não mais operavam e visualizei uma possível retomada da Foniatria, pois seria um campo enorme de prática a esse jovem ORL. Foi então que lá criei o Departamento de Foniatria, e recriei, no HCFMUSP, um grupo de foniatria que gerou a formação de um Programa de Complementação Especializada (*fellowship*) oficial da FMUSP, e convidei alguns colegas (entre eles autores deste livro) a tocarem esse desafio. Essa semente plantada germinou e hoje está se desenvolvendo como um novo e forte galho da árvore de nossa especialidade.

Abre-se, também, um grande ambiente de pesquisa, pois muito temos que apreender nesta área.

Felicito aos autores deste livro, muitos dos quais tiveram passagem pela FMUSP, como Sulene, residente e médica assistente, e Mariana, que foi nossa aluna de pós-graduação e terminou seu Doutorado entre nós, certamente orientada pelo Professor Alfredo Tabith, um dos foniatras mais importantes do país. Agradeço pelo privilégio deste editorial e recomendo a todos a leitura desta obra, esperando que tenhamos a capacidade de conseguir, ao lê-la, aproximar-nos um pouco do conhecimento dos autores deste Tratado.

Ricardo Ferreira Bento
Professor Titular de Otorrinolaringologia da
Faculdade de Medicina da Universidade de São Paulo (FMUSP)

PREFÁCIO II

Esta é uma publicação dedicada ao estudo dos vários aspectos, complexos e intrigantes, envolvidos nos conhecimentos sobre a comunicação humana e as aprendizagens, em especial da *lectoescritura*. Trata, também, das diferentes ações utilizadas para investigar e para definir ações terapêuticas.

Tem uma abordagem multidisciplinar e interdisciplinar, em que profissionais de diferentes áreas dividem seu saber, adquirido em muitos anos de estudos e atividades práticas, com todos aqueles que se interessam ou atuam no campo da comunicação humana ou das aprendizagens e seus transtornos.

Considera-se, nesta obra, que estas condições têm aspectos bastante complexos, cujo desenvolvimento exige a participação de estruturas e funções individuais, em constante interação com o meio ambiente.

Os vários quadros aqui descritos têm determinantes específicos e são afetados por características, as mais diversas, de condições ambientais. Isto traz como exigência uma cuidadosa e profunda avaliação de seus aspectos peculiares, bem como destes fatores ambientais, para compreendê-los por inteiro.

A Foniatria, atividade médica, alia-se a estudos da Otorrinolaringologia, da Neurologia e da Psiquiatria, bem como de disciplinas que têm em seu bojo de interesses condições que podem afetar o comportamento humano e a linguagem, entre as quais destacamos Psicologia, Pedagogia e Fonoaudiologia, para o desvendamento dos mistérios que envolvem as condições estudadas nesta publicação.

É preciso louvar a dedicação das doutoras Mariana Fávero e Sulene Pirana pelo esforço no intuito de mobilizar o conjunto de profissionais, de diversas formações, que aqui participam para viabilizar este trabalho.

Expresso minha mais convicta opinião de que serão beneficiados, em saberes, todos os que tiverem acesso a esta publicação, e espero que possam utilizá-los em suas ações profissionais.

Alfredo Tabith Junior

COLABORADORES

ADELA STOPPEL DE GUELLER
Professora e Supervisora de Psicanálise com Crianças no Instituto Sedes Sapientiae, SP
Professora de Teoria Psicanalítica na COGEAE da Pontifícia Universidade Católica de São Paulo (PUC-SP)
Pós-Doutora em Psicanálise pela Universidade do Estado do Rio de Janeiro (UERJ)

ALFREDO TABITH JUNIOR
Professor de Foniatria da Faculdade de Fonoaudiologia da Faculdade de Ciências Humanas e da Saúde da Pontifícia Universidade Católica de São Paulo (PUC-SP) e dos Aprimoramentos de Foniatria e de Eletrofisiologia da Audição da PUC-SP
Mestre em Distúrbios da Comunicação pela PUC-SP

ALICE ANDRADE TAKEUTI
Fellow em Otoneurologia na Universidade Federal de São Paulo (Unifesp)
Aprimoramento em Eletrofisiologia da Audição e Foniatria pela DERDIC da Pontifícia Universidade Católica de São Paulo (PUC-SP)
Mestre em Otoneurologia pela Unifesp
Doutoranda em Ciências da Saúde na Universidade de Brasília (UnB)

ALTAIR CADROBBI PUPO
Doutora em Distúrbios da Comunicação Humana pela Universidade Federal de São Paulo (Unifesp)
Professora-Associada do Departamento de Clínica Fonoaudiológica e Fisioterapia da Pontifícia Universidade Católica de São Paulo (PUC-SP)
Fonoaudióloga da Clínica ECO, SP

ANA CLÉLIA DE OLIVEIRA ROCHA
Pós-Doutora em Fonoaudiologia pela Pontifícia Universidade Católica de São Paulo (PUC-SP)
Doutora em Linguística pela Universidade Estadual de São Paulo (Unicamp)
Fonoaudióloga da Clínica Interdisciplinar Professor Dr. Mauro Spinelli

ANA PAULA FIUZA FUNICELLO DUALIBI
Doutora em Ciências da Saúde pela Universidade Federal de São Paulo (Unifesp)
Área de Atuação em Foniatria pelo Colégio Federal de Medicina (CFM)
Médica Responsável pelo Setor de ORL Pediátrica e Foniatria do Hospital de ORL de Sorocaba (BOS)

ANDRESSA GUIMARÃES PRADO ALMEIDA
Mestre pela Santa Casa de São Paulo
Aprimoramento em Foniatria pela DERDIC da Pontifícia Universidade Católica de São Paulo (PUC-SP)
Título de Área de Atuação em Foniatria pela Associação Brasileira de Otorrinolaringologia e Cirurgia Cérvico-Facial (ABORL-CCF/AMB)

BEATRIZ CAVALCANTE DE ALBUQUERQUE CAIUBY NOVAES
Fonoaudióloga
Professora Titular do Departamento de Clínica Fonoaudiológica e Fisioterápica da Pontifícia Universidade Católica de São Paulo (PUC-SP)
Atuação em Clínica e Pesquisa em Audiologia Pediátrica e Reabilitação Auditiva

BEATRIZ DE CASTRO ANDRADE MENDES
Doutora em Linguística Aplicada pela Pontifícia Universidade Católica de São Paulo (PUC-SP)
Fonoaudióloga e Coordenadora do Centro Audição na Criança da PUC-SP
Professora-Assistente e Doutora do Departamento de Fonoaudiologia e Fisioterapia Professora Permanente do Programa de Estudos Pós-Graduados em Fonoaudiologia pela PUC-SP

BERENICE DIAS RAMOS
Preceptora da Residência Médica na Área de Otorrinolaringologia Pediátrica e Foniatria do Serviço de Otorrinolaringologia e Cirurgia de Cabeça e Pescoço da Pontifícia Universidade Católica do Rio Grande do Sul (PUC-RS)
Mestre em Otorrinolaringologia pela Universidade Federal de São Paulo (Unifesp)
Diretora do Departamento de Foniatria da Associação Brasileira de Otorrinolaringologia e Cirurgia Cérvico-Facial (ABORL-CCF) – Gestão: 2017

CAIO BORBA CASELLA
Psiquiatra Geral e da Infância e Adolescência pelo Instituto de Psiquiatria do Hospital das Clínicas da Faculdade de Medicina da Universidade de São Paulo (IPq-HCFMUSP)
Coordenador da Equipe Médica do Hospital Dia Infantil do IPq-HCFMUSP
Coordenador do Ambulatório de Interconsultas em Infância e Adolescência do IPq-HCFMUSP

ELIÉZIA HELENA DE LIMA ALVARENGA
Otorrinolaringologista e Foniatra pela Associação Brasileira de Otorrinolaringologia e Cirurgia Cérvico-Facial (ABORL-CCF)
Mestre pela Faculdade de Medicina de Ribeirão Preto da Universidade de São Paulo (FMRP-USP)
Doutora e Pós-Doutora pela Escola Paulista de Medicina da Universidade Federal de São Paulo (EPM-Unifesp)

FABIANA CALDINI PISCINI
Médica Otorrinolaringologista
Orientadora da Residência Médica do Hospital Otorrinolaringológico de Sorocaba (HOS-BOS)

FABIANA MARIA GOMES LAMAS
Pedagoga/Psicopedagoga
Mestre pela Faculdade de Medicina do ABC – Santo André, SP
Diretora Pedagógica do Centro de Referência em Distúrbios de Aprendizagem (CRDA)

GILBERTO BOLIVAR FERLIN FILHO
Otorrinolaringologista e Foniatra pela Associação Brasileira de Otorrinolaringologia e Cirurgia Cérvico-Facial (ABORL-CCF)
Médico Foniatra da DERDIC da Pontifícia Universidade Católica de São Paulo (PUC-SP)
Mestrando em Distúrbios da Comunicação na PUC-SP

GIOVANA PIOVESAN DAL OGLIO
Otorrinolaringologista pela Associação Brasileira de Otorrinolaringologia e Cirurgia Cérvico-Facial (ABORL-CCF)
Mestranda na Escola Paulista de Medicina da Universidade Federal de São Paulo (EPM-Unifesp)

GISELE VIEIRA HENNEMANN KOURY
Otorrinolaringologista com Área de Atuação em Foniatria
Mestre em Neurociências pela Universidade Federal do Pará (UFPA)
Preceptora Responsável pelos Ambulatórios de Foniatria e Laringe da Residência de Otorrinolaringologia do Hospital Bettina Ferro de Souza da UFPA

GRAZIELA MAGALHÃES
Psicologa pela Universidade Paulista (UNIP)
Neuropsicologista pelo Centro de Estudos Psicocirúrgicos (CEPSIC)
Especialista em Psicologia Hospitalar pelo Hospital das Clínicas da Faculdade de Medicina da Universidade de São Paulo (HCFMUSP)
Mestranda em Ciências Médicas pela Disciplina de Otorrinolaringologia da Faculdade de Medicina da Universidade de São Paulo (FMUSP)

GUSTAVO FERNANDO TOGNINI RODRIGUES
Especialista em Otorrinolaringologia pela Associação Brasileira de Otorrinolaringologia e Cirurgia Cérvico-Facial (ABORL-CCF)
Aprimoramento em Eletrofisiologia da Audição e Foniatria da DERDIC da Pontifícia Universidade Católica de São Paulo (PUC-SP)
Preceptor da Residência Médica em Otorrinolaringologia da Faculdade de Medicina do ABC

IGNÊS MAIA RIBEIRO
Fonoaudióloga Clínica
Professora do CEFAC – Saúde e Educação
Mestre em Fonoaudiologia pela Pontifícia Universidade Católica de São Paulo (PUC-SP)
Especialista de Linguagem pelo Conselho Federal de Fonoaudiologia (CFFa)
Especializada em Fluência e Seus Distúrbios
Diretora Educacional do Instituto Brasileiro de Fluência (IBF)

JULIETA JERUSALINSKY
Doutora em Psicologia Clínica pela Pontifícia Universidade Católica de São Paulo (PUC-SP)
Especialista em Estimulação Precoce (FEPI - Buenos Aires)
Membro das Clínicas Interdisciplinares Professor Dr. Mauro Spinelli-SP e Centro Lydia Coriat, RS

LIGIA ZANCO BUENO DERRICO
Otorrinolaringologia pelo Hospital CEMA, SP
Aprimoramento em Eletrofisiologia e Foniatria pela DERDIC da Pontifícia Universidade Católica de São Paulo (PUC-SP)

LUCIENE MAYUMI SATO
Médica Otorrinolaringologista com Área de Atuação em Foniatria
Assistente do Serviço de ORL da Beneficência Portuguesa de São Paulo

LUISA BARZAGHI FICKER
Doutora em Linguística Aplicada e Estudos da Linguagem da Pontifícia Universidade Católica de São Paulo (PUC-SP)
Professora do Departamento de Clínica Fonoaudiológica e Fisioterápica da PUC-SP
Fonoaudióloga da DERDIC–PUC-SP e da Clínica ECO

LUISA RAÑA ARAGÃO
Médica Otorrinolaringologista com Área de Atuação em Foniatria
Fellow em Foniatria no Hospital das Clínicas da Faculdade de Medicina da Universidade de São Paulo (HCFMUSP)

MARCELA DE OLIVEIRA
Médica Otorrinolaringologista
Fonoaudióloga
Preceptora do Serviço de Otorrinolaringologia e Cirurgia Cervicofacial do Hospital Universitário São Francisco (HUSF) – Bragança Paulista, SP

MARI IVONE LANFREDI MISORELLI
Fonoaudióloga
Mestre em Fonoaudiologia pela Pontifícia Universidade Católica de São Paulo (PUC-SP)

MARIA CAROLINA VERSOLATTO-CAVANAUGH
Fonoaudióloga da DERDIC da Pontifícia Universidade Católica de São Paulo (PUC-SP)
Mestre e Doutora em Fonoaudiologia com Ênfase em Audiologia e Reabilitação Auditiva pela PUC-SP

MARIA DO CARMO BERTERO
Otorrinolaringologista
Fellowship em Otorrinolaringologia Pediátrica pela Harvard Medical School
Estágio em Otorrinolaringologia Pediátrica na Universidade de Campinas (Unicamp)
Aprimoramento em Foniatria pela DERDIC da Pontifícia Universidade Católica de São Paulo (PUC-SP)

MARIA FLÁVIA BONADIA-MORAES
Fonoaudióloga
Assistente do Ambulatório de Foniatria da Divisão de Otorrinolaringologia da Faculdade de Medicina da Universidade de São Paulo (FMUSP)
Fonoaudióloga Responsável pelo Ambulatório de Processamento Auditivo do Hospital das Clínicas da FMUSP

MARIANA MALDONADO LOCH
Foniatra e Otorrinolaringologista
Título de Especialista em Otorrinolaringologia pela AMB, com Certificado de Área de Atuação em Foniatria pela AMB
Complementação Especializada em Foniatria pelo Hospital das Clínicas da Faculdade de Medicina da Universidade de São Paulo (HCFMUSP)

MARIANA ROCHA TETILLA
Especialista em Otorrinolaringologia pela Associação Brasileira de Otorrinolaringologia e Cirurgia Cérvico-Facial (ABORL-CCF)
Otorrinolaringologista Pediátrica pela Universidade Federal de São Paulo (Unifesp)
Aprimoramento em Foniatria pela DERDIC da Pontifícia Universidade Católica de São Paulo (PUC-SP)

MARTA GONÇALVES GIMENEZ BAPTISTA
Doutora em Fonoaudiologia pela da Pontifícia Universidade Católica de São Paulo (PUC-SP)
Integra a Equipe da Clínica Interdisciplinar Professor Dr. Mauro Spinelli
Professora Convidada do Curso: "O Falar da Criança: um Diálogo Interdisciplinar Entre Fonoaudiologia e Psicanálise" do Instituto Sedes Sapientiae, SP

MIRELA POLLINI CAPUTO
Fonoaudióloga Clínica
Mestre em Fonoaudiologia pela Pontifícia Universidade Católica de São Paulo (PUC-SP)
Especializada em Fluência e Seus Distúrbios
Diretora Tesoureira do Instituto Brasileiro de Fluência (IBF)

MIRIAN AKIKO FURUTANI DE OLIVEIRA
Psicóloga pela Universidade Federal do Paraná (UFPR)
Mestre em Ciências pela Universidade Federal de São Paulo (Unifesp)
Psicóloga e Neuropsicóloga da Divisão de Psicologia do Instituto Central do Hospital das Clínicas da Faculdade de Medicina da Universidade de São Paulo (ICHCFMUSP) – Diretora de Pesquisas Clínicas e Epidemiológicas

MÔNICA ELISABETH SIMONS GUERRA
Graduação e Residência Médica em Otorrinolaringologia pela Faculdade de Ciências Médicas da Santa Casa de São Paulo
Área de Atuação em Foniatria pela Associação Brasileira de Otorrinolaringologia e Cirurgia Cérvico-Facial (ABORL-CCF)
Mestre em Distúrbios da Comunicação Humana pela Universidade Católica de São Paulo (PUC-SP)
Clínica Foniátrica/Fissura Labiopalatina

NATALIA DE AGUIAR BRASILEIRO SAUNDERS DO VALE
Otorrinolaringologista pela Associação Brasileira de Otorrinolaringologia e Cirurgia Cérvico-Facial (ABORL-CCF)

PAULO RICARDO SOUZA SAMPAIO
Médico Oftalmologista
Doutor em Ciências pela Faculdade de Medicina da Universidade de São Paulo (FMUSP)
Chefe do Setor de Visão Subnormal da Disciplina de Oftalmologia da Faculdade de Medicina do ABC, SP

VANESSA MAGOSSO FRANCHI
Otorrinolaringologista
Formação em Foniatria pela DERDIC-PUC-SP
Mestre em Distúrbios da Comunicação Humana pela PUC-SP
Preceptora da Residência Médica em Otorrinolaringologia do hospital CEMA-SP

SUMÁRIO

PRANCHA EM CORES xvii

1 HISTÓRIA DA FONIATRIA 1
   Alfredo Tabith Junior ▪ Sulene Pirana ▪ Mariana Lopes Fávero

2 COMO APRENDEMOS A FALAR 5
   Gilberto Bolivar Ferlin Filho ▪ Mariana Lopes Fávero

3 ENTRE O OUVIR E O FALAR – NEUROANATOMIA DA LINGUAGEM 15
   Andressa Guimarães Prado Almeida ▪ Vanessa Magosso Franchi ▪ Mariana Lopes Fávero

4 FUNÇÕES EXECUTIVAS E MEMÓRIA 23
   Mariana Lopes Fávero

5 NEUROCIÊNCIA DA LINGUAGEM 31
   Berenice Dias Ramos

6 BILINGUISMO 39
   Sulene Pirana ▪ Luisa Raña Aragão

7 DIAGNÓSTICO E REABILITAÇÃO AUDITIVA NA INFÂNCIA 45
   Maria Carolina Versolatto-Cavanaugh ▪ Beatriz de Castro Andrade Mendes
   Beatriz Cavalcante de Albuquerque Caiuby Novaes

8 DIAGNÓSTICO ELETROFISIOLÓGICO DA SURDEZ NA INFÂNCIA 59
   Gustavo Fernando Tognini Rodrigues ▪ Ligia Zanco Bueno Derrico ▪ Mariana Lopes Fávero

9 ELETROFISIOLOGIA E LINGUAGEM 65
   Alice Andrade Takeuti ▪ Mariana Lopes Fávero

10 DESENVOLVIMENTO DA LINGUAGEM NA SURDEZ 73
   Sulene Pirana ▪ Marcela de Oliveira

11 PROCESSAMENTO AUDITIVO 83
    Mari Ivone Lanfredi Misorelli ▪ Maria Flávia Bonadia-Moraes

12 DENA – DESORDENS DO ESPECTRO DA NEUROPATIA AUDITIVA 91
    Sulene Pirana ▪ Fabiana Caldini Piscini

13 IMPACTO DAS PERDAS UNILATERAIS E TEMPORÁRIAS NA LINGUAGEM E NO APRENDIZADO 103
    Luisa Barzaghi Ficker ▪ Altair Cadrobbi Pupo ▪ Maria do Carmo Bertero ▪ Mariana Rocha Tetilla

14 PRAXIA E LINGUAGEM 113
    Alice Andrade Takeuti ▪ Mariana Lopes Fávero

15 A CONSULTA FONIÁTRICA 119
    Ana Paula Fiuza Funicello Dualibi ▪ Mariana Lopes Fávero ▪ Sulene Pirana

16 TRANSTORNO DO DESENVOLVIMENTO DA LINGUAGEM: O QUE MUDA, O QUE FICA E
   O QUE IMPORTA NESTE DIAGNÓSTICO 129
    Mariana Lopes Fávero

17 TRANSTORNOS DE APRENDIZAGEM 137
Sulene Pirana ▪ Gisele Vieira Hennemann Koury ▪ Mariana Maldonado Loch

18 TRANSTORNO DO ESPECTRO AUTISTA 149
Caio Borba Casella

19 FISSURAS LABIOPALATINAS 161
Alfredo Tabith Junior ▪ Mônica Elisabeth Simons Guerra

20 AVALIAÇÃO FONIÁTRICA DO IDOSO 171
Gisele Vieira Hennemann Koury

21 DEFICIÊNCIA INTELECTUAL E PARALISIA CEREBRAL 179
Luciene Mayumi Sato ▪ Gilberto Bolivar Ferlin Filho

22 DISFLUÊNCIAS DA FALA 193
Alfredo Tabith Junior ▪ Mônica Elisabeth Simons Guerra

23 ATUALIZAÇÃO EM GAGUEIRA E OUTROS DISTÚRBIOS DA FLUÊNCIA 201
Ignês Maia Ribeiro ▪ Mirela Pollini Caputo

24 DISFAGIA NA INFÂNCIA 209
Eliézia Helena de Lima Alvarenga ▪ Giovana Piovesan Dal Oglio ▪ Natalia de Aguiar Brasileiro Saunders do Vale

25 INÍCIO DO TRATAMENTO FONOAUDIOLÓGICO – REFLEXÕES SOBRE A AVALIAÇÃO 219
Ana Clélia de Oliveira Rocha ▪ Marta Gonçalves Gimenez Baptista

26 CRIANÇAS QUE NÃO FALAM – UM PERCURSO SINGULAR NA CLÍNICA FONOAUDIOLÓGICA 225
Ana Clélia de Oliveira Rocha ▪ Marta Gonçalves Gimenez Baptista

27 AVALIAÇÃO NEUROPSICOLÓGICA NOS TRANSTORNOS DE LINGUAGEM 231
Graziela Magalhães ▪ Mirian Akiko Furutani de Oliveira

28 CONTRIBUIÇÕES DA PSICANÁLISE À CLÍNICA DE CRIANÇAS COM ATRASOS DA FALA – ENTRE O JUSTO TEMPO DE TOMAR A PALAVRA E A ESTRUTURA DA LINGUAGEM 237
Adela Stoppel de Gueller ▪ Julieta Jerusalinsky

29 PROCESSAMENTO VISUAL 245
Paulo Ricardo Souza Sampaio ▪ Fabiana Maria Gomes Lamas

ÍNDICE REMISSIVO 249

PRANCHA EM CORES

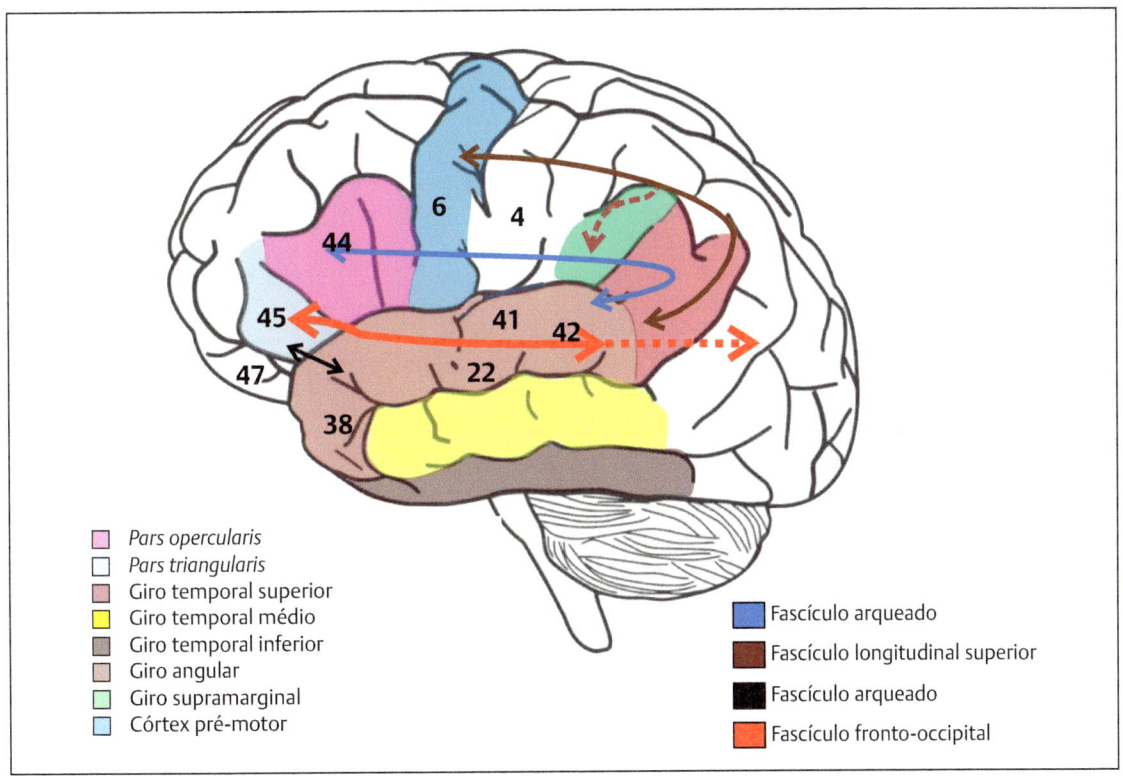

Fig. 3-1. Áreas anatômicas da linguagem.

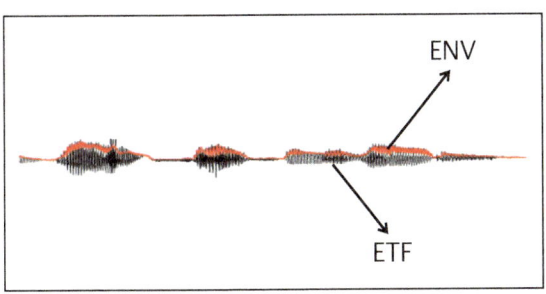

Fig. 9-1. Representação de fala humana com as modulações FM (ETF) e AM (ENV).

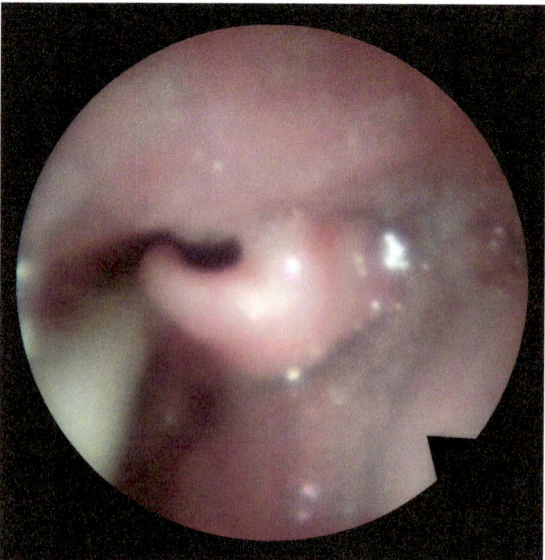

Fig. 24-7. Videoendoscopia da deglutição evidenciando estase salivar em região de hipofaringe.

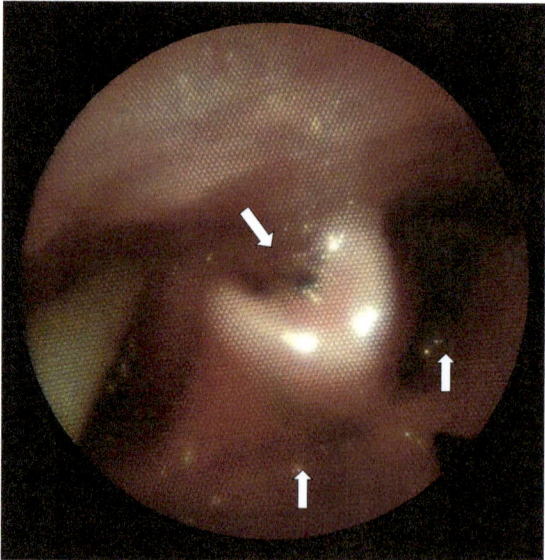

Fig. 24-8. Videoendoscopia da deglutição mostrando penetração de alimento em região supraglótica e resíduos alimentares em valéculas (setas brancas).

Tratado de Foniatria

Thieme Revinter

HISTÓRIA DA FONIATRIA

Alfredo Tabith Junior
Sulene Pirana
Mariana Lopes Fávero

Transformada em área de atuação da Otorrinolaringologia, pela resolução de número 1785/2006 do Conselho Federal de Medicina (CFM), a Foniatria dedica-se ao estudo da comunicação humana e seus distúrbios, ou melhor caracterizando, dos distúrbios de audição, de voz, de fala, de linguagem e de aprendizado. Mantém relações com a Psiquiatria, Neurologia, Pediatria e Genética, e também com disciplinas que têm interesse pela linguagem, em seus aspectos teóricos e clínicos, como Linguística, Psicologia, Pedagogia, Fonética e Fonoaudiologia.

A palavra Foniatria é formada por dois termos de origem grega: *fonus*, que significa som, e *tria*, que significa atenção ou tratamento. Como área de atuação, é um marco da medicina funcional e trata, fundamentalmente, dos aspectos psicofuncionais e neurofuncionais dos distúrbios da comunicação, cujas afecções são muito variadas e complexas. Atua em todos os níveis de atenção à saúde, do infante ao idoso.

Tem por objetivo fazer ou participar da realização de diagnósticos diferenciais em várias situações em que ocorrem sintomas na linguagem. Incluem-se aqui os distúrbios psíquicos, as patologias periféricas e centrais dos sistemas auditivo e fonoarticulatório; as patologias abrangentes do sistema nervoso central (deficiência intelectual e paralisia cerebral) e uma patologia restrita do sistema nervoso central, que se manifesta, basicamente, por sintomas na linguagem (Transtorno do Desenvolvimento da Linguagem – TDL).

Elabora ou participa da elaboração de programas terapêuticos e educacionais, com enfoque em aspectos médicos, para o atendimento dessas afecções.

A Foniatria possui um passado muito remoto quanto a componentes referenciais, mas é muito nova quando nos referimos à sua constituição formal definitiva.

Muito antes do início da Foniatria como área médica, alguns profissionais dirigiram seu foco de interesse para pesquisas sobre as relações entre cérebro, fala e linguagem, bem como para a compreensão das causas orgânicas das alterações da linguagem, especialmente nas afasias e na gagueira.

Nos primeiros livros de que se tem conhecimento na Idade Antiga, existem alusões a dados sobre figuras históricas que padeciam de transtornos da comunicação.

Moisés, na Bíblia, é descrito como gago, por ter olhado e estendido a mão para a coroa do rei egípcio, foi castigado com a gagueira. Hipócrates já se ocupava da gagueira sob o prisma dos conhecimentos da época e descreveu a traqueia como órgão condutor de ar até a laringe, associando a dependência da intensidade da voz do volume e força da corrente respiratória; também, juntamente com seus discípulos, deixou referências e ensinamentos sobre manifestações afásicas, tentando encontrar uma relação entre as lesões cerebrais e alterações de linguagem.

Demóstenes era um orador notável e Plutarco, na obra "A vida dos homens ilustres", refere que este colocava pedras na boca para melhorar sua fluência e dicção. Estas lendas e superstições influenciaram as primeiras concepções sobre os transtornos da fala e da voz. Vários médicos antigos mencionaram a gagueira e lançaram teorias sobre sua etiologia, formulando indicações terapêuticas: cauterização da língua, ginástica respiratória e aplicações de óleos curativos.

Aristóteles chegou a relacionar a altura da voz com as dimensões e mobilidade do aparato fonatório, e foi o primeiro a estabelecer uma teoria da arte vocal oratória, relacionando os recursos vocais com as manifestações emocionais.

Galeno descreveu com exatidão a anatomia da laringe, seus músculos e cartilagens, comparando o mecanismo de emissão vocal com a formação de tom de uma flauta e colocou o palato como um órgão ressonador; foi o primeiro a diferenciar a fala da voz.

As ideias sobre a surdez, na Antiguidade, eram repletas de ignorância, superstição e temor, levando os surdos a serem considerados seres irracionais, idiotas e incapazes de serem educados.

No século XVI começam a se modificar esses conceitos; o médico italiano, Girolane Cardane, estabeleceu que os surdos gozavam de razão, podiam ser educados, expressar-se pela escrita e entender pela leitura. Em 1555, o monge beneditino espanhol, Frei Pedro Ponce de León, abriu o campo de investigação científica sobre a surdez e Girolane escreveu a obra "Reeducación de las letras y arte para enseñar a hablar a los mudos", baseada nos ensinamentos de Ponce de León.

Em 1573 foi publicada a obra "De Arte Gymnástica", em Veneza, de autoria do médico italiano Gerónimo Mercuriales, relacionando a respiração com a voz, recomendando exercícios respiratórios. Também é deste mesmo autor o primeiro livro que se conhece, onde aparece um capítulo dedicado às patologias da fala e da voz: "De Morbis Puerorum Tractatus", 1584.

Franz Joseph Gall (1758-1828), observando médicos, filólogos e linguistas que falavam muito bem, notou que todos possuíam uma protrusão dos globos oculares. Considerou, desta forma, que a área da linguagem, provavelmente bem desenvolvida nessas pessoas, estava localizada na região anterior do cérebro e deveria estar causando a referida protrusão.

Desta forma, a partir da observação e da palpação destas protuberâncias cranianas, que foram chamadas de bossas, era possível avaliar as habilidades mais desenvolvidas de cada indivíduo. Estava, desta forma, criada a Frenologia, que determinou, por meio de mapas frenológicos, a localização craniana das diferentes habilidades humanas.

Foi também Gall que, mais tarde, descreveu a ocorrência de alterações de fala na ausência de dificuldades de compreensão, em crianças com inteligência normal. Esta descrição é encontrada em sua publicação de 1822, que, a nosso ver, é uma primeira referência ao que hoje chamamos de TDL.

No campo da fala, estudos científicos procuravam estabelecer a localização cerebral da linguagem durante a segunda metade do século XIX destacando-se Broca, Wernicke e Jackson.

Paul Pierre Broca (1824-1880), com maior controle científico, descreve, em 1861, o caso de um paciente que perde a habilidade de fala (afasia) após um acidente vascular encefálico, mas que mantém preservada a capacidade de compreensão da linguagem. Após sua morte, o exame do cérebro mostrou uma lesão na porção inferior da terceira circunvolução frontal ascendente, no hemisfério cerebral esquerdo, onde Broca localiza o centro motor da palavra.

Aproximadamente 10 anos depois, Karl Wernicke (1848-1905) descreve alterações da compreensão da fala em pacientes cujo exame cerebral após a morte revela uma lesão na porção posterior do giro temporal superior, local por ele denominado de centro receptivo da palavra.

A partir destas duas observações criou-se uma visão localizacionista da função cerebral, segundo a qual as funções superiores tinham localizações estritas no cérebro. Nesta linha de pensamento foi elaborado o Esquema de Linguagem de Wernicke-Lichtein, em que estão descritos: um centro dos conceitos, um centro audioverbal e um centro da fala expressiva. As alterações da fala podem resultar de lesões de um destes centros ou das comunicações entre eles.

Freud, em 1891, contribui para o estudo das afasias estando entre os primeiros que assinalam a importância das relações funcionais entre as zonas corticais da linguagem.

Em contraponto à visão localizacionista, o neurologista inglês John Hughlings Jackson (1835-1911) apresenta uma nova teoria sobre as funções superiores e o funcionamento cerebral. Ao perceber que uma mesma função poderia ser alterada, em diferentes graus, por lesões em diferentes regiões cerebrais, estabelece a diferença fundamental entre função propriamente dita e o sistema funcional, mais complexo e mantido por várias regiões anatômicas e funcionais. Ao mesmo tempo em que considera que o cérebro atua como um sistema funcional, afirma que localizar uma lesão que altera determinada função não é o mesmo que localizar a função. Seus estudos permaneceram esquecidos durante muito tempo, sendo redescobertos por Read, que os publicou na revista "Brain" em 1915.

Fica assim lançada uma nova visão sobre o funcionamento cerebral, chamada de visão holística, que teve entre seus defensores, entre outros, Pierre Marie (1853-1940) e Kurt Goldstein (1878-1965). Com esta visão holística compreende-se a possibilidade da reabilitação nos quadros de alterações funcionais decorrentes de lesões cerebrais.

A Foniatria originou-se do interesse de médicos otorrinolaringologistas por problemas da voz e da fala, no final do século XIX e início do século XX.

O médico alemão, filho de um professor de surdos, Hermann Gutzmann, em Berlim, estudava os aspectos médicos dos distúrbios da fala; escreveu sua tese de graduação sobre surdez em 1887, sendo considerado o fundador da Foniatria com seu livro "Transtornos da Fala na Infância – 1894". Outras publicações clássicas de Gutzmann foram os livros "Transtornos da Fala e da Voz" e "Fisiologia da Fala e da Voz", além da primeira revista de Foniatria: "Revista Mensal Médico-Pedagógica dos Transtornos da Fala e da Voz". Na Universidade Charité, em Berlim, criou a disciplina de Foniatria inserida no Departamento de Clínica Médica com a defesa da tese de docência *Die Atembewegungen in ihrer Beziehung zu den Sprachstörungen* (Os movimentos respiratórios e suas relações com os distúrbios de fala).

A escola berlinense de Foniatria, estabelecida por Gutzmann, era basicamente organicista, baseando-se na descrição minuciosa dos sintomas e seu registro objetivo pela fonética experimental. Ele dedicou-se, em sua clínica, à formação de vários outros médicos, entre os quais E. Scripture (fundador da clínica de fala da Universidade de Columbia), M. Seeman (fundou a escola de Praga), A. Liebmann e T. Flatau (de Berlim), G. Panconcelli-Calzia (de Hamburgo) e H. Stern (de Viena).

Karl Rothe, professor vienense, percebe, por acaso, nos idos de 1911, que seus alunos faltavam à aula em dias específicos e, ao buscar a razão, soube que iam para tratamento de seus defeitos de fala na clínica de Emil Fröeschels, da escola do Prof. Victor Urbantschitsch. Após fazer seu diagnóstico, Fröeschels discutia os casos com seus assistentes e, juntos, buscavam estabelecer as bases do tratamento, em que enfatizavam a psicomotricidade, a musicoterapia e o trabalho com ritmo.

Em 1914, com o início da primeira Guerra Mundial, Dr. Emil Fröschels (1884-1972) iniciou o atendimento de problemas decorrentes de ferimentos na cabeça e alterações da voz decorrentes de neurose. Uma de suas obras mais importante foi "Linguagem Infantil e Afasia". Em 1917, Fröschels foi nomeado Médico Sênior do Departamento de Lesões Cerebrais do Hospital Central de Viena e, no ano seguinte, a Universidade de Viena o apontou como Médico-Chefe no Departamento de Distúrbios da Voz e da Fala. Este ambulatório fazia parte do Serviço de Otorrinolaringologia do Professor H. Newmann. Os pacientes provinham de várias fontes; professores treinados encaminhavam alunos com ampla variedade de afecções orgânicas e funcionais da linguagem, fala e voz. Os alunos e assistentes de Fröeschels se sentavam em semicírculo e sugeriam diagnóstico e tratamento.

Um segundo grupo de pacientes consistia em casos de disfonia persistente secundária à cirurgia laríngea. Dr. Fröeschels também tinha grande interesse no tratamento de casos de fissura palatina junto com Dr. Schallit. Espontaneamente, procuravam a clínica os profissionais da voz: professores, atores, cantores, muitos de fama mundial.

As obras clássicas de Fröeschels foram "Psychological Elements of Speech" (1932), "Speech Therapy" (1933), "Philosophy and Aesthetics of Speech" (1935) e "Practice of Voice and Speech Therapy" (1941).

Da curiosidade inicial, o professor Rothe passou a ser um entusiasta do tratamento das dificuldades de fala de seus alunos e, mais tarde, participou com Fröeschels da criação de cursos para informar professores sobre elementos de logopedia. Criaram cursos rápidos de cinco sessões com esse propósito em 1921. Os resultados foram promissores e, em 1928, existiam, em Viena, 39 escolas que ofereciam Cursos Preparatórios para Professores, sob a direção de pessoal especializado. Em 1921, Rothe foi nomeado Diretor das Escolas de Fala e Cursos de Tratamento de Crianças com Distúrbios de fala de Viena.

A neurofisiologia moderna se encarregou de estabelecer as bases das novas ideias sobre a localização das funções e foi Pavlov, com seus descobrimentos sobre a localização dinâmica das funções corticais, que forneceu as bases para o conceito de estruturas dinâmicas ou centros combinatórios que, mesmo situados às vezes distantes no córtex, são unidos por um trabalho conjunto e, portanto, responsáveis pelas funções psíquicas superiores.

A.R. Luria, em Moscou, editou vários livros relacionados com as funções psíquicas superiores, com enfoque dialético entre as ciências fisiológicas e psicológicas, estabelecendo nova área da ciência – a Neuropsicologia.

Vigotsky, em 1960, ao realizar investigações relacionadas com a ontogênese da linguagem, estabelece que ela é de origem social e mediada por sua estrutura.

A Foniatria desenvolveu-se muito na Europa, onde foi fundada sua associação internacional – IALP (*Internacional Association of Logopedics and Phoniatrics*) por Fröeschels, que passa a organizar seus congressos internacionais a partir de 1924, a cada três anos e sendo interrompidos, unicamente, durante a Segunda Guerra Mundial. A revista "Folia Phoniatrica" tem publicação trimestral e sede editorial em Zurique e Nova Iorque.

No século XX, nos Estados Unidos, formou-se um grande número de professores e médicos que se dedicaram ao tratamento dos transtornos da fala e da voz, com avanços que chegaram a competir quantitativamente com tudo que existia antes e depois da Segunda Guerra Mundial na Europa.

Podemos mencionar entre as grandes figuras da Foniatria neste país o Dr. G. Greene, fundador, em 1916, do National Hospital for Speech Disorders, em Nova Iorque e da revista *Talk*, em 1920; Travis, Van Riper, Cisensen, Vepman e outros. Outras publicações: *Journal of Speech and Hearing Disorders* e *Journal of Speech-Language-Hearing Association*.

A forte ligação inicial com a otorrinolaringologia desenvolve, na Europa, uma Foniatria com forte cunho organicista, que se modificou em sua vertente da América do Sul, principalmente pela atuação de seu principal criador, Julio Bernaldo de Quirós, de Buenos Aires, Argentina. A equipe de Quirós sempre se preocupou com estudos sobre as relações entre psicologia e linguagem, entre psiquismo e aquisição de linguagem, entre neurologia e distúrbios de linguagem, para além da área das afasias.

Alguns dos profissionais da Argentina foram membros do Instituto de Investigações Foniátricas e Audiológicas e entre estes estão o próprio Julio Bernaldo de Quirós, além de Renato Segre, Orlando Luis Schrager, Enrique Tormakh, Jorge Gonzalez e Aldo Lombi.

Outros foniatras na América Latina que devem ser considerados são Eduardo Lira, no Chile; Josue Montoya, na Colombia; Pedro Berruecos Vilasboas e Severino Tarasco, na Cidade do México; Artidoro Caceres Velazquez, em Lima-Peru, e Oscar Ferrer Roo, em Caracas, Venezuela.

No Brasil são citados Pedro Bloch, no Rio de Janeiro, Mauro Spinelli, da Divisão de Educação e Reabilitação dos Distúrbios da Comunicação (DERDIC) da Pontifícia Universidade Católica de São Paulo; e Américo Paulo Morgante, do Hospital das Clínicas da Universidade de São Paulo.

No Brasil, com a preocupação de elaborar uma Foniatria que transcendesse os aspectos puramente orgânicos, Mauro Spinelli deixou um importante legado a seus discípulos e seguidores que atuam na Pontifícia Universidade Católica de São Paulo e em outras partes do país, em especial o Dr. Alfredo Tabith Junior e Fernando de Carvalho Leite e Silva. Em 1980, Spinelli e Tabith lançam o livro "Foniatria: disfonias, fissuras labiopalatais e paralisia cerebral", com várias edições posteriores.

Na DERDIC, vários otorrinolaringologistas fizeram sua formação em Foniatria sob a batuta deste trio de profissionais, entre eles as Doutoras Sulene Pirana e Mariana Lopes Fávero, que, atualmente, estão em serviços de formação de foniatras.

Por incentivo e apoio de seu presidente, Dr. Ricardo Ferreira Bento, em 2009, a Associação Brasileira de Otorrinolaringologia e Cirurgia Cérvico-Facial (ABORL-CCF), pelo seu Departamento de Foniatria, organiza o I Curso de Foniatria, sob coordenação da Dra. Sandra Irene Cubas. Este primeiro curso deu origem a vários que culminaram com cursos extensivos de foniatria, realizados anualmente.

Além do curso extensivo, a ABORL-CCF proporciona aos seus associados com interesse de conhecer os princípios da foniatria um programa extenso de aulas e palestras nos congressos e tem realizado, desde 2016, juntamente com a AMB, um concurso para título de área de atuação.

A formação em foniatria envolve atividades teóricas e práticas de atendimento de pacientes com distúrbios da comunicação. É ministrado por médicos com formação em Otorrinolaringologia e Foniatria e tem em sua retaguarda uma equipe multidisciplinar, com neurologistas, psiquiatras, fonoaudiólogos, psicólogos, neuropsicólogos, terapeutas ocupacionais e assistentes sociais.

BIBLIOGRAFIA

Benton AL, Joint RJ. Primeras descripciones de la afasia. *Acta Audiol Foniatr Hipanoamer* 1973;X:1-32.

Cabanas Comas R. Comunicación oral: importancia medico social. *Rev Hosp Psiquiatr Hab* 1980;21(2):249.

Favero ML, Tabith Jr A. O que a foniatria pode mudar no seu consultório. In: Lessa MM, Pinna FR, Abrahão M, Caldas Neto SS (Org). *Associação Brasileira de Otorrinolaringologia e Cirurgia Cérvico-Facial.* PRO-ORL Programa de Atualização em Otorrinolaringologia; Ciclo 10. Porto Alegre: Artmed Pan-Americana; 2016. p. 61-89.

Freud ED. Appendix: The Speech and Voice Clinic, Viena. In: Rieber RW. *Language Development and Aphasia in Children.* New York: Academic Press; 1950.

Fritzell B. Training programs in Phoniatrics. *Folia Phoniatr* (Basel) 1980;32(2):85-102.

Kussmaul A. *Die Storungen der Sprache Versuch einer Phatologie der Sprache.* Vogel: Leipzig; 1877.

Luchsinger R. Acerca de la génesis y terapéutica de los trastornos vocales y del lenguaje. *Actas Ciba* 1951;1:1-26.

Luria RA. Las funciones corticales superiores del hombre. Ciudad de La Itabana: Editorial Científico – Técnica; 1982.

Perello J. *The History of International Association of Logopedics and Phoniatrics*, 2nd ed. Barcelona: Editorial Augusta SA; 1982.

Reich W. Condiciones físicas y somáticas de la voz. *Actas Ciba* 1951;1:1-2.

Spinelli M. Avaliação Foniátrica do Deficiente Auditivo. In: Caldas N, Caldas Neto S, Sih T. *Otologia e Audiologia em Pediatria.* Rio de Janeiro: Revinter; 1999. p. 231-8.

Stern H. Hermann Gutzmann. Machr. Ohremheilk. *Lar Rhinel* 1922;56:887.

COMO APRENDEMOS A FALAR

Gilberto Bolivar Ferlin Filho
Mariana Lopes Fávero

A capacidade de comunicação e do uso de uma linguagem são fundamentais para o bom desenvolvimento e para cognição de uma criança já que somos seres comunicativos por natureza.

A aquisição de uma língua permite à criança não só a comunicação com os outros, mas também o entendimento do mundo à sua volta e a organização de seus sentimentos, pois pensamos e sonhamos em uma língua. Além disso, as línguas dizem muito sobre a cultura e o povo que as falam. Deste modo, adquirir a língua materna permite também a compreensão sobre quem nós somos e de onde viemos.

O aprendizado desta língua ocorre juntamente com o desenvolvimento neuropsicomotor da criança que se inicia já na vida intrauterina. Diante de cada estímulo novo, há modificações neuronais (neuroplasticidade) que proporcionam o desenvolvimento. Desta forma, a aquisição de linguagem é determinada não apenas por fatores genéticos, mas também por fatores ambientais que estimulam a neuroplasticidade e o aprendizado. Neste contexto, os primeiros anos de vida são fundamentais para o desenvolvimento da linguagem.

Desde o nascimento a criança interage com o ambiente, aprimorando essas trocas de forma crescente. Desde os primeiros momentos já possui o substrato neurofisiológico para o desenvolvimento de linguagem. Aprende a se comunicar e a falar interagindo e ouvindo os outros interagirem e falarem, imitando-os no que lhe é possível. O aprendizado dessa linguagem predispõe mais interação e aquisição de mais conhecimento, garantindo seu pleno desenvolvimento individual.

Atrasos no desenvolvimento de linguagem persistentes levam não só a problemas de linguagem, mas também a problemas de interação, aprendizado e cognição. Esta situação não é uma condição rara, estando presente em 7-30% das crianças com 5 anos de idade, segundo a metodologia utilizada em cada pesquisa. Podem ser considerados uma das queixas mais comuns e um problema evolutivo frequente na população pediátrica.

Muitas vezes esse atraso de linguagem pode acompanhar quadros clínicos mais complexos como alterações neurológicas e psiquiátricas. Nestas situações, o atraso no desenvolvimento de linguagem acomete cerca de 50% das crianças e pode ser o primeiro sintoma a aparecer.

Pessoas com problemas de comunicação têm mais dificuldades para se colocarem no mercado de trabalho e, quando conseguem, ocupam postos com remuneração menor. Acredita-se que o custo anual com pessoas com problemas de comunicação nos Estados Unidos fique em torno de 154 a 186 bilhões de dólares, ou seja, 2,5 a 3% do produto interno bruto americano, tornando-se um grande problema de saúde pública.

Por outro lado, nem todas as crianças desenvolvem linguagem na mesma época e nem sempre aquela criança de 2 anos que é levada aos nossos consultórios com atraso de linguagem terá repercussões para o resto da vida.

Não podemos perder de vista que 50 a 60% das crianças com atraso de linguagem nesta idade alcançam seus pares no intervalo de 12 meses, mesmo sem intervenção. Apesar de as crianças que foram tratadas precocemente apresentarem alguma vantagem no vocabulário e na produção de linguagem quando comparadas às não tratadas, o custo dessa intervenção em grande escala inviabiliza a indicação de terapia fonoaudiológica para toda criança pequena com atraso de desenvolvimento de linguagem.

Desta forma, é papel do otorrinolaringologista que atua em Foniatria decidir o que fazer com essa criança pequena que está atrasada para falar. Será que esse atraso de linguagem é somente uma etapa fisiológica do ritmo de crescimento ou é sinal de algo mais grave e complexo que merece intervenção imediata?

Para responder adequadamente a essa pergunta, é importante entender como a linguagem surge entre nós, *Homo sapiens*, quais são as teorias psicolinguísticas de desenvolvimento de linguagem em uma criança e quais os marcos de desenvolvimento infantil.

SURGIMENTO DA LINGUAGEM NA EVOLUÇÃO DO *HOMO SAPIENS*

A linguagem é um processo evolutivo relativamente recente em nossa espécie, com evidências arqueológicas indicando que ela surgiu nos últimos 100.000 anos. Na natureza não há nenhuma forma de comunicação equivalente à comunicação humana, apesar de algumas espécies, como os pássaros canoros, terem características semelhantes de aquisição de linguagem baseada na imitação, no contato e no aprendizado com os pares, como ocorre com os humanos.

Há fortes evidências de que a capacidade para a linguagem entre nós não evoluiu de maneira significativa durante os últimos 80.000 anos, indicando, talvez, que essa capacidade tenha surgido de forma abrupta e não gradativamente durante o período evolutivo.

Vários fatores são citados como os propulsores do surgimento da linguagem entre nós, entre eles o domínio do uso de ferramentas

Darwin foi o primeiro a inferir que a manipulação das ferramentas, realizada por um ato motor preciso e eficiente, apresentava relação com o desenvolvimento da linguagem. Acredita-se que o desenvolvimento da capacidade práxica, juntamente com a maior especialização do hemisfério cerebral esquerdo, proporcionou maior controle motor sobre os órgãos fonoarticulatórios, possibilitando a produção de sons encadeados e, assim, a comunicação verbal. Várias teorias psicolinguísticas fazem essa correlação. Com a aquisição desta habilidade desenvolvemos maior domínio das estruturas linguísticas, já que o conhecimento das ferramentas e de suas aplicabilidades tem relação com o conhecimento semântico (vocabulário) e sintático (hierarquização das estruturas linguísticas).

Nos humanos, o gene Foxp2 localiza-se no braço longo do cromossomo 7 (7q31.1). Esse gene codifica uma proteína chamada *forkhead box P2* que é, na realidade, um fator de transcrição, ou seja, ela controla a atividade de outros genes. Mesmo hoje, apenas alguns dos muitos "genes-alvo" desta proteína, estimados em centenas, são conhecidos. No cérebro, ela participa desde a vida intrauterina, do desenvolvimento, do crescimento de neurônios e da transmissão sináptica, mas, principalmente, tem ação sobre a plasticidade sináptica, fundamental para o aprendizado e a memória. Plasticidade sináptica pode ser definida como a capacidade neuronal de mudar e adaptar-se a experiências no decorrer do tempo.

Do ponto de vista linguístico, há varias teorias sobre o modo que adquirimos uma língua.

TEORIAS PSICOLINGUÍSTICAS DO DESENVOLVIMENTO

Quando falamos em teorias do desenvolvimento não devemos pensar em teoria certa ou errada. Antes disso será mais adequado compará-las entre si avaliando as bases que sustentam tais suposições na tentativa de melhor compreender o desenvolvimento humano. Cada teoria pode enxergar o indivíduo como ativo ou passivo para a modelação do próprio desenvolvimento. Pode, também, valorizar mais aspectos biológicos ou ambientais. Outro aspecto a ser analisado toca a questão de o desenvolvimento ser um processo com marcos bem estabelecidos *versus* uma evolução contínua para o desenvolvimento da criança.

Embora o estudo da linguagem em crianças tenha sido feito por diversas áreas do conhecimento, a linguística valoriza os estudos formais da língua, enquanto a psicologia enfatiza o uso que as pessoas fazem desta língua (enquanto meio de comunicação). Fundamentada em ambas, a abordagem psicolinguística elabora e desenvolve teorias que tentam explicar como ocorre a aquisição da linguagem.

O desenvolvimento da linguagem de um indivíduo se faz por toda a vida, ao passo que a aquisição remete nossos estudos, em condições típicas, à infância.

Podemos assumir que os estudos de Ferdinand de Saussure, linguista suíço, publicados postumamente por dois de seus alunos a partir de suas anotações pessoais no livro "Curso de linguística geral", em 1916, estabeleceu, de maneira didática, a diferenciação fundamental entre linguagem e língua (essa última enquanto convenção). Embora seja impossível separá-las na prática, tamanha a relação de interdependência, a partir desta diferenciação elementar foi possível o aprofundamento dos estudos da linguagem.

Antes do final do século XIX estudava-se a linguagem infantil sem um método sistemático ou científico. De forma empírica, faziam-se diários descritivos da linguagem infantil, muitas vezes sendo os próprios pais os autores, sem preocupação metodológica de coleta de dados, focado principalmente no léxico e não no contexto ou na conversação. Esse período passou, depois, a ser conhecido como a época dos "estudos de diários" ou das "biografias de bebês". Tais estudos representam grande contribuição para as pesquisas em aquisição da linguagem, pois formam um histórico do desenvolvimento da linguagem em crianças em períodos longitudinais.

A partir da primeira grande guerra apareceram os primeiros teóricos da linguagem infantil que, influenciados pelos estudos no campo da psicologia, inauguraram um período de preocupação mais específica com o desenvolvimento linguístico da criança. Nessa fase buscavam-se padrões de comportamento de sujeitos em larga escala. Os estudos envolviam grande número de indivíduos focando aspectos pontuais da aquisição, em momentos específicos do processo, com crianças de diferentes idades (estudos transversais) permitindo análises linguísticas mais minuciosas.

No começo dos anos 1960, descobertas teóricas inspiraram psicólogos e linguistas a estudarem a aquisição da linguagem na infância de forma sistemática, buscando padrões linguísticos específicos que possibilitassem análises ainda mais detalhadas. Além de visitas gravadas de uma mesma criança em intervalos de tempo definidos e do registro de interações espontâneas, adotaram também procedimentos metodológicos mais controlados onde a criança poderia ser solicitada a repetir frases, sendo então possível a avaliação de gramaticalidade e de compreensão de estruturas linguísticas mais complexas, esclarecendo detalhes do grau de conhecimento da linguagem que a criança detinha como indivíduo, e mais, permitiu a avaliação sistemática de grupos de crianças.

Surgiram assim alguns dos principais modelos psicolinguísticos a serem considerados. Sem a pretensão de esgotar os diversos autores que dedicaram seus estudos ao tema, apresentaremos, de forma sucinta, alguns que contribuíram para o *status* dos conhecimentos atuais.

Behaviorismo

Proposto pela escola comportamentalista ou behaviorista, baseou-se, inicialmente, nos estudos de Pavlov, cientista russo que, estudando o comportamento em animais, descreveu o condicionamento clássico. Fundamentou dois princípios. O primeiro diz que os estudos psicológicos devem priorizar o papel do ambiente na aprendizagem em vez de supostos conteúdos da consciência humana. O segundo afirma que os princípios que governam os comportamentos humanos e animais são essencialmente os mesmos. Adotando postura empirista, considerava que o desenvolvimento da linguagem depende exclusivamente dos estímulos externos.

Mais tarde, Skinner, psicólogo americano, propôs o condicionamento operante, tornando-se o teórico mais conhecido desta época, sendo o responsável por algumas ampliações importantes nesse enfoque. Contextuou a ideia de condicionamento e reflexo e reforçou a primícia que os indivíduos respondem ao meio onde estão, mas também o modificam gerando consequências nesse meio.

A partir de Skinner, o behaviorismo estrutura-se em comportamentos, ou seja, na resposta dada por um determinado organismo a algum estímulo externo devendo, tanto estímulo como resposta, serem invariavelmente passíveis de observação, descrição e quantificação. Sob essa óptica, a psicologia passa a ser considerada uma ciência empírica, devendo basear-se apenas no método científico de forma rigorosa e objetiva, não levando em conta o que não se presta à mensuração como: conhecimento, pensamentos, ideias, consciência, mente e razão.

Parte do pressuposto que a aprendizagem decorre de hábitos resultantes da associação entre estímulo e resposta com intermediação de reforços, sejam eles positivos ou negativos. Denominou reforço tudo o que aumenta a intensidade da resposta.

O aspecto mais fundamental de uma análise behaviorista do comportamento humano não se localiza na aquisição da linguagem em si, mas na análise da interação entre linguagem e comportamento. Dessa forma, a criança é concebida como um ser passivo ("tábula rasa") que somente aprende a falar porque imita a fala adulta a que é exposta, sendo constantemente corrigida e ensinada de modo empírico, segundo os reforços positivos ou negativos que recebe.

O behaviorismo contribuiu de maneira positiva para os estudos de linguagem uma vez que fez com que se fixassem no contexto, na forma de falar com a criança. Permitiu o tratamento fonoaudiológico de crianças com distúrbio de fala, uma vez que os estímulos passaram a não ser mais analisados de modo isolado, mas com base na conversação como um todo.

Por outro lado, percebe-se que a teoria behaviorista é insuficiente para explicar a linguagem humana que se mostra muito mais complexa do que podemos inferir da observação de modelos em animais onde foi estruturada. Nessa visão, a aquisição de linguagem não passaria por etapas, sendo simplesmente a "somação" de comportamentos advindos da resultante entre estímulos, respostas e reforços.

A abordagem behaviorista contribui para a compreensão de como as crianças adquirem alguns dos aspectos mais rotineiros e regulares da linguagem. Entretanto, é evidente que a simples imitação e a prática não são capazes de explicar algumas das formas linguísticas que são criadas pela criança, que frequentemente adquire padrões de gramática bastante complexos e os generaliza em outros contextos, desconsertando, por vezes, essa teoria.

Inatismo

Proposto por Noam Chomsky, que abordou o estudo da linguagem humana no campo racionalista.

Propõe que a linguagem advém de estruturas inatas; por isso sua teoria é conhecida como gramática gerativa, gerativismo ou inatismo. Pressupõe a existência do que denominou gramática universal dentro do indivíduo, ou seja, o conhecimento que o indivíduo dispõe quando utiliza qualquer língua.

Influenciado pelas proposições racionalistas de René Descartes, que antes foram desdobramentos dos pensamentos propostos pelo filósofo grego Platão, o inatismo baseia-se na tese de que existem três tipos de ideia: as vindas de fora (adventícias), aquelas criadas (fictícias), e as ideias preestabelecidas (inatas ou intrínsecas aos seres humanos), não passíveis de explicação por experiências sensoriais.

Sendo inata, a linguagem teria seu desenvolvimento em paralelo, mas independente de outras funções que vão sendo adquiridas durante a maturação e o desenvolvimento da criança.

O inatismo busca estruturar uma teoria de aquisição de linguagem que explique como a criança é capaz de adquiri-la independentemente da língua particular a que é exposta e da pobreza de elementos que dispõe para analisá-la, visto que em condições típicas as crianças de qualquer idioma estabelecem seu uso entre 18 e 30 meses.

Propõe, então, a existência desde o nascimento de um "dispositivo" de aquisição de linguagem (LAD – *language aquisition device*) que, quando exposto à determinada língua, possibilita o desenvolvimento, atingindo, após curto período, a gramática estabelecida daquela língua.

A partir da ideia de linguagem inata surgiu a noção de período crítico e período sensível, quando, hipoteticamente, o cérebro humano, do ponto de vista biológico, estaria mais propenso à aquisição da linguagem, iniciando-se por volta dos 2 anos de idade e estendendo-se até a puberdade. Lenneberg concluiu em seus estudos que nesse período ocorre a maturação e a especialização de áreas corticais. Partindo de representações bilaterais das funções linguísticas, a dominância dessas funções estabelece-se em um dos hemisférios ao final do período de aquisição. Caso isso não ocorra, a criança ficaria sujeita a eventuais prejuízos em seu desenvolvimento linguístico e, consequentemente, seus desdobramentos.

Epistemologia Genética

Outra importante abordagem é a teoria cognitiva proposta por Jean Piaget, que busca em seus estudos e observações quais seriam as condições necessárias, ainda que não suficientes, para que a criança possa constituir linguagem e depois fala (oral ou não) e escrita. Definiu inteligência como uma das manifestações da vida, isto é, uma forma de adaptação, sendo a ação o modo de interação do homem com o meio.

Determinada a encontrar a gênese do conhecimento científico, a teoria piagetiana baseia-se na hipótese de o conhecimento e a linguagem serem frutos do encontro entre o organismo, com seus fatores endógenos e o meio onde está inserido, que passa a ser primeiramente classificado e depois organizado em imagens mentais.

A partir dessas imagens mentais que passam a ser estruturadas por volta de 12-18 meses de idade, a criança adquire a capacidade de distinguir o significante e o significado, condição primeira para o uso de símbolos e signos que constituem, a partir daí, ferramentas para organização dos pensamentos e ideias, bem como de toda a língua expressiva. A partir disso a criança passa a compreender o mundo, que no início é concreto e necessita do objeto e das vias sensoriais para ser compreendido e, posteriormente, por meio das imagens mentais e da imaginação, passa a ser entendido sem a necessidade dos objetos (função semiótica). Em todo esse processo, a imitação do outro é fundamental para o desenvolvimento da criança.

Piaget propõe também que as imagens mentais são símbolos, cópia ativa da realidade, ou seja, derivam da capacidade cerebral de inferir, classificar e ordenar.

Outro fator importante para edificar o discurso é a organização espaço-temporal que surge a partir dos primeiros esquemas motores, trazendo à criança a noção de espaço e tempo pelas alterações de percepção dos objetos ao redor, decorrente dos atos exploratórios infantis.

Com esses elementos a criança será capaz de referir-se ao passado por meio dessas imagens, criar fantasias e imaginar no presente, bem como antecipar o futuro. Para organizar gradualmente e de maneira coerente o próprio discurso, a criança deve apropriar-se dos subsistemas da linguagem e sua forma de utilização.

Piaget demonstrou que a aquisição da língua materna, bem como a construção da linguagem são originadas das ações decorrentes das construções dos primeiros atos motores que se continuam desde o nascimento até os primeiros 12 a 18 meses de vida do ser humano. Sendo assim, tais dispositivos não seriam inatos (como propõe a teoria Inatista), mas decorrentes de um contínuo desenvolvimento onde no centro está a interação da criança singular com o ambiente que a cerca. Dessa experimentação derivam os esquemas ou assimilações que, com novas experimentações, terminam por definir o objeto pelo seu uso. Essa é a base para a aquisição da sintaxe.

Então, no princípio de toda interação existe, de um lado, a criança, e do outro, um objeto. Explorando esse objeto, a criança realiza uma ação. Transpondo este esquema para a língua podemos ver o sujeito da frase e os complementos, articulados por um verbo. Esse encadeamento sequencial proporciona a noção de tempo que culminará com o aparecimento das perguntas "como" e "por que". Todas essas são, segundo essa teoria, as condições necessárias à aquisição da linguagem.

Juntamente com o "estabelecimento" da sintaxe, a criança inicia a constituição da semântica quando atribui função a um objeto, dando significado a um significante. Já a pragmática advém das aplicações práticas possíveis desempenhadas pela criança no mundo que a cerca. Então será possível, a partir dos esquemas formados, verbais ou não, o estabelecimento do conceito de conjunto a partir da reunião de objetos com atributos semelhantes em uma mesma denominação por sua função. Esse processo leva a criança à assimilação sob o ponto de vista do sujeito, reorganizando continuamente sua linguagem.

Passa a ser possível para a criança estabelecer os preconceitos (período pré-operatório), definindo símbolos arcaicos para classes de objetos classificados e agrupados previamente sob uma mesma característica ou função.

Começamos a observar, como manifestação desta fase, o recitar na criança (ainda para si mesma) que, partindo de uma linguagem ligada ao ato imediato e presente, a criança passa a expressar representações verbais propriamente ditas.

Basicamente, o que diferencia os períodos pré-operatório e operatório é a reversibilidade da ação, ou seja, o equilíbrio que se estabelece de forma permanente entre uma acomodação generalizada e uma ação fiel à realidade.

No Quadro 2-1 podemos organizar, resumidamente, os períodos de desenvolvimento postulados por Piaget.

Interacionismos

Estes modelos partem do princípio que "a criança repete a fala do outro", dependendo da interação com o meio concreto e com o meio social para se desenvolver.

Henri Wallon considerou a motricidade ou psicomotricidade como sendo o substrato de toda a atividade mental, sendo esta a primeira forma de expressão da criança. Assumiu que o desenvolvimento cognitivo é um processo descontínuo e eminentemente social onde a linguagem terá papel fundamental.

Observando a incapacidade de sobrevivência de um bebê sem a ajuda de um membro mais experiente da cultura, Wallon propôs que o ser humano define-se como um ser social, sendo impossível conceber a vida psíquica sem relações de reciprocidade entre o orgânico e o social.

Dividiu o desenvolvimento da linguagem da criança em estágios conforme a idade. O primeiro denominou impulsivo emocional (de zero a um ano), marcado no início pelas atividades reflexas do bebê que passam a ser significadas pelo seu cuidador. A maturação sucessiva dos sistemas proprioceptivo e sensorial aliada à ação do ambiente onde está inserida a criança permitirão a diferenciação progressiva desses sistemas, transformando relações puramente fisiológicas em atos gradualmente conscientes e originando ações exploratórias e voluntárias. Ao mesmo tempo, tais ações serão interpretas pelo cuidador do bebê, estabelecendo então um circuito interativo recíproco, edificando (ou sedimentando) a consciência primitiva.

Organizadas pelas manifestações motoras e sociais que a criança passa a assumir a partir do primeiro até o terceiro ano de vida, Wallon verificou a existência de outro período que denominou de estágio sensório-motor e projetivo. Usando gestos de investigação e exploração dos objetos concretos, a criança se desenvolverá em duas direções complementares. A primeira dará origem à inteligência prática e desenvolver-se, basicamente, a partir da manipulação dos objetos. A segunda, mais ligada à exploração do espaço e à atividade postural, propiciará o aparecimento da imitação e, depois, da representação. Em ambos a participação da linguagem é fundamental. No tocante à manipulação dos objetos, a linguagem possibilitará a nomeação dos

Quadro 2-1. Períodos de Desenvolvimento

Idade	Período	Características	Atitudes
0-2 anos	Sensório-motor	Busca de percepções e ações pelo próprio corpo	Prática e concreta
2-4 anos	Simbólico	Surge a função semiótica, permitindo a eclosão da linguagem, desenho e dramatização pelo aparecimento da fantasia e do jogo simbólico	Duas crianças brincam juntas, mas não interagem
4-7 anos	Pré-operatório	Busca por explicação dos fenômenos. Pergunta: por quê?	Formam conjuntos, mas não incluem conjuntos menores em maiores
7-11 anos	Operatório concreto	Ordena elementos por sua grandeza (números, peso volume...)	Formam subconjuntos e organizam o mundo de forma lógica. Entendem regras. Não são capazes de discutir pontos de vista diferentes para chegar a uma conclusão comum
A partir de 11 anos	Operatório abstrato ou lógico-matemático	Indivíduo "liberta-se" do concreto, abrindo possibilidades do pensamento abstrato	Discute ideias e chega a conclusões cooperando com os demais membros do grupo

mesmos, mas não só, uma vez que instrumentaliza a criança a focalizar o objeto concreto num conjunto perceptivo e a compará-lo a objetos semelhantes, ultrapassando a impressão presente. Propõe, assim, passando pelas condutas imitativas, o surgimento dos "ideomovimentos" que serão precursores da representação propriamente dita, chegando depois à capacidade de representação de um objeto na ausência deste.

A maturação de estruturas anatomofuncionais determinará diferenças qualitativas de interação como o meio externo e social onde a criança está inserida, tornando possível o acesso à inteligência discursiva. Wallon defende que a linguagem, portadora de símbolos por excelência, é o instrumento que possibilita à criança a concepção das coisas fora das situações e do espaço físico, possibilitando trabalhá-las, ordená-las e classificá-las no espaço abstrato de forma global e generalizada.

Próximo aos 24 meses de vida, linguagem e pensamento estarão presentes e em desenvolvimento recíproco na criança. No devido tempo, como resultado de tais interações, surgirá o pensamento adulto (pensamento categorial).

Lev Vygotsky, dirigindo seus estudos principalmente às funções psicológicas superiores, atribuiu um papel fundamental à interação social, possibilitando a evolução do bebê, ser biológico, para a condição de sujeito sócio-histórico. A linguagem assume papel central nesta evolução, possibilitando as interações dos processos psicológicos superiores com o meio. Para a aquisição dos símbolos e signos linguísticos, Vygotsky propôs, antes, a apropriação por parte da criança do uso do "instrumento" (ideia oriunda do marxismo que influenciou profundamente o trabalho de Vygotsky), que mediaria e ampliaria a relação da criança com o ambiente em um momento anterior ao estabelecimento da linguagem expressiva. O instrumento tornaria possível à criança expressar e demonstrar indícios de seu desenvolvimento cognitivo de maneira prática, numa fase pré-verbal do pensamento. Cita o exemplo da criança que puxa a toalha para obter um objeto que deseja e que está em cima da mesa fora do seu alcance. Possivelmente ela pediria, se dispusesse de um símbolo para tal. Nesse caso a toalha serviu como instrumento. Conforme a criança se apropria da linguagem na interação com o outro, ela se torna capaz de controlar o ambiente, relacionando-se diferentemente com este e organizando seu comportamento intelectual.

Elizabeth Bates, por sua vez, aponta que os processos pré-linguísticos alcançados nas sinalizações declarativas e imperativas que surgem por volta dos 10 meses de vida, quando a criança aprende a sinalizar intencionalmente (apontar objetos, por exemplo), decorrem da maturação dos esquemas sensório-motores que passam a ser constituídos a partir do início do desenvolvimento infantil. Verificou coincidência entre as idades em que essas surgem e os que foram encontrados nos estudos de Piaget, embasando suas afirmações.

Jerome Bruner voltou seus estudos para a "construção da dinâmica dual da reciprocidade subjetiva", como forma de encontrar as bases para a aquisição da gramática na criança afirmando que o desenvolvimento cognitivo pode ser tão mais rápido quanto maior o acesso aos estímulos e aos meios culturais que as pessoas dispuserem, concedendo à linguagem e à interação papel fundamental no desenvolvimento e na formação.

Bruner propôs o desenvolvimento cognitivo dividindo-o em três etapas:

- *Estágio das respostas motoras até os 3 anos de idade:* a criança aprende através da manipulação de objetos e privilegia a ação como forma de representação do real. Representa os acontecimentos passados por meio de respostas motoras apropriadas que, por repetições sucessivas, desenvolverão os automatismos.
- *Estágio da representação icônica, dos 3 aos 9 anos de idade:* se baseia na organização visual, no uso de imagens sinópticas e na organização de percepções e imagens. A criança é capaz de reproduzir objetos, mas depende bastante de uma memória visual, concreta e específica.
- *Estágio de representação simbólica a partir dos 10 anos de idade:* constitui a forma mais elaborada de representação da realidade. A criança começa a ser capaz de representar a realidade através da linguagem simbólica abstrata e sem uma dependência direta da realidade. Nesta etapa a pessoa começa a ser capaz de manejar os símbolos de forma ativa, modificando a realidade e não apenas observando-a.

Admite que a criança possua quatro características congênitas (ditas predispositoras) que caracterizam o gosto de aprender.

A curiosidade foi tida como característica comum e evidente que define a espécie humana. A procura de competência também, quando desde muito cedo as crianças procuram imitar o que os mais velhos fazem, com o objetivo de poderem reproduzir e recriar esses comportamentos e competências. A necessidade de responder aos outros e de trabalhar em conjunto com os outros, para alcançar objetivos comuns, foi denominada reciprocidade. Por fim, pela narrativa, ganhamos a habilidade de criar relatos e narrar nossa própria experiência, como objetivo de transmitir essa experiência aos outros sendo, por isso, importante no processo de aprendizagem.

Dentre os quatro predispositores, a narrativa é o que viabiliza o debate de significados e conceitos, possibilitando alcançar modos de discurso que integram as diferenças de significado e de interpretação.

No Brasil, Cláudia Lemos, influenciada pelo sociointeracionismo, propõe a metalinguagem alternativa para descrever e explicar as mudanças na fala da criança: os processos dialógicos.

Observando a relação dialógica mãe-criança, assinalou três processos dialógicos: a especularidade, a complementaridade e a reciprocidade.

Especularidade ocorre quando a criança se apropria de parte do enunciado emitido pelo adulto a fim de expressar sua necessidade. Complementaridade pode ser observada quando o adulto, em um primeiro momento, e a criança, em um momento posterior, retoma o enunciado ou parte do enunciado do outro e o completa ou expande com outros elementos. Isso permite à criança combinar suas primeiras palavras, uma sintaxe inicial. Reciprocidade é o processo pelo qual a criança passa a assumir os papéis dialógicos antes desempenhados pelo adulto, instaurando o diálogo, mas, desta vez, o adulto participa como interlocutor.

Questionou se o conhecimento expresso nas primeiras interações poderia ser atribuído à própria criança ou à mãe (ou cuidador), que na tentativa de interpretar ou, antes, antecipar a expressão da criança, ajuda-a a formar sua sentença. Observou que nesse momento a criança ainda está "aprisionada" numa estrutura de "criança-falada", ou seja, um interlocutor interpretado que não pode ser tido como sujeito pleno na interação dialógica. Evidentemente é o adulto que, nesse momento inicial, interage com a criança e ensina a língua a ela.

Propõe, assim, que o vir a ser falante não pode ser assumido, inicialmente, como resultado de uma apropriação da linguagem enquanto conhecimento, uma vez que nesse momento o indivíduo ainda não está "constituído" com tal. Desta forma, ocorreria uma mudança gradual de posição da criança em relação à fala segundo seu amadurecimento neurobiológico. A fala do outro exerce papel central na emissão da criança pequena que incorpora fragmentos da fala adulta às suas próprias emissões.

A seguir a criança passaria a, progressivamente, dominar o funcionamento da língua, demonstrando erros de diversos tipos, ainda não corrigidos. Depois, quando a criança domina a própria fala, ocorrem as reformulações e autocorreções. Nessa última situação já é possível perceber a criança como indivíduo que interage ativamente, expressando-se segundo sua necessidade, livre da "fala do outro".

MARCOS DO DESENVOLVIMENTO DA LINGUAGEM

Desenvolvimento da Linguagem no Primeiro Ano de Vida

Diversos estudos psicolinguísticos inferiram a presença de uma organização cognitiva em crianças logo após o nascimento, tendendo a confirmar a hipótese estabelecida de aprendizagem pré-natal.

Tais conclusões são possíveis por meio da verificação de atenção seletiva da criança e da sensibilidade às alterações no meio que a cercam desde os primeiros instantes. Experiências baseadas no princípio da habituação demonstram que a criança, ao nascimento, já diferencia classes de sons como surdos e sonoros. A aquietação com a voz humana frequentemente observada em recém-nascidos caracteriza outra evidência de discriminação sonora. Após poucas semanas de vida percebe-se que o neonato é influenciado pelas diversas entonações de voz de seu cuidador, usando indicadores como intensidade e melodia do falante para distinguir, quando o adulto está disposto a brincar ou, ao contrário, está zangado com ela.

Diversos autores propuseram etapas cronológicas para o desenvolvimento da linguagem admitindo fases anteriores às emissões orais. Adotamos, didaticamente, a organizada por Oller e Lynch. Esta divisão não é precisa uma vez que existem variações de desenvolvimento entre um indivíduo e outro. As primeiras etapas descritas foram denominadas etapas pré-canônicas. Podem durar dos 3 aos 8 meses de vida, mas podem estender-se, em alguns casos, até os 10 meses.

Assim, até os 2 meses o bebê demonstra, basicamente, vocalizações reflexas, gritos e sons vegetativos produzidos quase exclusivamente pela laringe, estando as demais estruturas do aparelho fonatório ainda em repouso.

Pouco depois, entre 1 e 4 meses, surge a produção de sílabas arcaicas, em geral associada ao sorriso do bebê. Surge assim um novo repertório de sons, podendo aparecer as primeiras sequências fônicas. Inicialmente são produzidos sons melódicos planos e descendentes (por diminuição da pressão glótica) e depois esquemas ascendentes demonstrando o início do controle da tensão das pregas vocais (em geral a partir da 6ª semana). Após a 10ª semana passam a surgir os esquemas complexos, embora, nessa idade, a grande maioria do conjunto de emissões seja do tipo descendente. Os bebês tendem a imitar a melodia ou os sons emitidos pelo adulto quando esses já foram incorporados ao seu repertório. Nessa fase a criança começa a adquirir controle da respiração, especialmente da expiração, passando a emitir sons mimetizando o adulto. Inaugura uma nova forma de interação que, incentivada pelos pais (ou cuidador), proporciona prazer e desperta o interesse do pequeno, fazendo crescer nele o interesse pela comunicação dialógica. Assim a criança começa a "brincar" com os padrões temporais e de frequência destas emissões de maneira crescente, interessando-se cada vez mais por elas.

O balbucio rudimentar pode aparecer já aos 3 meses, mas geralmente ocorre próximo aos 8 meses. Nesse momento é possível observar produção de sons plenamente soantes, bem como variação crescente em frequência, variando desde sons muito graves até muito agudos. Quanto à intensidade podemos observar a experimentação da criança que, em momentos contíguos, pode passar de murmúrios aos gritos. Inauguram a produção de voz bitonal e tremores de voz que, eventualmente, ocorrem na voz infantil até o 9º mês. Por tudo isso o repertório fônico passa a exibir sons consonantais longamente sustentados, podendo ocorrer as primeiras combinações sonoras tipo consoante e vogal ainda com transições bastante lentas, permitindo apenas articulação ainda bastante frouxa.

Cumpridas essas fases, será possível o surgimento de uma etapa importante do desenvolvimento pré-linguístico: o balbucio canônico. Este pode surgir a partir dos 5, mas frequentemente aparece até os 10 meses, caracterizado pela produção de sílabas bem formadas tipo consoante-vogal. Embora possam ocorrer numa mesma etapa, em geral o balbucio surge da reduplicação de uma mesma sílaba (mamama), podendo, posteriormente, haver variação da vogal (mamema) ou da consoante (mapama) destas sílabas ainda em uma mesma emissão.

Descrevem que entre 6 e 8 meses a criança estabelece as caraterísticas prosódicas (ritmo e melodia) da língua materna e, em torno do 10º mês, surge o espaço vocálico, assim, o repertório consonantal das diversas comunidades linguísticas podem diferenciar-se, sendo evidente essa especificação entre 11 e 13 meses. Também nesse período passa a ser possível perceber, de maneira gradual, que a criança alonga as sílabas finais de suas emissões.

Entre 9 e 18 meses, a criança começa a produzir palavras dentro do balbucio, inaugurando suas primeiras tentativas de expressão verbal. Em meio a sílabas não reconhecíveis como itens lexicais, surgem os primeiros agrupamentos silábicos formados por consoante-vogal pronunciados um a um ou, mais frequentemente, duas sílabas idênticas duplicadas. Aparecem, então, os primeiros elementos com significado ("palavras") no meio do balbucio, caracterizando o balbucio misto. É importante salientar que essas primeiras palavras que representam as primeiras expressões orais e intencionais da criança ainda não são "preenchidas" pelo entendimento pleno do seu emissor. Nesse momento a criança ainda a experimenta como expressão sonora da linguagem oral que irá se estabelecer a partir do significado que o interlocutor e/ou as alterações no contexto ao seu redor executarão nos objetos e nas pessoas e em seus comportamentos.

A partir desse momento passa a ser possível observar, de maneira mais evidente, a organização do sistema de linguagem em seus subsistemas. O Quadro 2-2 organiza o desenvolvimento nos diversos subsistemas da linguagem.

Durante a avaliação de uma criança é importante que o otorrinolaringologista que atua em Foniatria saiba a idade limite para desenvolvimento das aquisições de linguagem receptiva e expressiva. O Quadro 2-3 mostra de forma simplificada esses parâmetros.

Quadro 2-2. Marcos de Desenvolvimento Divididos por Faixa Etária e pelos Subsistemas da Linguagem

Idade	Fonológico	Semântico/sintático	Pragmático
6 meses	Reação à voz humana. Reconhecimento da voz materna e das diferentes entonações		Intercala os balbucios com a fala da mãe imitando um diálogo
12 meses	Produção de fonemas	Compreensão de frases simples e instruções. Produção de palavras isoladas	Produções vocálicas para: pedidos, ordens, perguntas, negar, exclamar
18 meses	Produção de muitos fonemas	Comprimento de ordens simples. Compreensão de dezenas de palavras. Discurso telegráfico (2 a 3 palavras por frase)	Uso de palavras para: pedidos, ordens, perguntar, negar, exclamar
24 meses		Compreensão de centenas de palavras. Produção de frases. Utilização de pronomes e flexões nominais e verbais. Regras básicas de concordância	Uso de frases para pedidos, ordens, perguntas, negar e exclamar
36 meses	Compreendido por todos da família e por estranhos na maioria das vezes	Compreende perguntas: Quem? O que? Onde? Por quê?	Cria frases longas. Fala sobre eventos passados

Quadro 2-3. Desenvolvimento da Linguagem entre 2 e 24 Meses (Limites)

Compreensão	Idade (meses) limite de aquisição da maioria das crianças	Expressão
	4	Riso
	6	Arrulho
Imita gestos ("tchau")	9	
Compreende "Não" (para uma ação que esteja realizando)	10	Balbucio Papai e mamãe não diferenciados
Compreende ordem simples com gesto	11	
Compreende ordem simples sem gesto	14	Papai e mamãe individualizados
	15	2 palavras além de papai e mamãe
Mostra pelo menos uma parte do corpo	18	
	19	4 palavras além de papai e mamãe
Mostra cinco partes do corpo	20	
	21	Emite jargão com palavras incluídas Expressa duas necessidades diferentes
	23	Associação de duas palavras (sem, obrigatoriamente, um verbo)
	24	Associação de duas palavras (uma delas, verbo)
Compreende ordem dupla (êxito em 2/3 das ordens tipo "me dê a bola e dê o copo para a mamãe"	25	
	26	50 palavras

BIBLIOGRAFIA

Berwick RC, Friederici AD, Chomsky N, Bolhuis JJ. Evolution, brain, and the nature of language. *Trends Cogn Sci* 2013;17(2):89-98.

Boyle J. Speech and language delays in preschool children. *BMJ* 2011;343:1-2.

Busari JO, Weggelaar NM. How to investigate and manage the child who is slow to speak. *BMJ* 2004;328(7434):272-6.

Chevrie-Muller C, Narbona J. *A linguagem da criança. Aspectos normais e patológicos.* 2. ed. Porto Alegre: Artmed; 2005. p. 52-70.

Favero ML, Higino TCM, Pires APB et al. Pediatric phoniatry outpatient ward: clinical and epidemiological characteristics. *Braz J Otorhinolaryngol* 2013;79(2):163-7.

Friederici AD. The neural basis of language development and its impairment. *Neuron* 2006;52(6):941-52.

Gherpelli JLD. Propedêutica neurológica do recém-nascido e sua evolução. *Rev Med* (São Paulo) 2003;82(1/4):22-33.

Greenfield PM. Language, tools and brain: The ontogeny and phylogeny of hierarchically organized sequential behavior. *Behav Brain Sci* 1991;14(4):531-51.

Konopla G, Bomar JM, Winden K et al. Human-specific transcriptional regulation of CNS development genes by FOXP2. *Nature* 2009;462(7270):213-7.

Lemos CTG. Interacionismo e aquisição de linguagem. *Revista Delta*: Documentação e estudos em linguística Teórica e Aplicada (São Paulo) 1986;2(2):231-48.

Lenneberg EH. *Biological foundations of language.* NY: John Wiley and Sons; 1967.

Oller DK, Lynch MP. Infant vocalization and innovation in infraphonology: toward a broader theory of development and disorders. In: Fergusson C, Menn L, Stoel-Gammon C (Eds.). *Phonological development*. Parkton MD: York Press; 1993. p. 509-36.

Quadros RM, Finger I (Orgs.). *Teorias de aquisição da linguagem*. 3. ed. Florianópolis: UFSC; 2017. p. 17-126.

Roby-Brami A, Hermsdörfer J, Roy AC, Jacobs S. A neuropsychological perspective on the link between language and praxis in modern humans. *Philos Trans R Soc Lond B Biol Sci* 2012;367(1585):144-60.

Rotta NT, Ohlweiler L, Riesgo RS (Orgs.). *Transtornos da aprendizagem: abordagem neurobiológica e multidisciplinar.* 2. ed. Porto Alegre: Artmed; 2016. p. 94-112.

Ruben RJ. Redefining the survival of the fittest: communication disorders in the 21st century. *Laryngoscope* 2000;110(2 Pt 1):241-5.

ENTRE O OUVIR E O FALAR – NEUROANATOMIA DA LINGUAGEM

CAPÍTULO 3

Andressa Guimarães Prado Almeida
Vanessa Magosso Franchi
Mariana Lopes Fávero

INTRODUÇÃO

A linguagem é, possivelmente, a maior habilidade e a maior conquista dos seres humanos. Composta por uma complexa rede de estruturas neurológicas envolvidas nas funções cerebrais, permite a nossa capacidade de comunicação, deste modo, descrever sua anatomia não é uma tarefa fácil.

Os primeiros estudos sobre pacientes afásicos estabeleceram as bases do entendimento das estruturas neurais da linguagem. Eles indicavam a predominância hemisférica esquerda para a linguagem, evidenciando que 96% das pessoas dependem do hemisfério esquerdo para o processamento de linguagem associado à gramática, ao vocabulário, à construção e à produção de fonemas. Mesmo em linguagens que contam com informações visuomotoras em vez de auditivas, como a Língua Brasileira de Sinais (LIBRAS), há predominância do hemisfério esquerdo.

Os estudos iniciais mostraram que danos nas áreas corticais frontolateral (área de Broca) ou temporal posterossuperior (área de Wernicke) estavam associados a prejuízos distintos da linguagem.

Com o advento de novas tecnologias, como a tomografia por emissão de pósitrons (PET), a ressonância nuclear magnética funcional (RNMf) além da eletroencefalografia e a magnetoencefalografia, é possível um estudo mais detalhado das áreas cerebrais ativadas durante tarefas associadas à linguagem. O processamento de linguagem mostrou-se amplamente difuso no córtex cerebral, requerendo uma extensa rede de áreas encefálicas interagindo entre si em um quadro muito mais complexo do que o concebido por Carl Wernicke em 1874. Atualmente admite-se que sistemas encefálicos múltiplos e relativamente segregados cooperam, de modo funcional, no processamento da linguagem.

Neste capítulo abordaremos, especificamente, as áreas neurológicas centrais de percepção e de programação da ação motora relacionadas com a linguagem, procurando decifrar as etapas neurológicas da compreensão e da elaboração da fala, caracterizando os tratos de fibras nervosas da substância branca e as áreas corticais importantes para esse fim.

Outras áreas encefálicas também têm importante papel na linguagem. O tálamo, por exemplo, que realiza a transmissão da informação sensorial para o córtex cerebral, agindo como um modulador das informações, impedindo ou acentuando a passagem de estímulos específicos, dependendo da situação comportamental em que se apresenta o indivíduo. Também vale ressaltar a importância que têm os núcleos da base e o cerebelo para a programação adequada do movimento de órgãos fonoarticulatórios. A descrição destes, no entanto, não será nosso foco neste capítulo.

PERCEPÇÃO – A PORTA DE ENTRADA PARA A COMUNICAÇÃO HUMANA

Para dar início à descrição do que se sabe até agora sobre o caminho que a linguagem percorre em nosso cérebro, faz-se necessário entender o conceito de percepção, especificamente, quando nos referimos à linguagem.

Percepção é a capacidade de associar as informações sensoriais que recebemos às nossas memórias e à nossa cognição, de modo a formar conceitos sobre o mundo e sobre nós mesmos e orientar nosso comportamento. Portanto, apesar de ser totalmente dependente dos sentidos, por isso a chamamos de percepção visual, percepção auditiva ou percepção somestésica, envolve processos complexos ligados à memória, à cognição e ao comportamento e é a base do desenvolvimento de linguagem.

Como prerrogativa tem-se a capacidade de isolar o objeto (ou som) do resto dos estímulos e mantê-lo perceptualmente constante, ou seja, independente do ângulo que o objeto é apresentado, é reconhecido como o mesmo objeto.

Após a informação sensorial chegar ao córtex, iniciam-se os mecanismos de percepção por meio de análise separada de todas as características do objeto como cor, tamanho, característica sonora, etc. e a síntese destes fatores para que se forme uma imagem mental única. Desta forma, uma cadeira será para nós sempre uma cadeira, mesmo que ela esteja de ponta cabeça ou parcialmente coberta por um lençol e a voz de um amigo será sempre reconhecida mesmo que sussurrada ou ouvida em um ambiente barulhento.

Acredita-se, atualmente, que o processamento perceptual de análise e síntese ocorra por duas vias neuronais paralelas: dorsal e ventral que operam cooperativamente por meio de inúmeras conexões inter e intra-hemisféricas.

Para as funções perceptuais visuais, a via ventral é responsável pelo processamento das características físicas do objeto e a via dorsal pelas relações espaciais do mesmo, possibilitando relacionar a percepção com as interações que estabelecemos com o objeto. Uma ferramenta, por exemplo, é um objeto tipicamente relacionado com uma ação. Um martelo não é somente processado por suas características físicas (via ventral), ele é alcançado com a mão, que o agarra de modo particular e realiza com ele movimentos de certo tipo. Por essa razão há ativação do córtex parietal posterior (componente da via dorsal) quando o indivíduo observa, imagina ou utiliza ferramentas. Além disso, as regiões da via dorsal apresentam grande número de neurônios-espelho, que participam do aprendizado motor que adquirimos quando observamos atos motores realizados por outras pessoas.

Para as funções perceptuais auditivas, a via ventral é responsável pela análise e síntese das características do som, mais relacionada com a compreensão: a identificação dos tons, dos timbres e das estruturas sonoras que compõem palavras e frases, melodias, sons estruturados da natureza e ruídos complexos como buzina ou ruído de construção.

A via auditiva dorsal dirige o fluxo de informações para regiões motoras do córtex frontal, sendo responsável pela ligação auditivo-motora que é a precursora dos movimentos de fala. É ela, também, a responsável pelos movimentos corporais que fazemos quando, por exemplo, ouvimos uma música animada.

COMO O CÉREBRO SE ORGANIZA PARA PROCESSAR OS ESTÍMULOS SENSORIAIS, PERCEPTUAIS E MOTORES?

Considerando as características ontogenéticas, citoarquitetônicas e funcionais, podemos dividir as áreas corticais em primárias, secundárias e terciárias.

As áreas primárias são zonas de projeção simples sensoriais ou motoras. As sensoriais primárias recebem, preferencialmente, um tipo específico de estímulo, por isso são chamadas de unimodais. A de natureza auditiva situa-se no giro de Heschl, já a área motora primária, na circunvolução frontal ascendente. Esta faz conexões com neurônios dos núcleos dos nervos facial, glossofaríngeo, vago, acessório e hipoglosso, garantindo a motricidade fonoarticulatória.

As áreas corticais secundárias situam-se adjacentes às primárias. A área secundária auditiva, responsável pela linguagem receptiva, é representada pelo plano temporal, pela área 22 de Brodmann (BA) e pela face externa da primeira circunvolução temporal do hemisfério esquerdo, conhecida como área de Wernicke, região em que ocorre a decodificação dos sinais auditivos e reconhecimento dos traços distintivos dos fonemas.

No hemisfério esquerdo essa área é mais desenvolvida e recebe informações da mesma região do hemisfério direito via corpo caloso. No hemisfério direito, o tratamento dos sinais acústicos se dá, essencialmente, em seus componentes melódicos e emocionais (prosódia).

A área cortical secundária relacionada com a linguagem expressiva situa-se contígua à área de projeção motora, no terço posterior da área de Broca, na terceira circunvolução frontal esquerda, conhecida como *pars opercularis* (BA 44) e está associada ao comando de gestos fonoarticulatórios.

Fazem parte das áreas corticais terciárias as zonas de associação plurimodais, representadas pelo giro supramarginal, pelo giro angular do córtex parietal, pelo giro fusiforme do córtex temporal inferior e pelo córtex pré-frontal.

Tais áreas embasam as capacidades de representação mental necessárias à linguagem e à atividade simbólica. Nessas regiões iniciam a análise morfossintática e semântica da mensagem verbal. A parte anterior da área de Broca (*pars triangularis*, BA 45) também é considerada como terciária e está envolvida no planejamento da produção da mensagem verbal e na escolha dos elementos lexicais e da estrutura sintática. A estocagem lexical, ou seja, o nosso vocabulário, está amplamente distribuída por todo o cérebro. (Ver capítulo de funções executivas e memória.)

Já o giro angular é o centro da identificação no que diz respeito às gnosias visuais, táteis e auditivas não verbais (imagens mentais), origem das ações complexas gestuais ou praxias ideatórias.

As áreas secundárias e terciárias são consideradas áreas corticais associativas, responsáveis pela integração dos estímulos sensoriais e caracterizadas por não gerarem potencial elétrico evocado pós-estímulo. Compõem, juntas, a maior parte do cérebro.

ÁREAS CEREBRAIS ENVOLVIDAS NA LINGUAGEM

Participar de uma conversa, apesar de ser algo que fazemos todos os dias sem muito esforço, é uma tarefa que recruta uma grande quantidade de estruturas cerebrais e necessita de grande velocidade de condução tanto para o processamento das

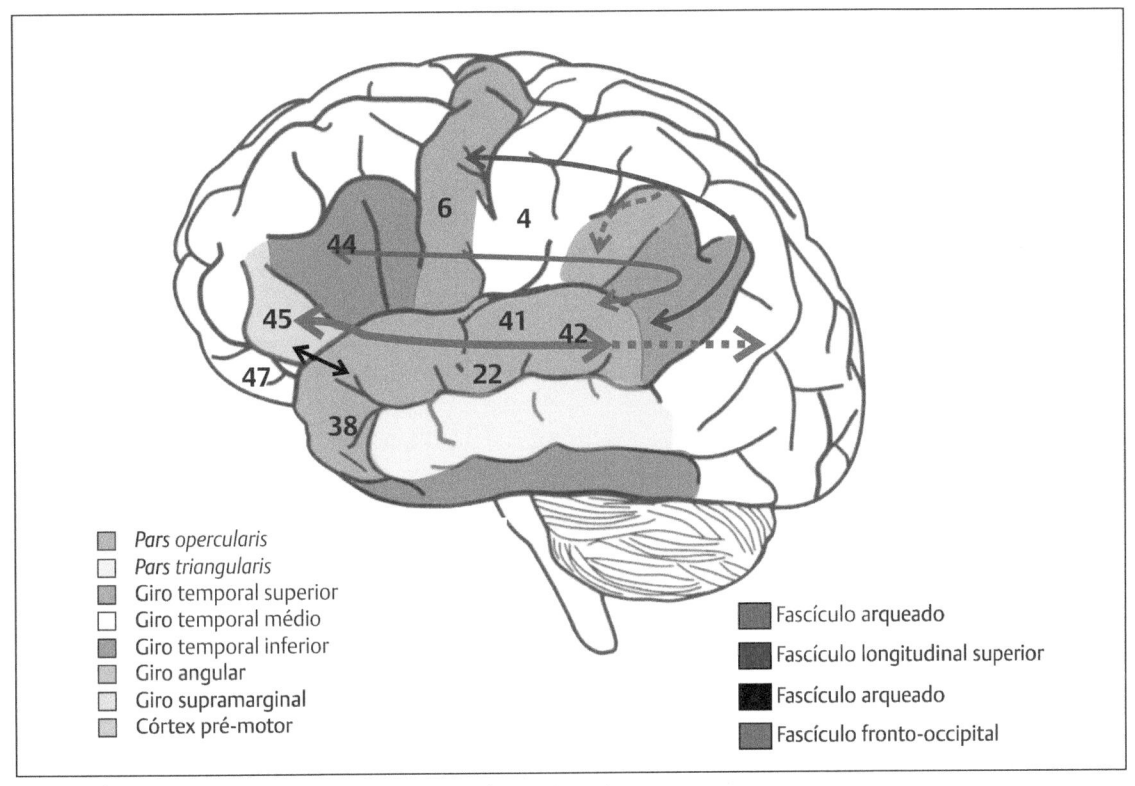

Fig. 3-1. Áreas anatômicas da linguagem. (Ver Prancha em Cores.)

características fonológicas, semânticas, sintáticas e prosódicas do que se escuta como também para a programação motora do que se pretende falar.

Os modelos neurológicos clássicos da linguagem são baseados nos escritos de Broca, Wernicke e Lichtheim do final do século XIX e Geschwind em meados do século XX.

As inferências a partir deste modelo, com base em estudo anatomopatológico de cérebros de pacientes afásicos, mostram que o reconhecimento auditivo ocorre no córtex temporal esquerdo em sua região posterior (área de Wernicke), e a produção da fala (representação motora da palavra) ocorre no córtex frontal esquerdo, posteroinferior (área de Broca) e ambas formam a rede frontotemporal de sustentação da linguagem (Fig. 3-1).

Atualmente a avaliação das regiões implicadas na linguagem é realizada por estudos funcionais. Com base nesses estudos, descreveremos, a seguir, o que se sabe até agora sobre o caminho percorrido pela linguagem oral no cérebro humano (Fig. 3-1).

Inicialmente, os sinais elétricos originários do sistema auditivo periférico e tronco encefálico chegam ao córtex auditivo primário localizado na parte medial do giro de Heschl, no córtex temporal superior (BA 41).

O córtex auditivo primário é responsável pela detecção dos sinais acústicos. A partir dele, a informação é encaminhada para a porção medial do giro temporal superior, lateralmente ao giro de Heschl (BA 42) e sulco temporal superior, onde se inicia a análise acústica fonológica e o processamento dos fonemas (no hemisfério esquerdo).

Identificado o padrão fonológico da palavra, o passo seguinte é a categorização da informação sintática e semântica. Palavras pertencem a classes e a categorias específicas e perceber qual a categoria de uma palavra é o primeiro passo para a construção sintática da frase. Esse processo ocorre na região anterior do giro temporal superior esquerdo e sulco temporal superior, imediatamente após a categorização fonológica da palavra, 120-150 ms após início do estímulo e é considerado quase um processo automático de caracterização sintática. Participa do processo que conhecemos como *bottom-up* de análise da linguagem, que ocorre de forma precoce após a sentença, completa-se rapidamente (180 ms), de forma inconsciente e automática.

Para completar a análise sintática básica, a informação do giro temporal superior anterior é integrada por meio do fascículo uncinado à *pars opercularis*, que fica no córtex frontal, região anteroinferior.

Quando a frase a ser interpretada está em uma ordem não canônica[*], a região do córtex frontal

---

[*] A ordem canônica das frases é a ordem pela qual aparecem os constituintes básicos das frases de uma língua: sujeito, verbo, objeto...

estimulada é a BA 44 juntamente com *pars opercularis*, que participa do que chamamos de processo sintático complexo, interligada ao giro temporal superior posterior e medial.

A BA 44 também está associada à recodificação articulatória ou a mecanismos de decisão articulatória quando os pacientes escutam sons de fala aos quais não estão familiarizados ou em uma fala ambígua e visa, por meio de um fluxo *top-down*, um ajuste do processamento auditivo da fala no lobo temporal. O processo *top-down* é a análise da sentença a ser interpretada sob influência das representações mentais mais complexas, controlado de forma consciente. A ativação da BA 44 durante o processamento acústico da fala está associada a melhor desempenho da percepção acústica, principalmente, quando as informações acústicas são escassas.

O córtex pré-motor que participa da programação motora da fala também está interligado ao córtex temporal, sendo ativado de forma direta na tarefa de repetição da fala.

O próximo passo é a categorização semântica no nível do vocabulário (categorização léxico-semântica). Essa etapa é totalmente dependente da memória de longo prazo, ocorre entre 350 e 400 ms, gera o potencial elétrico auditivo N400 e envolve a região medial do giro temporal superior.

Inicia-se na região anterior do giro temporal superior, que participa do processo semântico no nível da palavra independente de outros aspectos da linguagem. As regiões frontais envolvidas nesse processo são BA 45/BA 47, participando do julgamento e categorização, tanto de palavras quanto de sentenças, inclusive de sentenças implausíveis. Já as sentenças plausíveis ativam, principalmente, áreas anteriores e posteriores do córtex temporal superior. Essas áreas descritas estão intimamente associadas à compreensão da linguagem, que será abordada em mais detalhes adiante.

O acesso lexical se faz, primeiramente, pela região anterior de BA 45, seguido de ativação da porção média onde são extraídas as características morfossintáticas da palavra apresentada para, então, a parte posterior de BA 45 adequar as características fonológicas e os morfemas necessários para inflexão. Conjuntamente, as áreas BA 44 (*pars opercularis*) e BA 45 são responsáveis pela conversão da representação mental da palavra "fonológica" em um código articulatório que será propagado ao córtex pré-motor e motor primário (BA 6 e 4) para realização da articulação de fato.

Quando descrevemos a anatomia da linguagem, entretanto, temos que considerar que o giro temporal esquerdo, em sua região superior e posterior, incluindo o sulco temporal superior, é o "ponto de encontro" de todas as informações provenientes tanto das áreas médias e anteriores do próprio lobo temporal quanto das regiões frontais, por meio de tratos que interligam essas regiões que serão descritos adiante. Sabemos que após 600 ms do estímulo sonoro de uma sentença, toda a informação está integrada nessa região em sua representação conceitual.

Resumindo, a partir da decodificação fonológica da palavra o estímulo se espalha por meio dos fascículos longitudinal inferior e médio para as regiões anterior e posterior do giro temporal superior. Na região anterior do giro temporal superior, bilateralmente, ocorre a categorização léxico-semântica, que determinará se será possível sua interpretação, ou seja, se estamos diante de uma palavra ou não palavra, ou, em outras palavras, se há uma representação mental associada à palavra. Uma vez que seja identificada como interpretável pelas características fonológicas, há recuperação lexical, que envolve giro temporal superior esquerdo anterior, sulco temporal superior e outras regiões distribuídas pelo córtex, difusamente. Em paralelo, há ativação das áreas frontais por meio dos tratos dorsais e ventrais.

A região posterior do giro temporal superior é ativada quando a palavra processada faz parte do contexto de uma sentença e o giro angular é ativado quando a palavra está altamente contextualizada na frase.

O giro temporal posterossuperior, juntamente com o giro angular, no lobo parietal, estão envolvidos no processamento semântico no nível da sentença enquanto o giro temporal anterossuperior está envolvido em aspectos semânticos combinados.

Apesar de não serem consideradas áreas clássicas de linguagem, as regiões inferior e posterior do lobo parietal estão envolvidas com o processamento linguístico sempre que a tarefa linguística requer memória tanto de trabalho como de armazenamento fonológico, semântico e de repetição, sendo ativadas nas tarefas de compreensão de sentenças que exigem a ligação de duas palavras distantes entre várias palavras intermediárias de uma frase.

Tratos Nervosos da Linguagem

Tratos nervosos altamente mielinizados fazem a ligação entre as diversas áreas envolvidas na rede neuronal do processamento linguístico.

Basicamente, podemos dividir os tratos nervosos em tratos curtos, que fazem a ligação entre regiões intralobo (p. ex., os fascículos longitudinal medial e inferior que ligam diversas regiões dentro do lobo temporal) e tratos longos que realizam a ligação entre os lobos frontal, temporal e parietal.

Entre os tratos longos, identificamos dois grupos: tratos dorsais e tratos ventrais (Fig. 3-1).

Tratos Dorsais

Duas vias nervosas compõem os tratos dorsais: **fascículo arqueado** e **fascículo longitudinal superior**, nem sempre facilmente distinguíveis.

O fascículo arqueado faz a ligação entre a porção posterior da área de Broca (BA 44) e a parte posterior e medial do giro temporal superior (área de Wernicke) e está relacionado com o processamento da sintaxe complexa, ou seja, quando as palavras de uma frase seguem uma ordem não canônica, e se relaciona, provavelmente, com um fluxo *top-down*, partindo da região frontal até a temporal.

O fascículo longitudinal conecta, indiretamente, o giro temporal superior com o córtex pré-motor dorsal por meio de uma ligação com o córtex parietal, e está implicado na repetição da fala. Ele pode ser dividido em:

- *Fascículo longitudinal II:* conecta o córtex frontal ao giro angular.
- *Fascículo longitudinal III:* conecta o córtex frontal ao giro supramarginal.
- *Fascículo longitudinal temporoparietal:* conecta o giro angular ao córtex temporal.

A repetição de fala é uma função que envolve a percepção e a discriminação da fala (córtex temporal), a memória fonológica de trabalho (córtex parietal) e a programação e execução da fala (córtex pré-motor), sendo as três porções do fascículo longitudinal superior as responsáveis por essa função. Provavelmente o fluxo de informação nesta via é *bottom-up*, ou seja, da região temporoparietal para o córtex frontal.

Tratos Ventrais

A ligação ventral entre o córtex frontal e o córtex temporal também é feita por duas vias: o **fascículo uncinado** e o **fascículo fronto-occipital inferior** (também conhecido como sistema de fibras da cápsula extrema).

O fascículo uncinado conecta o córtex frontal anteroinferior com o córtex temporal anterior. O fascículo fronto-occipital inferior conecta o córtex frontal com a região posterior do córtex temporal, com o córtex parietal e o córtex occipital.

As vias ventrais são responsáveis pela condução de estímulos para a manutenção do processamento semântico (áreas BA 45/47) e sintático básico (*pars opercularis*).

COMO ACONTECE A COMPREENSÃO DA FALA?

Durante o processo de compreensão da fala, o nosso cérebro extrai significado de uma série de pistas acústicas que chegam ao nosso córtex auditivo primário, incluindo as mudanças no domínio temporal e espectral. Muitas vezes essas pistas acústicas antecedem a inteligibilidade de fala propriamente dita. O tipo de informação que é extraída dependerá, também, das expectativas e das intenções do ouvinte estando relacionadas não só com as pistas acústicas, mas também com as emoções e o conhecimento prévio (memória) de quem escuta, em um movimento claramente *top-down*.

A compreensão pode ser facilitada por outras pistas não auditivas como a observação de movimentos de mão que reforçam o processamento semântico, movimentos de lábio que dão uma ideia da articulação e expressões faciais que refletem a intenção do falante. Essas pistas adicionais são particularmente úteis em condições de escuta adversa.

Como vimos até aqui, a compreensão de tudo que escutamos e a produção da linguagem em função dessa compreensão acontece pela ativação de uma série de centros nervosos:

- A audição de uma palavra falada ativa as áreas temporais superiores, sede das regiões auditivas primárias, e o córtex temporal médio esquerdo, implicado na análise da fala.
- A produção da linguagem se relaciona com a região pré-central esquerda, próxima da área de Broca, bem como os córtex motores direito e esquerdo.
- As associações semânticas e sintáticas ativam poderosamente o córtex pré-frontal inferior esquerdo e o córtex temporal posterior.
- As sentenças com significados metafóricos ativam o córtex pré-frontal direito, o giro temporal medial e o cíngulo posterior direito.

No entanto, isso não basta para a total compreensão da linguagem.

Um passo fundamental é o processamento da prosódia. Entende-se por prosódia qualquer mudança acústica e de entonação na fala. Esses parâmetros carregam características emocionais e informações não verbais que complementam as palavras ouvidas e faladas.

Uma carga emocional na fala, assim como expressões faciais e a leitura de um texto emocionante levam à ativação da amígdala. Por outro lado, uma prosódia emocional com um conteúdo semântico incompatível leva à ativação do giro temporal superior direito e do córtex do cíngulo dorsal direito.

O processamento emocional não verbal de vozes e faces está relacionado com a ativação do lobo temporal superior direito.

Portanto, para o entendimento de narrativas observa-se a ativação ampla e bilateral dos hemisférios cerebrais por vias *bottom-up* e *top-down*.

No nível semântico, compreendemos as palavras por duas vias:

- *Via fonológica*: permite converter os sons em fonemas.

- *Via lexical*: permite acessar um dicionário mental onde está armazenado o significado das palavras.

Quando ouvimos palavras novas, a informação passa por uma via fonológica que decodifica os fonemas e depois tenta acessar seu significado, realizando uma análise fonológica e, posteriormente, de acesso ao léxico semântico que irá separar a palavra em seus sufixos e compará-los aos de palavras semelhantes, buscando seu significado.

Inversamente, quando ouvimos palavras frequentes, entra em ação uma via direta, lexical, que recupera o significado da palavra escutada desde o início e utiliza estas informações para recuperar sua pronúncia.

O mesmo processo de decodificação ocorre na leitura, sendo a rota fonológica, ou seja, o reconhecimento dos sons da fala, fundamental para o aprendizado da leitura e escrita.

As conexões corticais não se estabelecem sob a forma de cadeias lineares, cada região contata outras tantas em paralelo, e todas as conexões são recíprocas, ou seja, cada vez que uma região A contata uma região B, a região B projeta, igualmente, um retorno em direção a A, além de contatar outras regiões C, D, etc., que também retornarão em *feedback*. Faz-se, assim, uma extensa rede neuronal de processamento de informações, altamente especializada e complexa.

As palavras conhecidas e contextualizadas acessam, em linha direta, as regiões semânticas específicas do lobo temporal médio de acordo com sua categorização em: pessoas, animais, instrumentos etc. Já palavras desconhecidas ou pseudopalavras seguirão a rota fonológica, inicialmente, e depois seguirão ou não a rota semântica, no caso de pseudopalavras, a ativação de áreas léxico-semânticas não será observada.

Com relação ao armazenamento léxico-semântico, há o envolvimento de vastas populações de neurônios distribuídas por todas as regiões do córtex. As regiões frontais e temporais esquerdas facilitam o acesso ao significado das palavras representadas em regiões diferentes do córtex. Elas funcionam como zona de convergência que se conectam com regiões cerebrais muito mais numerosas no córtex associativo. Desta forma elas recolhem fragmentos esparsos do significado e os associam em feixes que constituem, então, o sentido da palavra.

A região temporal lateral tem um papel essencial na associação da palavra ao sentido que ela representa. Há indícios de que ela se subdivide em múltiplas sub-regiões conforme a categoria particular das palavras que acessamos: rostos, pessoas, animais, instrumentos etc. Todas essas categorias estão associadas a territórios distintos, encarregados de colher os fragmentos do significado de origens diferentes. Nas regiões parietais, os nomes ou partes do corpo; no córtex pré-central e parietal anterior para ações e os gestos, na área 10 de Brodman para a interpretação das intenções e crenças de outrem, no polo temporal para os nomes próprios etc. Portanto, regiões corticais distintas, distribuídas em áreas temporais e frontais esquerdas, estão associadas a cada uma destas categorias.

AS ÁREAS CEREBRAIS DE APRENDIZADO DE TODAS AS LÍNGUAS SÃO IGUAIS?

O que se sabe, atualmente, é que as duas vias de linguagem estão presentes, universalmente, em todos os seres humanos, fazendo apelo às mesmas áreas cerebrais. A diferença ocorre na ativação de cada via, dependendo da estrutura de cada língua. Nas línguas mais transparentes, como o italiano e o português, onde a correlação fonema-grafema é mais direta, ocorre na leitura uma ativação maior das áreas auditivas do lobo temporal. Já nas línguas mais opacas, como o inglês, onde vários sons diferentes são obtidos da mesma escrita com vários significados diferentes, dependendo do contexto, a região frontal inferior, implicada na análise lexical e semântica das palavras são ativadas mais fortemente. Portanto, as redes de processamento auditivo e visual da linguagem são uma invariante antropológica que faz parte integrante da natureza humana.

DESENVOLVIMENTO DA LINGUAGEM NA CRIANÇA

A audição é o primeiro sentido a estar completamente desenvolvido desde antes do nascimento. A partir de exame de espectroscopia de luz próxima ao infravermelho (NIRS) para avaliação da oxigenação cerebral, verificou-se já em pré-termos de 28 a 33 semanas a capacidade de diferenciar um fonema desviante em uma sequência de outros iguais, por exemplo, "ga" em uma série de "ba", resposta obtida no córtex temporal posterior e superior, bilateralmente. Tal habilidade está relacionada com fatores genéticos, já que intraútero sons com frequência acima de 300 Hz são muito atenuados, como as consoantes, o que nos leva a concluir que tal reconhecimento se dá por fatores intrínsecos. Vale ressaltar, entretanto, que para a aquisição normal da linguagem é indispensável o estímulo ambiental.

Além do reconhecimento segmentar (fonológico), a partir de 28 semanas de gestação já há o reconhecimento suprassegmentar (prosódia), com o recrutamento do sulco temporal superior. Durante os primeiros 9 meses de vida, os bebês utilizam a prosódia como pista para detectarem palavras, e tais pistas possibilitam crianças já aos 6 meses categorizarem palavras em sua morfossintaxe, por exemplo, reconhecendo se tratar de substantivo ou verbo.

Desde os primeiros meses de vida, a criança demonstra uma competência excepcional para discriminar os sons da fala. Desde poucos dias de vida, detecta os contrastes linguísticos dos sons de qualquer língua e manifesta especial atenção para a prosódia da língua materna. Já existe, desde muito cedo, no bebê (2 ou 3 meses), uma rede cortical ativa no hemisfério esquerdo, a mesma que se ativa no cérebro do adulto durante o tratamento da linguagem. Não resta, portanto, dúvida, que existe um viés genético para interconectar precocemente estas regiões cerebrais numa rede que facilite a aprendizagem da língua. Mas não há dúvidas, também, que estes vieses se transformam com a aprendizagem.

No curso do primeiro ano, a rede de áreas da linguagem se especializa, progressivamente, sob influência da língua materna. Desde os 6 meses, a representação das vogais se modifica, representando melhor as vogais da língua materna. Ao redor dos 11 e 12 meses, são as consoantes que convergem em direção ao repertório apropriado.

A pista prosódica não se faz mais necessária para reconhecimento de palavras aos 12 meses, e a partir de 24 meses não a utilizam para a categorização morfossintática; a reconstrução da frase acontece de forma semelhante ao adulto aos 32 meses; a sintaxe complexa, porém, desenvolve-se gradualmente até a fase de adulto-jovem e é dirigida pela especialização do córtex frontal inferior e sua conexão com o córtex temporal superior posterior via fascículo arqueado.

O acesso lexical inicia-se no sexto mês após o nascimento; nesta fase ocorre a associação de palavras a objetos do ambiente. Próximo ao primeiro aniversário já há a separação dos itens lexicais em categorias conceituais, com o recrutamento do córtex temporal superior e médio E em sua porção central e posterior.

Ao final do segundo ano, o vocabulário da criança explode, enquanto a gramática se instala. Aos 2 anos de idade a criança já é capaz de avaliar a compatibilidade semântica dos elementos da sentença, e é o início do que chamamos de mecanismo *top-down* da linguagem; essa habilidade servirá de pista para o entendimento da sintaxe complexa até os 9 anos.

Estima-se que a criança de 5 ou 6 anos possua uma representação detalhada da fonologia de sua língua, um vocabulário de vários milhares de palavras e um domínio das principais estruturas gramaticais e da forma pela qual elas veiculam o significado. Tornando-as pronta a serem confrontadas com experiências escritas.

O processamento prosódico da sentença foi documentado em crianças de 3 anos, porém, somente por volta de 6 anos a criança reconhece frases na sentença sem se basear na pista das pausas.

BIBLIOGRAFIA

Axer H, Klingner CM, Prescher AR. Fiber anatomy of dorsal and ventral language streams. *Brain Lang* 2013;127(2):192-204.

Bauer J, Anwander A, Perani D, Friederici AD. Dorsal and ventral pathways in language development. *Brain Lang* 2013;127(2):289-95.

Berwick RC, Friederici AD, Chomsky N, Bolhuis JJ. Evolution, brain and the nature of language. *Trends Cogn Sci* 2013;17(2):89-98.

Calhoun VD, Eichele T, Adali T, Allen EA. Decomposing the brain: components and modes, networks and nodes. *Trends Cogn Sci* 2012;16(5):255-6.

Chevrie-Muller C. *A linguagem da criança: aspectos normais e patológicos*. 2. ed. Porto Alegre: Artmed; 2005.

Friederici AD, Gierhan SM. The language network. *Curr Opin Neurobiol* 2013;23(2):250-4.

Friederici AD. Neurophysiological markers of early language acquisition: from syllables to sentences. *Trends Cogn Sci* 2005;9(10):481-8.

Friederici AD. Pathways to language: fiber tracts in the human brain. *Trends Cogn Sci* 2009;13(4):175-81.

Friederici AD. The cortical language circuit: from auditory perception to sentence comprehension. *Trends Cogn Sci* 2012;16(5):262-8.

Friederici AD. The neural basis of language development and its impairment. *Neuron* 2006;52(6):941-52.

Gow Jr DW. The Cortical organization of lexical Knowledge: A dual lexicon model of spoken language processing. *Brain Lang* 2012;121(3):273-88.

Kaan E, Swaab T. The brain circuitry of syntactic comprehension. *Trends Cogn Sci* 2002;6(8):350-6.

Kendel ER, Schwartz J, Jessel TM et al. *Princípios de neurociências*. 5. ed. Porto Alegre: Mcgraw-Hill/Artmed; 2014.

Knoll LJ, Obleser J, Schipke CS et al. Left prefrontal cortex activation during sentence comprehension covaries with grammatical knowledge in children. *Neuroimage* 2012;62(1):207-16.

Kotz SA, Schwartze M. Cortical speech processing unplugged: a timely subcortico-cortical framework. *Trends Cogn Sci* 2010;14(9);9:392-9.

Lent R. *Cem bilhões de neurônios? Conceitos fundamentais de neurociência*. 2. ed. Rio de Janeiro: Atheneu; 2010.

Makuuchi M, Friederici AD. Hierarchical functional connectivity between the core language system and the working memory system. *Cortex* 2013;49:2416-23.

McGettigan C, Scott SK. Cortical asymmetries in speech perception: what's wrong, what's right and what's left? *Trends Cogn Sci* 2012;16(5):269-76.

Obleser J, Meyer L, Friederici AD. Dynamic assignment of neural resources in auditory comprehension of complex sentences. *Neuroimage* 2011;56(4):2310-20.

Price CJ. A review and synthesis of the first 20 years of PET and fMRI studies of heard speech, spoken language and reading. *Neuroimage* 2012;62(2):816-47.

Price CJ. The anatomy of language: a review of 100 fMRI studies published in 2009. *Ann N Y Acad Sci* 2010;1191:62-88.

Saur D, Schelter B, Schenell S et al. Combining functional and anatomical connectivity reveals brain networks for auditory language comprehension. *Neuroimage* 2010;49(4):3187-97.

Skeide MA, Friederici AD. The ontogeny of the cortical language network. *Nat Rev Neurosci* 2016;17(5):323-32.

FUNÇÕES EXECUTIVAS E MEMÓRIA

CAPÍTULO 4

Mariana Lopes Fávero

Sem dúvida nenhuma, um dos maiores objetivos da ciência do século XXI é entender como se processa a mente humana. Como pensamos, decidimos, aprendemos, lembramos e organizamos nossa consciência. Como o cérebro, um órgão de pouco mais de um quilo, é capaz de processar informações complexas e permitir a razão, a emoção, a memória e a espiritualidade humana.

Essas habilidades que permitem a flexibilidade cognitiva, a tomada de decisões e a capacidade de se pensar sobre a própria cognição (metacognição) são chamadas de funções executivas e são controladas pelos lobos frontais, mais especificamente na região anterior ao córtex motor primário (área de Broca) também chamada de córtex pré-frontal.

No entanto, a definição dos lobos frontais como responsáveis pelas funções executivas demorou a acontecer. Durante muitos anos eles foram considerados lobos silenciosos, sem função específica, até que estudos sobre o caso de Phineas Gage trouxeram entendimento sobre o papel dessa região.

Phineas Gage era um rapaz inteligente e responsável. Tinha 25 anos em 1848 e era o responsável pelos trabalhadores na construção de uma estrada de ferro em Vermont, Nova Inglaterra. Durante uma explosão, Gage teve a região frontal do cérebro transpassada por uma barra de ferro, que entrou pela face esquerda, atravessou a base do crânio, a região frontorbital esquerda e saiu pelo topo da cabeça. Em nenhum momento Gage perdeu sua consciência, no entanto, sofreu uma mudança radical em sua personalidade. Mostrava-se, após o acidente, irreverente, desorganizado, sem foco, incapaz de decisões acertadas e, muitas vezes, utilizava-se de linguagem obscena. Gage havia perdido os conhecimentos sobre as regras sociais e éticas e também uma das funções mais humanas, a capacidade de antecipar o futuro e de elaborar planos de acordo com essa antecipação, a capacidade de decidir sobre a sua própria sobrevivência sob o comando do livre-arbítrio.

A fisiologia do córtex cerebral é organizada de maneira hierárquica. Na base estão as áreas sensoriais e motoras. Progressivamente, áreas superiores, que tiveram um desenvolvimento onto e filogeneticamente mais tardio, suportam funções mais integrativas. O córtex pré-frontal ocupa o lugar mais alto nesta hierarquia cerebral, sendo responsável pela integração dos estímulos que recebemos (estímulos sensoriais) com as nossas memórias armazenadas (nosso conhecimento) para que possamos tomar decisões adequadas sobre as novas situações.

Para desempenhar essa função de integração, o córtex pré-frontal precisa estar conectado, por meio de aferências e eferências, a várias regiões cerebrais motoras e sensoriais, corticais e subcorticais.

O córtex pré-frontal é dividido, anatomicamente, em três regiões: lateral, medial e orbital. As regiões orbital e medial estão envolvidas com o comportamento emocional enquanto a região lateral permite o suporte cognitivo para a organização temporal do comportamento, da fala e da razão.

As três regiões são fortemente conectadas entre si e com os núcleos anterior e dorsal do tálamo (Fig. 4-1).

As regiões medial e orbital são conectadas ao hipotálamo e a outras estruturas límbicas, muitas vezes via tálamo. Muitas dessas conexões com regiões de subcórtex são recíprocas. A região lateral envia conexões ao núcleo estriado (núcleos da base), além de amplas conexões em regiões de associação dos córtices occipital, temporal e parietal, que dão suporte ao processamento visual, auditivo e motor. Não se pode pensar nas funções do córtex pré-frontal como algo exclusivo dessa região. Elas são decorrentes dessa ampla rede de conexões com outras áreas cerebrais.

Do ponto de vista didático, podemos dividir as funções executivas em três: ajuste preparatório, controle atencional e memória de trabalho (Fig. 4-2). O ajuste preparatório é uma função prospectiva, dirigida para o futuro, e mantida no córtex pré-frontal lateral, que prepara o organismo para as ações dependentes das informações recebidas. Está relacionada com a capacidade de prever e planejar planos e ações.

O controle atencional consiste na capacidade de inibir respostas inadequadas ou estímulos internos (memórias) e externos (sensoriais) que possam atrapalhar uma ação ou resposta. Representa a base do controle da atenção, já que permite o foco

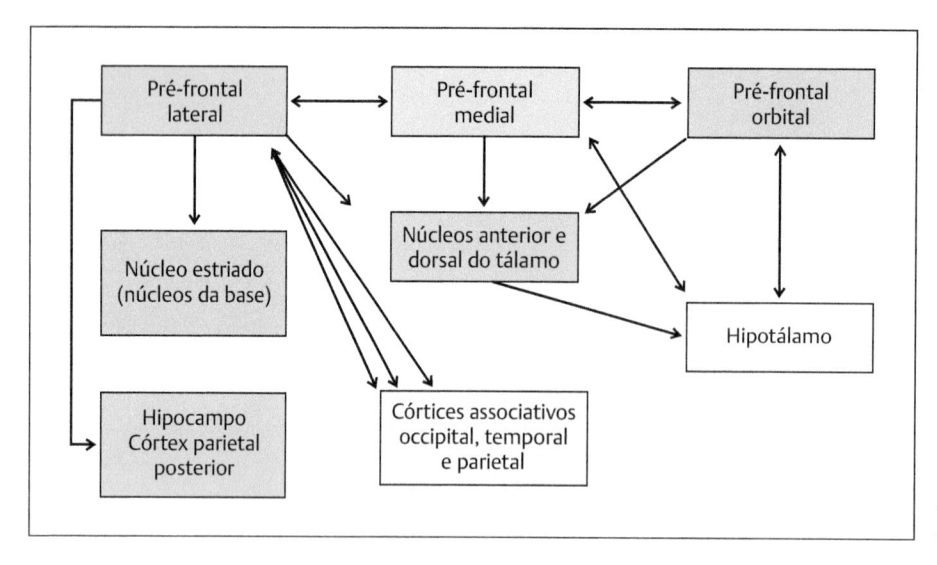

Fig. 4-1. Esquema da estruturação do córtex pré-frontal.

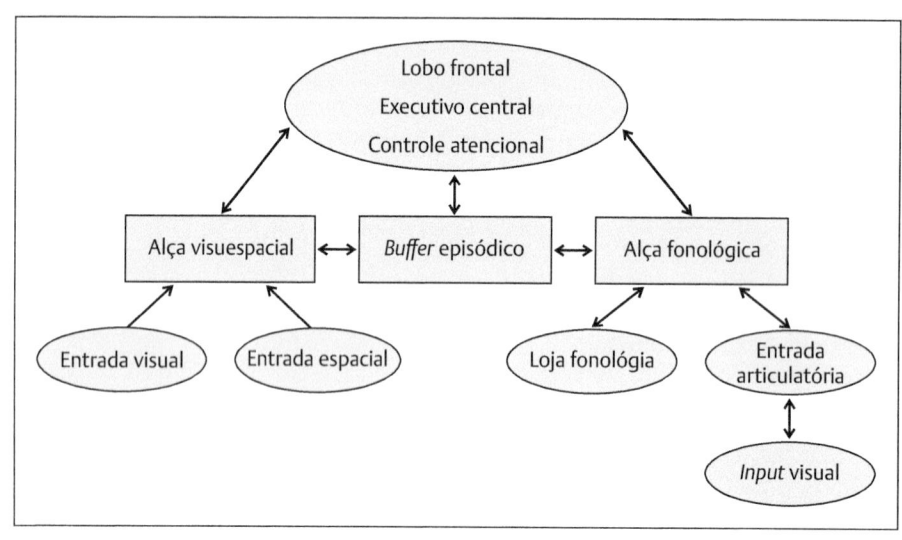

Fig. 4-2. Esquema funcional da memória de trabalho.

na tarefa ou estímulo principal, e da impulsividade, uma vez que promove a inibição de respostas inadequadas. Anatomicamente é mantido pelas porções medial e orbital do córtex pré-frontal e é realizado pelo que chamamos de executivo central.

O executivo central, além do controle atencional e da inibição de reações inadequadas, é responsável pela nossa capacidade de mudança de estratégia, sempre que necessário, pela fluência na aquisição de novos conhecimentos, pela resolução de problemas e pelo monitoramento de outras ações.

No entanto, a nossa capacidade de atenção não é exclusivamente controlada pelo sistema supervisor do executivo central. Há uma segunda rota preferencialmente automática e também importantíssima para manutenção das atividades diárias e do aprendizado.

Quando, por exemplo, dirigimos por uma rota extremamente conhecida, não necessitamos de decisões conscientes para realizar uma série de tarefas como se manter no caminho correto, acelerar ou parar, quando necessário. Todas essas funções são controladas pela via atencional automática e implícita. No entanto, se algo inesperado acontece na via necessitamos de atenção maior que nos fará tomar decisões diferentes demandando, assim, do executivo central.

A terceira parte das funções executivas é a memória de trabalho.

Nossas memórias podem ser divididas, em função do tempo de armazenamento, em memória de trabalho, memória de curto prazo e memória de longo prazo. A memória de trabalho retém informações por um curto período de tempo, praticamente enquanto elas acontecem. A memória de curto prazo dura no máximo seis horas e serve como um albergue provisório para a informação, que poderá ser transformada em memória de longo prazo, ou aprendizado, em função da sua importância.

A memória de trabalho tem uma capacidade temporária e limitada de armazenamento, permanecendo ativa por alguns segundos, somente enquanto determinada tarefa é realizada. É mantida tempo suficiente, por exemplo, para lembrarmos um número de telefone enquanto o digitamos.

É a memória de trabalho que nos permite manter um diálogo, assistir um filme ou uma aula, ler um livro, fazer palavras cruzadas e realizar uma série de processos cognitivos e tarefas. Ela é totalmente dependente da atenção, deste modo, considera-se o executivo central como um regulador e controlador da memória de trabalho. Anatomicamente, a memória de trabalho é sustentada pelo córtex pré-frontal lateral.

Outros três componentes, além do executivo central, dão sustentação à memória de trabalho: a alça fonológica, a alça visuoespacial e o *buffer* episódico (Fig. 4-2).

Alça Fonológica

Pela alça fonológica chegam todas as informações auditivas (principalmente estímulos linguísticos) que recebemos. Ela é definida como um sistema de passagem da informação acústica e linguística, sem poder de decisão ou armazenamento e suportada pelo giro supramarginal no hemisfério esquerdo. A alça fonológica é composta por dois componentes, a loja fonológica e a entrada articulatória.

A loja fonológica mantém a informação acústica recebida por um curto período de tempo, por cerca de dois segundos, antes de ela se perder. No entanto, a entrada articulatória permite a reentrada da informação, mantendo-a ativa por períodos maiores. Para que isso seja possível, basta articular ou recitar a informação recebida de que ela se manterá ativa pelo tempo que for articulada.

A entrada articulatória processa, também, estímulos visuais que, por esse mecanismo de articulação, acessam também a loja fonológica. Por exemplo, quando vemos ou ouvimos um número de telefone e precisamos mantê-lo na memória por um período de tempo maior que dois segundos, é necessário que ele seja repetido ou articulado pelo tempo necessário. Estímulos visuais, desta forma, são transformados em códigos fonológicos.

Várias características do estímulo influenciam a capacidade de guardá-lo por meio da memória de trabalho. Por exemplo, informações auditivas com sons semelhantes são mais difíceis de serem lembradas. Entre uma sequência de letras acusticamente semelhantes (B, V, G, P, T) e uma acusticamente diferente (Y, W, K, H, R), somos capazes de lembrar mais facilmente a ordem correta da segunda sequência. Sons semelhantes criam traços de memória fonológica semelhantes e, portanto, confundíveis na alça fonológica da memória de trabalho, dificultando a lembrança. Da mesma forma, uma sequência de palavras que rimam (cão, chão, mão, tão, dão, não) é mais difícil de ser repetida na ordem correta do que uma sequência de palavras que não rimam (sim, dia, bem, ovo, lua, gol).

O tamanho da informação também influencia a memória de trabalho fonológica. Quanto maior a informação, mais difícil de ser lembrada. Isso pode ser evidenciado na prática, comparando-se a facilidade que se tem de repetir listas de palavras mais curtas (face, zinco, casa, gato, bola) em relação à lista de palavras longas (universidade, refrigerador, hipopótamo, tuberculose, bicicleta). Informações mais longas levam mais tempo de reentrada articulatória e podem ser perdidas no meio do caminho.

A velocidade da informação acústica ou visual que recebemos e que é processada na alça fonológica também influi na capacidade da memória de trabalho. Quando apresentamos, acusticamente, uma lista de palavras com intervalo menor entre elas, fica mais fácil de mantermos essa informação ativa pela reentrada articulatória. Da mesma forma, pessoas capazes de ler uma informação mais rapidamente, também mantêm essa informação ativa por mais tempo.

A alça fonológica tem uma capacidade limitada de armazenamento que está entre 5 e 9 itens. No entanto, quando há a necessidade de manter uma informação maior do que essa capacidade, por exemplo, a sequência 9 8 5 3 2 6 1 7 6 5 3 8, pode-se agrupá-la em pares ou trios, por exemplo, 985 326 176 538. Desta forma, a memorização será de quatro itens, dentro da capacidade do sistema.

Alça Visuoespacial

Outra parte do modelo da memória de trabalho é a alça visuoespacial e, da mesma forma que a alça fonológica, é definida como um sistema de passagem da informação, sem poder de decisão ou armazenamento. Informações visuais, espaciais e, provavelmente, cinestésicas relacionadas com os objetos ou com uma cena passam pela alça visuoespacial, que é suportada pelo hemisfério direito, mais precisamente pelo córtex parietoccipital dorsal direito e lóbulo parietal inferior direito.

A memória de trabalho visuoespacial é crucial em diversas atividades cotidianas, nos proporcionando responder, diante de uma cena, às perguntas: O quê? Quando? Onde?

Ela pode ser dividida em dois subcomponentes: um dinâmico, dedicado à informação espacial, e outro passivo, relacionado com a informação visual. De forma geral, o termo visual refere-se à aparência de um objeto ou de uma cena, suas cores, formas, contrastes, tamanho e textura, assim como a localização relativa entre objetos de acordo com uma perspectiva estática. Por sua vez, o termo espacial refere-se a aspectos que são dinâmicos, como trajetórias e posições espaciais apresentadas em sequência, assim como movimentos de um local a outro em uma cena.

Da mesma forma que na memória fonológica, as características visuais e espaciais do estímulo influenciam na capacidade de guardá-lo. É mais difícil armazenar estímulos visualmente similares do que estímulos diferentes, sugerindo que a sobreposição de traços visuais interfere na recuperação dos itens na memória. Sequências espaciais mais longas ou com sobreposição de trajeto também são mais difíceis de serem lembradas quando comparadas a sequências mais curtas.

Buffer Episódico

Toda informação que entra pelas alças fonológica e visuoespacial são temporariamente guardadas no *buffer* episódico. Apesar da sua capacidade limitada de armazenamento, ele é considerado um componente multimodal, capaz de receber e processar informações acústicas, visuais, espaciais e cinestésicas, nos proporcionando uma memória coerente da cena com suas informações visuais, de fala e de movimento. Quanto maior a coerência entre os estímulos recebidos, maior a capacidade do *buffer* episódico em guardá-los. Para a realização dessa integração de estímulos, o *buffer* episódico se relaciona diretamente com o executivo central e sua capacidade de manutenção da atenção e com a memória de longo prazo, ou seja, o conhecimento já adquirido.

Essa ligação entre o executivo central e a memória de longo prazo permite que o *buffer* episódico nos proporcione, além de uma capacidade extra de armazenamento, uma experiência consciente que leva à cristalização de nossas memórias de trabalho em mais conhecimento.

Memórias de Curto e de Longo Prazos

A memória é um dos aspectos mais marcantes dos seres humanos. É por meio dela que somos capazes de enfrentar problemas, organizar os fatos e dar continuidade à vida já que é ela que permite a ligação entre todas as nossas experiências e nossa história pessoal. Somos o que somos e fazemos o que fazemos em função do que aprendemos e lembramos.

Mas como isso ocorre? Como uma memória de trabalho se transforma em conhecimento? Como uma experiência que dura minutos, às vezes segundos, pode-se transformar em uma memória para a vida toda? Em que regiões cerebrais essas memórias se estabelecem? Como elas são evocadas e influenciam a aquisição de novos conhecimentos?

Em meados da década de 1950, estudos com pacientes que haviam sofrido remoção cirúrgica dos hipocampos e de regiões vizinhas do lobo temporal medial, como tratamento de epilepsia, trouxeram revelações importantes sobre o funcionamento da memória de longo prazo. O paciente HM, operado pelo cirurgião William Scoville e acompanhado pela psicóloga Brenda Milner, foi o caso clínico mais bem documentado sobre o assunto.

HM tinha 27 anos e sofria de crises convulsivas em decorrência de um acidente sofrido aos 7 anos de idade enquanto andava de bicicleta. As convulsões, originárias do lobo temporal, eram de forte intensidade e impossíveis de serem controladas clinicamente. O neurocirurgião William Scoville resolveu tratá-lo cirurgicamente, removendo o hipocampo, a amígdala e partes da área associativa multimodal de ambos os lobos temporais.

As crises convulsivas foram controladas no pós-cirúrgico, no entanto, HM apresentou um grande e específico déficit de memória.

Diferentemente de Gage, relatado no início do capítulo, que sofrera uma lesão frontal e apresentara alterações de personalidade e de funções executivas, HM continuou um homem delicado e educado. Sua memória de trabalho também permaneceu normal. Ele era capaz de se lembrar de tudo o que estava fazendo desde que permanecesse fazendo. Sua memória de longo prazo, adquirida antes da cirurgia, também era normal. Ele sabia quem era, o que fazia, reconhecia todas as pessoas que já conhecia e mantinha sua linguagem e sua inteligência.

O que se alterou foi a capacidade de HM em transformar novas experiências (memória de trabalho) em novos aprendizados (memória de longo prazo). Durante anos, Brenda Milner o examinou mensalmente e em todas as vezes teve que se apresentar por que ele não a reconhecia. HM tinha ficado preso em suas lembranças prévias à cirurgia, preso ao passado.

No entanto, HM melhorou funções motoras e visuoespaciais com o treino. Ele foi capaz de aprender a fazer uma estrela olhando somente para o reflexo de sua mão em um espelho. Apesar de não se lembrar de que já havia feito isso antes, sua capacidade de desenhar dessa forma foi melhorando após cada tentativa, mostrando que houve um aprendizado, a aquisição de uma memória não consciente ligada ao ato motor, uma memória procedural*.

O caso de HM nos traz vários entendimentos sobre a memória:

- A memória de trabalho e a de longo prazo são estruturadas em regiões diferentes do cérebro.
- O lobo temporal e o hipocampo são regiões importantes na transformação de memória de trabalho em memória de longo prazo, apesar de não

---

* Memória procedural é um tipo de memória implícita e também um dos tipos de memória de longo prazo. Auxilia na *performance* de atividades cotidianas como andar pelas ruas, amarrar os sapatos e trancar a porta ao sair de casa sem que seja necessário tomar consciência enquanto realiza a atividade.

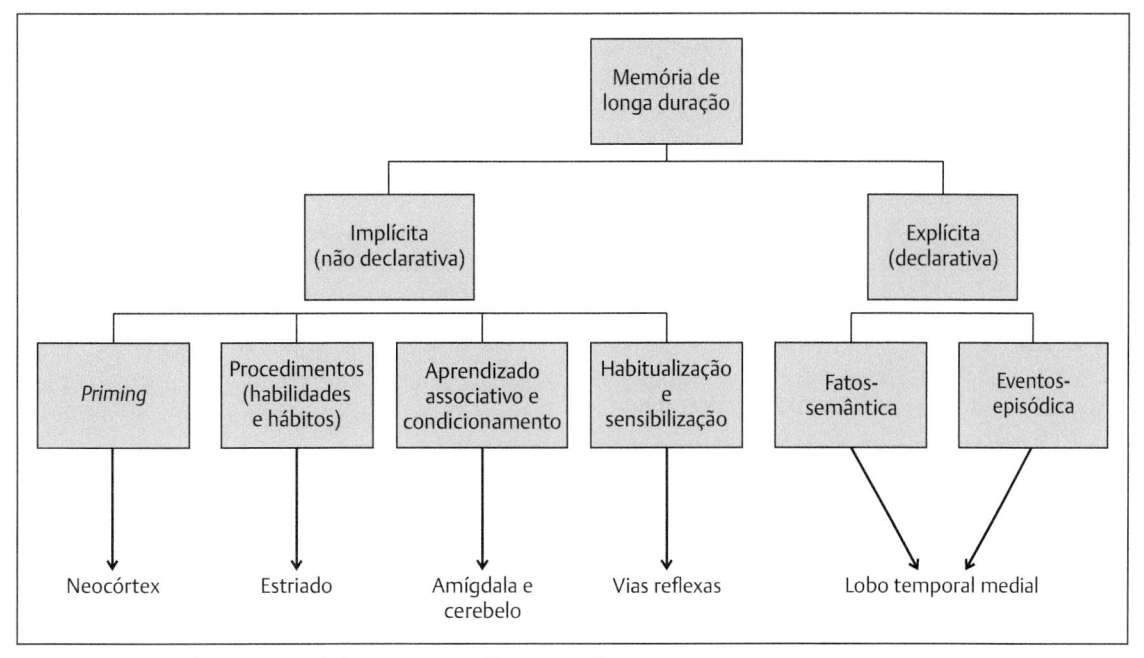

```
                    ┌─────────────────┐
                    │   Memória de    │
                    │  longa duração  │
                    └────────┬────────┘
              ┌──────────────┴──────────────┐
    ┌─────────┴─────────┐          ┌────────┴────────┐
    │     Implícita     │          │     Explícita   │
    │  (não declarativa)│          │   (declarativa) │
    └─────────┬─────────┘          └────────┬────────┘
   ┌──────┬───┴────┬─────────┬──────┐     ┌─┴────────┐
Priming Proced. Aprendiz. Habitual. Fatos- Eventos-
       (habil.  assoc. e     e     semân. episód.
       hábitos) condic.  sensibil.
```

Fig. 4-3. Esquema das memórias de longo prazo explícitas e implícitas.

- Neocórtex (Priming)
- Estriado (Procedimentos)
- Amígdala e cerebelo (Aprendizado associativo e condicionamento)
- Vias reflexas (Habitualização e sensibilização)
- Lobo temporal medial (Fatos-semântica / Eventos-episódica)

serem o local definitivo de armazenamento de conhecimento.
- Diferentes formas de aprendizado criam diferentes memórias.
- As memórias podem ser divididas em memórias explícitas (conscientes) e memórias implícitas (inconscientes) (Fig. 4-3).

Memória Explícita

A memória explícita ou declarativa é um processo de evocação consciente de experiências prévias e de fatos sobre pessoas, coisas e lugares. Ela é altamente flexível, permitindo a associação de vários fragmentos de informação, e pode ser dividida em memória semântica, utilizada para apreender novas palavras e novos conceitos, e em memória episódica, utilizada para recordar fatos. Ambas são amplamente suportadas pelo lobo temporal e se tornaram deficientes em HM após a cirurgia.

A memória semântica se diferencia da episódica por não estar associada ao contexto exato a que a informação foi adquirida.

Não há um sítio único de armazenamento da memória explícita. Ela é transformada em memória de longo prazo no hipocampo e armazenada de forma distribuída pelo neocórtex, nas mesmas regiões onde a informação foi previamente processada, ou seja, as memórias das imagens visuais são armazenadas em diferentes áreas do córtex visual, as memórias das experiências táteis são armazenadas no córtex somatossensorial e as memórias auditivas no córtex auditivo.

Para que ocorra a solidificação da memória explícita, tanto semântica como episódica, há necessidade de quatro processos:

- *Codificação:* processo pelo qual novas informações são conectadas às informações preexistentes da memória. Quanto mais intensa for a codificação e quanto mais motivados a lembrar estivermos, mais a informação apreendida será codificada e lembrada.
- *Armazenamento:* mecanismo que permite a retenção da memória de longo prazo. Esse armazenamento tem capacidade ilimitada, em contraste com o armazenamento da memória de trabalho, que é limitado.
- *Consolidação:* transforma a informação armazenada temporariamente em informação estável. Para que a consolidação ocorra, há necessidade de envolvimento de expressão gênica e síntese proteica levando a alterações estruturais nas sinapses e promovendo conhecimento. São essas novas sinapses que guardam todas as nossas lembranças.
- *Evocação:* processo pelo qual a informação armazenada é evocada.

Apesar de a memória explícita ser dependente do lobo temporal, para que esses quatro processos aconteçam adequadamente, são necessárias conexões com a rede que suporta o processo de cognição no córtex pré-frontal.

Memória Implícita

A memória implícita ou não declarada, diferentemente da memória explícita, armazena formas de conhecimento que normalmente são adquiridas sem esforço consciente, orientando o comportamento de modo inconsciente. São decorrentes da habituação, da sensibilização e do condicionamento clássico, assim como das habilidades motoras e perceptuais, como andar de bicicleta ou nadar ou do *priming* que é a capacidade que temos de lembrarmos algo em função de uma "dica". Fragmentos de uma imagem ou a primeira palavra de uma poesia são suficientes para evocar a lembrança do todo.

Desta forma não constitui um sistema de memória único, mas uma série de processos envolvendo diversos sistemas diferentes do cérebro que se alojam em diferentes regiões do córtex cerebral.

A memória implícita tem quase sempre uma qualidade automática. Ela é lembrada diretamente durante a execução de uma atividade, sem esforço consciente algum e até mesmo sem consciência alguma de que estamos fazendo uso da memória. Embora as experiências modifiquem nossas habilidades perceptuais e motoras, elas são quase inacessíveis à recordação consciente. Quando falamos, não pensamos sobre onde colocar a língua para realização do som de cada sílaba nem mesmo o lugar na frase em que devemos colocar o sujeito ou o verbo. Essa memória procedural é evocada automaticamente, de modo inconsciente.

Muitas formas de aprendizagem envolvem tanto a memória explícita quanto a implícita. Aprender a andar de bicicleta requer, no início, nossa atenção consciente em relação ao nosso corpo e à bicicleta, mas acaba por tornar-se uma atividade motora automática e inconsciente com a prática.

A memória implícita nos guia naquelas rotinas bem estabelecidas que não são controladas conscientemente.

Esquecimento, Evocação e Lapsos

A memória permite que o nosso passado seja revisto, que possamos aprender coisas novas e que tenhamos acesso a uma série de fatos, associações e conceitos. No entanto, ela não é perfeita. Com frequência esquecemos eventos, distorcemos o passado e, ocasionalmente, recordamos eventos que preferíamos esquecer.

A evocação de uma memória não representa exatamente o fato ocorrido. A recordação é um processo criativo. Acredita-se que aquilo que a mente armazena é apenas uma porção nuclear da memória. Ao ser recordada, essa porção nuclear é elaborada e reconstruída, com subtrações, adições, elaborações e distorções.

Da mesma forma que modificamos os fatos na nossa memória, também os esquecemos. O esquecimento faz parte da memória. De fato, esquecemos a maior parte das informações que recebemos e precisamos disso para que possamos fazer generalizações e pensarmos, para que não evoquemos memórias desagradáveis como as de situação de medo, trauma ou humilhação e porque o sistema de entrada da memória é limitado.

Existem memórias que não ultrapassam a memória de trabalho, outras não ultrapassam a memória de curta duração, outras duram alguns dias e desaparecem e, outras, apesar de já serem memória de longo prazo, desaparecem por falta de uso, em razão de atrofia sináptica.

Quanto mais atenção no momento da codificação da memória e quanto mais relevante for a situação, mais chances de surgir uma memória de longo prazo.

No entanto, nem todas as nossas experiências são registradas e recordadas como lembranças conscientes. Muitas são guardadas como lembranças inconscientes que são, em geral, inacessíveis à consciência, mas, ainda assim, exercem efeitos poderosos no comportamento e no armazenamento de novas memórias.

Essa é a premissa central da teoria psicanalítica e reforça o conceito de que pouco ou quase nada na vida de uma pessoa ocorre por acaso e de que todo evento é determinado por um evento precedente tanto em relação ao desenvolvimento normal como em relação ao anormal.

A conexão entre lapsos na fala, erros de ortografia, objetos guardados fora do seu lugar, esquecimentos e uma série de outros incidentes inexplicáveis e a sua causa, ou entre um sintoma e o processo cognitivo subjacente, é obscurecido por processos inconscientes resultando numa luta constante entre os eventos mentais autorreveladores e as medidas autopreservativas do eu.

Essa ideia é fundamental na clínica foniátrica, onde sintomas relacionados com o desenvolvimento infantil, como atraso de linguagem, recusa alimentar, hiperatividade, déficits de memória, podem parecer estranhos ao consciente, mas não ao inconsciente, e guardam relação com outros processos mentais que ocorreram antes. Entender isso permite também a condução terapêutica de forma individualizada e adequada para cada criança, para cada história, para cada memória.

BIBLIOGRAFIA

Baddeley A, Hitch GJ. Is the Levels of Processing effect language-limited? *J Mem Lang* 2017;(92):1-13.

Baddeley A. Working memory and language: an overview. *J Commun Disord* 2003;36(3):189-208.

Damasio A. *O erro de Descartes. Emoção, razão e cérebro humano.* 11. ed. São Paulo: Companhia das Letras; 2004.

Fuster JM. The prefrontal cortex - an update: time is the essence. *Neuron* 2011;30(2):319-33.

Galera C, Garcia RB, Vasques R. Componentes funcionais da memória visuoespacial. *Estud Av* 2013;27(77):29-43.

Henry L. The working memory model. In: *The development of working memory in children.* Los Angeles: Sage; 2012. p. 1-35.

Izquierdo I, Bevilaqua LR, Cammarota M. A arte de esquecer. *Estud Av* 2012;20(58):289-96.

Izquierdo I, Myskiw, J, Benetti F, Furini C. Memória: tipos e mecanismos. *Revista USP* 2013;(98):9-16.

Kandel E. *Em busca da memória. O nascimento de uma nova ciência da mente.* São Paulo: Companhia das Letras; 2009.

Lent R. As portas da percepção. In: Lent R. *Um bilhão de neurônios? Conceitos fundamentais de neurociência.* 2. ed. São Paulo: Atheneu; 2010. p. 611-42.

Mourão Jr CA, Melo LBR. Integração de três conceitos: função executiva, memória de trabalho e aprendizado. *Psic Teor Pesq* 2011;27(3):309-14.

Oliveira RM. O conceito de executivo central e suas origens. *Psic Teor Pesq* 2007;23(4):399-406.

Schacter D, Wagner A. Aprendizado e memória. In: Kandel E, Schwartz J, Siegelbaum S, Hudspeth J (Orgs.). *Princípios da Neurociências.* Porto Alegre: Artmed; 2014. p. 1256-73.

NEUROCIÊNCIA DA LINGUAGEM

Berenice Dias Ramos

NEUROCIÊNCIA DA LINGUAGEM

Neurociência é a área que se ocupa de estudar o sistema nervoso (SN), visando analisar sua estrutura, funcionamento, desenvolvimento e eventuais alterações. Desta forma, abrange a inteligência, o raciocínio, a capacidade de sentir, sonhar, comandar o corpo, tomar decisões, fazer movimentos, entre outros. O termo neurociência surgiu recentemente, em 1979, mas os estudos do cérebro humano datam desde a filosofia grega, antes de Cristo. Foi o surgimento de tecnologias como os raios X e a tomografia computadorizada que otimizou as pesquisas nesta área e inaugurou, efetivamente, as neurociências cujos estudos estão divididos em campos específicos que exploram as diversas áreas e habilidades do SN. A neurociência cognitiva está voltada a comportamentos mais complexos como memória, aprendizagem e linguagem.

Somos o ser mais evoluído da espécie animal, não só porque adquirimos a linguagem oral, mas, principalmente, porque adquirimos a linguagem escrita. Se dispuséssemos apenas da linguagem oral, seríamos capazes de nos comunicar apenas com aqueles indivíduos com que tivéssemos contato, o que corresponderia a cerca de 100-150 pessoas. Foi somente depois que aprendemos a registrar e armazenar as informações que pudemos desenvolver tecnologias que permitiram nos comunicarmos, inclusive, com os indivíduos que não estão fisicamente próximos, mas estão ao alcance de um telefone, um computador ou qualquer outro aparato similar.

Se formos analisar como evoluímos dos seres primitivos das cavernas para estes seres capazes de enviar um homem à lua ou de realizar uma cirurgia de implante coclear, temos que entender que nada disso teria sido possível se não tivessem ocorrido inúmeras mutações genéticas ao longo de vários séculos.

Os estudos do genoma humano têm demonstrado que não existem grandes diferenças no sequenciamento genético de um homem e de um chimpanzé. O que, afinal, torna o *Homo sapiens* diferente dos outros seres? Muitos animais comunicam-se por meio de sons e alguns, como os humanos, aprendem vocalizações. Muitas vocalizações, como sinais de alarme, são inatas e não requerem experiência para ser corretamente produzidas. Ao contrário, os seres humanos necessitam de extensa experiência pós-natal para produzir e decodificar os sons que constituem a base da linguagem.

Assim como estamos apenas engatinhando na compreensão destes fenômenos, estamos também engatinhando no entendimento das neurociências.

Se pensarmos que, em meados do século XIX, Wernicke e Broca conseguiram identificar as áreas mais importantes da linguagem sem nenhum dos aparatos tecnológicos de que dispomos atualmente, pensaremos que muito pouco evoluímos. No entanto, é importante que saibamos exatamente os conhecimentos atuais das neurociências para podermos auxiliar nossos pacientes com problemas de linguagem.

NEUROPLASTICIDADE

Uma característica marcante do sistema nervoso é a sua permanente plasticidade, sua capacidade de fazer e desfazer ligações entre os neurônios como consequência das interações constantes com os ambientes externo e interno do corpo.

O sistema nervoso central (SNC) modifica-se durante toda a vida, mas dois momentos são particularmente importantes ao longo do seu desenvolvimento. O primeiro corresponde ao período em torno da época do nascimento, quando ocorre um ajuste do número de neurônios que serão realmente utilizados nos circuitos necessários à execução das diversas funções neurais: a poda neuronal. O segundo corresponde à época da adolescência, quando ocorre um grande rearranjo, havendo um acelerado processo de eliminação de sinapses, que ocorre em diferentes regiões do córtex cerebral: a poda sináptica. Além disso, há notável aumento da mielinização das fibras nervosas em circuitos cerebrais, tornando-os mais eficientes.

As alterações de plasticidade acontecem constantemente, sempre que o cérebro tenha que se acomodar a novas influências ambientais. A aprendizagem pode levar não só a aumento da complexidade das ligações em um circuito neuronal, mas também à associação de circuitos até então independentes. É o que acontece quando aprendemos novos conceitos a partir de conhecimentos já existentes. Do ponto de vista neurobiológico, a aprendizagem se traduz pela formação e consolidação das ligações entre as células nervosas. É fruto de modificações químicas e estruturais no sistema nervoso de cada indivíduo, que exigem energia e tempo para se manifestar. A inatividade, ou uma doença, podem ter efeitos inversos, levando ao empobrecimento das ligações entre os mesmos circuitos.

Acreditava-se que o cérebro humano só apresentava plasticidade durante o período crítico e que, ao amadurecer, seria resistente a mudanças. Maturação e plasticidade são dois fenômenos diferentes, embora muito relacionados. Existe um período de maior neuroplasticidade: os primeiros anos de vida, principalmente nos primeiros meses, quando as conexões sinápticas se formam mais rapidamente.

Embora o amadurecimento do sistema nervoso central ocorra ao redor da adolescência, já está bem estabelecido que mesmo o cérebro maduro é capaz de sofrer uma reorganização cortical. Se não fosse assim, pararíamos de aprender depois de determinada idade, mas isto não acontece. Com o passar dos anos, a neuroplasticidade diminui, exigindo mais tempo para ocorrer e demandando maior esforço para que o aprendizado ocorra de fato.

Por muitos anos, acreditou-se que os mapas neurais corticais sensoriais eram estabelecidos durante o período crítico e que eles permaneceriam imutáveis para o resto da vida. Hoje, sabe-se que os mapas podem mudar com o tempo. Os estudos neurofisiológicos atuais demonstram que estes mapas podem ser alterados substancialmente por treinamento comportamental intensivo.

Todos os mapas, sensoriais e motores, são claramente dinâmicos e podem ser reorganizados rápida e substancialmente em função do desenvolvimento, do comportamento, do treinamento ou de danos encefálicos ou periféricos. As modificações que podem ocorrer na atividade neural em decorrência da prática de uma habilidade, ou exposição frequente a um estímulo são denominadas plasticidade neuronal.

Os conhecimentos sobre neuroplasticidade são extremamente importantes, pois a grande maioria das terapias dos pacientes com transtorno de linguagem conta com esta plasticidade.

DESENVOLVIMENTO DO SISTEMA AUDITIVO

Durante a vida intraútero, bilhões de neurônios e um número maior ainda de conexões sinápticas são formadas. Muitos destes neurônios e destas sinapses desaparecem após o nascimento, pois não têm utilidade na vida extrauterina.

A experiência linguística inicia-se na vida intrauterina; o útero é, essencialmente, um filtro passa-baixo, o que significa que o feto está predominantemente exposto aos sons de baixa frequência. Acredita-se que frequências em torno de 125 Hz tenham atenuações mínimas, de cerca de 5 dBSPL, enquanto para os estímulos de 2.000 Hz ocorreria uma atenuação de quase 60 dBSPL. No útero, a voz masculina, que é de baixa frequência, é mais inteligível do que a feminina, cuja frequência é mais alta.

Embora a cóclea esteja aparentemente madura no final do segundo trimestre de gestação, a maturidade coclear só ocorre algumas semanas antes do nascimento. Nos primeiros 30 dias de nascimento, o sistema auditivo periférico está completamente desenvolvido. As vias auditivas do tronco encefálico já são identificadas a partir da 16ª semana de vida embrionária, e a partir da 27ª semana inicia-se a mielinização. Estas vias passam a funcionar de modo semelhante às vias de um adulto por volta dos 12-18 meses de idade. É interessante notar que os intervalos das ondas do potencial evocado auditivo de tronco encefálico (PEATE) no neonato são semelhantes aos do adulto, em decorrência do fato de que as vias auditivas são mais curtas, pois a velocidade de condução no recém-nascido é 4 a 5 vezes menor do que no adulto. O aumento da mielinização das fibras é o responsável por esta aceleração na condução.

A maturação talamocortical, assim como a maturação do corpo caloso, pode durar até 2 décadas. A percepção auditiva conecta um estímulo sonoro ao seu significado e do ponto de vista anatômico é função do córtex auditivo; começa a se desenvolver após os 6 meses de vida e serve de substrato biológico para a aquisição da linguagem.

Crianças nos primeiros meses de vida podem distinguir, acuradamente, sons de fala que se diferenciam por uma variedade de características acústicas e variam de um falante para outro. Os estímulos ouvidos são retidos por até 24 horas e a retenção destes estímulos é reforçada pela organização das sílabas e a integração com a prosódia.

Aos 4 meses de idade discriminam, igualmente, os sons da fala, tanto da língua a que estão expostas quanto das que não estão expostas. Mas, aos 6 meses de idade, começam a diferenciar sons de fala nativos e não nativos, prestando mais atenção aos nativos. Entre 6 e 9 meses, começam a dar mais atenção a monossílabos que têm maior probabilidade de ocorrência em seu ambiente de linguagem e a palavras que tenham o padrão de acentuação desta linguagem. Ao mesmo tempo, há redução na discriminação de sons de línguas estrangeiras: discriminam melhor sons de língua estrangeira entre os 6 e 8 meses, do que entre os 10 e 12 meses de idade.

Parece provável que a mudança para um forte foco em sons da linguagem ambiental, que ocorre entre 6 e 12 meses, é reflexo da maturação das vias aferentes talamocorticais e de uma incipiente participação cortical no processo da percepção auditiva. O tempo de desenvolvimento desse sistema, dos 6 meses aos 5 anos de idade, coincide com o início e o desenvolvimento da linguagem. O vocabulário expressivo da criança progride de apenas poucas palavras, com 1 ano de idade, até sentenças completas, compreensíveis por qualquer pessoa, aos 3 anos.

No bebê, o *planum temporale* já é ativado pela fala no hemisfério esquerdo, desde os primeiros meses de vida. Muito rapidamente, essa região aprende a prestar atenção aos sons pertinentes e a negligenciar aqueles que não serão úteis à língua. A área de Broca, uma região tradicionalmente implicada na produção da fala, se ativa no bebê de 3 meses quando ele escuta frases, mesmo que ele não produza ainda senão alguns sons inarticulados.

Estudos sobre habilidades auditivas mostram que as habilidades de percepção do som no ruído, da fala degradada e de fala no ruído melhoram gradualmente entre os 5 e 12 anos. O desempenho das crianças na percepção de fala distorcida por interação binaural, interrupções, filtro, ou degradação espectral melhoram muito entre os 4-5 anos e entre os 11-12 anos.

Após os 5 anos, começam a aparecer axônios maduros nas camadas auditivas corticais e, por volta dos 11 e 12 anos, sua densidade é equivalente à densidade dos adultos. Esses axônios representam conexões corticocorticais, como os axônios das comissuras que interconectam os hemisférios cerebrais e permitem que as duas metades do cérebro trabalhem juntas. Incluem, também, fibras associativas que interconectam diferentes áreas do córtex dentro de um mesmo hemisfério cerebral. Esses axônios intra e inter-hemisféricos cerebrais formam a base morfológica para maior complexidade no processamento cortical da aferência auditiva e o seu desenvolvimento representa o estágio final na maturação do córtex auditivo humano.

PROCESSAMENTO AUDITIVO

Nós ouvimos com as orelhas, mas escutamos com o cérebro. O cérebro é um sistema altamente complexo com cerca de 86 bilhões de neurônios conectados em numerosas e intrincadas redes, as conexões sinápticas. Mesmo que o envio e o recebimento de cada sinal elétrico constituam um simples fenômeno bioquímico, a interação entre estes sinais cria algo muito mais complexo.

A audição de uma palavra falada ativa regiões bem distintas: as áreas temporais superiores, sede das regiões auditivas primárias e o córtex temporal médio esquerdo implicado na análise da fala. As associações semânticas ativam poderosamente o córtex pré-frontal inferior esquerdo. A leitura das palavras escritas ativa a região occipitotemporal esquerda.

Quando escutamos uma música, assistimos uma aula ou conversamos com alguém, inúmeros processos são desencadeados para que possamos apreciar a melodia, compreender o que está sendo explicado pelo palestrante ou escutar uma conversa e elaborar uma resposta. Durante as 24 horas do dia, somos expostos a várias informações auditivas, muitas delas simultâneas, e compete ao nosso sistema auditivo identificar as mensagens que nos interessam, diminuindo ou anulando as interferências que servem apenas para dificultar o entendimento.

O som, após ser detectado pela orelha interna, sofre inúmeros processos fisiológicos e cognitivos para que seja decodificado e compreendido. Processamento auditivo (PA) é um conjunto de habilidades específicas do sistema nervoso auditivo central das quais o indivíduo depende para compreender o que ouve.

Estes mecanismos e processos do sistema auditivo incluem habilidades como: lateralização e localização espacial do som; compreensão da fala no ruído; compreensão de uma mensagem, mesmo quando ela está distorcida ou fragmentada; capacidade para eleger estímulos apresentados a uma orelha, ignorando informações apresentadas à orelha oposta; reconhecimento de estímulos diferentes apresentados simultaneamente a ambas as orelhas; capacidade de discriminar e identificar pequenas mudanças nos estímulos como diferenças de frequência, intensidade ou duração; capacidade de detectar e perceber modulações e intervalos mínimos em uma sequência de sons. Todas estas habilidades são realizadas por diversas estruturas, mas, para fins didáticos, podemos dizer que:

- O tronco encefálico nos possibilita localizar o som, facilitar a compreensão da fala no ruído e da fala distorcida.
- O córtex auditivo primário é formado por neurônios que seguem a representação espacial dos estímulos, cocleotópica ou tonotópica. Auxilia a discriminar pequenas variações acústicas que ocorrem no sinal, como diferenças de frequência, intensidade ou duração e de detectar modulações e intervalos mínimos em uma sequência de sons e também participa na capacidade de perceber, associar e interpretar os padrões não verbais da mensagem recebida, como ritmo, entonação e ênfase. Estas habilidades são fundamentais na percepção e compreensão da fala.

O PA temporal é definido como a percepção do som ou da alteração do som durante um tempo restrito ou determinado. Ao contrário da informação visual que ocorre no espaço e pode ser analisada, na maioria das vezes, durante o tempo que o observador necessitar, na fala, a informação auditiva ocorre no tempo e é extremamente rápida: o ouvinte deve ter um processamento auditivo extremamente eficaz, mas principalmente rápido, para poder compreender a mensagem.

Ouvintes normais são capazes de compreender duas pessoas falando ao mesmo tempo (integração binaural) e de ignorar um dos falantes e dirigir a atenção para o outro (separação binaural). Estas tarefas envolvem atenção e são realizadas pelos lobos temporais direito e esquerdo e pelo corpo caloso, que realiza as conexões entre os dois hemisférios cerebrais.

O uso destas habilidades é extremamente importante numa sala de aula, por exemplo, em que o aluno deve focalizar a atenção no que é dito pelo professor e ignorar qualquer outro estímulo que possa interferir negativamente na escuta: conversa dos colegas, arrastar de cadeiras, passos no corredor, barulho do ventilador, buzinas na rua ou gritaria no pátio da escola. A criança que apresenta bom funcionamento do SN auditivo central entenderá a professora com facilidade, enquanto a que tem transtorno do PA poderá ter dificuldade em compreender o que está sendo dito, o que pode interferir, negativamente, em seu processo de aprendizagem.

Numa fala normal, as informações auditivas atingem o SN numa sucessão muito rápida. O processamento de cada uma delas deve ser feito em poucos milissegundos, para podermos acompanhar o raciocínio. A criança com transtorno do PA temporal poderá apresentar dificuldades para adquirir a linguagem e transtorno da aprendizagem. Isto ocorre, por exemplo, porque a discriminação das sílabas /ba/, /da/, /ga/, /pa/, /ta/, /ka/ é feita à custa dos primeiros 40 milissegundos, um período de tempo curto demais para quem tem dificuldades para detectar estímulos acústicos breves.

Estas dificuldades podem ocorrer em qualquer faixa etária e admite-se que a perda auditiva por um período prolongado seja uma das principais etiologias. A otite média recorrente e a otite média com efusão, principalmente quando ocorrem nos primeiros 3 anos de vida, podem ser causas de transtorno do PA, mesmo quando os limiares auditivos retornam ao normal após a cura dos episódios de otite.

Avaliações audiológicas convencionais não refletem o cotidiano de uma sala de aula, de um pátio de recreio ou um campo de futebol. Este talvez tenha sido o motivo da dificuldade, até a presente data, para auxiliarmos crianças com transtornos de aprendizagem e que apresentam audiometrias normais ou muito próximas ao normal.

Na maioria das vezes, os pacientes com atraso de linguagem ou transtorno de aprendizagem consultam primeiro um otorrinolaringologista, pois a principal suspeita é de deficiência auditiva. Qual seria o papel do otorrinolaringologista nestes casos? Toda vez que atendermos uma criança com atraso de linguagem e com audição normal, devemos pensar que simplesmente dizer que o exame está normal, que está tudo bem e que ela deverá falar em breve pode significar um atraso no diagnóstico e, desta forma, a criança perderá alguns meses de grande neuroplasticidade. Uma avaliação mais minuciosa, seguida de orientação adequada, pode modificar drasticamente o futuro de uma criança.

Nas crianças com distúrbio de aprendizagem, é importante que se investigue o PA, pois sem um diagnóstico preciso, elas poderão desperdiçar anos com tratamentos inadequados e ineficazes.

Por muitos anos, os otorrinolaringologistas se ocuparam da audição até a cóclea. Com o PEATE (potenciais evocados auditivos de tronco encefálico), passamos a avaliar a audição até o tronco encefálico. Hoje devemos estar preparados para avaliar a audição até o cérebro. O MMN (*MisMatch Negativity*), o P300, o PEATE com estímulo de fala e as avaliações comportamentais do PA, oferecem inúmeras informações que podem auxiliar no diagnóstico e na orientação terapêutica dos pacientes com distúrbios da linguagem oral ou escrita e com limiares auditivos normais.

DESENVOLVIMENTO DA LINGUAGEM – O PERÍODO CRÍTICO

A aquisição da linguagem não ocorre de maneira uniforme ao longo da vida, ela é muito mais intensa durante a primeira infância. Este período de maior aprendizagem é denominado de período crítico e corresponde a uma janela de tempo em que os circuitos neuronais cerebrais são mais facilmente moldados pela experiência.

Antes dos 6 meses de idade, os bebês podem perceber e discriminar as diferenças dos sons da fala de todas as línguas e não dão atenção especial aos fonemas característicos de nenhuma língua em particular. No entanto, esta capacidade não persiste.

Por exemplo, um japonês adulto não consegue distinguir com certeza entre o /r/ e o /l/ da língua inglesa, provavelmente porque esta distinção fonêmica não existe na língua japonesa. No entanto, bebês japoneses com 4 meses de idade conseguem identificar esta diferença da mesma maneira que um bebê criado num ambiente de fala inglesa.

Aos 6 meses, os bebês, entretanto, mostram preferências por fonemas de sua língua nativa em detrimento das línguas estrangeiras. No final do primeiro ano, não respondem mais aos elementos fonéticos característicos de línguas não nativas.

No curso do primeiro ano, a rede das áreas da linguagem se especializa progressivamente sob a influência da língua materna. Desde os 6 meses, a representação das vogais se modifica para representar melhor as vogais da língua materna. Ao redor dos 11 ou 12 meses, são as consoantes que convergem em direção ao repertório apropriado. O cérebro do bebê explora as regularidades das cadeias que escuta para deduzir quais transições sonoras são possíveis e elimina aquelas que devem ser excluídas. As estatísticas que estas áreas de linguagem compilam inconscientemente lhe permitem reconhecer e recortar as cadeias que retornam com frequência: essas serão suas primeiras palavras. Ao final do segundo ano, o vocabulário da criança explode, enquanto a gramática se instala.

A habilidade de perceber os contrastes fonêmicos evidentemente persiste por mais alguns anos, como é evidenciado pelo fato de que crianças podem aprender a falar uma segunda língua sem nenhum sotaque e com gramática fluente até os 7 ou 8 anos de idade. Após esta idade, entretanto, o desempenho gradualmente diminui mesmo com a exposição e a prática adequadas.

Exemplos de situações patológicas em que crianças normais não foram suficientemente expostas a estímulos linguísticos no período crítico levam às mesmas conclusões. Ao contrário dos efeitos devastadores da privação na infância, os adultos retêm a sua habilidade de falar e compreender a linguagem, mesmo décadas após a ausência de exposição à fala.

Resumindo, a aquisição normal da fala humana é sujeita a um período crítico, que seria um período restrito do desenvolvimento durante o qual o SN é particularmente sensível aos efeitos da experiência. O processo é sensível à experiência ou privação durante um período restrito da vida (antes da puberdade) e é refratário à experiência ou privação similar na idade adulta.

O período crítico para aprender uma língua foi identificado em um estudo realizado nos Estados Unidos que demonstrou declínio na fluência da língua inglesa que dependia da idade em que o estrangeiro chegava àquele país. A habilidade de ir bem em testes de gramática inglesa e vocabulário eram progressivamente menores se o aprendizado iniciasse após os 7 anos de idade.

Algumas modificações no cérebro em desenvolvimento podem explicar estas observações. Uma possibilidade é que a experiência atua seletivamente para preservar os circuitos no cérebro que percebem fonemas e distinções fonéticas.

A necessidade de ouvir e praticar durante o período crítico é nítida nos estudos de aquisição de linguagem nas crianças com deficiência auditiva congênita.

Enquanto a maioria dos bebês inicia o balbucio próximo aos 7 meses, os deficientes auditivos congênitos, a partir desta idade, já começam a apresentar déficits nas vocalizações e não adquirem linguagem oral. As crianças que adquiriram a linguagem oral, mas que perdem a audição antes da puberdade, também sofrem importante declínio nesta linguagem, presumivelmente porque não conseguem se escutar falando, perdendo a oportunidade de melhorar a sua fala graças ao *feedback* auditivo.

NEUROPLASTICIDADE DO DESENVOLVIMENTO – A IMPORTÂNCIA DO CONVERSAR

A ação conjunta entre o adulto e a criança é que permite que a linguagem se desenvolva e se torne eficiente. Linguagem é comunicação: é uma simbolização. Para que ocorra o armazenamento das palavras no cérebro é necessária uma interação com outro ser humano. Quanto mais os pais ou cuidadores conversam com os bebês, trocando informações e sentimentos, desde os primeiros momentos de vida, melhor e mais depressa eles desenvolvem a linguagem.

Um trabalho revolucionário, tentando entender por que crianças de classes sociais mais baixas não conseguiam acompanhar academicamente os filhos de pais com nível cultural maior, fez a descoberta de quão importante é o número de palavras faladas por hora para a criança. O estudo, realizado nos Estados Unidos, acompanhou crianças até os 3 anos de idade e verificou que pais com nível universitário conversavam mais com seus filhos, 2.100 palavras por hora ou mais, enquanto os pais das classes mais carentes conversavam pouquíssimo, cerca de 600 palavras por hora, e a televisão estava sempre ligada. No final do terceiro ano, as crianças pouco estimuladas tinham ouvido 30 milhões de palavras a menos. Estas crianças foram reavaliadas aos 9 anos de idade e constatou-se que quanto maior o número de palavras ouvidas por hora antes dos 3 anos de idade, maior o QI e o desempenho escolar. O tempo que a televisão ficava ligada também foi registrado: quanto mais tempo de televisão, pior o QI. As conclusões do estudo foram de que o número ideal seria mais do que 2.100 palavras por hora.

Deve-se salientar que a velocidade de uma fala normal é em torno de 8.000 palavras por hora. Não só o número de palavras por hora, mas a variedade de palavras (substantivos, verbos e adjetivos), assim como o grau de complexidade das frases também são fatores promotores das habilidades linguísticas.

Ao conversarmos com crianças muito pequenas, com menos de 24 meses de idade, devemos falar mais alto, mais devagar e mais melodiosamente, pois a velocidade de processamento das informações auditivas nos bebês é mais lenta do que nas crianças maiores e nos adultos. A maioria das mães já faz isto instintivamente, mas algumas precisam ser orientadas. Outras estratégias são: conversar de forma clara e correta; devolver para a criança o modelo correto da palavra falada incorretamente, dentro de uma sentença curta; não usar fala infantilizada e evitar empregar todas as palavras no diminutivo.

DESLIGANDO A TELEVISÃO, O *TABLET* E O *SMARTHPHONE*

Crianças muito pequenas não aprendem a falar utilizando aparelhos eletrônicos (TV, *tablets*, *smartphones*), pois não há interação. Na verdade, nesta faixa etária, estes equipamentos são altamente prejudiciais. Se a televisão está ligada, as pessoas falam menos. Além disso, diferentemente dos adultos, que podem processar o ruído da televisão, eliminando-o, as crianças podem ter dificuldades para ouvir quando alguém fala com elas e há algum aparelho ligado. Crianças normais podem ter maior dificuldade do que os adultos para ouvir em ambientes com ruídos complexos e flutuantes, em razão da lenta maturação dos vários mecanismos responsáveis pela audição binaural. A percepção da fala degradada e da fala no ruído melhora, gradualmente, entre os 5 e 12 anos de idade. A habilidade de identificação de consoantes com reverberação ou ruído isolados ocorre aos 15 anos. Quando há reverberação e ruído associados esta percepção ocorre somente no final da adolescência. O cérebro só registra aquilo que ouve claramente: se quisermos que a criança aprenda, devemos eliminar o ruído do ambiente.

Crianças, cada vez menores, utilizam dispositivos eletrônicos. Dentro dos nossos consultórios, frequentemente, vemos bebês totalmente desligados do ambiente, distraídos por historinhas e musiquinhas eletrônicas do celular ou do *tablet*. A Academia Americana de Pediatria, desde 2011 e novamente em 2016, publicou diretrizes orientando sobre os malefícios destes equipamentos, se eles estão permanentemente ligados. A Sociedade Brasileira de Pediatria, em 2016, também estabeleceu diretrizes com as mesmas recomendações.

Cabe aos otorrinolaringologistas e foniatras, ao presenciarem estas cenas, oferecerem algumas informações básicas sobre o tema, principalmente se o motivo da consulta é o atraso da linguagem.

NEUROPLASTICIDADE DO DESENVOLVIMENTO – A IMPORTÂNCIA DA LEITURA

Durante as interações diárias, o vocabulário é mais restrito e limita-se a algumas frases, correspondendo a cerca de 10% do vocabulário total de uma língua. A leitura proporciona aumento de vocabulário e de possibilidades que enriquecem o conhecimento da criança. Quanto mais rico em comunicação verbal for o período crítico, melhor será a aprendizagem da linguagem oral e escrita, assim como o desempenho acadêmico e as possibilidades profissionais. Inversamente, quanto mais pobre a estimulação, menor o desenvolvimento cognitivo.

LINGUAGEM, MÚSICA E NEUROPLASTICIDADE

Tradicionalmente, a música e a linguagem eram tratadas como habilidades neuropsicológicas diferentes. Este conceito tem sido questionado nos últimos anos, em razão do advento de técnicas modernas de imagem para investigar as funções cerebrais e do progresso dos exames neurofisiológicos. Os achados de estudos mais recentes demonstram que a música e a linguagem têm vários módulos neurais em comum e que o treinamento musical pode auxiliar na prevenção, reabilitação e tratamento de uma variedade de distúrbios de linguagem, de audição e de aprendizagem.

Existem inúmeras evidências de que o treinamento musical induz a alterações no cérebro. Na verdade, o cérebro de músicos tem sido usado como modelo de neuroplasticidade. Durante o treinamento, os músicos aprendem, gradativamente, a prestar atenção ao detalhamento dos sons da música. Isto inclui a frequência, a duração e o timbre, os três componentes básicos em que o som pode ser decomposto. A frequência está relacionada com a percepção subjetiva se um som é agudo ou grave, a duração refere-se ao início e ao fim de cada som e o timbre revela a qualidade do som, um atributo multidimensional que diferencia o som de dois instrumentos diferentes ou de duas vozes diferentes. O estudo de cérebro de músicos demonstra que quanto mais treinado é um músico, mais seu cérebro trabalha na detecção de uma simples nota musical.

O treinamento musical pode auxiliar no processamento da linguagem. Pessoas com experiência musical têm maior facilidade do que os não músicos para detectar pequenas diferenças nas sílabas das palavras. O cérebro se torna mais eficiente e pode processar mais rapidamente pistas auditivas que ocorrem de modo simultâneo.

Crianças com problemas de linguagem oral ou escrita costumam ter dificuldade em identificar dois tons puros com diferentes frequências quando eles são apresentados numa sucessão rápida, mas elas identificam muito bem se estes sons têm um intervalo maior de apresentação. Para podermos nos tornar leitores proficientes e sabermos soletrar, é necessário identificar, rapidamente, estas mínimas diferenças acústicas nas palavras.

A experiência musical melhora a forma com que o cérebro detecta alterações sonoras muito rápidas utilizadas na fala e, consequentemente, melhora as habilidades acústicas e fonéticas necessárias ao aprendizado da linguagem oral e escrita. Também fortalece as habilidades neurais, perceptuais e cognitivas necessárias à compreensão da fala no ruído durante toda a vida.

Existe uma correlação entre sincronia musical e capacidade atencional: a capacidade de uma criança sincronizar a sua música com as outras, durante uma apresentação, está relacionada com a habilidade de prestar atenção, manter o foco, também em aulas de outras matérias. Como a sincronia musical pode ser aprendida, atualmente, pesquisadores estão estudando quanto tempo é necessário para que se obtenha a melhora atencional em todas as áreas.

O treinamento musical pode oferecer um meio natural e agradável de reforçar o processamento cognitivo auditivo, aumentando a eficiência do controle pré-frontal sobre a função auditiva. Ter o poder de modelar os mecanismos neurais responsáveis pela atenção seletiva para a fala acarreta implicações substanciais para os clínicos e educadores envolvidos no tratamento dos distúrbios de linguagem e aprendizagem decorrentes de déficit de atenção.

A habilidade de prestar atenção em determinado sinal e suprimir o ruído competitivo, em decorrência de sua importância no aprendizado diário, é a principal preocupação dos educadores e terapeutas. Também é uma preocupação para aqueles envolvidos com as dificuldades auditivas do idoso, que podem ser prevenidas por meio do reforço de habilidades cognitivas auditivas, como a atenção.

NEUROPLASTICIDADE E BILINGUISMO

Ao acompanharmos o desenvolvimento da linguagem de uma criança, ficamos surpresos de como o aprendizado ocorre rapidamente. Esta facilidade contrasta com a aquisição de uma nova língua pelo adulto, que ocorre de forma lenta e que dificilmente obterá uma fluência completa. Portanto, a experiência linguística, para ser afetiva, deve ocorrer muito cedo. A ausência de exposição aos fonemas não nativos, no início da vida, resultaria numa atrofia gradual das conexões que representam estes sons, acompanhada de um declínio da habilidade de distingui-los entre si. Segundo este modelo, os circuitos que são utilizados permanecem, enquanto aqueles que não são utilizados ficam mais fracos e, eventualmente, desaparecem. Como alternativa, a experiência pode promover o crescimento de uma nova circuitaria pertinente aos sons experimentados.

A realidade, no entanto, é muito mais complexa do que qualquer um destes cenários sugere. À medida que uma segunda língua é adquirida, o cérebro, gradualmente, agrupa os sons de acordo com as similaridades dos fonemas, já conhecidos, da língua nativa. Por exemplo, ao solicitar a falantes da língua inglesa que categorizassem um espectro contínuo de fonemas artificiais entre /r/ e /l/, houve uma tendência a perceber todos os sons como /r/ ou /l/. Sons diferentes, mas próximos, eram agrupados juntos e, inclusive, percebidos como sendo o mesmo fonema. Sem a experiência no período crítico, esta diferenciação não ocorre. O mais interessante é que a "fala de bebê" ou "mamanhês", utilizada pelos adultos ao falar com bebês, enfatiza estas distinções fonéticas.

Portanto, aprender uma língua durante o período crítico implica amplificar e remodelar uma tendência natural com a apropriada experiência pós-natal.

As estruturas fonéticas da língua que o indivíduo ouve, durante o início da vida, modelam tanto a percepção quanto a produção da fala.

Bilinguismo é o uso regular de mais de uma língua. Bilíngues são pessoas que precisam e usam mais de uma língua na sua vida diária.

As vantagens cognitivas secundárias ao bilinguismo são similares às adquiridas com o aprendizado precoce da música. Uma das mais intrigantes descobertas da última década de pesquisa sobre bilinguismo é a que demonstra a vantagem que os bilíngues têm sobre os monolíngues, em tarefas que medem o funcionamento executivo não linguístico.

Falar duas línguas, em vez de somente uma, tem benefícios óbvios em um mundo cada vez mais globalizado. Mas, atualmente, sabe-se que as vantagens do bilinguismo podem ser ainda maiores do que ser capaz de conversar com um número maior de pessoas. O bilinguismo tem um profundo efeito no cérebro, melhorando também as habilidades cognitivas não relacionadas com a linguagem e aumentando a reserva que parece proteger um indivíduo do declínio cognitivo que ocorre na velhice.

Quando um monolíngue vê um gato, gato é a única palavra que ele dirá ou pensará. Um indivíduo bilíngue teria duas alternativas. Isto significa que um bilíngue está sempre tendo que tomar decisões que um monolíngue não necessita tomar. Estas decisões permanentes fortalecem uma via entre os gânglios da base e o córtex frontal. Quanto mais o cérebro tem que fazer o mesmo tipo de escolha, melhores ficam as conexões desta via, ocorrendo nova configuração cerebral que torna as funções executivas mais eficientes. O fortalecimento desta via melhora o sistema executivo em tarefas que necessitam de flexibilidade cognitiva e susceptibilidade a interferências.

Mesmo com a grande quantidade de evidências demonstrando os benefícios do bilinguismo, por que todas as crianças não são introduzidas ao bilinguismo? A resposta poderia ser em razão de uma noção enraizada, ultrapassada e sem comprovação científica de que o bilinguismo resultaria em atraso de linguagem.

Crianças bilíngues têm vantagens linguísticas e de leitura. Se o aprendizado for antes do período crítico, melhor. Os pesquisadores sobre bilinguismo consideram que para uma criança ser bilíngue ela deveria ser exposta a pelo menos 10-25% do tempo a cada língua.

AUMENTANDO A RESERVA COGNITIVA

A teoria da reserva cognitiva (RC) sustenta que certas variáveis melhoram a habilidade do cérebro em lidar com a deterioração, atenuando seus efeitos na função cognitiva.

As possíveis variáveis da RC são nível educacional, inteligência, situação socioeconômica e condicionamento físico aeróbico. A ideia de RC contra o dano cerebral baseia-se na recorrente observação de que não parece haver relação direta entre o grau de patologia ou lesão cerebral e as manifestações clínicas. O que nos protege da manifestação da doença é a RC. Estudos atuais demonstram que o bilinguismo e o aprendizado musical, antes da adolescência, podem retardar o aparecimento da doença de Alzheimer e da demência. Evidências epidemiológicas sugerem que indivíduos com maior QI, maior nível educacional, realização profissional, ou participação em atividades de lazer têm risco reduzido de desenvolver doença de Alzheimer. O conceito de RC postula que as diferenças individuais de como as tarefas são processadas fornece reservas diferentes contra as doenças neurológicas ou alterações decorrentes da idade.

Estudos de imagem começaram a identificar o substrato neural da RC.

CONSIDERAÇÕES FINAIS

Embora os conhecimentos sobre neurociências tenham iniciado há vários anos, os estudos que comprovam a neuroplasticidade surgiram nos últimos 50 anos.

Os atuais conhecimentos trouxeram grande aporte para compreender os mecanismos da plasticidade auditiva e como ela pode ser estimulada.

Estamos, na verdade, iniciando uma nova era de conhecimento do funcionamento cerebral. Muito há para aprender e estudar, mas já existe um consenso de que o desenvolvimento da linguagem depende de fatores genéticos, mas também epigenéticos. A epigênese pós-natal desempenha um papel decisivo na construção da conectividade cerebral, que é modelada, no curso de jogos cognitivos do neonato, pelos sinais do ambiente físico, social e cultural.

BIBLIOGRAFIA

Alvarez AM, Guedes MC, Sanchez ML. Processamento auditivo: treinamento auditivo neurocognitivo. In: Boechat *et al. Tratado de Audiologia da Academia Brasileira de Audiologia.* 2. ed. Rio de Janeiro: Guanabara-Koogan; 2015. p. 541-50.

American Academy of Pediatrics. Council on Communications and Media. Media and Young Minds. *Pediatrics* 2016;138(5):e20162591.

Anderson S, Parbery-Clark A, White-Schwoch T, Kraus N. Development of subcortical speech representation in human infants. *J Acoust Soc Am* 2015;137(6):3346-55.

Azevedo AEI, Einsenstein E, Bermudez BE *et al.* Saúde de crianças e adolescentes na era digital. Sociedade Brasileira de Pediatria. Departamento de Adolescência: manual de orientação. 2016. 12 p. Disponível em: http://www.sbp.com.br/src/uploads/2016/11/19166d-MOrient-Saude-Crian-e-Adolesc.pdf

Buchweitz A, Prat C. The bilingual brain: Flexibility and control in the human cortex. *Phys Life Rev* 2013;10:428-43.

Byers-Heilein K, Lew-Williams C. Bilingualism in the early years: what science says. *Learn Landscap* 2013;7(1):95-112.

Christakis DA, Gilkerson J, Richards JA *et al.* Audible television and decreased adult words, infant vocalizations, and conversational turns: a population-based study. *Arch Pediatr Adolesc Med* 2009;163(6):554-8.

Cosenza RM, Guerra LB. *Neurociência e educação. Como o cérebro aprende.* Porto Alegre: Artmed; 2011. 151p.

Cunningham AE, Stanovich KE. What reading does for the mind. *J Dir Inst* 2001;1:137-49.

Eggermont JJ. Development of the central auditory nervous system. In: Musiek FE, Chermak GD. *Handbook of central auditory processing disorder. Auditory neuroscience and diagnosis.* San Diego: Plural Publishing; 2014. v. 1. p. 59-88.

Harari YN. *Homo Deus: uma breve história do amanhã.* São Paulo: Companhia das Letras; 2016.

Hart B, Risley TR. *Meaningful differences in the everyday experience of young american children.* Boston: Brookes Publishing, 1995 (4th printing, January 2003).

Kraus N, Chandrasekaran B. Music training for the development of auditory skills. *Nature Rev Neurosci* 2010;11(8):599-605.

Moore JK. Maturation of human auditory cortex: implications for speech perception. *Ann Otol Rhinol Laryngol* 2002;111:7-10.

Musiek FE, Chermak GD. Auditory neuroscience and central auditory processing. An overview. In: Musiek FE, Chermak GD. *Handbook of central auditory processing disorder. Auditory neuroscience and diagnosis.* San Diego: Plural Publishing; 2014. v. 1. p. 3-15.

Patel AD. Why would musical training benefit the neural encoding of speech? The OPERA hypothesis. *Front Psych* 2011;2:142.

Purves D, Augustine GJ, Fitzpatrick D *et al.* (Eds). *Neuroscience.* 2nd ed. Sunderland, MA: Sinauer Associates, 2001. The Development of Language: A Critical Period in Humans.

Ramos BD, Costa-Ferreira MI, Guedes MC, Alvarez AM. Processamento auditivo e transtornos de aprendizagem. In: Campos Jr D, Burns DA, Lopez FA. *Tratado de Pediatria.* 3. ed. São Paulo: Manole; 2014. p. 2341-50.

Ramos BD. Foniatria e neurociências. In: Pignatari SS *et al. Associação Brasileira de Otorrinolaringologia e Cirurgia Cervicofacial.* São Paulo: Elsevier; 2017.

Strait DL, Kraus N. Can you hear me now? Musical training shapes functional brain networks for selective auditory attention and hearing speech in noise. *Front Psychol* 2011;2:113.

Tallal P. Improving language and literacy is a matter of time. *Nat Rev Neurosci* 2004;5(9):721-8.

Whitton JP, Polley DB. Evaluating the perceptual and pathophysiological consequences of auditory deprivation in early posnatal life: a comparison of basic and clinical studies. *J Assoc Res Otolaryngol* 2011;12(5):535-47.

BILINGUISMO

Sulene Pirana
Luisa Raña Aragão

BILINGUISMO – UNIMODAL (LÍNGUAS ORAIS)

Bilinguismo não é um conceito absoluto, o bilíngue perfeito que domina duas línguas como se fossem duas línguas maternas dificilmente existe. Faz mais sentido considerar o bilinguismo como um *continuum* definido assim: "a capacidade de comunicar-se em duas línguas com um certo à vontade em todas as situações habituais." Existe a aquisição de uma língua, subconsciente, natural, sem atenção para as formas linguísticas e ocorre com crianças, que é diferente de aprendizado de uma língua, consciente, formal, com *feedback*, correção de erros e regras, um programa de estudos e ocorre com adultos.

As situações serão linguisticamente mais exigentes para os adultos do que para as crianças, e espera-se de um adulto bilíngue mais domínio das duas línguas. Podemos, também, distinguir entre o bilinguismo como "competências de comunicação interpessoal básicas" e bilinguismo como "domínio cognitivo de uma língua a nível acadêmico", sendo necessário, neste último, expressar corretamente ideias abstratas.

Com o crescente avanço tecnológico, globalização, intercâmbio entre pessoas de diversas nacionalidades, culturas e línguas, tem-se tornado cada vez mais comum o aprendizado de uma segunda língua, pois a comunicação é um instrumento imprescindível para o mundo. O bilinguismo, sobretudo o bilinguismo precoce, geralmente é visto como uma vantagem para a criança; cada vez mais é considerado como uma necessidade social que deve ser estimulada desde o nascimento, pois atualmente vivemos numa sociedade multilíngue, cada vez mais pessoas viajam, mudam de país e isso implica ter de dominar mais de uma língua. A necessidade de adquirir uma segunda língua para fazer face aos desafios de um mundo sem fronteiras leva a preconizar uma política de ensino bilíngue precoce e generalizado. O argumento principal a favor de um ensino bilíngue precoce baseia-se em estudos que demonstram que crianças de inteligência média aprendem, com facilidade, uma segunda língua. Quanto mais cedo tiver sido iniciada a educação bilíngue, mais possibilidade tem uma criança de tornar-se um bilíngue equilibrado, capaz de passar de uma língua para outra sem esforço aparente.

Neste contexto, alguns dos argumentos contra o bilinguismo perderam credibilidade. Historicamente, a educação bilíngue foi vista por educadores como prejudicial para o desenvolvimento da criança (Hakuta e Garcia, 1989). Até meados da década de 1960, os pesquisadores apontavam que o bilinguismo traria prejuízos e malefícios em relação ao desenvolvimento cognitivo da criança. Pensava-se que a energia intelectual investida na aprendizagem de uma língua era utilizada a expensas de outras atividades como a matemática ou o pensamento lógico. Isto levou ao desenvolvimento da chamada teoria do equilíbrio, que defendia que o domínio completo de uma língua só poderia ser alcançado à custa da outra porque o contato precoce com uma segunda língua prejudicava o processo de fixação da língua materna. Estudos sobre as relações entre o funcionamento cognitivo e o bilinguismo vieram minar os alicerces desta teoria. Sabe-se hoje que a passagem constante de uma língua para outra constitui um exercício cognitivo muito poderoso para a criança intelectualmente dotada, que pode propiciar maior flexibilidade cognitiva. O bilinguismo pode, portanto, reforçar a inteligência.

Porém, tornar-se bilíngue exige um esforço cognitivo suplementar e, para muitas crianças, a educação por imersão numa segunda língua é uma sobrecarga pesada; os efeitos positivos do bilinguismo na inteligência só se fazem sentir quando a inteligência é, no mínimo, média, abaixo de um certo limiar, em vez de melhorar a função cognitiva, o bilinguismo pode ser uma experiência desastrosa para a criança. A criança correlaciona as sequências sonoras com os conceitos correspondentes, por exemplo, a palavra /livro/ com o conceito "livro", que por sua vez se refere a objetos que podem variar muito em forma, dimensão e qualidade. Esta tarefa exige que a criança seja capaz de discriminar os diferentes sons que compõem as palavras (discriminação auditiva) e possua a capacidade cognitiva que lhe permita relacionar as palavras e os conceitos. Isto é uma tarefa complexa que nem todas as crianças conseguem fazer com a mesma rapidez.

Na educação bilíngue é absolutamente crucial separar tanto quanto possível os contextos em que as duas línguas são adquiridas, evitando confundir a criança. Idealmente, a regra "uma pessoa uma língua", que foi formulada em primeiro lugar pelo linguista francês Grammont, deveria continuar a ser observada, pois ela garante a melhor qualidade do *input*. Por exemplo, no caso de um casamento misto, é preferível que cada um dos pais se dirija à criança na sua língua materna, reduzindo, desta forma, o risco de lhe transmitir as suas inseguranças linguísticas e os erros que possa cometer. No entanto, razões de ordem prática fazem com que, em situações sociais, mesmo no seio da família, esta regra tenha de ser suprimida em favor de uma língua comum de comunicação. Para dar um *input* linguístico de qualidade, é importante expor a criança pelo menos a um nível mínimo de mamanhês ("*motherese*"): uma língua interativa especial que as mães utilizam para facilitar a comunicação com os seus bebês e crianças pequenas. As crianças precisam, desta forma simplificada de língua, para poderem decifrar o código da linguagem, ou seja, para que sejam capazes de relacionar o sistema linguístico do seu meio com o mundo abstrato dos conceitos e dos referentes. A exposição a este tipo de linguagem é necessária para que o desenvolvimento linguístico normal possa ter lugar. Se há duas línguas que estão a ser aprendidas, é aconselhável providenciar a melhor qualidade possível de *input* linguístico em ambas as línguas.

A maioria das pessoas acha que um bilíngue é como dois monolíngues numa única pessoa, e não é. Seria necessário que a pessoa vivesse as mesmas experiências nas duas línguas, o que não é possível. Por isso, às vezes, a criança utiliza-se de palavras em outras línguas, pois conhece aquele determinado vocabulário por meio da experiência que tenha vivido em uma das línguas, mas não na outra. A mistura de vocábulos é, então, natural. Assim como a separação dos dois idiomas ocorrerá gradual e naturalmente, à medida que a criança tome consciência das diversas situações que está situada.

A motivação é um aspecto da maior importância em qualquer tarefa de aprendizagem, e o bilinguismo precoce não é exceção. Nem todos os problemas relacionados com o bilinguismo se devem ao funcionamento cognitivo, à aptidão linguística ou à qualidade do *input* linguístico. A educação bilíngue é mais bem sucedida quando ambas as línguas e culturas são valorizadas pelos pais e pelo meio social.

O processamento auditivo e cognitivo, necessário à assimilação simultânea de duas línguas, exige aptidões linguísticas e cognitivas suplementares. As palavras inglesas "*ball*" e "*balloon*", por exemplo, correspondem a "*balle*" e "*ballon*", em francês, mas os conceitos a que se referem em cada uma das línguas não são equivalentes. A criança que recebe uma educação bilíngue tem de ser capaz de distinguir mais sons do que a monolíngue e precisa discriminar quatro formas de palavras em vez de duas; além disso, terá que compreender que os conceitos e, por conseguinte, os referentes que se relacionam com as formas de palavras paralelas das duas línguas, não coincidem. As palavras de línguas diferentes não traduzem exatamente os mesmos conceitos. Compreender isto leva mais tempo do que simplesmente compreender o que são o conceito e o referente para uma palavra de uma língua única. Este simples exemplo mostra quão complexo é o processamento da informação na criança que é educada em duas línguas. É óbvio que o processamento da informação tornar-se-á ainda mais complexo quando a criança começar a ler, pois terá que reconhecer as formas das palavras escritas e terá de ser capaz de relacioná-las com as palavras faladas e com os conceitos a que estão associadas em ambas as línguas.

Lidar com duas línguas, desenvolver um sistema conceptual duplo e dois vocabulários, alargar o reportório dos movimentos articulatórios, distinguir dois tipos de mensagem e, de uma forma eficiente, passar de uma língua para outra, são tarefas que exigem capacidades linguísticas e várias aptidões. Crianças com dificuldades específicas de linguagem e aprendizagem não devem ter estas exigências subestimadas.

O bilinguismo aumenta o desempenho cognitivo por meio do funcionamento e controle executivos para tarefas não relacionadas com a aquisição de linguagem. Em várias tarefas envolvendo o funcionamento executivo, como inibição, mudança e atualização de informações na memória de trabalho, os indivíduos bilíngues superam os monolíngues.

Crianças monolíngues e bilíngues têm desempenho igual em tarefas de detecção de erros gramaticais, mas as bilíngues superaram as monolíngues na percepção de que é errôneo aceitar como gramaticalmente corretas sentenças que contenham informações falsas; este é um exemplo de inibição aumentada e atenção seletiva em bilíngues, usados para ignorar informações erradas e identificar a gramática correta. Crianças bilíngues também demonstram capacidade de resolver problemas que contenham conflitos ou pistas enganadoras em idade mais precoce e possuem maior capacidade de mudar de critério durante uma tarefa; melhor desempenho em tarefas de memória com base em tarefas de controle executivo e generalização de memória.

Em tarefas de memória não verbal e, especificamente, aquelas que dependem do controle executivo, bilíngues, têm melhor desempenho; o bilinguismo não beneficia a memória por si só, mas os benefícios do controle executivo aprimorado são aplicáveis a muitos outros processos. Estudos sobre a generalização da memória em bebês e crianças pequenas, onde os sujeitos foram solicitados a aplicar informações aprendidas para uma nova situação, mostraram maior desempenho em participantes bilíngues.

É possível que bilíngues sejam melhores em lembrar informações em face de uma mudança de contexto ou que o funcionamento executivo permita que os bilíngues se concentrem apenas nas características importantes de um alvo.

Funções executivas podem ser mais bem "treinadas" em bilíngues, pois para falar uma linguagem apropriada para o momento e o contexto, os bilíngues devem selecionar a linguagem e evitar a concorrência e interferência da linguagem não intencional.

Melhor consciência metalinguística, bem como melhor consciência metacognitiva, foi encontrada em jovens bilíngues adquirindo bilinguismo cedo na vida. A utilização "extra" dos recursos cognitivos em multilíngues e bilíngues melhora sua capacidade de resolução de conflito, que, por sua vez, pode ser transferido para funções comportamentais e cognitivas não linguísticas.

Em contrapartida, está bem documentado que os bilíngues geralmente possuem um vocabulário menor em cada idioma do que monolíngues. Esta descoberta é importante para descrições de desenvolvimento, pois o tamanho do vocabulário é uma medida do progresso das crianças em desenvolvimento de linguagem. O mesmo padrão emerge para os adultos, embora a medida, neste caso, não seja o tamanho do vocabulário, mas acesso ao vocabulário, ou recuperação lexical. Usando uma variedade de tarefas, bilíngues se mostraram mais lentos na nomenclatura de imagens, obtiveram escores mais baixos em tarefas de fluência verbal, encontraram mais experiência de estar na "ponta da língua" e não lembrar e demonstraram menor identificação de palavras. Em todos esses estudos, há evidências de que pelo menos parte do problema é a interferência da outra língua.

A razão pela qual bilíngues apresentam déficits no acesso lexical não está clara. De um ponto de vista, a explicação é atribuída ao fato de usarem cada uma de suas línguas com menos frequência do que os monolíngues, criando elos fracos entre as conexões relevantes necessárias para produção de fala fluente. Outra hipótese é a competição do item correspondente na linguagem não alvo. Esta competição requer um mecanismo para controlar a atenção para a língua-alvo, possivelmente inibindo a opção de interferência. O conflito é resolvido pelos processos executivos de controle, atenção e comutação.

A teoria de bilinguismo com mais evidência é a da ativação conjunta. Os bilíngues alternam entre os idiomas com a ajuda de um centro de controle de idiomas, mostrado por metanálise de experimentos com ressonância magnética funcional (RMf) envolvendo nomeação de estímulo em ambas as línguas fluentes. As regiões frontais do cérebro são ativadas quando os bilíngues trocam ou selecionam idiomas, o que suporta a hipótese da ativação conjunta. Este centro contém seis regiões significativas, das quais pelo menos quatro são incluídas como parte da rede de controle executivo. Cada vez que a linguagem é utilizada, bilíngues ativam esta rede, fortalecendo-a para uso posterior.

Há evidências de aumento da densidade de substância cinzenta no córtex parietal inferior esquerdo de bilíngues, mais pronunciado nos bilíngues precoces e naqueles com maior proficiência. Há, também, evidências de uma série de conexões entre o córtex pré-frontal, o córtex cingulado anterior, a região parietal inferior e a região basal, gânglios utilizados para produção da linguagem bilíngue. A rede de ativação usada por bilíngues requer áreas de resolução de conflitos como o córtex pré-frontal dorsolateral e giro cingulado, bem como áreas de produção da linguagem, como o córtex parietal inferior ou área de Broca, conectada por estruturas subcorticais nos gânglios da base. O resultado dessa configuração é que os bilíngues são resolutores de conflito verbal com ativação em duas áreas que os monolíngues usam para resolver conflitos não verbais, córtex pré-frontal dorsolateral e núcleo caudado, bem como a área de Broca.

Quando solicitados a realizar uma tarefa de Flanker*, comparando monolíngues, bilíngues com alto nível de proficiência e bilíngues fala-língua de sinais, estes últimos filhos ouvintes de pais surdos que aprenderam língua de sinais desde a infância e trabalhavam como intérpretes de sinais, usando, regularmente, a língua gestual com alto nível de proficiência. Os bilíngues são mais rápido que os monolíngues nos julgamentos congruentes e incongruentes, mas os bilíngues fala-língua de sinais tiveram exatamente o mesmo desempenho que os monolíngues. Este padrão suporta a interpretação de que o conflito para a seleção entre duas línguas ativas é central para o aprimoramento do controle executivo encontrado em bilíngues.

O bilinguismo também se mostrou protetor contra o declínio do controle executivo no envelhecimento, contribuindo para a reserva cognitiva.

---

* Na psicologia cognitiva tarefa de Eriksen Flanker é um conjunto de testes de inibição de resposta utilizado para avaliar a capacidade de suprimir respostas inapropriadas em determinado contexto.

Em um estudo comparando a idade de início da sintomas de demência em 184 pessoas com esse diagnóstico, bilíngues mostraram sinais de demência 4 anos mais tarde do que controles monolíngues. Não houve qualquer diferença na duração de seus sintomas ou sua função cognitiva no momento da avaliação, embora os monolíngues tivessem mais anos de educação formal em média. Outro estudo sobre os efeitos do bilinguismo na doença de Alzheimer mostrou atrofia cerebral mais grave no lobo temporal medial em bilíngues com o mesmo *status* cognitivo que monolíngues com atrofia cerebral menos grave. Os bilíngues podem, assim, funcionar em um nível cognitivo mais elevado durante as fases posteriores da doença. Avaliação da idade do início da disfunção cognitiva leve, precursor da demência de Alzheimer, mostrou que os bilíngues apresentam atraso de 4,5 anos em comparação com os monolíngues.

Por causa dessas vantagens cognitivas oferecidas pelo bilinguismo, a educação bilíngue muitas vezes é recomendada sobre educação monolíngue.

BILINGUISMO BIMODAL (LÍNGUA ORAL E LÍNGUA DE SINAIS)

Os surdos, por muitos anos, foram obrigados a ser oralizados e "normalizados" para que pudessem ser incluídos na sociedade não se valorizando suas línguas gestuais, até mesmo impedindo sua utilização, considerando-as gesticulações que não possuíam caráter de língua, estes pensamentos caíram por terra com estudos de neurofisiologia, linguísticos e sociológicos.

O interesse científico acerca das línguas de sinais iniciou-se após a década de 1960, com a publicação dos achados de Stokoe.[1] Até esse período, os estudos relacionados com a linguagem humana eram embasados em investigações nas línguas orais. Todavia, o reconhecimento linguístico das línguas de sinais, bem como a análise das suas características visuoespaciais possibilitaram que novos olhares fossem lançados sobre a linguagem, seu processo de aquisição e desenvolvimento e seu funcionamento.

As línguas de sinais são autônomas em relação às línguas orais. Possuem uma estrutura linguística diversa, visuoespacial, com sintaxe, morfologia e "fonologia" próprias. São geradas pelas comunidades de surdos no interior da cultura de cada país e se diferenciam entre si, assim como os diferentes povos têm seus idiomas, costumes e manifestações culturais próprios.

As línguas de sinais são produzidas por movimentos das mãos, do corpo e expressões faciais em um espaço à frente do corpo, chamado de espaço de sinalização. A pessoa "recebe" a sinalização pela visão, razão pela qual as línguas de sinais são chamadas de visuoespaciais ou espaço-visuais. Embora sejam produzidas, principalmente, por movimentos das mãos no espaço (o que em pessoas que ouvem e falam é percebido pelo hemisfério direito do cérebro), esses movimentos são percebidos pelo hemisfério esquerdo das pessoas surdas que usam língua de sinais, justamente porque eles são entendidos como língua, e não como gesticulação ou movimento corporal aleatórios.

Em pessoas ouvintes, a intenção de produzir uma palavra gera ativação da informação conceitual semântica, que, por sua vez, incide sobre representações semântico-lexicais, tendo como resultado a ativação de uma palavra que seja consistente com o conceito desejado. Após a seleção semântico-lexical, ocorre a seleção das representações das unidades mínimas que compõem este nível. No caso das línguas orais, essas unidades são os fonemas, enquanto nas línguas de sinais, são os parâmetros – configuração de mão, movimento, locação, expressão não manual e orientação das mãos.

Os estudos linguísticos demonstram que as línguas de sinais possuem as mesmas características e qualidades de qualquer outra língua, ou seja:

1. *Versatilidade e flexibilidade:* qualidade de poder expressar qualquer sentimento, emoção, fazer indagações, fazer referência ao passado, presente ou futuro, ou até mesmo a fatos e coisas que não existem.
2. *Arbitrariedade:* característica segundo a qual a forma da palavra (seja falada, escrita ou sinalizada) não tem relação direta com seu significado. Se ouvirmos uma palavra em língua estrangeira, o som da palavra não nos ajudará a saber seu significado. Da mesma maneira, ver um sinal, não ajudará a conhecer o que significa, a não ser que conheçamos a língua.
3. *Criatividade/produtividade:* possibilidade de produzir infinitos enunciados a partir de um número finito de fonemas ou quiremas.
4. *Dupla articulação:* número finito de unidades (fonema ou quirema) que, isoladamente, não têm significado. Apenas se forem combinados a outros fonemas/quiremas adquirem significado. Por exemplo, os sons *o, p, t, a*, isolados, não têm significado, mas ao serem combinados, como em *pato* ou *topa* ou *opta*, ganham diferentes sentidos. Pode-se compreender, então, que há duas camadas nas palavras, uma de unidades menores e outra de unidades maiores.

Aspectos gramaticais das línguas de sinais:

- *Sinal:* a menor unidade da língua de sinais com significado.
- *Gesto:* movimento comunicativo não analisável linguisticamente.
- *Quirema (do grego:* kiros = *mãos):* conjunto de posições, configurações ou movimentos que tenham a mesma função na linguagem, o ponto de

estrutura da língua de sinais (análogo ao "fonema" nas línguas orais).
- *Alocação:* qualquer um do conjunto de configurações, movimentos ou posições, isto é, quirema, que sinaliza identicamente na língua.

Os sinais diferenciam-se por parâmetros como as configurações de mão, os movimentos, os pontos de articulação (locais no espaço ou no corpo onde são feitos), as orientações de mão e as expressões não manuais, que, juntos, compõem as unidades básicas dessa língua.

Estudos de neuroimagem, como por RNMf, mostraram que alguns padrões de localização da linguagem não dependem da modalidade da língua, enquanto outros dependem. Em relação aos padrões independentes, regiões pré-frontais inferiores, incluindo área de Broca, e regiões temporais superiores, incluindo área de Wernicke, foram ativadas bilateralmente. Os padrões de lateralização foram semelhantes para as duas línguas, sem evidência de maior recrutamento do hemisfério cerebral direito. Entretanto, para os ouvintes, a língua oral proporcionou maior ativação em regiões do córtex auditivo primário e secundário, ao passo que, para os surdos, a língua de sinais possibilitou maior ativação em regiões têmporo-occipitais posteriores.

Investigação brasileira com RNMf, avaliando surdos congênitos que se comunicavam em LIBRAS e em Língua Portuguesa, avaliando áreas corticais envolvidas na elaboração da linguagem (EL), nas duas modalidades linguísticas, por meio de duas tarefas:

- *Elaboração oral:* elaborar o maior número possível de palavras em Língua Portuguesa iniciadas por determinadas letras do alfabeto.
- *Elaboração em sinais:* elaborar mentalmente o maior número de sinais em LIBRAS iniciados por determinadas configurações de mãos – ativação em regiões frontais, tradicionalmente relacionadas com a expressão da linguagem, como a área de Broca, área motora suplementar, giro temporal superior e áreas do cíngulo anterior, bem como a área frontal lateral. Os achados encontrados na elaboração dos sinais são coincidentes com os encontrados em tarefas fonológicas realizadas por ouvintes na elaboração de palavras em línguas orais.

Os participantes desse estudo apresentaram duas características muito singulares. A primeira diz respeito à diferença temporal entre os períodos de aquisição da Língua Portuguesa e da Libras. A segunda, por sua vez, refere-se ao fato de serem bilíngues em duas modalidades diferentes de língua – oral-auditiva e visuoespacial.

Quanto à diferença temporal entre a aquisição das duas línguas, os participantes informaram que a Língua Portuguesa foi a primeira a ser adquirida, o que ocorreu ainda na infância. Em decorrência de surdez, a aquisição dessa língua só foi possível por meio do uso do aparelho de amplificação sonora – AAS, e de intenso trabalho de estimulação das habilidades auditivas, de linguagem oral feito por fonoaudiólogos e/ou professores especialistas em educação especial. Todos os participantes referiram que aprenderam Libras após o ingresso na escola por meio da convivência com colegas surdos. Assim, o contato com a Libras ocorreu após os 7 anos de idade e, em alguns casos, após os 10 anos. Embora a Língua Portuguesa tenha sido adquirida anteriormente à Libras, a tarefa EL sinais proporcionou ativações corticais mais intensas que a tarefa EL oral. Esse achado sugere que, embora adquirida posteriormente, a Libras é a língua que proporcionou maiores experiências linguísticas para esses participantes.

A língua brasileira de sinais (LIBRAS) e a língua americana de sinais (*American Sign Language* – ASL) têm como influência comum a língua francesa de sinais. LIBRAS foi a sigla criada por um grupo de estudos linguísticos do Brasil, que participou da regulamentação da língua para pessoas surdas. Assim, a Libras apresenta-se como um sistema linguístico que permite a transmissão de ideias e fatos, oriunda de comunidades de pessoas surdas do Brasil. Como em qualquer língua, também se verificam diferenças regionais, portanto, deve-se ter atenção às variações linguísticas.

Embora essa língua exista há anos em nosso país, somente foi reconhecida em 2002, por meio da Lei Federal nº 10.436, de 24 de abril de 2002, posteriormente regulamentada pelo Decreto nº 5.626, de 22 de dezembro de 2005, que trata, com maior profundidade, da educação de surdos em todos os níveis de ensino e da formação de professores bilíngues, instrutores surdos e intérpretes de Libras.

Estudo comparando o desempenho no teste Raven PM 47 (teste que mede a percepção visual e o nível de desenvolvimento mental) antes e depois, de crianças ouvintes que aprenderam LIS (língua italiana de sinais) e crianças ouvintes que não aprenderam. O grupo que aprendeu a língua de sinais, apresentou melhor desempenho, mostrando que crianças ouvintes que aprendem a língua de sinais como segunda língua nos primeiros anos escolares apresentam maior capacidade em testes de cognição visual-espacial e memória espacial do que seus colegas de escola que não frequentam um curso de língua de sinais. Portanto, o bilinguismo bimodal também traz vantagens cognitivas.

No Brasil, o bilinguismo, como abordagem educacional, preconiza a competência linguística dos surdos em duas línguas: a Língua Brasileira de Sinais e a Língua Portuguesa. Para isso, a criança surda deve adquirir precocemente a língua de sinais para assim desenvolver competências cognitivas e linguísticas que lhe servirão de base para a aquisição de uma segunda língua, a língua majoritária do país.

LEITURAS SUGERIDAS

Adesope OO, Lavin T, Thompson T, Ungerleider C. A systematic review and meta-analysis of the cognitive correlates of bilingualism. *Rev Educ Res* 2010;80(2):207-45.

Bialystok E, Craik FI. Cognitive and linguistic processing in the bilingual mind. *Curr Dir Psychol Sci* 2010;19(1):19-23.

Bialystok E. Bilingualism: the good, the bad, and the indifferent. *Biling Lang Congn.* 2009;12(1):93-111.

Bialystok E. Reshaping the mind: the benefits of bilingualism. *Can J Exp Psychol/Can J Exp Psychol* 2011;65(4):229-35.

Brito N, Barr R. Influence of bilingualism on memory generalization during infancy. *Dev Sci* 2012;15(6):812-6.

Christoffels IK, de Haan AM, Steenbergen L et al. Two is better than one: bilingual education promotes the flexible mind. *Psychol Res* 2015;79(3):371-9.

Ossher L, Bialystok E, Craik FI et al. The effect of bilingualism on amnestic mild cognitive impairment. *J Gerontol B Psychol Sci Soc Sci* 2012;68(1):8-12.

Patelli MB. *Neurociência, bilinguismo e o processo de aprendizagem na primeira infância. Trabalho de conclusão de curso.* UNICAMP; 2015.

Perani D, Abutalebi J, Paulesu E et al. The role of age of acquisition and language usage in early, high-proficient bilinguals: an fMRI study during verbal fluency. *Hum Brain Mapp* 2003;19:170-82.

Portocarrero JS, Burright RG, Donovick PJ. Vocabulary and verbal fluency of bilingual and monolingual college students. *Arch Clin Neuropsychol* 2007;22:415-22.

Quinteros Baumgart C, Billick SB. Positive Cognitive Effects of Bilingualism and Multilingualism on Cerebral Function: a Review. *Psychiatr Q* 2018 June;89(2):273-83.

Schroeder SR, Marian V. Cognitive consequences of trilingualism. *Int J Biling* 2016;21(6):754-73.

Valadão MN, Isaac ML, Rosset SER et al. Visualizando a elaboração da linguagem em surdos bilíngues por meio da ressonância magnética funcional. *RBLA* 2014;14(4):835-60.

DIAGNÓSTICO E REABILITAÇÃO AUDITIVA NA INFÂNCIA

CAPÍTULO 7

Maria Carolina Versolatto-Cavanaugh
Beatriz de Castro Andrade Mendes
Beatriz Cavalcante de Albuquerque Caiuby Novaes

O papel do fonoaudiólogo nos processos de diagnóstico e reabilitação auditiva vem-se ampliando quando consideradas novas tecnologias e descobertas em relação à neuroplasticidade cerebral, maior número de crianças com outros comprometimentos, criando um desafio maior para os pesquisadores da área e a necessidade de estudos que tragam evidências, o mais cedo possível, quanto à efetividade da intervenção.

Estudos recentes revelam que o córtex auditivo está diretamente envolvido na percepção da fala e no processo de linguagem do ser humano, considerando que a maturação normal das vias auditivas centrais são condições prévias de desenvolvimento da fala e habilidades linguísticas na criança.[1] Na ausência da experiência auditiva, o cérebro se reorganiza para receber *input* de outros sentidos, principalmente da visão – trata-se da chamada "reorganização *cross-modal*", que reduz a capacidade neural auditiva.[2]

Nesse sentido, pesquisas relacionadas com os processos de maturação do sistema nervoso auditivo central (SNAC) apontam a importância do diagnóstico da deficiência auditiva precocemente, a fim de fornecer à criança possibilidades de desenvolvimento sincrônico.[3]

Após o diagnóstico, o uso da amplificação sonora estimula e organiza as vias auditivas cerebrais. Por isso, é determinante que a intervenção possa ocorrer antes dos 6 meses de idade, de modo a não causar atrasos de desenvolvimento auditivo, o que pode levar também a atrasos nas habilidades linguísticas. Yoshinaga-Itano *et al.* (1998)[4] alertam que o uso de amplificação sonora antes do sexto mês de vida é determinante para o desenvolvimento da linguagem.

Como bem destaca Flexer (2009),[5] com a amplificação sonora adequada, é o cérebro que "escuta", sendo as orelhas apenas o caminho do estímulo sonoro, com base nos aspectos de deficiência auditiva sensorial e periférica, obviamente.

Nesse contexto, o fonoaudiólogo deve saber o que esperar da criança com deficiência auditiva e prepará-la para aprender e integrar conhecimentos. Dentre as possibilidades de cada caso, o desenvolvimento da percepção da fala é guiado pelo acesso às informações acústicas e linguísticas, tão importantes no início da vida.

A experiência auditiva na infância é crítica e determinante para o rumo do desenvolvimento adequado da linguagem. A criança percebe a língua falada em seu ambiente, a partir do qual aprende a extrair características mais relevantes, conforme a experiência vivida. Portanto, a exposição do bebê ou da criança a experiências auditivas suficientes é fundamental para o desenvolvimento da capacidade de selecionar, no ambiente, os estímulos que são mais importantes para a aquisição das habilidades de linguagem desde o aprendizado das primeiras palavras até as fases do desenvolvimento das habilidades de leitura e escrita.[6]

Durante o primeiro ano de vida, existe uma janela de "oportunidades" para reorganização das áreas cerebrais auditivas. Alguns estudos sobre desenvolvimento de linguagem e habilidades de percepção auditiva na área na neurociência mostram resultados conclusivos da importância do primeiro ano de vida para o desenvolvimento auditivo da criança.[7]

Contudo, está comprovado que a exposição constante a um meio ambiente sonoro rico, que proporcione experiência auditiva com significado logo nos primeiros meses de vida, é fator determinante para o desenvolvimento de linguagem da criança com deficiência de audição. O foco, então, deve ser na identificação da deficiência auditiva logo ao nascimento e na intervenção fonoaudiológica com a indicação e adaptação de aparelho de amplificação sonora individual (AASI) adequada e/ou implante coclear (IC), para garantia do acesso aos sons da fala o mais cedo possível.

Para tanto, com o investimento de regulamentações públicas na implementação de programas de triagem auditiva neonatal (TAN) e diagnóstico audiológico na Rede de Saúde Auditiva no Brasil, torna-se imprescindível, de modo a se mensurar resultados dos desfechos – *outcomes* – dos Programas de Intervenção, a curto, médio e longo prazos, e isso, principalmente, em relação à sistematização de modelos de acompanhamento do usuário de amplificação sonora no primeiro ano de vida, de modo que sejam elaborados e incorporados nos serviços e contemplem aspectos da evolução do desenvolvimento de habilidades auditivas e de linguagem, além da capacitação contínua da equipe, considerando que nem sempre os profissionais envolvidos possuem formação em desenvolvimento infantil, emocional, cognitivo e psicomotor.

A intervenção fonoaudiológica inicial envolve aspectos de diagnóstico e de processos sequenciais da amplificação sonora, concomitante às observações clínicas do comportamento auditivo. Envolvem, também, principalmente, questões relacionadas com a família, suas expectativas para o futuro do bebê e a explicitação do prognóstico quanto ao desenvolvimento da linguagem oral, o que demanda necessidade de informação e acolhimento.

O período pós-diagnóstico é, para o clínico, o eixo inicial da intervenção, dele fazendo parte o processo de seleção dos AASIs. Nas crianças, de acordo com o *Pedriatric Working Group* (1996),[8] esse processo é composto por etapas: determinação das informações necessárias sobre a perda auditiva (grau, tipo e configuração); escolha do tipo de molde, de características físicas do AASI (modelo, formato de gancho, proteções de bateria e acessórios que auxiliam na acomodação dos aparelhos em orelhas menores) e de características eletroacústicas (ganho acústico, saída máxima, algoritmo de redução de ruído e ênfase do sinal de fala e recursos disponíveis entre as marcas de AASI); verificação dos AASI (certificar se as características eletroacústicas estão de acordo com o prescrito para cada caso) e avaliação de *outcomes*, que, em português, refere-se aos resultados dos procedimentos de validação do processo de seleção e adaptação dos AASI (benefícios e limitações dos AASI para a percepção de fala e desenvolvimento de linguagem oral).

Em estudo, Sininger *et al.* (2010)[9] referiram que, se o grau da perda auditiva for analisado de modo isolado, não se caracteriza como uma variável determinante para predizer o desempenho futuro da criança nos aspectos de percepção de fala.

Pesquisas recentes, em vez dos aspectos audiológicos para caracterização de capacidade auditiva dos sujeitos estudados, utilizam as proporções de informação dos sons da fala que são audíveis para estimar a inteligibilidade. Os estudos de Boothroyd (1993)[10] já previam a necessidade de novas classificações que subdividissem as características dos sujeitos em outras categorias, pois é grande a variabilidade entre pessoas com deficiência auditiva com o mesmo grau de perda. A medida *Speech Inteligibility Index* (SII) – Índice de Inteligibilidade da fala – proposto pela *American National Standards Institute* (ANSI) em 1997, representa a porcentagem de audibilidade para sons de fala, em condições diversas de ambiente, como ruído e distância, e de intensidade do sinal de entrada. Os valores de SII estão diretamente relacionados com as médias dos limiares auditivos e com a adequação da amplificação para cada tipo de perda auditiva, com a vantagem de refletir, também, aspectos de sua configuração.[11-13]

Assim, os atendimentos iniciais demandam do fonoaudiólogo conhecimento sobre aspectos específicos dos aparelhos de amplificação sonora, e também do desenvolvimento infantil. Novaes e Mendes (2011)[14] referem que, inicialmente, o fio condutor da intervenção com o bebê e criança é a observação criteriosa do comportamento auditivo, que envolve as relações entre ouvir, desenvolvimento global e da linguagem, a fim de subsidiar correções nos limiares audiológicos e consequentes ajustes nas prescrições dos AASI.

Ao longo do crescimento infantil e para avaliações de médio e longo prazos, muitos profissionais complementam suas observações clínicas com o uso de escalas funcionais – em geral compostas de questionários dirigidos às famílias. Os *scores* obtidos tornam-se pontos de medidas de avaliação diante da amplificação sonora e da consistência do uso. Assim, por meio do desempenho observado, é possível estabelecer e prever relações entre idade, desenvolvimento maturacional da função auditiva e interação desse sistema com o sistema nervoso central (SNC).

Na atualidade, estão disponíveis na língua portuguesa as escalas funcionais mais relevantes na literatura. Há algumas recomendações na literatura para avaliar crianças até 3 anos de idade: *Auditory Behavior in Everyday Life* – ABEL,[15] traduzido por Souza *et al.* (2011);[16] *Early Listening Function* – ELF,[17] traduzido por Oshima *et al.* (2010);[18] *Infant Toddler Meaningful Auditory Integration Scale* – IT MAIS,[19] adaptado para o português por Castiquini e Bevilacqua (2000),[20] e o Questionário *LittlEars*, de Coninx *et al.* (2009),[21] traduzido por Leandro *et al.* (2016).[22]

A amplificação sonora possibilita à criança "ouvir bem", mas como evidenciar os comportamentos auditivos de crianças e motivar as famílias atendidas em programas públicos de intervenção e que, de modo geral, apresentam baixa expectativa em relação ao desenvolvimento de seus filhos?

Na intervenção e no acompanhamento, a orientação profissional e as consultas de retorno são imprescindíveis para fazer surgir na família o reconhecimento da demanda de ajuda, determinante no ajuste das expectativas para planos terapêuticos.

Anteriormente, citamos aspectos associados à neurociência e à urgência de estimulação sonora precoce para o desenvolvimento, sendo a criança então exposta às experiências de vida e aos ambientes. Mas cabe ao fonoaudiólogo conduzir o processo para que a experiência cotidiana ocorra do melhor modo possível, certificando-se e garantindo a estimulação auditiva e linguística, favorecendo que a criança incorpore o ouvir como um sentido natural e necessário.

Para isso são necessárias fundamentações teóricas e práticas, de modo que o profissional seja capaz de promover ajustes e ampliar as oportunidades de experiência da criança. O fonoaudiólogo e/ou a equipe de intervenção serão as referências do tratamento; são agentes de interferência no processo natural e emocional da criança e nas relações familiares. Sendo assim, devem-se dispor a compreender as necessidades e limitações presentes, ajustando condutas de acordo com as subjetividades de cada caso.

ESTABELECIMENTO DE LIMIARES AUDITIVOS COMPORTAMENTAIS

O estabelecimento de limiares auditivos eletrofisiológicos subsidia, inicialmente, a programação de aparelhos de amplificação sonora individual (AASI) em bebês abaixo de 6 meses. A partir do momento que a criança tem capacidade cognitiva para a realização de audiometria condicionada de reforço visual, é mandatória sua realização para determinação de limiares auditivos comportamentais. Questões maturacionais ou alterações neurológicas podem interferir nos resultados do PEATE (potencial evocado auditivo de trinco encefálico) levando à programação inadequada dos AASI.[23]

A técnica de audiometria de reforço visual possibilita avaliar com confiabilidade a acuidade auditiva de bebês com mais de 5 meses de idade e também daqueles nascidos pré-termo com mais de 8 meses de idade corrigida.[24,25]

Por meio da obtenção de audiogramas tonais, é possível validar os resultados obtidos nos exames fisiológicos e eletrofisiológicos, pois, muitas vezes, lidamos com bebês que apresentam distúrbios sensoriais, prematuridade ou outros quadros associados, sendo então bastante frequente a ocorrência de inconsistências nesses testes objetivos.

Porém, antes de aplicar essa técnica, o fonoaudiólogo deve-se certificar de que o bebê avaliado possui algumas habilidades motoras fundamentais para ver um estímulo visual, como controle de cabeça e coordenação de esquemas sensório-motores. Desde o primeiro contato, o fonoaudiólogo já observa se o bebê faz contato de olho, se já anda sozinho ou ainda necessita de apoio para os primeiros passos, se estranha pessoas que não conhece, se sorri etc. Essas primeiras impressões, certamente, auxiliam o clínico a organizar o *perfil* da criança. Nesse trajeto ocorre, também, a primeira escuta.

De fato, na perspectiva das autoras Martinez, Novaes e Mendes (2004),[26] que se basearam nos princípios do modelo da teoria piagetiana, a observação do comportamento auditivo requer a compreensão do desenvolvimento sensório-motor para que as capacidades cognitivas, além das maturacionais, neuromotoras e características individuais, sejam mapeadas. Com isso, é possível estabelecer o **perfil** clínico do bebê e/ou criança pequena, favorecendo, desse modo, o estabelecimento adequado da situação de avaliação e de indícios da confiabilidade dos resultados, principalmente em relação à técnica audiometria de reforço visual.

Por essa razão, as relações entre o desenvolvimento sensório-motor do bebê e a aplicabilidade da técnica de audiometria de reforço visual têm sido estudadas, buscando-se aprofundar, com isso, o conhecimento sobre a aplicabilidade da técnica em diferentes populações e faixas etárias. No entanto, a literatura pouco discute diferentes comportamentos e atitudes de bebês que já apresentam a capacidade cognitiva para a utilização da técnica audiometria de reforço visual, mas que, por outras características, acabam trazendo dificuldades para o fonoaudiólogo-examinador, comprometendo, muitas vezes, a confiabilidade nos níveis mínimos de respostas auditivas obtidos.

A discussão desses comportamentos é bastante importante, na medida em que há grande variabilidade entre as crianças em fase de diagnóstico de perdas auditivas, tanto em relação ao desenvolvimento sensório-motor como no que se refere a outros aspectos de ordem psicológica, direta ou indiretamente relacionados com as razões pelas quais a criança foi encaminhada.

Na literatura, diversas publicações apontam a necessidade do estabelecimento de protocolos para a realização da audiometria de reforço visual. Com isso, é possível aumentar a validade do procedimento, tornando-o, consequentemente, mais confiável, principalmente se o objetivo for, por exemplo, a uniformidade de dados em centros especializados, em decorrência da circulação de diversos profissionais. Por essa razão, utilizamos uma adaptação do protocolo de audiometria de reforço visual proposto por Gravel (2000),[27] proposto por Versolatto-Cavanaugh *et al.* (2009).[28]

Nesse sentido, ressaltamos a importância para o processo diagnóstico audiológico pediátrico da integração da equipe profissional de centros especializados e de instituições em que é grande o número de profissionais que circulam, além de serem diversas as especialidades. Analisar o resultado de uma audiometria de reforço visual não é somente observar os níveis mínimos de respostas auditivas obtidos; é importante conhecer, também, a organização da avaliação, em relação ao protocolo utilizado. Podemos considerar que a escolha de um protocolo de aplicação é o primeiro passo que possibilita ao clínico obter parâmetros de confiabilidade e do desempenho de um grupo de crianças e também entre elas.

Os limiares são o ponto de partida para um processo cuidadoso de observação de comportamentos comunicativos e de habilidades de desenvolvimento global que irão nortear o processo de reabilitação.

DESENVOLVIMENTO DE HABILIDADES COMUNICATIVAS

Pesquisas em neuroplasticidade e identificação de períodos críticos de aprendizagem[29] fundamentam a necessidade de intervenção e amplificação sonora o mais cedo possível.

Tradicionalmente, o grau de deficiência de audição e o momento do diagnóstico, se precoce ou tardio, têm sido considerados como fatores diretamente relacionados com o desenvolvimento da língua falada na criança com deficiência de audição. No entanto, o diagnóstico precoce, isoladamente, não garante resultados positivos de desempenho, pois há diversos fatores que interferem nesse processo.

Há evidências de que a idade de identificação da perda auditiva e a idade do início do processo de intervenção fonoaudiológica interferem diretamente no desenvolvimento da linguagem oral, assim como os fatores socioafetivos. Entretanto, estudos como o de Sininger et al. (2010)[9] demonstram que a idade de identificação ou intervenção está associada a melhores resultados de linguagem apenas quando há investimento em intervenção e envolvimento familiar satisfatório.

Habilidades Comunicativas em Crianças com até 3 Anos de Idade

O comportamento auditivo em crianças está relacionado com as etapas do desenvolvimento motor e cognitivo. O conhecimento das fases do desenvolvimento sensório-motor, juntamente com a audibilidade proporcionada pelos AASI, é importante para nortear planos terapêuticos.

Para avaliar habilidades auditivas, Erber (1982)[30] e Boothroyd (1993)[10] trazem o modelo hierárquico das tarefas de detecção, discriminação, reconhecimento auditivo e compreensão. Ling (2002, 2006)[31,32] propôs o teste "Os Seis Sons de Ling" para avaliar o acesso a sons de fala. O teste fornece uma verificação rápida e válida quanto às habilidades das crianças para detectar e identificar sons em toda a faixa de frequências do discurso.

Essas referências citadas acima são muito utilizadas na prática clínica, pois fornecem dados de validação da amplificação sonora, a partir das observações de comportamento auditivo, sendo então essenciais para avaliação dos resultados para cada criança. A verificação adequada dos AASI, com a obtenção do índice de inteligibilidade de fala, pode ser considerada como um valor de referência para as estimativas de desenvolvimento de linguagem oral no que se refere às potencialidades da capacidade em relação à privação sensorial, caucionada pela perda auditiva e deve, portanto, ser capaz de nortear as expectativas do fonoaudiólogo e dos pais quanto ao comportamento auditivo.[33]

A observação do comportamento auditivo do bebê e/ou criança pequena é procedimento base da audiologia clínica. Por meio da observação de comportamentos frente à fala, o fonoaudiólogo pode conhecer aspectos do desenvolvimento maturacional da função auditiva e da interação desse sistema com o sistema nervoso central (SNC). No entanto, esse tipo de observação sofre grande influência de aspectos maturacionais. Por essa razão, é preciso estar atento ao desenvolvimento global da criança. Para efetivar esse tipo de observação, é importante que o fonoaudiólogo conheça o desenvolvimento cognitivo, principalmente no que diz respeito à construção do esquema de ouvir e à construção da imagem mental.

Para evidências de evolução de desenvolvimento, além de observações clínicas, o fonoaudiólogo tem disponíveis materiais de avaliação de habilidades comunicativas que podem ser utilizados com os pais desde os momentos inicias da intervenção. Em geral, são escalas que abrangem questões das etapas de desenvolvimento auditivo e de linguagem em diversas situações e em ambientes distintos. São utilizadas na intervenção com a criança usuária de AASI e, também, em pré- e pós-operatório no acompanhamento de pacientes com IC. Diversos estudos longitudinais demonstram resultados significantes em grupos de sujeitos implantados.

Para Widen e O'Grady (2002),[25] a complexidade da observação de comportamentos auditivos na criança faz com que muitos profissionais apliquem outros meios de avaliações, como, por exemplo, as escalas funcionais. Tais instrumentos de avaliação do comportamento auditivo suplementam, também, os resultados de exames fisiológicos e eletrofisiológicos. Trata-se de questionário dirigido à família e que pode ser aplicado por um profissional que acompanha o bebê e/ou criança com deficiência auditiva.

É importante destacar que propostas de avaliações de desempenho na criança sempre serão modificadas ao longo dos anos, na busca de modos de mensuração de evolução de habilidades de ouvir e falar, fenômenos complexos que envolvem múltiplas variáveis. Nos primeiros dois anos de vida a fala inteligível ainda não é esperada pelos pais. No entanto, ajustes nas expectativas e atitudes comunicativas que antecedem a fala devem ser acolhidas e reconhecidas nesse período, visando à constituição de sua identidade de falante. No caso de crianças com deficiência auditiva, dependendo do contexto familiar e dos aspectos de negação e aceitação do problema, os ajustes de expectativas são ainda mais necessários, em especial no que se refere ao surgimento das primeiras palavras.

RELAÇÕES ENTRE DESENVOLVIMENTO INDIVIDUAL E HABILIDADES COMUNICATIVAS EM CRIANÇAS COM DEFICIÊNCIA AUDITIVA

Os períodos críticos de aprendizagem fundamentam a necessidade de intervenção e amplificação sonora o mais cedo possível.[29] Entretanto, o diagnóstico precoce, isoladamente, não proporciona resultados positivos de desempenho, pois há diversos fatores que interferem nesse processo, como o uso adequado da amplificação sonora e o envolvimento da família para o sucesso no desenvolvimento individual e de linguagem oral.

Aos fonoaudiólogos interessados nessa temática, estudos de neurociências que avaliam o desenvolvimento do córtex auditivo na normalidade mostram que há relação direta com os mecanismos de percepção da fala e no processo de aquisição da linguagem no ser humano. Assim, na ausência da experiência auditiva, a capacidade neural fica reduzida.[2]

A literatura aponta a importância desses aspectos para a experiência linguística inicial (perceptual e produtiva), a fim de proporcionar organização estrutural para o desenvolvimento da fala. Nessa perspectiva, Gillis *et al.* (2002)[34] referem que crianças com deficiência auditiva balbuciam tardiamente quando comparadas às ouvintes. Salientam que a privação do reconhecimento dos sons da língua desde o nascimento determina o surgimento tardio do balbucio canônico, restringindo repertórios de produção dos sons de fala, o que poderá acarretar comprometimentos linguísticos ao longo do desenvolvimento.

De fato, na prática, as tomadas de decisões durante o processo de intervenção com crianças com deficiência auditiva são complexas, pois, em geral, estão envolvidas características individuais que incluem não só os aspectos audiológicos, como também aspectos do desenvolvimento sensório-motor e emocional, além de variáveis socioculturais.

Na perspectiva da habilitação auditiva, expressão utilizada em Audiologia para delimitar as especificidades do trabalho fonoaudiológico com bebês e crianças pequenas com deficiência auditiva,[14] o fonoaudiólogo é o profissional responsável por assegurar o **ouvir bem** de seus pacientes. Por isso, é papel dele também estar atento a outros aspectos, além das capacidades auditivas, para realizar o planejamento da intervenção a médio e longo prazos, alinhando protocolos de recomendação de amplificação pediátrica, previsões sobre possibilidades de IC e teorias de desenvolvimento infantil. Deve, também, considerar impressões do meio em que o paciente está inserido, já que família e o ambiente são alicerces na constituição de cada criança, determinantes para o desenvolvimento de suas habilidades comunicativas.

Ao mapear esses aspectos, forma-se um conjunto de indícios suficientes para o clínico promover manejos necessários a fim de ampliar as experiências da criança e os focos de orientação, de acordo com as particularidades de cada família.

O atendimento à criança pequena com deficiência auditiva usuária de amplificação sonora demanda formação abrangente do fonoaudiólogo, considerando que sua atuação envolve conhecimento das tecnologias e inovações associadas, manuseio e confecção de moldes auriculares e, principalmente, conhecimento de desenvolvimento infantil para julgamentos e observação de comportamentos que devem ser esperados no paciente, visando a decisões certeiras e significativas para melhor evolução das habilidades de comunicação da criança.[11,35-38]

A perspectiva descrita neste capítulo preconiza que as observações têm início desde o encontro na sala de espera, no primeiro olhar clínico e primeiro contato com a família. O fonoaudiólogo já procura observar se o bebê faz contato de olho, se já anda sozinho ou ainda necessita de apoio para os primeiros passos, se estranha pessoas que não conhece, se sorri e como a família se organiza diante dos comportamentos do bebê.

Para as famílias, muitas vezes se configura abstrata a compreensão das consequências da perda auditiva no desenvolvimento global e para a percepção e produção de fala, pois, dependendo do grau da deficiência auditiva e da audibilidade sem amplificação sonora, a criança pode responder a estímulos sonoros, despertando na família dúvidas quanto à necessidade de uso dos dispositivos.

Em nossa experiência, questões relacionadas com a classificação econômica e educacional da família podem significar dificuldade de acesso a outros veículos de informações, como por exemplo, internet. A população de baixa renda, em geral, tende a receber apenas a explicação da equipe de intervenção, muitas vezes sem questionamentos por não conseguir explicitar suas expectativas. Embora a aceitação e a compreensão das necessidades do tratamento da criança independam do nível de letramento, assim como a consistência do uso de AASI, esses aspectos precisam ser constantemente retomados pelo fonoaudiólogo, com manejos adequados a cada família. Em tais situações, muitas vezes, o fonoaudiólogo vê-se envolvido com a administração dos cuidados gerais do paciente, o que pode implicar diversos tipos de intervenção, entre elas as orientações a pais, orientação às escolas e/ou outras instituições envolvidas. Esse tipo de provisão ambiental, para além do *setting* terapêutico, relaciona-se com a noção de manejo, apresentada na obra de Winnicott.

Na literatura, os resultados de linguagem oral para aquelas crianças que recebem intervenção o quanto antes se configuram superiores aos daquelas que são privadas de estimulação auditiva. De fato, o uso de amplificação sonora o mais cedo possível é um dos fatores de sucesso para o desenvolvimento da língua falada, pois promove estimulações auditivas e de linguagem oral.

Em amplificação pediátrica, há protocolos e regras prescritivas desenvolvidos para crianças que levam em consideração correções em decorrência de características do meato acústico externo, gerando uma diferença entre a resposta do AASI e a quantidade de energia que chega ao nível da membrana timpânica – *Real Ear to Coupler Difference* (RECD). A regra prescritiva DSL atende às necessidades acústicas da população pediátrica, partindo do princípio de que os sons de fala são os mais importantes.[11] Nesse sentido, avaliar a adequação da amplificação de acordo com essa regra prescritiva é indispensável no processo de seleção de AASI.

De acordo com Seewald *et al.* (2008),[35] se os aparelhos não forem verificados de acordo com essa regra prescritiva, não é possível oferecer audibilidade adequada a todos os sons de fala para as crianças usuárias de AASI.

Como Saber o que Esperar de Resposta da Criança?

Ao longo da intervenção inicial, faz parte da validação da efetividade da amplificação sonora, principalmente, a observação de comportamento frente a estímulos sonoros de fala. Já nas intervenções posteriores, em consultas de acompanhamento, o **ouvir bem** deve ser garantido, tornando-se premissa para a terapia fonoaudiológica.

Consideramos fundamental que o fonoaudiólogo consiga observar as respostas de comportamentos e como estas se relacionam com o desenvolvimento da criança. Isso implica ter conhecimento das etapas do desenvolvimento infantil, para que o profissional possa realizar uma avaliação adequada durante o processo de validação da amplificação e acompanhamento de desenvolvimento de habilidades comunicativas. É importante, também, propiciar condições de avaliações favoráveis e estruturadas no local de atendimento, para poder fazer emergirem respostas consistentes e com boa fidedignidade.

O conhecimento dos comportamentos esperados (desempenho auditivo), conforme a audibilidade definida pelos limiares (capacidade auditiva), pode ser considerado um aspecto importante no início do procedimento de validação e no acompanhamento do desenvolvimento de habilidade auditiva e de linguagem oral, a idade auditiva. A relação entre o esperado e o obtido é o fator norteador das tomadas de decisão do plano terapêutico.

O desafio adicional é que outras variáveis também interferem diretamente no desempenho da criança, comprometendo a utilização de seu potencial auditivo. Destacam-se a experiência auditiva relativa ao tempo de exposição ao mundo sonoro – uso consistente dos AASI – e a significação desses sons; adequação acústica da amplificação - audibilidade, incluindo moldes; alterações de orelha média e envolvimento familiar.

Em relação à audibilidade e ao que ameaça o bem ouvir da criança, há de se considerar, ainda: distância e ruído, pois, dependendo da audibilidade, umas se prejudicam mais do que outras. Todas elas, quando bebês, nas fases iniciais do desenvolvimento permanecem quase sempre no colo, sendo cuidadas de perto, e isso ajuda no acesso aos sons de fala, pois a distância entre a mãe ou quem fala com o bebê é curta e não prejudica a intensidade do sinal de amplificação sonora. Posteriormente, quando a criança passa a engatinhar e depois a andar, essa distância aumenta, e parte do sinal de fala perde energia. Geralmente, nesse momento, a deficiência de audição torna-se evidente aos pais e/ou familiares, pois há falta de percepção dos sons de fraca intensidade.[13]

Nessa perspectiva, a experiência do fonoaudiólogo em avaliar características particulares de cada caso é o que permitirá estabelecer as condições esperadas de respostas auditivas ao longo do processo, bem como oferecer uma orientação familiar adequada e realizar os encaminhamentos necessários. Tanto na terapia fonoaudiológica como nos retornos de acompanhamento audiológico nos serviços responsáveis pelo AASI, é necessário saber o que esperar em relação ao desenvolvimento de habilidades comunicativas das crianças.

O bebê se desenvolve a partir do período neonatal, quando há completa indiferenciação entre o "eu" e o mundo, em direção a uma organização de ações sensório-motoras em resposta a experiências oferecidas pelo meio, que despertam sensações sensoriais, visuais, auditivas, táteis e sinestésicas afetivas. Assim, essas situações de experiências vão sendo coordenadas e relacionadas conforme prazer e consistência das respostas do ambiente. Num processo de intervenção na criança de até cerca de até 2 anos de idade, o foco na aquisição e coordenação de esquemas sensório-motores e, em seguida, de desenvolvimento da função semiótica pode contribuir para evidenciar o progresso nessa função, mesmo antes das primeiras palavras. O papel da audição pode ser evidenciado e um grande facilitador na adesão da família ao uso constante do AASI. O trabalho com pais, por meio da explicitação de expectativas a curto prazo, ancoradas nas etapas do desenvolvimento sensório-motor e da função semiótica, na identificação de comportamentos simples que demonstram a aquisição de novas habilidades, pode ter grande impacto na adesão ao processo de intervenção.[14]

Jean Piaget foi um dos primeiros pesquisadores a realizar uma série de análises minuciosas de microcomportamentos do desenvolvimento sensório-motor e intelectual do bebê nos primeiros meses de vida. De acordo com a epistemologia genética* do autor, a maturação neurológica determina a forma da função cerebral, possibilitando o desenvolvimento de estruturas cognitivas. Estas, segundo o autor, seriam universais, não por serem herdadas, mas porque as experiências comuns vividas no mundo dos objetos e das pessoas levam todas as crianças a chegarem às mesmas conclusões. Os esquemas sensório-motores formados durante a primeira infância constituem as estruturas organizacionais iniciais.

Para Novaes e Mendes (2011),[14] o modelo piagetiano tem sido profícuo no entendimento do bebê nos dois primeiros anos de vida, já que considera que a criança constrói um conjunto de noções cognitivas (objeto, espaço, tempo e causalidade) e sistemas de esquemas que servirão de ponto de partida para construções posteriores, como a chamada "função semiótica". A linguagem é uma das manifestações da função semiótica, que é uma função geral, englobando, ainda, jogo simbólico, imitação diferida, imagem mental e, mais tarde, desenho.

Figueiredo e Novaes (2012)[39] referem que estar atento ao desenvolvimento sensório-motor e cognitivo do bebê com deficiência auditiva faz com que o clínico preveja possibilidades de desenvolvimento, sendo que a sensibilização dos pais para esses progressos pode transformar a visão deles quanto ao desenvolvimento da linguagem. Quando nomeados e mostrados, esses progressos explicitam a possibilidade de seu filho tornar-se falante e diminuem a angústia dos momentos iniciais, quando o efeito da intervenção não se reflete, necessariamente, na fala.

Piaget, em 1936,[40] discriminou seis fases principais no período sensório-motor de desenvolvimento da criança, que sempre emergem, progressivamente, em uma escala ordinal, e não em uma escala com intervalos. Embora a sequência de padrões de comportamento cada vez mais complexos não se modifique nunca, a idade cronológica em determinada fase pode variar consideravelmente. A nova fase não substitui a passada, mas a supera e ajuda a explicar a seguintes.

---
* Epistemologia Genética ou Concepção Piagetiana é uma teoria do conhecimento desenvolvida pelo psicólogo suíço Jean Piaget, que busca o entendimento científico da perpetuação do conhecimento com a evolução genética utilizando o Método Clínico.

Fase I: Exercício dos Reflexos

Martinez (1997)[41] refere que os bebês dessa idade só reagem a estímulos sonoros intensos. Ushakova (2000)[42] destaca que as primeiras formas de vocalizações são claras e distintas: o nascimento é acompanhado pelo choro.

Fase II: Primeiras Adaptações Adquiridas – Reação Circular Primária

Na Fase II, até o 3º mês de vida, a percepção visual começa a predominar, e o bebê é capaz de acompanhar o movimento dos objetos; desenvolve, também, outros aspectos perceptuais, como as condutas de coordenação entre a audição e a visão. Já é capaz de realizar o movimento de rotação de cabeça em busca da fonte sonora na procura de um objeto, para, em seguida, querer agarrá-lo e levá-lo à boca. Nessa fase, ocorre o que Martinez (1997)[41] denominou esquema de ouvir, que é diferente de escutar. Ao nascer, o bebê escuta o som, recebe a energia acústica, mas só começa a ouvir, ou seja, a utilizar o esquema de ouvir para reconhecer e construir significações auditivas, depois do primeiro mês de vida.

No cenário atual, na clínica fonoaudiológica, quando o bebê apresenta falha na Triagem Auditiva Neonatal (TAN) e posterior diagnóstico, tem início a seleção e adaptação dos AASIs, para o acesso às informações acústicas e linguísticas. Com o uso constante da amplificação sonora, o clínico pode ter, então, a expectativa de que o bebê, e próximo aos 3 meses de vida, inicie a procura por olhar objetos que emitam sons, estabelecendo, desse modo, parentesco entre determinados sons e certos quadros visuais. O fato de esperar ver alguma coisa inspira na criança que escuta o som a tendência a considerar o quadro visual como preexistindo à percepção. Da mesma forma, qualquer coordenação intersensorial (entre sucção e a preensão, a preensão e a visão e etc.) contribui para suscitar muitas antecipações.

Martinez (1997)[41] refere que, para as crianças com déficit sensorial auditivo, essas antecipações de eventos relacionados com a audição tornam-se mais difíceis, pois, provavelmente, não utilizam os esquemas de ouvir para realizar a antecipação de quadros visuais.

Nessa perspectiva para efetivar esse tipo de observação, é importante que o fonoaudiólogo conheça o desenvolvimento cognitivo, principalmente no que diz respeito à construção do esquema de ouvir e à construção da imagem mental. A utilização de enquadres preestabelecidos cria oportunidades que permitem ao profissional a identificação de comportamentos que indiquem o estabelecimento de tal coordenação de esquemas na criança.

Atento a esses aspectos, o fonoaudiólogo pode adaptar enquadres na observação de comportamentos e proporcionar orientações pontuais à família.

De fato, é na sessão de atendimento que a família, muitas vezes, percebe, nos turnos de silêncio e som, as reações e respostas do bebê.

Fase III: Reação Circular Secundária

Na Fase III, do 4º ao 8º mês de idade, o bebê demonstra um indício de intencionalidade ou de direção para determinado alvo. Por exemplo, pega e manipula objetos que pode alcançar, demonstrando coordenação entre visão e tato, e também entre visão, audição, preensão e fonação. Nessa fase, o bebê está mais interessado nas consequências ambientais de suas ações e em acontecimentos externos; pode-se observar, então, o estabelecimento da coordenação do esquema de audição × visão, preensão × visão, visão × preensão, preensão × sucção, audição × fonação. Esse é um período de transição no desenvolvimento da cognição intencional, pois possui algumas limitações definidas – ocorre uma forma de transição entre a não intencionalidade e a intencionalidade.

Aos 5 meses de idade, o controle de cabeça já está completamente estabelecido; aos 6 meses, o bebê já se senta confortavelmente com apoio. Em relação aos aspectos auditivos, os bebês já realizam movimentos de localização direta da fonte sonora para ambos os lados, em uma intensidade média, e aos 7 meses de idade já localizam os sons indiretamente para baixo.

Ushakova (2000)[42] ressalta que, nessa fase, há variações fonéticas e são observadas, também, diferentes formas de chorar, além de o balbucio passar a ser canônico, com a repetição de várias sílabas. A terceira fase é aquela em que a criança se diverte repetindo esquemas como abrir e fechar as mãos, balançar, puxar, bater em objetos suspensos e tantos outros, mas sempre comandando tais movimentos de acordo com o esquema visual.

Novaes e Mendes (2011)[14] ressaltam que a imitação ocorre apenas por partes visíveis do corpo. Nessa fase, começa a aparecer a imitação imediata, permitindo à criança a imitação mesmo de partes do corpo não visíveis. Por exemplo, a criança imita um movimento de lábios graças a um ruído de salivação, ou de estalo de língua. O gesto do modelo é invisível, mas sonoro. Nesse caso, o som serve como indício para assimilar o movimento visualmente percebido no outro. Outra possibilidade é que a criança assimile o modelo a um esquema relativo ao mesmo órgão, mas não idêntico ao que foi proposto, como por exemplo, mordiscar o lábio em resposta a colocar a língua para fora. Pode, também, por confusão de órgãos, por semelhança, abrir e fechar os olhos em resposta a abrir e fechar a boca. A utilização dos indícios auditivos é muito importante e vai depender da consistência do uso do AASI pelo bebê.

Na intervenção, esses jogos imitativos caracterizam grande parte das brincadeiras; chamar atenção para esses progressos contribui para que a família possa ter evidências de desenvolvimento, já que as imitações vocais ainda estão por vir. No final dessa fase, a criança começa a copiar sons e gestos novos. Assim, a identificação dessa possibilidade pode orientar a frequência de brincadeiras vocais e silábicas com maior probabilidade de respostas. Se os comportamentos motores estiverem compatíveis com essa fase do desenvolvimento, e a criança não brincar de imitar sons vocais, o fonoaudiólogo pode questionar a adequação da amplificação. Esses ajustes nas expectativas são muito importantes na observação clínica e nas tomadas de decisão quanto aos dispositivos eletrônicos.

Fase IV: Coordenação de Esquemas Secundários

Na Fase IV, do 8º ao 12º mês de idade, o bebê cria outras maneiras de se relacionar com as ações e atitudes interpessoais: ele consegue seguir uma pessoa com o olhar e olha para onde uma pessoa olha; segue com o olhar o que a pessoa aponta; pede ajuda por meio do olhar; aponta o objeto que quer; olha para os olhos da outra pessoa que está olhando para ele. É possível notar a presença de intencionalidade; assim, já é capaz, por exemplo, de tentar alcançar um objeto escondido de sua visão, caso tenha visto o objeto ser escondido, porque já utiliza os indícios para antecipar os acontecimentos. As habilidades motoras estão mais finas, e os bebês dessa fase têm o interesse de pegar objetos menores para explorá-los visualmente com mais detalhe. Aos 8 meses já se colocam sentados; aos 9 meses param de pé, apoiando-se em um móvel e engatinham arrastando-se pelo abdome; aos 10 meses, caminham se alguém lhes segura pelas duas mãos e engatinham sobre os joelhos e mãos; aos 11 meses, já engatinham e locomovem-se, tentam ficar de pé e também já trocam passos, apoiando-se nos móveis com uma mão.

Em relação aos indícios auditivos, Martinez (2000)[43] destaca que o bebê começa a bater palmas quando ouve uma música que alguém sempre canta para ele, para de mexer em algo quando ouve a palavra "não", além de compreender algumas palavras.

Nessa fase, as vocalizações, quando comparadas às anteriores, estão mais "maduras" e acompanhadas das diversas ações da criança, sendo as primeiras formas de imitação de palavras observadas.[42]

Fase V: Reações Circulares Terciárias

A Fase V ocorre do 12º ao 18º mês de idade. Com a construção progressiva dos sistemas de significações e pela maturação do SNC, nessa fase a criança visualiza claramente os objetos como causa de possíveis fenômenos que são externos às suas ações, imita padrões de entonação e faz uso das primeiras palavras. Essas condutas são indicadores de que a criança começa a assimilar a totalidade da situação. As novas habilidades levam à maior diversidade de brincadeiras, como jogos de chamar, esconder, atirar, e os pais consideram este como o momento em que a criança "aprende a brincar".

Para Novaes e Mendes (2011),[14] se as ações que antecedem este momento nas fases anteriores forem apontadas como preparatórias dessas conquistas, a espera pela tão desejada "fala", angústia dos pais nos primeiros meses de intervenção, fica mais previsível. A imitação vocal diferencia-se e o balbucio torna-se frequente, diferenciando-se em emissões intencionais. A utilização de brinquedos que impliquem em faz de conta ainda não é interessante para as crianças dessa fase, embora elas tendam a imitar o terapeuta na manipulação dos brinquedos. Se deixada à vontade, provavelmente volta a empilhar, colocar dentro da caixa, enfileirar, jogar e bater uns contra os outros. Apontar essas diferenças para os pais é bastante importante no ajuste de expectativas.

Fase VI: Invenção de Novos Meios por Meio da Combinação Mental

Dos 18 meses de idade em diante, na sexta e última fase do período sensório-motor, que se caracteriza pelo aparecimento dos primeiros esquemas simbólicos, finalmente, a criança começa a realizar reapresentações internas, simbólicas dos problemas sensórios-motores, a inventar soluções por meio de comportamentos implícitos de ensaio-e-erro, em vez de realizar comportamentos explícitos. O desenvolvimento dessas primeiras representações elementares transpõe os limites entre o sistema sensório-motor e o pensamento pré-operacional. A criança conquista a **função semiótica**, permitindo a distinção entre significado e significante. Surgem os primeiros esquemas simbólicos, e ela é capaz de construir mentalmente possíveis soluções, reconhecer frases e ordens mais extensas. Por exemplo, a criança faz a boneca dormir; põe a boneca sentada na cadeira; mexe com a colher na panela etc.

Concomitante às fases da evolução sensório-motora geral da criança, ocorre também a construção sensório-motora especial da imitação, do brinquedo, dos objetos, do espaço, da causalidade e do tempo – sendo finalizada com a descrição acerca do pensamento pré-operacional. Contudo, isso não implica no fim do desenvolvimento sensório-motor; significa que o desenvolvimento intelectual contará mais com a atividade representacional do que com a atividade motora. Somente a partir dos 3 anos a criança já consegue discernir entre os esquemas internos disponíveis, a melhor maneira de solucionar problemas e a controlar e coordenar suas ações. Esse momento marca a transição do período sensório-motor para o seguinte, caracterizado pelo aparecimento da função semiótica e conhecido como pré-operacional ou simbólico, que persiste dos 3 aos 7 anos de idade, aproximadamente.

Na perspectiva dessa teoria de desenvolvimento, alguns centros de intervenção já aplicam, sistematicamente, protocolos de observação global do comportamento infantil. No presente estudo, optamos por utilizar o roteiro elaborado por Novaes (1981).[44] A autora refere que observações da imitação e do jogo possibilitam avaliação de habilidades cognitivas que não só antecedem, mas facilitam e enriquecem a aquisição da linguagem; possibilitam, além disso, que não haja interferência da emissão e recepção da linguagem oral na avaliação do desempenho da criança, sendo este um aspecto fundamental para sua aplicabilidade em crianças portadoras de deficiência auditiva. O procedimento organizado pode ser aplicado em crianças desde, aproximadamente, 1 ano até a fase da função semiótica.

Na literatura internacional, diversos estudos aplicam a *Bayley Scales of Infant Development* – BSID (1969) para o estabelecimento da idade de desenvolvimento das crianças avaliadas em pesquisas que relacionam desenvolvimento infantil e desenvolvimento auditivo e comunicativo. No entanto, no âmbito desse trabalho, enfatizamos que uma observação global de comportamentos que norteie a interpretação de comportamentos auditivos e comunicativos deveria ser parte na rotina e, se necessário, avaliações formais de desenvolvimento ser indicadas.

Ao analisar a criança em seus aspectos orgânicos, emocionais e cognitivos, este estudo também faz referência às teorizações de Donald W. Winnicott (1896-1971), em especial no que se refere à discussão acerca de modos de avaliações que possam promover melhores condições de observação no *setting* de atendimento. Com base nesse autor, utilizamos o termo "observação em situação estabelecida", proposto em texto publicado em 1941,[45] em que relata diferentes comportamentos observados nos bebês e suas famílias diante de uma mesma situação. Esse enquadre favorece a construção de invariantes que, ao longo do tempo, facilitam a construção de parâmetros esperados para cada criança.

Considerando a complexidade de análise em pesquisa com crianças com deficiência auditiva, pois os achados são heterogêneos, dadas as características audiológicas, idades e os dispositivos eletrônicos utilizados, associados às necessidades e demandas familiares, na presente pesquisa, optamos por demonstrar dados longitudinais de um grupo controlado de crianças que recebeu intervenção precoce e utiliza aparelho de amplificação sonora.

Habilidades comunicativas de crianças com deficiência auditiva adaptadas com AASI nos primeiros anos de vida dependem de outros aspectos de desenvolvimento individual, tornando mais complexa a avaliação de desempenhos em relação ao seu grau de perda.

Este trabalho particulariza o desenvolvimento sensório-motor e sua relação com comportamentos auditivos e comunicativos, pois acreditamos que o fonoaudiólogo tem necessidade de parâmetros de desenvolvimento global que subsidiem suas expectativas em avaliações periódicas nas primeiras etapas.

A **adequação da amplificação** é premissa para que todo processo aconteça. Portanto, a verificação deve ser realizada, obtendo-se, também, neste momento, os valores de SII amplificado, que norteiam o profissional durante a observação das respostas auditivas da criança, assim como auxiliam na tomada de decisões clinicoterapêuticas quanto às abordagens educacionais e encaminhamentos para implante coclear.[11,13,35,37,38]

Nos dois primeiros anos de vida de uma criança com perda auditiva, espera-se muito investimento dos pais, porque, a partir dessa idade, as habilidades comunicativas são evidenciadas com mais facilidade; ou seja, espera-se que as crianças falem. Os resultados de *outcomes*, com a mensuração de evolução das habilidades auditivas e linguísticas, tornam-se mais frequentes na literatura, pois há diversos instrumentos padronizados com sensibilidade de avaliação e traduzidos para o português.[10,20,22,30-32]

Novaes e Ficker (2014)[46] referem que, para crianças menores de 24 meses de idade, e que estejam em um período pré-verbal, é fundamental que tenham pontos de partida, na avaliação de linguagem oral e manifestações da função semiótica, pois a criança percebe a língua falada em seu ambiente, e aprende a extrair características mais relevantes, conforme a experiência vivida.

Ressaltamos a pertinência de um **instrumento de avaliação** que inclua aspectos de comportamentos motores e daqueles relacionados com a identificação de crianças que, a partir da teoria piagetiana, demonstrem a coordenação de esquemas primários.

A aplicação de um roteiro de observação, por meio de situações estabelecidas com base no princípio de Winnicott (1941),[45] diante dos resultados foi favorável, a fim de caracterizar o *estilo* da criança, levando ao estabelecimento do melhor **enquadre de observação do comportamento auditivo**.

As questões levantadas aqui têm implicações importantes na avaliação da amplificação sonora. Em primeiro lugar, dependendo da etiologia da deficiência, grande parte das crianças possui outros comprometimentos, como a prematuridade, por exemplo. Apesar de a literatura propor correções para adequação dos comportamentos motores e cognitivos para a idade, este desenvolvimento nem sempre é harmônico; é uma compreensão individual de cada criança que possibilita ao fonoaudiólogo elaborar **parâmetros de respostas esperadas**.

A observação de comportamentos auditivos e de percepção e produção de fala às crianças em contexto lúdico-terapêutico, nos casos estudados, foram determinantes para a ocorrência de resposta observável, possibilitando, assim, a análise dos tipos de comportamento em particular para as crianças de até 24 meses de idade. Analisar o resultado de habilidade auditiva não significa somente observar as etapas de desenvolvimento de modo isolado; é importante conhecer, também, a organização adequada para melhorar a avaliação em relação ao protocolo utilizado. Podemos considerar que a escolha de um protocolo é o primeiro passo que possibilita ao clínico obter **parâmetros de confiabilidade** e do desempenho de um grupo de crianças, estabelecendo, também, relações entre elas.

A **consistência do uso dos aparelhos de amplificação** sonora nos primeiros meses de vida proporciona aprendizado e consistência às respostas auditivas observadas. Episódios de otite média e uso inconsistente dos aparelhos de amplificação sonora são fatores complexos que influenciam o desenvolvimento das habilidades auditivas em razão da inconsistência das experiências auditivas.[47] De acordo com os autores, há distintos fatores que influenciam no prognóstico de desenvolvimento da linguagem oral de crianças com deficiência de audição, sendo que um deles é o uso adequado da amplificação sonora; por isso, as famílias precisam o quanto antes de orientação sobre esse uso e sobre as possibilidades de desenvolvimento da criança, tendo em vista o período crítico de neuroplasticidade cerebral.

Versolatto-Cavanaugh (2014)[48] acompanhou longitudinalmente crianças no processo pós-diagnóstico na adaptação de AASI e processo terapêutico inicial. Os achados da análise dos 17 casos pesquisados sugerem que é possível monitorar a evolução de habilidades auditivas a partir de medidas realizadas periodicamente. A partir da interação das variáveis: audibilidade para sons de fala com AASI e idade de diagnóstico, idade de início do uso de AASI e idades nos intervalos de avaliações de cada sujeito, em seus respectivos grupos, foi possível discutir importantes considerações clínicas. A aplicação de questionários de habilidades auditivas e de linguagem e a classificação de categorias de linguagem, a partir da observação de compreensão e produção de fala em crianças usuárias de AASI, viabilizaram a análise de desenvolvimento e tendências dessas habilidades ao longo do tempo, conforme pertencimento a três grupos distintos formados a partir da potencial audibilidade para sons de fala com o uso de amplificação.

As impressões sobre a criança, acrescidas dos dados de audibilidade, observação de habilidades comunicativas (auditivas e de percepção e produção de fala) possibilitaram a confecção de um perfil de cada uma das crianças, e, consequentemente o estabelecimento de parâmetros de comportamentos esperados. A utilização de instrumentos que sistematizam a observação longitudinal de crianças deficientes auditivas sobre os aspectos auditivos e de linguagem oral e envolvimento familiar subsidiaram condutas estabelecidas no processo de intervenção e acompanhamento das crianças, além de ter sensibilizado os pais para a observação do desenvolvimento de seus filhos, considerando que estavam presentes em todo o processo.

Quanto aos instrumentos utilizados para avaliação de habilidades auditivas nos grupos, foi observado que, quando comparado ao IT-MAIS, o questionário LittlEars® mostrou-se mais sensível na identificação das características das crianças, pois há mais detalhamento de aspectos de habilidades auditivas envolvidos no cotidiano e brincadeira das crianças.

Quanto às habilidades linguísticas, o questionário MUSS e as categorias de linguagem mostraram-se efetivos, principalmente na avaliação de crianças a partir da metade do segundo ano de vida. O resultado da escala MUSS demonstrou, em todos os grupos, aumento de sensibilidade para pontuação em torno dos 30 meses de idade, sendo a pontuação máxima (100%) foi obtida em trono de 51 meses, na população estudada.

As questões levantadas neste estudo têm implicações importantes na avaliação do benefício da amplificação sonora, pois norteiam parâmetros individuais para cada criança conforme a audibilidade para sons de fala. Nesse sentido, ressaltamos a importância da integração da equipe profissional de centros especializados em saúde auditiva, com equipes de reabilitação que necessitam informações que norteiem as expectativas, facilitando o envolvimento familiar e orientando eventuais necessidade de retorno para ajustes na amplificação e de instituições em que é grande o número de profissionais que circulam, além de serem diversas as especialidades.

Intervenção fonoaudiológica e desenvolvimento de linguagem em crianças deficientes auditivas diagnosticadas no primeiro ano de vida, bem como as relações entre as variáveis estudadas – idade da identificação, início da amplificação/intervenção; características da amplificação; audibilidade e envolvimento familiar – parecem apontar para a necessidade do estabelecimento de indicadores de qualidade que subsidiem a implantação e o monitoramento de serviços de saúde auditiva para crianças nos 3 primeiros anos de vida, período crítico para decisões de condutas terapêuticas e opções educacionais no que tange ao desenvolvimento de linguagem. Modelos e protocolos de acompanhamento da criança usuária de AASI possibilitam ao clínico obter parâmetros de confiabilidade e de desempenho e também de manifestações de envolvimento familiar.

A superestimação do desenvolvimento da criança pequena pela família pode ser observada nas diferenças encontradas nos questionários respondidos pelos pais, quando comparados às observações das crianças, particularmente, até a idade próxima aos 24 meses. Parece ser difícil para os pais a observação de habilidades não verbais. Esse achado sugere que o profissional deve estar preparado para saber o que esperar do paciente e proporcionar ajustes de expectativas na família, considerando o potencial de audibilidade para sons da fala da criança.

Diferenças culturais, particularmente os contrastes entre as expectativas em relação ao tratamento por parte dos profissionais e da população atendida nos serviços públicos demandam integração e parceria. O sucesso da intervenção está diretamente relacionado com a adesão dos pais e com a compreensão do potencial de seus filhos nos acompanhamentos. Tornar mais sistemática a observação de comportamentos auditivos e de linguagem facilitam o ajuste de expectativas e, consequentemente, a adesão ao processo terapêutico.

REFERÊNCIAS BIBLIOGRÁFICAS

1. King KA, Campbell J, Sharma A et al. The representation of voice onset time in the cortical auditory evoked potentials of young children. *Clin Neurophysiol* 2008;119(12):2855-61.
2. Campbell J, Sharma A. Cross-modal re-organization in adults with early stage hearing loss. *PLoS One* 2014;9(2):e90594.
3. Sharma A, Tobey E, Dorman M et al. Central auditory maturation and babbling development in infants with cochlear implants. *Arch Otolaryngol Head Neck Surg* 2004;130(5):511-6.
4. Yoshinaga-Itano CS, Coulter DK, Mehl AL. Language of early- and later identified children with hearing loss. *Pediatrics* 1998;102(5):1161-71.
5. Flexer C, Madell JR. Why is hearing important in children? In: Madell JR, Flexer C. *Technology and listening.* In: Robertson L (Ed.). Literacy and Deafness: listening and spoken language. San Diego, CA: Plural Publishing Inc; 2009. p. 43-63.
6. Chermark GD, Musiek FE. Central auditory processing disorders: new perspectives. London: Singular Publishing Group; 1997. p. 139-47.
7. Tees RC, Werker JF. Perceptual flexibility: maintenance or recovery of the ability to discriminate non-native speech sounds. *Can J Psychol* 1984;38(4):579-90.
8. The Pediatric Working Group of the Conference on Amplification for Children With Auditory Deficits. Amplification for infants and children with hearing loss. *Am J Audiol* 1996;5(1):53-68.
9. Sininger YS, Grimes A, Christensen E. Auditory development in early amplified children: factors influencing auditory-based communication outcomes in children with hearing loss. *Ear Hear* 2010;31(2):166-85.

10. Boothroyd A. Recovery of speech perception performance after prolonged auditory deprivation: a case study. *J Am Acad Audiol* 1993;4:331-6.
11. Scollie S. DSL version v5.0: Description and Early Results in Children. Audiology Online, 2007. Disponível em: http://www.audiologyonline.com/articles/pf_article_detail.asp?article_id=1753
12. Bass-Ringdahl SM. The relationship of audibility and the development of canonical babbling in young children with hearing impairment. *J Deaf Stud Deaf Educ* 2010;15(3):287-310.
13. Figueiredo RS, Versolatto-Cavanaugh MC, Mendes BC, Novaes BCAC. Classificação de perdas auditivas por grau e configuração e relações com índice de inteligibilidade de fala (SII) amplificado. *CoDAS* 2016;28(6):687-96.
14. Novaes BCAC, Mendes B. *Habilitação auditiva: intervenção em bebês e crianças pequenas. Tradado de Otorrinolaringologia*. São Paulo: Roca; 2011. p. 371-80.
15. Purdy SC, Farrington DR, Moran CA et al. A parental questionnaire to evaluate children's Auditory Behavior in Everyday Life (ABEL). *Am J Audiol* 2002;11(2):72-82.
16. Souza MR, Osborn E, Gil D, Iório MC. Tradução e adaptação do questionário ABEL - Auditory Behavior in Everyday Life para o Português Brasileiro. *J Soc Bras Fonoaudiol* 2011;23(4):368-75.
17. Anderson K. ELF - Early Listening Function: Discovery tool for parents and caregivers of infants and toddlers (4 months to 3 years). Oticon, 2007. Disponível em: https://successforkidswithhearingloss.com/wp-content/uploads/2011/08/ELF-Oticon-version.pdf
18. Oshima M, Lima A, Moret M et al. Portuguese Early Listening Function (ELF): adaptação para a língua portuguesa. *Rev Soc Bras Fonoaudiol* 2010;15(2):191-6.
19. Zimmerman-Philips S, Osberger MJ, Robbins AM. Infant-Toddler: meaningful auditory integration scale (IT-MAIS). Sylmar, Advanced Bionics Corporation, 1997.
20. Castiquini EAT, Bevilacqua MC. Escala de integração auditiva significativa: procedimento adaptado para a avaliação da percepção da fala. *Rev Soc Bras Fonoaudiol* 2000;4(6):51-60.
21. Coninx F, Weichbold V, Tsiakpini L et al. Validation of the LittlEARS® Auditory Questionnaire in children with normal hearing. *Int J Pediatric Otorhinolaryngol* 2009;73(12):1761-8.
22. Leandro FSM, Costa EC, Mendes BCA, Novaes BCAC. LittlEars® - questionário auditivo: adaptação semântica e cultural da versão em Português Brasileiro em pais de crianças com deficiência auditiva. *Audiol Commun Res* 2016;21:e1640.
23. Asha. Position Statement: Principles and Guidelines for Early Hearing Detection and Intervention Programs 2000. Disponível em: http://pediatrics.aappublications.org/content/106/4/798.short
24. Moore JM, Thompson G, Folson RC. Auditory Responsiveness of premature infants utilizing visual reinforcement audiometry. *Ear Hear* 1992;13;(3):187-94.
25. Widen JE, O Grady GM. Using visual reinforcement audiometry in the assessment of hearing in infants. *Hear J* 2002;55(11):28-36.
26. Martinez MANS, Novaes BCAC, Mendes BCA. The role of assessment of cognitive development in amplification and intervention of hearing impaired babies. In: XXVIIth International Congress of Audiology. Phoenix, Arizona 2004 Abstracts of XXVIIth International Congress of Audiology 2004;1:55-55.
27. Gravel JS. Audiologic assessment for the fitting of hearing instruments: big challenges from tiny ears. In: Seewald RC. *A sound foundation through early amplification: proceedings of an international conference*. Edited by Richard C Seewald, Phd. National Center of Audiology, London Ontario Canada; 2000.
28. Versolatto-Cavanaugh MC, Novaes BCAC, Martinez MANS, Mendes BCAM. Audiometria de reforço visual em crianças de cinco a nove meses de idade: repercussões do desenvolvimento sensório motor e características individuais. *Distúrb Comun* 2009;21(2):207-17.
29. Sharma A, Dorman M. Central auditory development in children with cochlear implants: clinical implications. *Adv Otorhinolaryngol Basel* 2006;64:66-88.
30. Erber N. *Auditory Training*. Washington, DC: AG Bell; 1982.
31. Ling D. *Speech and the hearing impaired child*. 2nd ed. Washington, DC: Alexander Graham Bell Association for the Deaf and Hard of Hearing; 2002.
32. Ling D. The Six-sound test. In: Estabrooks W (Ed). *Auditory-verbal therapy and practice*. Washington, Dc: Alexander Graham Bell Association for the Deaf and Hard of Hearing; 2006. p. 307-9.
33. Figueiredo RSL. processos de verificação e validação da amplificação sonora em crianças com deficiência auditiva: índice de inteligibilidade de fala – sii – e comportamento auditivo. [Tese de Doutorado]. São Paulo: Pontifícia Universidade Católica de São Paulo; 2013.
34. Gillis S, Schauwers K, Goaverts P (Eds). *Language acquisition in young children with cochlear implant*. Antwerp: University of Antwerp; 2002.
35. Seewald R, Mills J, Bagatto M et al. A comparison of manufacturer-specific prescriptive procedures for infants. *Hear J* 2008;61(11):26-34.
36. Bevilacqua MC, Melo TM, Morettin M, Lopes AC. A avaliação de serviços em Audiologia: concepções e perspectivas. *Rev Soc Bras Fonoaudiol* 2009;14(3):421-6.
37. Bagatto M, Scollie S. Current Approaches to the fitting of amplification to infants and young children. In: Seewald R, Tharpe AM (Eds.). *Comprehensive Handbook of Pediatric Audiology*. San Diego, CA: Plural Publishing Inc; 2011. p. 527-52.
38. Fitzpatrick E, Stevens A, Garritty C, Moher D. *The effects of sign language on spoken language acquisition in children with hearing loss: a systematic review protocol*. Systematic Reviews 2013;2:108. Disponível em: http://www.systematicreviewsjournal.com/content/2/1/108

39. Figueiredo RSL, Novaes BCAC. Rumo às primeiras palavras: o enquadre na terapia fonoaudiológica do bebê com deficiência auditiva. *Revista CEFAC* 2012;14(6):1072-89.
40. Piaget J. *La naissance de l'intelligence chez l'enfant*, 5eme ed. Neuchâtel: Delachaux et Niestlé, 1966.
41. Martinez MANS. *Estudo sobre a relação entre cognição e linguagem no deficiente auditivo: o papel da imagem mental na interação psicossocial.* [Tese de Doutorado]. São Paulo: Universidade de São Paulo, 1997.
42. Ushakova TN. Language emergence in infants. *Eur Psychol* 2000;5(4):285-92.
43. Martinez MANS. Função auditiva e paralisia cerebral. In: Limongi SCO (Org). *Paralisia cerebral processo terapêutico em linguagem e cognição (pontos de vista e abrangência).* Carapicuíba, São Paulo: Pró-Fono; 2000.
44. Novaes BCAC. *Organização de um procedimento para a avaliação da função semiótica visando sua aplicação em crianças deficientes auditivas.* [Dissertação de Mestrado]. São Paulo: Pontifícia Universidade Católica de São Paulo; 1981.
45. Winnicott DW. Observação de bebês em uma situação preestabelecida. In: Winnicott DW. *Textos selecionados: da pediatria à psicanálise.* 4. ed. Rio de Janeiro: Francisco Alves; 1993.
46. Novaes BCAC, Ficker LB. Avaliação Fonoaudiológica de bebês e crianças com deficiência auditiva: função semiótica e linguagem. In: Marchesan IQ, Silva HJ, Tomé MC. *Tratado de especialidades em fonoaudiologia.* São Paulo: GEN; no prelo. 2014.
47. Bagatto M, Brown CL, Moodie ST, Scollie S. External validation of the LittlEARS® Auditory Questionnaire with English-speaking families of Canadian children with normal hearing. *Int J Pediatr Otorhinolaryngol* 2011;75(6):815-7.
48. Versolatto-Cavanaugh MC. *Intervenção precoce na deficiência auditiva: repercussões no desenvolvimento de habilidades auditivas, percepção e produção de fala.* [Tese de Doutorado]. São Paulo: Pontifícia Universidade Católica de São Paulo, 2014.

DIAGNÓSTICO ELETROFISIOLÓGICO DA SURDEZ NA INFÂNCIA

CAPÍTULO 8

Gustavo Fernando Tognini Rodrigues
Ligia Zanco Bueno Derrico
Mariana Lopes Fávero

INTRODUÇÃO

O funcionamento normal do sistema auditivo é importante para aquisição e desenvolvimento da linguagem oral e da fala, permitindo interação com o ambiente, compreensão do outro e expressão de sentimentos. Crianças com perda auditiva podem apresentar atraso no desenvolvimento da comunicação, com consequente prejuízo cognitivo, social e emocional.

O sistema nervoso central apresenta grande plasticidade no primeiro ano de vida, desta forma, o diagnóstico e a reabilitação das crianças com perda auditiva nos primeiros 6 meses de vida são fundamentais ao adequado desenvolvimento da linguagem e é por isso que a triagem auditiva neonatal universal (TANU) é realizada em todas as crianças, mesmo sem fatores de risco para a surdez.

Um protocolo adequado de TANU vai muito além de uma triagem no berçário e tem como objetivo avaliar as crianças no primeiro mês de vida, diagnosticar possíveis perdas auditivas para os que falharam nas etapas de triagem até o terceiro mês e iniciar o processo de reabilitação até o sexto mês de vida.

Recomenda-se a utilização de Emissões Otoacústicas Evocadas em crianças sem indicadores de risco. Caso haja falha na EOA, de uma ou ambas as orelhas, deve ser realizado novo teste em até 30 dias. Se persistir falha, é indicado o Potencial Evocado Auditivo de Tronco Encefálico (PEATE) automático. Em crianças com indicadores de risco, preconiza-se a realização inicial do PEATE já na primeira etapa.

Uma cobertura ideal de TANU é superior a 95% dos neonatos; com percentual inferior a 4% de encaminhamento para diagnóstico complementar especializado segundo o *Joint Committee on Infant Hearing* – 2007.

O diagnóstico eletrofisiológico da audição assume importante relevância na avaliação dessas crianças pela impossibilidade de obtenção de limiares psicoacústicos nesta faixa etária e permite uma avaliação auditiva adequada e fidedigna.

Os exames eletrofisiológicos para diagnóstico da perda auditiva na infância devem ser realizados com estímulos de frequência específicos, ou seja, estímulos de banda estreita de frequência que permitam ativação de porções restritas da membrana basilar da cóclea, responsivas à faixa de frequência do estímulo. O estímulo clique, apesar de muito usado para a avaliação da condução neural, não é adequado quando se quer determinar se há perda auditiva, qual é o seu grau e a sua configuração já que estimula a cóclea de forma ampla, em função da gama de frequências que o compõe.

RELAÇÃO COM A FISIOLOGIA COCLEAR

Para compreensão desses exames é importante o entendimento do percurso do estímulo sonoro na cóclea e a consequente geração de potenciais elétricos. O estímulo sonoro promove uma movimentação do fluido coclear que, por sua vez, induz uma vibração da membrana basilar, formando a chamada onda viajante. A movimentação da onda viajante na membrana basilar é resultante da diminuição gradual da rigidez dessa estrutura, da porção basal ao ápice da cóclea. Quando atingida a localização correspondente à frequência do estímulo sonoro, na membrana basilar, ocorre um atraso na movimentação da onda viajante com consequente acúmulo de energia e máxima amplitude de vibração.

Uma vez alcançada a máxima amplitude, ocorre perda de energia com diminuição do comprimento da onda até sua extinção completa. A distância que a onda viajante percorre na membra basilar, antes de sua extinção, corresponde à frequência do som que chega à cóclea.

A cóclea possui características não lineares de condução dos estímulos sonoros, a depender da frequência do estímulo apresentado. Sons de alta frequência produzem máxima deflexão da membrana basilar próxima à base da cóclea, enquanto sons de baixa frequência produzem a máxima deflexão em direção ao ápice.

O aumento da intensidade do estímulo auditivo leva à diminuição da latência do potencial de ação coclear e da latência das ondas do PEATE. Isso se dá porque a máxima deflexão da membrana basilar é transferida para porções mais basais da cóclea sempre que a intensidade do som aumenta. A mudança do máximo deslocamento da membrana basilar em direção à base da cóclea diminui o tempo necessário para que seja atingida a máxima deflexão nessa estrutura, diminuindo a latência do potencial evocado.

A cóclea apresenta função amplificadora do estímulo sonoro, por meio de suas propriedades mecânicas da membrana tectória e dos estereocílios das células ciliadas externas. As células ciliadas externas atuam como motores que compensam a perda de energia na propagação da onda viajante, aproximando a membrana tectória das células ciliadas internas que, por sua vez, são responsáveis pela transdução sensorial na cóclea.

A cóclea tem participação ativa na seletividade de frequência da membrana basilar; variação na massa da membrana tectória e no comprimento das células ciliadas externas formam regiões ressonadoras de frequência específica. Esses ressonadores, junto com a onda viajante, são a base da frequência de seletividade coclear.

O tronco encefálico, por sua vez, mantém todas as características temporais e espectrais do estímulo até quase a sua chegada ao córtex auditivo (ver capítulo Eletrofisiologia e Linguagem).

PEATE COM ESTÍMULO CLIQUE

Apesar de não ser ideal para determinação de perda auditiva, o PEATE clique é um bom método para estudo da condução elétrica e maturidade das vias auditivas nas crianças pequenas.

O PEATE é registrado como uma série de sete ondas, a partir de eletrodos posicionados normalmente em fronte-mastoide ou vértex-mastoide como resposta a um estímulo sonoro conduzido por um transdutor e fones de inserção ER-3A, com criança sob sedação ou sono espontâneo. Dessas ondas, a maior aplicação clínica está na interpretação das ondas I, III e V.

A onda I tem origem no nervo coclear distal; onda II no nervo coclear proximal. Já as ondas de III a VII apresentam múltiplas fontes geradoras. A onda III tem origem na porção caudal da ponte, ipsolateral ao estímulo, núcleo coclear e complexo olivar superior. As ondas IV-V têm origem no lemnisco lateral superior ipsolateral e contralateral. Há uma grande depressão negativa após a onda V (*slow negative* 10) de origem no colículo inferior. As ondas VI e VII representam potências mesencefálicas e talâmicas. Comumente ocorre fusão das ondas I-II e das ondas IV-V.

As latências das ondas do PEATE sofrem mudanças em função do processo de maturação das vias auditivas do tronco encefálico que continuam após o nascimento. Até o final do segundo ano de vida, os valores de latência e limiares são equiparáveis aos do adulto em crianças nascidas a termo. À medida que ocorre o crescimento do tronco auditivo, os intervalos interpicos entre as ondas do PEATE diminuem, em razão de aumento na velocidade de condução que compensa o crescimento da via auditiva. O intervalo da latência I-II que expressa condução neural (nervo coclear) em crianças pré-termo é semelhante ao do adulto. Os intervalos interpicos II-III e IV-V que refletem atividade sináptica atingem valores iguais aos de um adulto mais tardiamente, 18 meses e 12 meses respectivamente. O intervalo interpico III-IV, que representa condução axonal pura, em uma criança a termo é igual ao de um adulto.

A compreensão das propriedades do estímulo sonoro permite adequado registro do exame com melhor qualidade das ondas.

Há três categorias de estímulo, classificados como polaridades: rarefeito ou negativo, condensado ou positivo e alternado (Fig. 8-1).

As fibras nervosas auditivas aferentes são ativadas primariamente pela porção de um estímulo que movimenta a membrana basilar para cima, em direção à escala vestibular. Essa atividade coclear ocorre quando uma polaridade rarefeita (negativa) produz movimento para fora da membrana timpânica e, por sua vez, afasta o estribo da janela oval. Esse movimento desvia a membrana basilar para cima em direção à escala vestibular, aproximando a células ciliadas externas da membrana tectória e estimulando as células ciliadas internas responsáveis pela transdução neural.

A polaridade condensada (positiva), por sua vez, desencadeia um movimento contrário, empurrando o estribo na janela oval. Esse movimento desvia a membrana basilar para baixo em direção à escala timpânica.

O estímulo rarefeito é mais efetivo na ativação das células ciliadas e na geração de potencial de ação coclear. É, portanto, a polaridade mais frequentemente utilizada no PEATE clique, com melhores

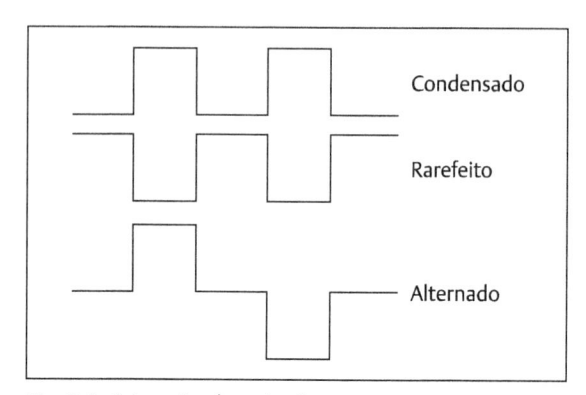

Fig. 8-1. Categorias de estímulo.

respostas tanto na morfologia das ondas como na amplitude.

O PEATE clique apresenta estímulo de banda larga de frequência que ativa grandes porções da membrana basilar. Estimula ampla faixa de frequência, de 500 a 8.000 Hz com maior resposta em 2.000 a 4.000 Hz em razão dos filtros cocleares. Pelo caráter pouco específico não permite avaliação confiável de limiares auditivos e configuração da perda auditiva. Pacientes testados por esse método que apresentam perda auditiva em frequências graves, isoladamente, ou ainda com limiares normais até 2.000 Hz e perda auditiva nas frequências mais agudas podem não ser diagnosticados. Da mesma maneira, audição residual em graves na vigência de perda auditiva de grau severo a profundo em agudos, não é detectada, atrasando a indicação de amplificação com aparelho auditivo.

O PEATE clique tem importante aplicabilidade na avaliação da condução do estímulo sonoro no tronco encefálico. Seu estímulo tem máxima sincronia de fibras nervosas na membrana basilar e, como resultado, melhores ondas reproduzidas ao exame. Isso permite avaliação adequada das ondas do PEATE, bem como latência dos intervalos interpicos e latências absolutas.

Ele é extremamente útil na avaliação da sincronia neural e na identificação de alteração dessa sincronia, mas quando necessária, pesquisa de limiares auditivos em crianças menores de 3 meses de idade ou naquelas com morbidades neurológicas que impeçam avaliação psicoacústica convencional, um exame frequência específico deve ser empregado. Os exames disponíveis são PEATE-*tone burst* (PEATE-TB), Resposta Auditiva de Estado Estável (RAEE) e Chirp.

AVALIAÇÃO ELETROFISIOLÓGICA POR MEIO DO PEATE-TB

O PEATE-TB ou frequência específica utiliza estímulo de banda estreita que estimula porções específicas da membrana basilar em direção ao ápice ou base, na dependência da frequência do estímulo apresentado.

Estímulos agudos desencadeiam respostas em direção à base da cóclea e estímulos graves em direção ao ápice. As frequências classicamente utilizadas são 500, 1.000, 2.000 e 4.000 Hz. Os estímulos são apresentados a uma orelha isoladamente e as respostas avaliadas numa janela de apresentação de 25 milissegundos (ms). A taxa de apresentação do estímulo normalmente é de 39,1 estímulos por segundo e números de aceitos ou estímulos não inferiores a 2.048. A polaridade do estímulo é alternada e ele pode ser captado por estímulos dados por via aérea (VA) e por via óssea (VO).

O PEATE-TB permite avaliação adequada de limiares auditivos eletrofisiológicos bem como padrão e configuração das perdas auditivas. O sucesso do exame relaciona-se com uma boa estratégia para captação. O PEATE-TB é um procedimento longo, realizado nas crianças com menos de 6 meses na maioria das vezes em sono natural, desta forma, a otimização do tempo se torna fundamental.

Sempre que possível, deve-se realizar o PEATE-TB após a realização de outros exames. Dados obtidos em uma emissão otoacústica com protocolo para diagnóstico, em uma avaliação instrumental e ou em uma imitanciometria, podem ajudar na montagem de um protocolo efetivo.

De forma geral, o examinador deve sempre iniciar a captação dos PEATE-TB preparado para responder as seguintes perguntas:

1. Há limiares eletrofisiológicos alterados? Em uma ou nas duas orelhas?
2. Se os limiares estão alterados, essa alteração é secundária a um comprometimento coclear ou condutivo?
3. Quais são os limiares específicos para cada frequência por via aérea e por via óssea?

O ideal é que se comece a captação com as menores intensidades possíveis, já que isso diminui o tempo de exame por permitir a mudança de estratégia diagnóstica na identificação de alguma alteração e evitar o despertar de crianças que estejam em sono natural.

Como a maioria das crianças que falham nos programas de triagem auditiva neonatal tem perda auditiva condutiva, assim que se detectar um limiar alterado em qualquer uma das frequências testadas por VA, deve-se, imediatamente, iniciar a captação dos limiares por VO.

A experiência clínica mostra que na presença de alteração de limiar eletrofisiológico por VA a captação dos limiares por VO proporciona a definição se essa elevação de limiar na VA é por alteração coclear ou condutiva de forma precisa. Da mesma forma, a ausência de PEATE-TB por via óssea na maior intensidade possível do equipamento, normalmente 60 dBNA, indica um componente neurossensorial significativo.

O limiar eletrofisiológico pelo PEATE-TB usualmente é superior ao limiar obtido pela avaliação audiométrica. Para que seja possível se estimar o limiar auditivo do paciente, deve-se aplicar um fator de correção subtração de valores (Quadro 8-1).

O PEATE-TB possui limitações inerentes à própria característica do estímulo, bem como à capacidade do aparelho, para desencadear respostas em perdas auditivas severas a profundas. O estímulo *tone burst*, de banda estreita, representa a porção transiente do estímulo sonoro; é explosivo, tendo grande energia de entrada e menor energia de saída, o que já limita intensidades muito elevadas de estímulo.

Quadro 8-1. Limiares Eletrofisiológicos Considerados Normais e Seus Respectivos Fatores de Correção para Cálculo do Limiar Auditivo Correspondente Segundo *British Columbia Early Hearing Program* (BCEHP – 2008) para Cada Frequência Estudada

TB via aérea (VA)	Limiar eletrofisiológico normal	Correção do limiar eletrofisiológico
500	35	-15
1.000	30 a 35	-10
2.000	30	-5
4.000	25	Não se aplica fator de correção

Portanto, perdas auditivas severas e profundas podem não gerar respostas no exame, mesmo que exista audição residual. Isso se torna particularmente importante na indicação correta do implante coclear bem como na reabilitação auditiva prévia ao implante. Nesses casos um importante exame eletrofisiológico da audição, frequência-específico, é a resposta auditiva de estado estável (RAEE).

AVALIAÇÃO ELETROFISIOLÓGICA POR MEIO DO RAEE

A RAEE permite a determinação de limiares eletrofisiológicos por meio de estímulos sonoros apresentados a ambas as orelhas simultaneamente (dicótico), frequência específicos, isolados ou múltiplos. Quando apresentados de forma múltipla, ou seja, todas as frequências ao mesmo tempo, tendem a diminuir o tempo total do exame.

As frequências do estímulo apresentado são chamadas de frequência portadora, sendo normalmente 500, 1.000, 2.000 e 4.000 Hz. A frequência portadora pode ser modulada em amplitude e em frequência na dependência do protocolo escolhido e permite a especificidade das frequências apresentadas simultaneamente, bem como provoca maior estímulo na membrana basilar.

A RAEE é interpretada no domínio da frequência, enquanto o PEATE-TB no domínio do tempo. Após apresentada a porção estável do estímulo, nas frequências moduladas, a resposta encontrada é colocada pelo programa em gráfico chamado de coerência de fases. Esse gráfico circunferencial é dividido em quadrantes e as respostas ao estímulo sonoro dispostas como vetores. A resposta é considerada presente quando os vetores estão próximos e ocupando o mesmo quadrante; quando muito dispersos e ocupando vários quadrantes a resposta é considerada ausente. Diante da presença de resposta, um audiograma é gerado.

O exame de estado estável possibilita maior intensidade do estímulo sonoro, até 120 dBNA, em comparação ao PEATE-TB, o que explica sua capacidade de detectar perda auditiva severa a profunda e diferenciá-las. A RAEE é um exame objetivo, onde os resultados são fornecidos pelo aparelho, sem intervenção do examinador, ao contrário do PEATE-TB que depende da experiência do profissional para visualizar as ondas em resposta ao estímulo sonoro.

Tal qual o PEATE pode ser realizado por via aérea e via óssea, entretanto, limiares de normalidade por via óssea variam em função da idade e da frequência do estímulo sonoro, sendo controverso na literatura.

A RAEE pode ser realizada com estímulo Chirp. Esse estímulo é produzido levando-se em consideração a teoria da onda viajante na membrana basilar, onde os sons de alta frequência provocam ativação de porção da membrana basilar próxima à base, enquanto sons de baixa frequência ativam porções próximas ao ápice. Essa especificidade de frequência na membrana basilar provoca um atraso da RAEE quando estímulos múltiplos (as frequências portadoras simultaneamente) são apresentados. O Chirp distribui as frequências portadoras por ordem temporal de estimulação na membrana basilar, ou seja, frequências graves que demorariam mais para percorrer a membrana basilar até o ápice, são apresentadas primeiro, seguidas das frequências agudas que levam menos tempo para ativar a base. Isso permite um menor tempo de exame, melhor sincronia e maiores amplitudes nas respostas.

CONCLUSÃO

Os exames eletrofisiológicos frequência-específicos são primordiais na abordagem das crianças que apresentam falha na TANU ou naquelas com comorbidades neurológicas que comprometam a determinação de limiares psicoacústicos audiométricos. Crianças com alteração no desenvolvimento ou atraso na aquisição de linguagem devem ser observadas pelos familiares e pelo médico para encaminhamento precoce ao especialista, otorrinolaringologista ou foniatra, para descartar perda auditiva como causa do atraso. Muitas vezes, nesses casos, o único exame capaz de determinar limiares auditivos é o PEATE-TB ou RAEE, quando não é possível obter limiar psicoacústico audiométrico objetivo.

BIBLIOGRAFIA

Dau T, Wegner O, Mellert V, Kollmeier B. Auditory brainstem responses with optimized chirp signals compensating basilar-membrane dispersion. *J Acoust Soc Am* 2000;107(3):1530-40.

Elberling C, Don M, Cebulla M, Stürzebecher E. Auditory steady-state responses to chirp stimuli based on cochlear traveling wave delay. *J Acoust Soc Am* 2007;122(5):2772-85.

Favero ML, Silva FLC, Tabith-Filho A *et al.* Mudanças nos parâmetros do clique durante a captação do BERA. *Braz J Otorhinolaryngol* 2007;73(1):7-11.

Gondim LM, Balen SA, Zimmermann KJ *et al.* Study of prevalence of impaired hearing and its determinants in the city of Itajaí, Santa Catarina State, Brazil. *Braz J Otorhinolaryngol* 2012;78(2):27-34.

Gorga MP, Johnson TA, Kaminski JR *et al.* Using a combination of click- and toneburst-evoked auditory brainstem response measurements to estimate pure-tone thresholds. *Ear Hear* 2006;27(1):60-74.

Grasel SS, de Almeida ER, Beck RM *et al.* Are auditory steady-state responses useful to evaluate severe-to-profound Hearing loss in children? *Biomed Res Int* 2015:579206.

Hang AX, Roush PA, Teagle HF *et al.* Is "no response" on diagnostic auditory brainstem response testing an indication for cochlear implantation in children? *Ear Hear* 2015;36(1):8-13.

Hatton J, Stapells DR. The Efficiency of the single - versus multiple-stimulus auditory steady state responses in infants. *Ear Hear* 2011;32(3):349-57.

Lee MY, Ahn SY, Lee HJ *et al.* Narrow band CE-Chirp auditory steady-state response is more reliable than the conventional ASSR in prediction the behavioral. *Auris Nasus Larynx* 2016;43(3):259-68.

Lewis DR, Marone SA, Mendes BC *et al.* Comitê multiprofissional em saúde auditiva: COMUSA. *Braz J Otorhinolaryngol* 2010;76(1):121-8.

Michel F, Jørgensen KF. Comparison of threshold estimation in infants with Hearing loss or normal Hearing using auditory steady-state response evoked by narrow band CE-chirps and auditory brainstem response evoked by tone pips. *Int J Audiol* 2017;56(2):99-105.

Moller AR. Hearing: Anatomy, physiology, and disorders of the auditory system. In: *Sound conduction to the cochlea; physiology of the cochlea; physiology of the auditory nervous system.* 2nd ed. School of Behavioral and Brain Sciences University of Texas at Dallas Texas. Elsevier; 2006.

Small SA, Stapells DR. Multiple Auditory Steady- State Response Thresholds to Bone-Conduction Stimuli in Young Infants with Normal Hearing. *Ear Hear* 2006;27(3):219-28.

Stapells D. Frequency- specific ABR and ASSR threshold Assessment in Young Infants. In: Seewald RC, Bamford J. A Sound Foundation Trough Early Amplification, 2010. c. 4.

Van Maanen A, Stapells DR. Multiple-ASSR Thresholds in Infants and Young Children with Hearing Loss. *J Am Acad Audiol* 2010;21(8):535-45.

Vander Werff KR, Brown CJ, Gienapp BA, Schmidt Clay KM. Comparison of Auditory Steady-State Response and Auditory Brainstem Response Thresholds in Children. *J Am Acad Audiol* 2002;13(5):227-35.

Vander Werff KR, Prieve BA, Georgantas LM. Infant air and bone conduction tone burst auditory brain stem responses for classification of hearing loss and relationship to behavioral thresholds. *Ear Hear* 2009;30(3):350-68.

ELETROFISIOLOGIA E LINGUAGEM

Alice Andrade Takeuti
Mariana Lopes Fávero

A integração sensorial e perceptual, que nos permite sentir e perceber o mundo, se faz de maneira tão natural que passaria despercebida não fossem os casos em que a sua ausência repercute clinicamente em dificuldades de comunicação.

Ao ouvir uma música conhecida, um noticiário desinteressante ou até mesmo ao ignorar o "barulho de uma festa", processos elétricos acontecem aos milhares em todo o nosso cérebro, conectando os sentidos e criando nosso tão fabuloso universo mental.

Durante o desenvolvimento infantil e o processo de aquisição da linguagem esses eventos elétricos são "filtrados" e aperfeiçoados, conforme o ambiente, a cultura e a relação com o outro.

Sons diferentes geram respostas comportamentais diferentes e respostas elétricas diferentes. A experiência sonora ao longo da vida também é capaz de modificar estas repostas por meio da neuroplasticidade.

Um meio auditivo rico promove a integridade com a qual o cérebro processa o som, com ganhos concomitantes nas habilidades de comunicação, de cognição, de coordenação sensório-motora e de emoção. Em contraste, qualquer quebra dessa cadeia pode culminar com prejuízos neste desenvolvimento.

A via auditiva é a via sensitiva mais longa e com mais complexidade anatômica que temos. São tratos aferentes, eferentes e paralelos arranjados em uma grande circuitaria que conecta estruturas auditivas e não auditivas visando à condução, à análise, à comparação, à codificação e à decodificação da informação acústica e transformando o sistema auditivo em um sistema não modular.

Os processos elétricos desta via geram correntes elétricas possíveis de serem captadas e registradas pelos exames eletrofisiológicos. A depender do local de captação dos eletrodos e dos parâmetros utilizados no *software*, informações de diferentes etapas do processamento auditivo podem ser analisadas.

O fascinante da eletrofisiologia é conseguir registrar todos estes processos e até mesmo predizer prognósticos em situações desafiantes como nos distúrbios de linguagem e aprendizagem infantil.

No entanto, todos esses dados devem ser interpretados com bom senso e dentro da contextualização e da individualização de cada caso. A interpretação sensata dos testes eletrofisiológicos permite que diferentes aspectos do processamento do som sejam analisados isoladamente, é possível, por exemplo, enfatizar o componente auditivo em determinados testes ou os processos pré-perceptuais, como a atenção, em outros. Isto é válido em situações como nos distúrbios de linguagem, que estão acompanhadas, na maioria das vezes, por outras comorbidades.

Entender a complexidade do processamento do som nos auxilia a conduzir de maneira mais sensata as alterações de comunicação, compreendendo que a audição abrange muito mais do que os testes psicoacústicos costumam mostrar.

BASES NEUROFISIOLÓGICAS DO PROCESSAMENTO AUDITIVO

Múltiplas pistas acústicas são usadas pelo nosso sistema auditivo na tarefa de interpretar e entender a fala humana e a cena acústica em que estamos inseridos. A habilidade de se perceber esses sons reside na precisão que percebemos todas as características acústicas da fonte sonora.

Sons complexos como a fala possuem propriedades espectrais e temporais que são processadas separadamente.

As propriedades espectrais da fala são processadas pelos filtros cocleares, proporcionando que cada sinal filtrado corresponda a um lugar específico de despolarização na membrana basilar, já as propriedades temporais são processadas em função do tempo que cada estímulo leva para atingir cada porção da membrana basilar.

Uma das características mais marcantes do nosso sistema auditivo é a capacidade que temos de conduzir todas as informações auditivas que recebemos sem distorcê-las, proporcionando, assim, que elas cheguem ao córtex auditivo primário com todas as características espectrais e temporais do estímulo original. Essa capacidade fisiológica chama-se bloqueio de fase, ou *phase-locking*, e é fundamental para um bom processamento acústico no tronco encefálico e, consequentemente, para um bom aproveitamento do que se escuta.

Deste modo, nosso sistema auditivo trabalha para conduzir não só informações sobre as diferentes frequências que compõem o espectro do estímulo, mas também características temporais que incluem modulações na amplitude (AM) e na frequência (FM) do som complexo que se escuta.

As modulações FM representam as mudanças nos sinusoides da frequência fundamental do estímulo e são chamadas de estrutura temporal fina (ETF), enquanto as modulações AM representam as flutuações temporais dos filtros cocleares e são chamadas de envelope (ENV) (Fig. 9-1). A percepção dessas modulações, presentes em todos os estímulos complexos, é fundamental para a discriminação da fala humana.

O ENV é caracterizado por variações lentas na amplitude do sinal de fala ao longo do tempo e causa, no sistema auditivo, flutuações na taxa de disparo a curto prazo nos neurônios auditivos. O processamento auditivo das pistas do ENV é suficiente para uma boa inteligibilidade de fala no silêncio, porém, não são suficientes na presença de ruído de fundo. Para a percepção de fala no ruído, faz-se necessário o processamento auditivo da ETF, que é caracterizada por oscilações rápidas, com uma taxa de disparo muito próxima ao centro da frequência fundamental da fonte sonora. A ETF tem um papel fundamental na percepção do *pitch* de sons complexos e tons puros. O processamento inadequado dessa modulação está relacionado com dificuldades de discriminação auditiva em ambientes com ruído competitivo.

Por outro lado, apesar de ser necessária uma boa condução das características espectrais e temporais do estímulo para que haja um processamento auditivo adequado, outros fatores não auditivos influenciam na nossa capacidade de escutar.

Entre esses fatores, encontra-se o sistema atencional. Para o entendimento da cena acústica, há necessidade que o ouvinte selecione a fonte sonora mais importante e analise-a seletivamente, suprimindo as informações das fontes sonoras concorrentes.

A atenção auditiva permite direcionar de forma rápida e precisa nosso foco acústico em direção a sons de interesse em nosso ambiente acústico mesmo em condições acústicas pouco ideais.

Desta forma, nossa capacidade de processar tudo o que escutamos é mantida por uma via aferente ou *bottom-up*, relacionada com os mecanismos de condução elétrica e de *phase-locking*, e por uma via eferente ou *top-down*, ligada a fatores atencionais tanto automáticos como voluntários e tarefa dependentes.

Para um bom estímulo *top-down* há necessidade que o sinal elétrico chegue de forma adequada ao córtex (*bottom-up*), da mesma forma, um bom processo atencional leva a uma melhora do processamento da informação no tronco com redução do tempo de resposta dos potenciais elétricos. Portanto, é um sistema que se retroalimenta.

A captação dos potenciais elétricos auditivos nos permite analisar de várias maneiras o funcionamento dessa rede e nos proporciona maior entendimento das bases neurológicas envolvidas em quadros onde o desenvolvimento de linguagem e de aprendizagem não ocorre adequadamente

Também é um bom método para avaliar a terapia diante de um quadro de alteração de comunicação. Como o treinamento auditivo melhora funções auditivas básicas como discriminação de intensidade e de frequência, e melhora também funções corticais superiores de atenção e memória, da mesma forma que terapia de linguagem ou treinamento específico de memória e atenção também melhoram o processamento auditivo no nível do tronco encefálico, é possível quantificar essas melhoras por meio da captação dos potenciais evocados auditivos.

LINGUAGEM, APRENDIZAGEM E PROCESSAMENTO AUDITIVO

Muitos quadros de alteração de linguagem e aprendizagem, entre eles o transtorno do desenvolvimento de linguagem (TDL), o transtorno específico de aprendizagem, o transtorno do déficit de atenção e hiperatividade, o distúrbio do processamento auditivo, cursam com alterações perceptuais auditivas tanto nas funções auditivas aferentes como nas eferentes.

Testes clínicos, como a bateria que compõe a análise do processamento auditivo, não são capazes de avaliar cada função auditiva de forma totalmente independente, o que torna difícil o entendimento das bases neurofisiológicas envolvidas nos diversos casos clínicos e nas diferentes crianças acometidas. Além disso, os testes que compõe a avaliação clínica do processamento auditivo são influenciados pelo estado de atenção, motivação, habilidades motoras e inteligência da criança, sem contar a carga linguística presente nesses testes que pode dificultar o desempenho da criança com problemas de desenvolvimento de linguagem.

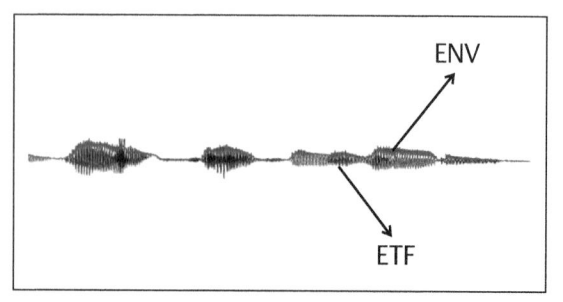

Fig. 9-1. Representação de fala humana com as modulações FM (ETF) e AM (ENV). (Ver Prancha em Cores.)

Quanto maior o entendimento das funções fisiológicas envolvidas em cada quadro de alteração de linguagem, melhor a programação terapêutica e melhores resultados com a reabilitação.

Neste sentido, alguns testes eletrofisiológicos auditivos têm sido apontados como grandes promessas na função de diferenciar e entender quais fatores sensoriais auditivos e quais fatores não sensoriais (cognitivos) estão envolvidos na capacidade perceptual auditiva de cada paciente, entre eles o potencial elétrico auditivo de tronco encefálico captado por meio de fonemas ou *frequency following response* (FFR), o componente de integração binaural (BIC), o *Mismatch negativity* (MMN) e o P300.

Frequency Following Response (FFR)

O FFR é um potencial evocado auditivo que reflete a capacidade neuronal de *phase-locking* diante de uma onda sonora periódica. Ele pode ser captado tanto por meio do uso de *tone burst* como por meio de sons complexos como os fonemas. Particularmente para estudo de crianças com problemas de comunicação, o uso de fonemas permite a avaliação funcional de forma mais adequada.

Como o sinal de fala possui elaborada estrutura temporal e espectral formada por elementos harmônicos com variações rápidas das frequências ao longo do tempo, o sistema auditivo, para processar esse estímulo, necessita de uma resposta neural sincrônica adequada.

A habilidade de se perceber mudanças rápidas nos padrões temporais e espectrais da fala é essencial para o desenvolvimento de linguagem. Uma alteração nessa capacidade leva a uma representação instável dos sons da fala (fonemas) no cérebro que pode impactar nas aquisições fonológicas, semânticas e/ou sintáticas.

O FFR reflete essa sincronia neural e a decodificação das características temporais e espectrais dos sons da fala no nível do tronco encefálico, trazendo informação relevante sobre as bases neurais da percepção de fala, o que o torna muito mais sensível na avaliação de crianças com alteração de linguagem que o potencial evocado auditivo de tronco encefálico (PEATE) com estímulo Clique.

Ele também é considerado melhor que outros testes fisiológicos como o MMN e o P300 na avaliação de crianças por ter uma resposta reproduzível, com pouca variabilidade e com respostas elétricas robustas.

Há evidências que o FFR emerge da atividade de *phase-locking* no nível do lemnisco lateral e/ou colículo inferior.

O estímulo usado é a sílaba sintetizada /da/, presente na maioria das línguas, fornecida pelo *softwear* BioMARK™ e constituída por uma porção transiente (*onset*) formada pela consoante /d/ e uma porção sustentada ou estável (o próprio FFR) formada pela vogal /a/. Entre a consoante e a vogal há uma pequena pausa silenciosa chamada de formante de transição que nos permite discriminar a consoante (Fig. 9-2).

A capacidade e a acurácia do processamento do sinal de fala pelo tronco encefálico são medidas pelas análises das latências e das amplitudes das ondas. Com essas medidas são obtidos dados sobre a precisão temporal (*onset*, *offset* e periodicidade) e sobre a precisão espectral que inclui o *pitch* (frequência fundamental-F0) e o timbre (harmônicos de F0).

A precisão temporal da atividade sincrônica neural comporta o *onset*, a periodicidade e o *offset* do estímulo (Fig. 9-2). Essas medidas refletem a atividade neural que contribui para a geração de cada pico e a sincronização temporal da resposta. Logo, essa medida dá informações sobre a precisão que o tronco responde ao estímulo acústico.

A precisão temporal é diretamente relacionada com as habilidades perceptuais auditivas e é uma pista fundamental para a diferenciação e discriminação de consoantes e vogais.

Entre as medidas que representam os parâmetros espectrais estão a frequência fundamental do estímulo (F0) que nos dá a percepção do *pitch* do falante e os harmônicos que nos fornece o timbre. Esses parâmetros estão relacionados com a percepção da prosódia, da entonação e com a identificação de quem está falando.

Vários estudos têm apontado que a codificação neural dos estímulos de fala está comprometida em indivíduos com alterações de linguagem e aprendizado. Além disso, há indícios que a captação desses potenciais seria uma forma segura de diferenciar um quadro de TDL de um quadro exclusivo de distúrbio do processamento auditivo.

Nem sempre, na prática clínica, é fácil essa diferenciação. Pacientes com os subtipos mais frequentes de TDL têm alterações no processamento auditivo no tronco, além de outras alterações perceptuais auditivas e não auditivas, por outro lado, pacientes com diagnóstico de distúrbio do processamento auditivo

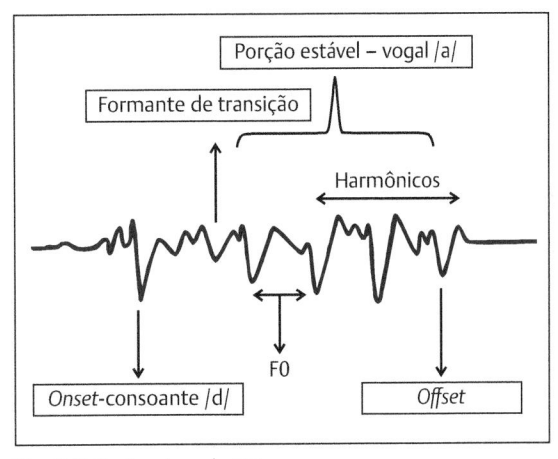

Fig. 9-2. Parâmetros do FFR.

também têm alterações no sistema de linguagem. De forma geral, testes clínicos falham neste diagnóstico diferencial.

Do ponto de vista clínico, nem sempre essa preocupação se faz necessária. A avaliação foniátrica, juntamente com exames como o teste do processamento auditivo, torna possível a definição das alterações perceptuais do paciente e a programação terapêutica mais adequada.

Mas, do ponto de vista do diagnóstico e da compreensão de como as vias nervosas no tronco funcionam diante de um estímulo de fala, o FFR se torna um exame interessante.

Desta forma, a literatura aponta que pacientes com o diagnóstico de distúrbio do processamento auditivo e pacientes com TDL tem padrões diferentes de FFR, sugerindo déficits perceptuais auditivos diferentes entre eles. Ambos os grupos apresentam alterações na precisão temporal, no entanto, os indivíduos com TDL apresentaram também alterações na codificação dos harmônicos da fala. Esse achado sugere déficits subcorticais diferentes mediando os problemas de comunicação e aprendizado entre os grupos.

Como crianças com TDL também têm várias alterações cognitivas e não linguísticas associadas, talvez os achados encontrados no FFR sejam uma somatória de alterações da via aferente e da via eferente que agem no funcionamento do tronco encefálico.

Recentemente tem surgindo um crescente interesse no processamento auditivo e de fala de indivíduos do Transtorno do Espectro Autista (TEA). Estudos demonstram alterações no processamento da percepção do *pitch*, identificadas por respostas do FFR, sugerindo uma dificuldade de processamento da prosódia nestes pacientes, que pode ser a causa das dificuldades pragmáticas dessa população.

Componente de Interação Binaural (BIC)

Ouvir e entender um amigo dentro de um bar lotado ou dar passagem para ambulância que vem pela direita ou pela esquerda são situações que dependem em grande parte da audição binaural.

A audibilidade em um ambiente ruidoso e a localização da lateralidade da fonte sonora relacionam-se com um processo chamado de interação binaural, que pode ser captado eletrofisiologicamente em diversos níveis da via auditiva. A audição binaural, isto é, ouvir com as duas orelhas, é diferente da soma aritmética das audições monoaurais direita e esquerda. A resposta elicitada pela estimulação binaural é maior do que a unilateral, porém, não representa a simples soma da estimulação monoaural direita e esquerda, demonstrando que há interação das vias auditivas direita e esquerda e transformação do sinal acústico. O primeiro nível desta interação na via auditiva ascendente ocorre no complexo olivar superior medial.

O BIC é o registro elétrico da integração binaural, podendo ser observado tanto nos potenciais evocados de curta, como nos de média e longa latência. A resposta do BIC nos potenciais de média latência tem relação com o processamento acústico-fonético, atenção e memória a curto prazo, e nos potenciais de longa latência tem relação com discriminação e categorização de fonemas.

O potencial evocado auditivo de tronco encefálico (PEATE) com cliques é tradicionalmente utilizado para a pesquisa do BIC (PEATE-BIC), porém, outros estímulos podem ser utilizados, como o de fala e o *tone burst*.

O BIC é obtido como resultado da diferença entre a soma dos registros monoaurais direito e esquerdo e o binaural, ou seja:

(Registro monoaural direito + Registro monoaural esquerdo) − Registro binaural = BIC (Fig. 9-3)

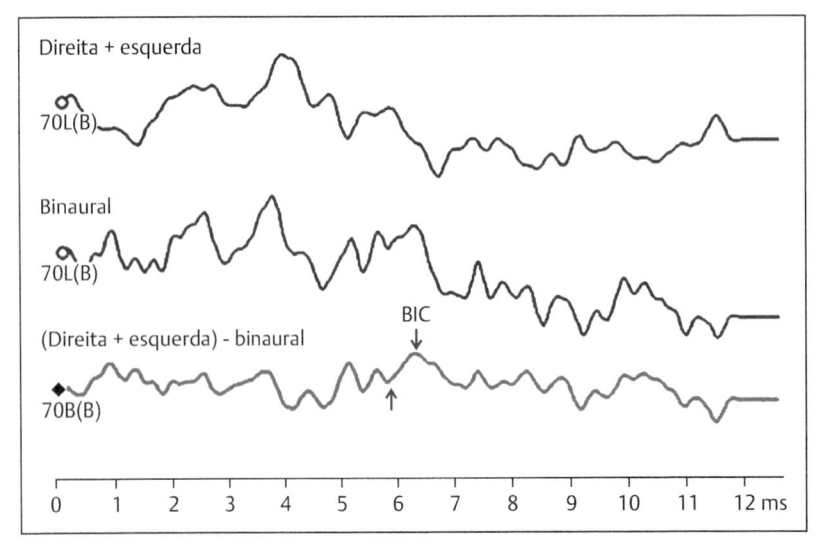

Fig. 9-3. Exemplo do registro do BIC.

Os recursos de soma e subtração estão disponíveis no *software* do equipamento.

Em estudos controlados, a redução na amplitude do BIC foi observada em crianças com distúrbio do processamento auditivo e TDL sugerindo dificuldade de localização ou detecção dos sons da fala em ambiente ruidoso nos períodos críticos de aquisição de linguagem. Talvez esse teste possa ser uma ferramenta objetiva para identificação precoce destas crianças, com vantagens em relação aos testes comportamentais.

A dificuldade do processamento auditivo binaural é associada à redução de processos inibitórios, que deveriam ocorrer naturalmente nos núcleos do complexo olivar superior lateral inicialmente, e após ao longo da via auditiva ascendente, onde estão os neurônios "excitatórios-inibitórios", sensíveis tanto a diferenças no domínio do tempo, quanto a diferenças no domínio da intensidade. As informações sobre estas características do sinal sonoro são decifradas pelos filtros cocleares e da despolarização sincronizada das fibras do nervo auditivo pelas células ciliadas internas. Portanto, as funções das estruturas periféricas também influenciam as respostas do sistema auditivo central. A influência inibitória do sistema nervoso auditivo ajustaria a simetria do *input* sonoro, resultando em menor ativação dos córtices auditivos primários quando da audição binaural comparada à monoaural. É provável que a regulação *top-down* também influencie, pois a audição monoaural exige mais atenção e maior recrutamento neuronal para sua discriminação.

O foco em uma fonte sonora e a capacidade de discriminação sonora estão indissociáveis de funções executivas como a atenção e a memória de trabalho, importantes para o início e a continuidade do desenvolvimento de uma "cognição auditiva". Quando não há interação binaural, seja por hipoacusia periférica, malformação ou uma alteração funcional no tronco, todo o processamento do som está prejudicado e vias alternativas precisam ser utilizadas para compensar estas funções.

POTENCIAIS EVOCADOS AUDITIVOS RELACIONADOS COM PROCESSOS DE ATENÇÃO E PRÉ-ATENÇÃO NO ENTENDIMENTO DA CENA ACÚSTICA (*TOP-DOWN*)

Os potenciais elétricos auditivos que necessitam dos processos de atenção e pré-atenção para serem gerados são o P300 e o *MisMatch Negativity* (MMN). Ambos são potenciais corticais, portanto, de longa latência e são evento-relacionados, ou seja, são desencadeados sempre que o paciente percebe um som raro diferente no meio de sons iguais e frequentes (paradigma *oddball*).

Os potenciais evento-relacionados são interessantes por demonstrarem a capacidade que temos de perceber um som "novo" em meio a um ambiente sonoro "de fundo" e, então, decidir qual reação deve ser tomada.

Na natureza, esta capacidade é fundamental para a sobrevivência dos animais em situações de fuga.

Na evolução humana, a habilidade de discriminar pequenas porções do som, empregando-lhes diferentes significados, permitiu ao homem o desenvolvimento da linguagem oral, o meio de comunicação mais eficaz existente entre todos os seres vivos.

Perceber que um som padronizado se repete sem trazer qualquer informação interessante requer atenção, sensitividade auditiva, memória a curto prazo, discriminação auditiva, compreensão semântica e habituação para concluir que se trata de um som desinteressante, ou seja, para não percebermos um som repetitivo precisamos que antes ele seja analisado.

Se, de forma inesperada, percebe-se que um som diferente, pouco frequente (raro) é apresentado, áreas diferentes do cérebro reagem a este novo estímulo. O mecanismo envolvido em todas estas atividades cognitivas funciona continuamente de forma voluntária e involuntária. Mesmo que sua atenção não esteja voltada para a cena acústica do estímulo padrão e do estímulo raro, um processamento basal desta cena está acontecendo.

MisMatch Negativity (MMN)

O MMN é um potencial eletrofisiológico de longa latência que reflete a habilidade do cérebro em discriminar sons, independentemente da capacidade atencional e comportamental do indivíduo. Ele é evocado por um estímulo raro, chamado de "desviante". O estímulo desviante representa cerca de 10 a 20% do total, apresentado aleatoriamente. A diferença do estímulo padrão pode ser por frequência, intensidade ou duração.

O paciente não deve ter sua atenção no estímulo desviante, de preferência deve direcioná-la para um vídeo sem som ou mesmo para uma informação sonora fornecida na orelha contralateral. Quanto mais ignorado for o estímulo desviante, melhor a resposta elétrica obtida.

A resposta é registrada por dois traçados, colhidos simultaneamente, um traçado representa a resposta ao estímulo padrão e o outro representa a resposta ao estímulo desviante.

A onda negativa resultante da diferença entre estes dois traçados é o MMN que ocorre por volta de 200 ms após o início do estímulo e representa o processo cerebral de detecção do estímulo desviante. O *software* oferece os recursos de subtração ou soma das ondas (Fig. 9-4).

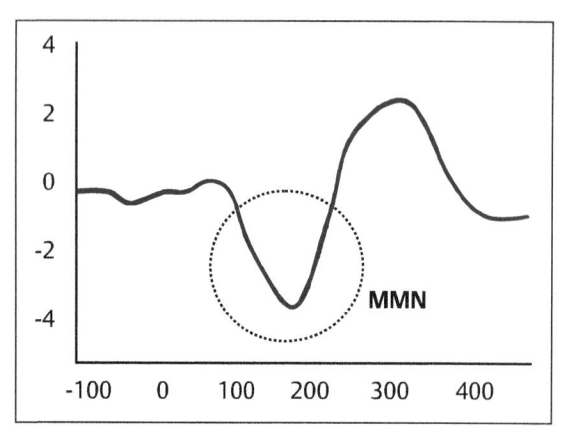

Fig. 9-4. Onda do MMN.

A resposta MMN pode ser evocada por uma grande variedade de estímulos, desde tons puros a estímulos de fala.

Ela acontece independente do estado de atenção, inclusive em indivíduos anestesiados, dormindo e em recém-nascidos, indicando um estado de pré-atenção intrínseco e precoce no desenvolvimento do ser humano.

A resposta do MMN, portanto, reflete de forma objetiva o processamento auditivo central automático, ou seja, um estado de análise pré-atencional, fundamental para a interpretação e compreensão do ambiente sonoro, que envolve, também, memória de curto prazo auditiva e resposta discriminativa auditiva cortical.

Os geradores anatômicos do MMN mudam em função da maturação neural desde o nascimento até a adolescência, envolvendo uma complexa rede neuronal nas regiões dos córtices pré-frontal, temporal posterior, parietal, insular e cerebelo. Diferentes estímulos refletem respostas de diferentes áreas cerebrais.

Apesar de muitos autores reportarem dificuldade de isolar a resposta do MMN corretamente pela baixa relação sinal/ruído e pela possível contaminação de outros componentes corticais, há muitos estudos na literatura atual demonstrando aplicabilidade clínica do MMN para detecção de limiar auditivo, mensuração de sucesso de adaptação de próteses auditivas, casos de afasia, alcoolismo, coma e esquizofrenia.

Nos quadros de distúrbios de linguagem, ele pode ser usado como forma de entendimento dos mecanismos fisiopatológicos envolvidos. Pacientes com TDL apresentam amplitudes menores e latências maiores nas respostas do MMN, indicando alteração nos processos automáticos corticais de detecção de mudança nos parâmetros auditivos, déficit de memória auditiva e maior suscetibilidade ao ruído. Estes achados podem estar correlacionados com dificuldades de discriminar fonemas e a fala, refletindo alterações em estágios precoces do processamento auditivo.

O MMN pode ser útil para identificação de crianças com risco de transtorno de aprendizado, mesmo antes dos sintomas surgirem, em fase de pré-alfabetização, já que há uma correlação estável entre as respostas do MMN destas crianças e as habilidades de leitura e soletração. Uma das hipóteses para o transtorno de aprendizado seria um déficit específico de representação, armazenamento e acesso aos sons da fala, sendo a pesquisa do MMN nestes casos com respostas alteradas (amplitudes diminuídas) para estímulos de fala e normal para estímulos tonais.

Respostas confiáveis do MMN para estímulo de fala podem ser obtidas a partir dos 6 meses, quando há uma memória específica para a língua nativa e ainda mais precocemente para estímulos tonais.

P300

O P300 é um potencial de longa latência evocado em determinadas condições de acordo com o estímulo utilizado que pode ser auditivo, visual ou somatossensorial.

A forma de captação do P300 é semelhante à usada para o MMN. O paradigma de estímulo *oddball* é classicamente utilizado, dois tipos diferentes de estímulos são apresentados, gerando dois registros simultâneos, um para cada estímulo: o estímulo padrão ou *standart,* presente em cerca de 80% do total da apresentação que gera as ondas N1P2N2 e o estímulo raro ou *target,* infrequente (20% do total), que quando percebido pelo paciente gera uma onda positiva em torno de 300 milissegundos, o P300 ou P3. Os dois estímulos podem se diferenciar em frequência (mais comum na prática clínica), intensidade ou duração.

O P300 é considerado um potencial endógeno por depender diretamente da maneira que o organismo reage ao estímulo. Portanto, depende da atenção ativa aos estímulos raros para surgir. A vigilância e a atenção sustentada aumentam a amplitude e diminuem a latência da onda.

O *feedback* do paciente levantando a mão ou anotando em um papel sempre que ouvir o estímulo raro também melhoram a qualidade da resposta. Portanto, diferentemente do que acontece na pesquisa do MMN, há necessidade de que o paciente preste a atenção nos estímulos raros.

Esta resposta reflete atividade de várias áreas cerebrais, incluindo estruturas subcorticais (hipocampo, sistema límbico e tálamo), córtex auditivo e lobo frontal. Inclui também regiões envolvidas no processamento do som e em funções executivas como memória e a atenção seletiva. Estes mecanismos permitem ao indivíduo processar determinados estímulos em detrimento de outros, sendo determinantes para a comunicação e a aprendizagem.

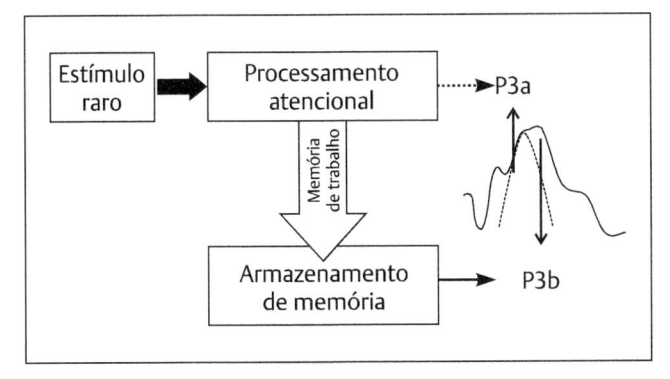

Fig. 9-5. Esquema de geração dos subcomponentes P3a e P3b.

A onda do P300 é dividida em dois subcomponentes com geradores neuronais distintos. A geração do P3a está relacionada com o mecanismo atencional controlado pelo lobo frontal enquanto o P3b é gerado na região temporoparietal e está associado à memória (Fig. 9-5).

Há, também, neurotransmissores diferentes envolvidos na geração desses dois subcomponentes. A dopamina está envolvida na geração do P3a e a norepinefrina está relacionada com o desencadeamento do P3b.

Diante do estímulo raro, áreas frontais relacionadas com a atenção desencadeiam o subcomponente P3a (linha tracejada na Figura 9-5) imediatamente, áreas relacionadas com a memória nos lobos temporais e parietais desencadeiam o subcomponente P3b (linha contínua na Figura 9-5).

A literatura aponta que, apesar de o desempenho comportamental de crianças com TDL em determinadas tarefas auditivas ser semelhante aos seus pares, as menores amplitudes do subcomponente P3b indica maior esforço para manter o foco acústico e inibir os competidores linguísticos, que pode ser secundário a um déficit de memória, dificultando as representações morfossintáticas e lexicais.

Como muitos pacientes com problemas de linguagem têm alterações de atenção e de memória de trabalho, entre eles pacientes com TDHA e com TDL, a pesquisa do P300 pode auxiliar no entendimento das funções cognitivas e não linguísticas envolvidas em cada caso, inclusive e, principalmente, naqueles em que não há distinção evidente de qual subsistema está mais comprometido, aspecto importante para que a terapia seja direcionada e obtenha melhores resultados.

BIBLIOGRAFIA

Abdollahi F, Lotfi Y, Moosavi A, Bakhshi E. Binaural Interaction Component of Middle Latency Response in Children Suspected to Central Auditory Processing Disorder. *Indian J Otolaryngol Head Neck Surg* 2017:1-4.

Banai K, Hornickel J, Skoe E et al. Reading and subcortical auditory function. *Cereb Cortex* 2009;19(11):2699-707.

Banai K, Kraus N. Auditory processing (disorder): an intersection on cognitive, sensory and reward circuits. In: Musiek FE, Chermark GD (Eds). *Handbook of central auditory processing disorder: auditory neuroscience and diagnosis*. 2nd ed. San Diego, CA: Plural Publishing; 2014. v. 1. p. 210-33.

Bharadwaj HM, Verhulst S, Shaheen L et al. Cochlear Neuropathy and the Coding of Supra-threshold Sound. *Front Syst Neurosci* 2014;8:26.

Carcagno S, Plack C. Short-term learning and memory: training and perceptual learning. In: Kraus N, Anderson S, White-Schowoch T et al. (Eds). The frequency-following response. A window into Human Communication. Massachusetts: Springer; 2017. p. 71-97.

Clarke EM, Adams C. Binaural interaction in specific language impairment: an auditory evoked potential study. *Dev Med Child Neurol* 2007;49(4):274-9.

Duncan CC, Barry RJ, Connolly JF et al. Event-related potentials in clinical research: guidelines for eliciting, recording, and quantifying mismatch negativity, P300, and N400. *Clin Neurophysiol* 2009;120(11):1883-908.

Evans JL, Selinger C, Pollak SD. P300 as a measure of processing capacity in auditory and visual domains in specific language impairment. *Brain Res* 2011;1389:93-102.

Fritz JB, Elhilali M, David SV, Shamma SA. Auditory attention-focusing the searchlight on sound. *Curr Opin Neurobiol* 2007;17(4):437-55.

Gopal KV, Pierel K. Binaural interaction component in children at risk for central auditory processing disorders. *Scand Audiol* 1999;28(2):77-84.

Hall J. *Handbook of auditory evoked responses*. Boston: Allyn & Bacon; 1992.

Hornickel J, Anderson S, Skoe E et al. Subcortical representation of speech fine structure relates to reading ability. *Neuroreport* 2012;23(1):6-9.

Kraus N, White-Schwoch T. Unraveling the biology of auditory learning: a cognitive-sensorimotor-reward framework. *Trends Cogn Sci* 2015;19(11):642-54.

Kujala T, Leminen M. Low-level neural auditory discrimination dysfunctions in specific language impairment - A review on mismatch negativity findings. *Dev Cogn Neurosci* 2017;28:65-75.

Leppänen P, Lyytinen H, Choudhury N, Benasich A. Neuroimaging Measures in the study of specific language impairment. In: Verhoeven L, Balkom H (Eds). *Classification of developmental language disorders: Theoretical issues and clinical implications.* New Jersey: Lawrence Erlbaum Associates; 2004. p. 99-136.

Middlebrooks J, Simon J, Poppes A, Fay R. *The auditory system at the cocktail party.* Massachusetts: Springer; 2017.

Musiek FE, Chermark GD (Eds.). *Handbook of central auditory processing disorder: Auditory neuroscience and diagnosis.* 2nd ed. San Diego, CA: Plural Publishing; 2014. v. 1.

Polich J. Updating P300: An Integrative Theory of P3a and P3b. *Clin Neurophysiol* 2009;118(10):2128-48.

Rocha-Muniz CN, Befi-Lopes DM, Schochat E. Investigation of auditory processing disorder and language impairment using the speech-evoked auditory brainstem response. *Hear Res* 2012;294(1-2):143-52.

Rocha-Muniz CN, Befi-Lopes DM, Schochat E. Mismatch negativity in children with specific language impairment and auditory processing disorder. *Braz J Otorhinolaryngol* 2015;81(4):408-15.

Russo N, Nicol T, Trommer B et al. Brainstem transcription of speech is disrupted in children with autism spectrum disorders. *Dev Sci* 2009;12(4):557-67.

Russo NM, Skoe E, Trommer B et al. Deficient brainstem encoding of pitch in children with autism spectrum disorders. *Clin Neurophysiol* 2008;119(8):1720-31.

Sanfins MD, Borges LR, Ubiali T, Colella-Santos MF. Speech auditory brainstem response (speech ABR) in the differential diagnosis of scholastic difficulties. *Braz J Otorhinolaryngol* 2017;83(1):112-6.

Schochat E, Rabelo C, Musiek F. Electroacoustic and Electrophysiological Auditory Measures in the Assessment and Management of Central Auditory Processing Disorder. In: Musiek F, Chermark G (Eds). *Handbook of Central Auditory Processing Disorder. Auditory Neuroscience and Diagnosis.* 2nd ed. San Diego, CA: Plural Publishing; 2014. p. 495-519. c. 17. v. 1.

Schochat E, Rocha-Muniz C, Filipini R. Understanding Auditory processing disorder through the FFR. In: Kraus N, Anderson S, White-Schowoch T et al. (Eds). *The frequency-following response. A window into Human Communication.* Massachusetts: Springer; 2017. p. 222-47.

Skoe E, Kraus N. Auditory brainstem response to complex sounds: a tutorial. *Ear Hear* 2010;31(3):302-24.

Uppunda AK, Bhat J, D'costa PE et al. Binaural Interaction Component in Speech Evoked Auditory Brainstem Responses. *J Int Adv Otol* 2015;11(2):114-7.

Verhoeven L, Balkom H (Eds). *Classification of developmental language disorders. Issues, Theoretical Implications.* New Jersey: Lawrence Erbaum Associates; 2004. v. 4. p. 99-136.

Volkmer S, Schulte-Körne G. Cortical responses to tone and phoneme mismatch as a predictor of dyslexia? A systematic review. *Schizophr Res* 2018;191:148-60.

DESENVOLVIMENTO DA LINGUAGEM NA SURDEZ

Sulene Pirana
Marcela de Oliveira

A comunicação entre os seres humanos se dá por meios linguísticos e não linguísticos, utilizados para expressão e recepção de ideias, conhecimentos e sentimentos. A essência da linguagem é a não fixidez de sentido – flexibilidade – a mesma forma pode ter significados diferentes, e até mesmo opostos, permitindo ironias, eufemismos e atos falhos. Adquirir linguagem significa muito mais do que adquirir um conjunto de regras de uma língua; é preciso ser capaz de dominar sistemas que sirvam para expressar as mais diversas expressões humanas.

O que nos torna diferentes dos animais irracionais não é o fato de sermos bípedes ou conseguirmos fazer oposição do polegar, o que nos torna humanos é a linguagem. Linguagem que não está impedida pela surdez, mas torna-se muito difícil quando o meio de expressão dominante em nossa sociedade é o oral. Uma reabilitação auditiva bem-sucedida permite o desenvolvimento pleno da linguagem.

A expressão oral – fala – não é o único, mas é o principal meio de expressão da linguagem nas diversas culturas humanas. As palavras são representações simbólicas e formam as ideias, que dependem de nossas relações com as palavras; relações que são formadas por nossas experiências de vida. O aprendizado de uma língua é feito de forma natural, pelo convívio com seus pares; a privação sensorial impede o desenvolvimento da língua oral. O período crítico para aquisição da linguagem vai até os 3 anos de idade e corresponde ao desenvolvimento da dominância cerebral.

Audição normal também é fundamental para adequado funcionamento cognitivo, comportamental e emocional – o que equivale a dizer que permite pleno desenvolvimento da linguagem e, o mais importante, da linguagem interna.

Como uma via de mão dupla, nosso conhecimento da língua e o domínio da linguagem moldam nossas reações aos sons: ouvimos melhor, reagimos aos sons quando e porque lhe atribuímos sentidos. Um som é escutado se pode evocar palavras de perigo, prazer, estranheza: se a linguagem lhe atribui sentido, pois a audição depende do bom funcionamento das orelhas externa, média e interna, do córtex auditivo primário e secundário, do córtex auditivo terciário (associações), da memória, atenção, planejamento motor e função executiva.

A audição em mamíferos inferiores tem papel fundamentalmente protetor; audição do tipo reflexo para localização espontânea e reação ao som; o controle e coordenação dos reflexos auditivos ocorrem em vários níveis do tronco cerebral. Reagimos também reflexamente ao som, quando o associamos a perigo e outras emoções intensas, porém, o estímulo auditivo mais intenso, que recruta mais áreas cerebrais, é o som da fala – função psicolinguística.

Em muitos mamíferos, a audição e a visão desenvolvem-se após o nascimento; o ser humano escuta antes de nascer, a partir da 26ª semana, pela extrema importância da audição para o relacionamento social. Um bebê que nasce surdo já tem um tempo de privação auditiva intraútero.

No período pré-natal ocorre a expressão genética (Quadro 10-1), que é a base para todo desenvolvimento cerebral. O primeiro evento no desenvolvimento cerebral é a neurogênese abundante no período pré-natal, seguida pela sinaptogênese, que ocorre rápida e repentinamente após o nascimento, com os valores mais altos aos 3 meses de idade e atinge um platô na infância, quando a densidade sináptica está bem acima do nível do adulto; o terceiro evento importante é a mielinização axonal e maturação neural.

Quadro 10-1. Sequência de Eventos no Desenvolvimento Cerebral

Transcrição de genes na neurogênese e morte neuronal
Migração neuronal
Desenvolvimento das conexões neuronais e sua eliminação – poda neuronal
Formação de vias centrais
Geração de um conectoma cerebral funcional

A determinação genética continua durante toda a vida pós-natal, sendo influenciada pelo ambiente – epigenética, que atua na transcrição proteica; proteínas que formam neurônios e estruturas da substância branca. A plasticidade leva à formação das vias neurais; sendo dependente da atividade neuronal. As vias neurais, pela sinaptogênese cortical, organizam-se em mapas corticais – conectomas. As ramificações nervosas do córtex auditivo estão juntas no animal recém-nascido e, após algum tempo, estão ramificadas em colunas isoladas; esta segregação ocorre por competição: a inervação exuberante do nascimento vai atrofiando e desaparece (podas neuronal e axonal), de acordo com as estimulações, permanecendo as conexões essenciais.

No desenvolvimento pré-natal, as primeiras 10 semanas são críticas – Quadro 10-2. A maturação do córtex auditivo depende do tempo e da quantidade e qualidade dos estímulos auditivos; sem estimulação não haverá maturação. A cóclea e a região troncular estão prontas ao nascimento; a partir das radiações talâmicas as estruturas não estão prontas – a experiência sonora completa a mielinização e estabelece novas conexões neurais. Maturação das estruturas neurais, especialmente fibras de associação ocorre por muitos anos; vias subcorticais, corpo caloso e áreas de associação auditiva não estão completamente mielinizadas até a adolescência ou mais tarde.

O cérebro é um sistema dinâmico e seu desenvolvimento é com base nas experiências recíprocas – atividade neural e estímulos ambientais. Experiência auditiva fornece padrões temporais para o desenvolvimento cerebral (Quadro 10-2), que são importantes para o desenvolvimento de habilidades de processamento sequencial como memória e atenção sustentada. Limitações na experiência auditiva durante o desenvolvimento podem afetar o funcionamento neurocognitivo e a restauração da função sensorial com aparelho de amplificação sonora individual (AASI), implante coclear (IC) ou implante de tronco podem reverter ou reorganizar os efeitos neurocognitivos da perda auditiva. Quando uma prótese auditiva manda um estímulo elétrico, este pode ser interpretado pelo cérebro como *input* sensorial.

O funcionamento cerebral, com o advento dos exames de imagem funcionais, em especial da ressonância nuclear magnética de difusão, tem sido descrito em termos de conectomas, mapas de redes de conexões e projeções neuronais, formados pela genética e pelas experiências sensoriais e psíquicas. As conexões estão organizadas como ruas de uma cidade e não como um emaranhado. Cada via reúne dezenas de milhares de axônios.

O desenvolvimento do conectoma é altamente dependente das experiências sensoriais. Surdez pode ser pensada como uma doença do conectoma, pois provoca reorganização dentro do sistema auditivo com respeito a suas interações com outros sistemas sensoriais, controle motor e atenção, afetando não só a percepção auditiva em si, mas varia de efeitos no nível celular até o nível social e revela-se em funções cognitivas complexas.

O hemisfério esquerdo é o centro de linguagem verbal dominante, responsável pela sequência e pensamento analítico, concreto. O direito atua nos aspectos paralinguísticos: tom emocional, contexto, inferência e conotação; prosódia (entonação); percepção musical, tom, ritmo; relações espaciais, pensamento abstrato.

John Hughlings Jackson (1835-1911) se opôs à tendência localizacionista, defendendo que a organização dos processos mentais complexos depende de vários níveis de processamento. Alekxander R Luria (1902-1977) formalizou a tese de sistemas funcionais do cérebro, de organização cortical e hierárquica com áreas primárias, de projeção, que recebem impulsos da periferia ou os enviam para ela; áreas auditivas secundária, de projeção-associação, cujas informações são processadas ou programadas e áreas terciárias, de sobreposição que realizam as funções integrativas.

A área auditiva primária – "via final comum" – é o giro de Heschl, a porção posteromedial do giro temporal superior em cada hemisfério cerebral. Tem como função decodificar ponto a ponto o estímulo recebido, mantendo a organização tonotópica; é um processo de análise e não é capaz de interpretar o estímulo. A área auditiva secundária fica imediatamente adjacente à primária; os estímulos recebidos

Quadro 10-2. Desenvolvimento das Vias Auditivas

Semana gestacional	Estrutura
7ª	Estruturas auditivas começam a se desenvolver
8ª	Começa a evidenciar os hemisférios cerebrais
20ª	Cóclea formada
26ª	Primeiro estágio de mielinização das estruturas auditivas Início das sensações auditivas
29ª	Nervo coclear com axônios levemente mielinizados Mielinização das vias relacionadas com o colículo inferior
35ª	Limiar auditivo próximo ao adulto
5-6 meses pós-natal	Mielinização região pré-tálamo
5-6 anos	Mielinização região pós-tálamo
10-12 anos	Mielinização do corpo caloso e áreas de associação

ponto a ponto convergem para neurônios responsáveis pelo processo de síntese, função indispensável para o reconhecimento do estímulo sonoro, mas ainda não permite nomeá-lo, pois a este nível está ligado a apenas uma modalidade sensorial – a audição. Os estímulos recebidos pelas áreas terciárias, dos lobos temporal, parietal e occipital convergem para uma única área de associação, onde ocorre a integração das informações auditivas, somestésicas e visuais conjuntamente, o que permite rápida integração acústico-visual, essencial para orientação espacial e comunicação. Isto permite criar representações de natureza acústica ou visual para os objetos e acontecimentos, na forma de linguagem oral ou gestual.

As áreas terciárias frontais são integradoras e multimodais; recebem as informações integradas nas áreas terciárias posteriores; programam a ação a ser realizada por meio do estabelecimento de objetivos e estratégias adequadas pelo funcionamento da inteligência, conduta adaptativa e solução de problemas.

O desenvolvimento das áreas terciárias na espécie humana é o que permite o pleno desenvolvimento da função simbólica. Também existem áreas cerebrais que recebem projeções de estímulos acústicos e visuais conjuntamente, permitindo a rápida integração acústico-visual, essencial para orientação espacial e comunicação. Luria descreve a "função reguladora da fala" que se inicia aos 2 anos de idade, quando é capaz de realizar ordens simples, como: "dá a mão", "bata palmas". Esse fator regulador segue o desenvolvimento do fator "executivo" das áreas frontais, que organiza as ações.

O desenvolvimento das habilidades de processamento auditivo (Quadro 10-3), conjunto de habilidades necessárias para compreensão do que se ouve, depende da integridade dos sistemas de captação, análise e interpretação do som. A maturação do sistema auditivo ocorre da periferia para o córtex e inicia-se na vida intrauterina: experiências auditivas pré-natais influenciam a vida pós-natal. A habilidade do bebê em gerar autoestímulo pré-linguístico e sons da fala tem papel único, entre os sistemas sensoriais, na organização da recepção e monitoramento da expressão. Habilidade para gerar estímulo da mesma modalidade recebida não encontra contrapartida na experiência visual (Quadro 10-4).

Diferente da experiência visual onde o ambiente pode ser reexaminado, a experiência auditiva geralmente é única, mudam as propriedades acústicas, a fase, o contexto, o nível de ruído do ambiente, a entonação, o falante...

Recém-nascidos são sensíveis ao padrão rítmico da fala, distinguem os sons da sua língua materna, reconhecem a voz da mãe e fala com conteúdo familiar. Habilidades de segmentação da fala se refinam e especializam no primeiro ano de vida; após o primeiro ano a habilidade para distinguir fonemas não nativos diminui e aumenta para os fonemas nativos. A compreensão da linguagem é fortemente predizível pelas habilidades linguísticas precoces.

Aquisição de linguagem é um processo multifacetado que inicia no útero, a criança recebe múltiplas informações sensoriais que devem ser pareadas – ouvir e ver ao que se refere o som, ouvir e sentir: redundância intersensorial.

Experiências não linguísticas – visuais, ações familiares e padrões multimodais audiovisuais dão suporte ao desenvolvimento da linguagem. Redundância intersensorial ocorre quando a mesma informação está disponível simultaneamente para dois ou mais sistemas sensoriais, por exemplo, ouvir e ver uma porta fechando; ritmo da fala e expressões faciais e corporais que a acompanham; bebês devem aprender a conectar as palavras a referências do mundo real: uma palavra nova deve ser ligada a muitas possibilidades – combinação de pistas perceptuais, sociais e linguísticas.

O foco nas propriedades redundantes é importante para aprendizado perceptual e desenvolvimento da seletividade atencional, em particular sincronia audiovisual da fala faz com que aos 4-8 meses o bebê mude o foco dos olhos para a boca do falante. Aos 12 meses a criança retorna o foco para os olhos do falante, presumivelmente, porque sua *expertise* com a sincronia audiovisual da fala nativa permite agora explorar as pistas sociais. Bebês

Quadro 10-3. Desenvolvimento das Habilidades Auditivas

Habilidades auditivas	Idade
Detecção	5º mês de vida intrauterina
Atenção	A partir do nascimento
Localização	6 meses (lado D e E) 2 anos (qualquer ângulo)
Compreensão	A partir de 1 ano
Integração	Maturação do corpo caloso

Quadro 10-4. Sistema Audioverbal de Aquisição da Linguagem

Sensação	Audição
Percepção	Gnosia – reconhecimento do som
Elaboração	Significado do som
Programação	Organização da resposta
Articulação	Praxia e artria – fala

que fixam mais na boca da mãe durante interação aos 6 meses, têm melhor linguagem no segundo ano.

Segmentação da informação sensorial é vital para o desenvolvimento da linguagem, mas é apenas o primeiro passo, bebês devem aprender a conectar as palavras a referências do mundo real. Uma palavra nova deve ser ligada a muitas possibilidades por meio da combinação de pistas perceptuais, sociais e linguísticas. Aos 6 meses – antes de produzir as primeiras palavras – bebês associam palavras a objetos familiares e aos 10 meses podem aprender duas novas palavras de cada vez, mas dão pouca atenção à informação pragmática social relevante.

A idade e o desenvolvimento neurológico dos bebês influenciam na percepção auditiva; quanto maior a quantidade e a qualidade dos estímulos aos quais está exposto, melhor seu desenvolvimento de linguagem. Estudos mostram diferenças significativas no desenvolvimento das habilidades audioverbais nas crianças que são implantadas (implante coclear – IC) com menos de 24 meses comparadas às que foram operadas mais tardiamente.

A linguagem é essencial para capacidade de pensar, planejar e se comunicar. Habilidade para capitalizar informação perceptual para aquisição da linguagem depende da comunicação efetiva verbal e não verbal dentro da díade pais e filhos, sendo o primeiro ano de vida crucial para construção de uma base comunicativa usando olhares, vocalizações e gestos em interações dinâmicas. O aprendizado da linguagem ocorre no contexto das interações comunicativas da criança e a qualidade destas interações prediz as habilidades linguísticas futuras.

Para algumas crianças a qualidade e quantidade dessas interações é tênue: 1-2 a cada 1.000 crianças nascem com perda auditiva sensório-neural bilateral e 96% têm pais ouvintes, sendo expostas apenas a língua oral, portanto a maioria das crianças surdas tem pouca ou nenhuma experiência linguística inicial, lembrando que o período crítico para o desenvolvimento da linguagem vai do nascimento (arrisco dizer do período pré-natal) aos 7 anos, e o período sensível do primeiro ao terceiro ano de vida. Período sensível é período no desenvolvimento do SNC em que a circuitaria neural tem maior capacidade para ajustes adaptativos, em resposta à experiência; muitos circuitos não atingirão a habilidade para processar a informação, se a experiência apropriada não for adquirida durante este período.

A capacidade de linguagem não está afetada na surdez, mas pode permanecer inibida se o indivíduo não tiver acesso a uma língua. A surdez causa privação sensorial de estímulos perceptuais e sociais (comunicação/linguagem). A grande maioria das crianças surdas é filha de pais ouvintes, portanto, não está inserida em um contexto de linguagem de forma natural, como ocorre com a criança ouvinte e com a criança surda filha de pais surdos. Esta falta de imersão em uma linguagem faz com que construam seu substrato cognitivo mais tarde; quanto mais tardio, mais déficits cognitivos permanecerão na capacidade de concentração, abstração e pensamento lógico. Esse déficit cognitivo leva tempo para ser minimizado, mesmo após o IC.

O surdo sem linguagem está privado do pensamento abstrato, das ideias e apresenta um déficit cognitivo. Para que possa se desenvolver plenamente, deve estar imerso na linguagem: oral, quando for possível a protetização ou implante coclear, nos primeiros anos, e/ou gestual (língua de sinais). O acesso à língua de sinais é feito de forma natural na convivência com indivíduos surdos; a língua oral depende da amplificação sonora, seja por aparelho de amplificação sonora individual (AASI), IC ou de implante de tronco cerebral, que permitem acesso ao som, mas nem sempre garantem a audição. O cérebro necessita de tempo e experiência para conectar som ao significado que se perdeu com o tempo ou nunca foi ativado; para que se tenham imagens auditivas na zona terciária, é necessário um trabalho da zona secundária de associação, memória e discriminação dos estímulos auditivos recebidos. Crianças com surdez profunda mostram atrasos e desvios nos aspectos linguísticos: vocabulário (léxico), semântica, sintaxe e pragmática e posteriormente dificuldades no aprendizado da leitura e escrita.

Distúrbios auditivos centrais prejudicam mais severamente o desenvolvimento da fala e comunicação oral; a dessincronização das vias auditivas interfere muito mais com a identificação e com a memorização dos sons verbais do que as falhas sensoriais.

Nos surdos pré-linguais as imagens auditivas não se formaram e pode ser que, mesmo após o implante, estimulando a zona cortical primária, esta formação seja ineficiente ou mesmo inexistente, levando à discriminação auditiva insuficiente para desenvolver a memória auditiva, o que impediria o desenvolvimento da linguagem oral.

Como corre a maturação das vias auditivas no indivíduo privado de estímulos? Animais recém-nascidos tornados surdos por procedimento cirúrgico apresentam atrofia das estruturas ligadas às vias acústicas e predomínio da inervação visual.

Na ausência de estimulação – perda auditiva – ocorre alteração da maturação das vias geneticamente determinadas para formarem o sistema auditivo – neuroplasticidade, que está presente durante toda vida, mas é mais exuberante na infância. A plasticidade/reorganização ocorre de duas formas:

- *Plasticidade crossmodal:* privação em uma modalidade sensorial (perda auditiva) que leva ao recrutamento de recursos corticais de outras modalidades sensoriais intactas (sensorial, visual, somatossensorial); pode ter início no período

fetal e vir a comprometer o resultado do implante de crianças com surdez congênita, mesmo que realizado precocemente, pois as áreas primárias sofrem uma modificação em suas propriedades intrínsecas, o que pode explicar que indivíduos surdos pré-linguais, implantados tardiamente, apresentem ativação em áreas não auditivas comprometendo a compreensão da fala.
- *Plasticidade intramodal:* alterações cerebrais dentro de uma área cortical em razão da entrada aumentada ou diminuída para esse sistema sensorial.

A maior parte de nossa impressão do mundo e nossa memória, a respeito disso, se baseia na visão; há uma percepção bimodal da fala: a visão e a audição se integram simultaneamente, a percepção audiovisual da fala é melhor que a percepção isolada tanto para ouvintes quanto para pessoas com perda auditiva. A visão melhora a inteligibilidade da fala quando a informação é degradada em uma situação de ruído e/ou de conflito. Isto evidencia a grande importância da leitura orofacial (LOF) no processo comunicativo do surdo.

A criança surda, sem acesso aos sons da fala, utiliza um sistema comunicativo gestual, mesmo sua oralidade é um dos componentes desta gestualidade. Emitir sons e, em seguida, palavras é um exercício visual: a criança surda vê certas ações que o adulto realiza com os lábios, as imita e as reproduz, mas não relaciona os movimentos da boca com os sons e sim com formas visíveis, "gestuais".

A expressão da linguagem por gestos evidencia o nível de desenvolvimento simbólico (Quadro 10-5). Gestos não "atrapalham" a aquisição da linguagem oral, podem propiciar a constituição da criança como interlocutor, papel básico no processo de aquisição da linguagem, e possibilitam a inserção e a ajuda na constituição do surdo como **sujeito** de linguagem – veiculador de sentidos. Porém, não podem ocupar o lugar de uma língua em termos sócio, psico e neurolinguístico, sendo importante propiciar ao surdo uma língua, quer seja na modalidade oral ou de sinais.

O desenvolvimento de uma língua gestual não é impedimento para o desenvolvimento de uma língua oral, é facilitador: permite o desenvolvimento de habilidades linguísticas que são comuns às duas línguas. A criança se apropria de uma língua (sinais) e pode dar significado a outra (oral). A língua de sinais se organiza no cérebro da mesma maneira que a língua oral. Crianças surdas inseridas em ambiente linguístico bilíngue/multimodal desenvolvem habilidades auditivas e de linguagem superiores mas nem sempre atingem seus pares ouvintes. Em crianças implantadas tardiamente a língua de sinais pode facilitar o desenvolvimento linguístico e cognitivo.

A capacidade funcional auditiva atingida após a reabilitação depende, além da causa da perda auditiva, da época de início da surdez e da época de início da reabilitação, afetando a organização do conectoma auditivo. Quanto mais precoce a privação sensorial, menor será a capacidade funcional atingida. Quando a surdez é de início mais tardio e a reabilitação mais precoce mais funcional será o conectoma.

PERDA AUDITIVA UNILATERAL

Ouvir deve ser "aprendido"; apesar de a cóclea estar madura às 23 semanas de gestação, o desenvolvimento da percepção e do processamento auditivo requer habilidade de audição binaural e leva mais de uma década para emergir. Este é o caminho pelo qual elementos como efeito sombra, supressão, coquetel (*cocktail party*) atuam permitindo localização sonora, percepção da fala no ruído e audição espacial. Por contraste, adultos e crianças com perda auditiva unilateral têm dificuldade com localização sonora; a falta do efeito sombra faz com que seja mais difícil separar o sinal de fala do ruído de fundo.

Recepção inadequada do estímulo acústico e estimulação irregular do sistema auditivo central podem ter repercussões para o desenvolvimento da

Quadro 10-5. Gestos na comunicação

Imitação simples	Na presença do modelo	
Imitação diferida	Sem a presença do modelo	
Dêiticos – indicativos	Função de designação Intenção de por algo ou algum evento em evidência Acompanhados ou não de vocalizações	Apontar Estender a mão ou o braço para o objeto de desejo Chamar (abrindo e fechando a mão)
Representativos	Favorecem a capacidade de evocação Exprimem a globalidade Função referencial Acompanhados ou não de vocalizações - Desprovidas de significado - Com significado (omatopeias vogais: naná, lô/alô)	Mandar beijo Dar tchau Colocar o dedo indicador em frente à boca – silêncio Movimentar o dedo indicador em sinal de não

habilidade de ouvir, podendo levar à reorganização, principalmente do córtex auditivo.

Perdas auditivas unilaterais *(single-sided deafness – SSD)*, perdas auditivas leves, perdas auditivas em altas frequências e perdas condutivas são consideradas alterações mínimas, ou seja, sem muita importância porque não acarretariam em consequências para comunicação e desenvolvimento da linguagem. Porém, a audição binaural permite somação das informações auditivas, localização da fonte sonora (diferenças de intensidade e de tempo na chegada das ondas), melhor compreensão da fala em ambientes ruidosos (figura-fundo) e melhor reconhecimento de fala. É inadequado supor que audição unilateral seja adequada ao desenvolvimento da fala e linguagem, e que, consequentemente, a reabilitação – amplificação sonora unilateral – seria desnecessária.

Apesar da introdução do TANU (triagem auditiva neonatal universal) a perda unilateral muitas vezes é diagnosticada tardiamente, o que traz repercussões adversas, dada a importância da audição binaural para o desenvolvimento do processamento auditivo. Em geral, a perda auditiva unilateral é diagnosticada na fase escolar, ao redor de 5 anos de idade. Quantidade relevante de crianças com perda auditiva unilateral apresentam problemas comportamentais e/ou dificuldades escolares em comparação com aquelas com audição normal; experimentam dificuldades emocionais, como vergonha, confusão e irritação. Principais repercussões dos sintomas de dificuldade auditiva relatadas pelos pais e/ou cuidadores estão relacionadas com as atividades escolares, especialmente em relação à aprendizagem da leitura e/ou escrita e ao comportamento (relações psicossociais).

Estudo com crianças com perda auditiva unilateral mostrou que 50% apresentavam dificuldades de aprendizagem, 35% apresentavam histórico de repetência escolar e 20% tinham problemas de comportamento na sala de aula. As dificuldades de comunicação mais frequentes são dificuldades de localização da fonte sonora, de compreensão quando em grupo e em sala de aula e de concentração durante as aulas.

Alterações na localização do som pode acarretar perdas da mensagem por não saber quem está falando; aumentar o risco no trânsito (p. ex., atravessar a rua); dificuldade em escutar em ambiente ruidoso, pois é mais fácil focar nos sons quando se escuta de ambas as orelhas.

A Academia Americana de Audiologia, em seu protocolo de amplificação pediátrica, estabelece que o uso de AASI em crianças com perda unilateral deve ser feito com base nas necessidades individuais, fatores audiológicos, de desenvolvimento, de comunicação e acadêmicos.

O uso de AASI melhorou significativamente a compreensão da fala em ambientes ruidosos, localização sonora, a audição seletiva em ambientes ruidosos, melhorando a qualidade de vida; a amplificação auxilia no desenvolvimento de habilidades linguísticas e permite estímulo adequado das vias auditivas centrais e integração das informações auditivas.

Single-sided deafness (SSD) e perdas auditivas assimétricas têm sido estudadas como novas indicações para implante coclear. Outras opções de reabilitação são o uso do sistema CROS (*contralateral routing of the signal*) que transfere o som que chega à orelha com perda para a orelha contralateral, e o BiCROS, que além da transferência faz a amplificação do som. Por outro lado, o implante coclear permite estimular a orelha com perda restaurando, ao menos em parte, as habilidades auditivas binaurais, melhorando a localização espacial da fonte sonora e a discriminação em ambientes ruidosos.

Diagnóstico e tratamento precoces da perda auditiva unilateral têm efeito positivo no desenvolvimento verbal, cognitivo, linguístico e socioemocional.

IMPLANTE COCLEAR E MÚLTIPLAS DEFICIÊNCIAS

Quando falamos em múltiplas deficiências nos deparamos com duas situações: crianças que chegam já com outras deficiências aparentes ou diagnosticadas e crianças cujas alterações em outras áreas ficam evidentes apenas após a realização do implante, pois a redução da idade para IC traz melhor prognóstico para recuperação da audição e aquisição da linguagem oral, porém aumenta a chance de não diagnóstico de outros comprometimentos, pois no primeiro ano de vida alguns distúrbios leves e moderados são difíceis de perceber. Existe uma gênese comum entre a surdez e outras deficiências, sendo que até um terço das crianças surdas tem comprometimentos adicionais.

Entre as múltiplas deficiências podemos ter alterações neurológicas, problemas emocionais ou comportamentais, deficiência visual, transtorno do espectro autista, comprometimentos motores, transtorno do déficit de atenção e hiperatividade (TDAH), atraso global do desenvolvimento – deficiência mental e déficits visuais.

Estas deficiências influenciam, de forma negativa, o desenvolvimento das funções cognitivas, da linguagem e a capacidade de reabilitação após o IC, o que pode tornar difícil determinar os benefícios da amplificação sonora. Deve-se levar em conta que a motivação da família é diferente, considerando-se não somente os dados objetivos de progresso de linguagem, mas dados sobre qualidade de vida, diminuição do estresse familiar, mudanças de comportamento e funcionamentos adaptativos.

Nos casos de atraso cognitivo ou de desenvolvimento global medianos, os progressos podem ser moderados ou até semelhantes aos das crianças somente surdas; já nas alterações cognitivas ou de desenvolvimento muito intensas, pode haver desenvolvimento de percepção de fala, mas com chances menores de comunicação oral: após 5 anos de IC, apenas 16% produzem fala inteligível, mas há melhora do comportamento e progressos na detecção e na discriminação sonora, mas sem habilidades linguísticas complexas.

Crianças com outras deficiências se beneficiam do IC com ganhos nos comportamentos adaptativos, nas relações sociais e na dinâmica familiar.

PRESBIACUSIA – ENVELHECIMENTO AUDITIVO E COGNIÇÃO

A presbiacusia afeta um terço da população mundial, com mais de 65 anos, sendo definida como perda auditiva progressiva, bilateral e simétrica, afetando, inicialmente as frequências agudas. Ocorrem alterações auditivas periféricas e centrais com impacto na percepção de estímulos auditivos verbais e não verbais. Paralelo a isto há aumento da incidência e prevalência de demência – declínio das funções cognitivas.

Fatores genéticos estão envolvidos, com herança poligênica não sindrômica, sendo descritos entre outras mutações (Quadro 10-6).

Fatores ambientais: exposição a substâncias químicas industriais, ruído ocupacional e recreacional, tabagismo, doenças cardiovasculares, diabetes melito e aterosclerose.

No sistema auditivo periférico, a presbiacusia apresenta disfunção da orelha interna e de neurônios aferentes, sendo classificada de acordo com a configuração audiométrica em: sensorial (perda de células ciliadas internas e de suporte), neural (perda de neurônios aferentes), estrial (atrofia da parede lateral da cóclea e da estria vascular), condutiva coclear (atrofia da membrana basilar e órgão de Corti), mista e indeterminada. No sistema auditivo central há alterações nos núcleos cocleares e no córtex auditivo.

Como consequência, há dificuldades no entendimento da fala pela pobre audibilidade causada pela alteração coclear e pelas alterações centrais. Indivíduos idosos com perda auditiva têm dificuldades com memória de trabalho e tarefas que envolvem memória auditiva e visual; associação entre a perda auditiva e cognição, sendo o grau de comprometimento cognitivo associado à severidade da perda auditiva não reabilitada. Há associação entre presbiacusia e o risco de demências, entre elas a doença de Alzheimer.

A dificuldade em compreender a fala em ambientes ruidosos ou com competição está relacionada com alterações do processamento auditivo central (PAC), mais do que a perda periférica. A disfunção do PAC está significativamente associada à alta incidência de declínio cognitivo, sendo as alterações do PAC observadas 5 a 10 anos antes do diagnóstico de demência. Comparação entre idosos que receberam IC e aqueles que estão na lista de espera para IC tem demonstrado que os implantados têm melhor desempenho em funções cognitivas.

Para explicar a deterioração cognitiva associada à perda auditiva, temos as seguintes hipóteses:

1. *Percepção*: declínio na capacidade cognitiva aumentaria a sobrecarga cognitiva, levando à perda sensorial.
2. *Privação sensorial*: perda auditiva levaria à deterioração permanente das funções cognitivas, com reorganização cortical.
3. *Degradação da informação*: perda auditiva resulta em declínio cognitivo; seriam necessários mais recursos cognitivos para interpretar o sinal auditivo degradado, com maiores demandas de funções executivas e memória de trabalho.
4. *Causa comum*: haveria um mecanismo comum que levaria a alterações relacionadas com o

Quadro 10-6. Mutações Gênicas Relacionadas com Presbiacusia

Gene	Fenótipo
KCNQ4	Canal de K nas células ciliadas externas e internas
GJB2	Proteínas de junção das células ciliadas internas
GRHL2	Fator de transcrição nas células de revestimento do ducto coclear
MYO6	Miosina IV das células ciliadas internas
NAT26A	Estresse oxidativo
GST	Enzima antioxidante glutationa
DNA mitocondrial	Deleções

envelhecimento que afetaria a cognição, audição e outras modalidades sensoriais.

5. *Reserva cognitiva*: indivíduos com condições neuropatológicas semelhantes diferem na sua habilidade de fazer uso eficiente de acordo com sua reserva cognitiva. Inteligência, alto nível educacional e ocupacional, participação em atividades de lazer e relacionamentos sociais são fatores que contribuem para reserva cognitiva.

A perda auditiva relacionada com a idade é, portanto, um fator modificável, relacionado com a demência e o declínio cognitivo. A Comissão Internacional Lancet para prevenção, intervenção e cuidados na Demência estima que um terço das demências poderia ser prevenida ou retardada com intervenção precoce e mudanças no estilo de vida, como reabilitação da perda auditiva.

A perda auditiva relacionada com a idade é um importante marcador de fragilidade, que é definida como uma síndrome clínica que apresenta 3 ou mais os seguintes sintomas:

- Perda de peso não intencional (4,5 kg no último ano).
- Exaustão autorrelatada.
- Fraqueza (força de preensão).
- Lentidão na marcha.
- Atividade física reduzida.

A fragilidade aumenta o risco de quedas, institucionalização, hospitalização e morte e está relacionada com declínio cognitivo e demência. A presbiacusia é fator de risco independente para fragilidade, aumentando em 63% o risco de quedas.

Isolamento social e solidão são considerados fatores de risco para presbiacusia, sendo essa associação mais acentuada para mulheres. Por outro lado, a presbiacusia está significativamente relacionada com depressão, ansiedade e estresse. A depressão acelera o processo de envelhecimento, aumentando a incidência de fatores de risco para doenças associadas à idade, como doenças cardiovasculares, distúrbios metabólicos e deterioração cognitiva, assim como existe uma associação bidirecional entre depressão e fragilidade.

Tratar a presbiacusia é de baixíssimo risco, traz melhora significativa na saúde física, social e cognitiva. Reabilitação auditiva com AASI ou IC é efetiva para idosos com diferentes níveis de perda auditiva e traz impacto positivo em termos de isolamento social, depressão e desempenho cognitivo.

BIBLIOGRAFIA

Baumgartner WD, Pok SM, Egelierler B, Franz P, Gstoettner W, Hamzavi J. The role of age in pediatric cochlear impalntation. *Int J Pediatr Otorhinolaryngol* 2002;62(3):223-8.

Beijen JW, Mylanus EA, Leeuw AR, Snik AF. Should a hearing aid in the contralateral ear be recommended for children with a unilateral cochlear implant? *Ann Otol Rhinol Laryngol* 2008;117(6):397-403.

Cardon G, Campbell J, Sharma A. Plasticity in the developing auditory cortex: evidence from children with sensorineural hearing loss and auditory neuropathy spectrum disorder. *J Am Acad Audiol* 2012;23(6):396-411;quiz 495.

Cassandro E, Niscatri M, Chiarella G et al. Development of communication and speech skills after cochlear implant in a sign language child. *Acta Otorhinolary Ital* 2003;23(2):8893.

Castiglione A, Benatti A, Velardita C et al. Aging, cognitive decline and hearing loss: effects of auditory rehabilitation and training with hearing aids and cochlear implants on cognitive function and depression among older adults. *Audiol Neurotol* 2016;21(suppl 1):21-8.

Culbertson JL, Gilbert LE. Children with unilateral sensorineural hearing loss: cognitive, academic and social development. *Ear Hear* 1986;1(7):38-42.

Guerreiro MJS, Gerven PWM. Disregarding hearing loss leads to overstimation of age-related cognitive decline. *Neurobiol Aging* 2017;56:180-9.

Isaac M de L, Valadão MN. Aspectos históricos da educação e da reabilitação dos surdos. In: Bento RF, Junior LRPL (Eds.). *Tratado de implante coclear e próteses auditivas implantáveis*. Rio de Janeiro: Thieme Revinter; 2014.

Jayakody DMP, Friedland PL, Martins RN, Sohrabi HR. Impact of aging on the auditory system and related cognitive functions: a narrative review. *Front Neurosci* 2018;12:125.

Kandel ER, Schwartz JH, Jessell TM (Eds.). *Principle of neural science*. 5th Ed: McGraw Hill Companies Inc; 2013.

Lacerda CBF, Santos LF (Orgs.). *Tenho um aluno surdo e agora? Introdução à Libras e educação de surdos*. São Carlos: EdUFSCar; 2013. p. 27-65.

Laury AM, Casey S, McKay S, Germiller JA. Etiology of unilateral neural hearing loss in children. *Int J Pediatr Otorhinolaryngol* 2009;73(3):417-27.

Lieu JEC, Tye-Murray N, Fu Q. Longitudinal study of children with unilateral hearing loss. *Laryngoscope* 2012;122(9):2088-95.

Marx M, Costa N, Lepage B et al. Cochlear implantation as a treatment for single-sided deafness and asymmetric hearing loss: a randomized controlled evaluation of cost-utility. *BMC Ear Nose Throat Disord* 2019;19:1.

Park SY, Kim MJ, Sikandaner H et al. A causal relationship between hearing loss and cognitive impairment. *Acta Oto-Laryngologica* 2016;136(5):480-3.

Pirana S. Avaliação foniátrica da linguagem e do desenvolvimento cognitivo. In: Bento RF, Júnior LRPL (Eds.). *Tratado de implante coclear e próteses auditivas implantáveis*. Rio de Janeiro: Thieme Revinter; 2014.

Rohlfs AK, Friedhoff J, Bohnert A *et al*. Unilateral hearing loss in children: a retrospective study and a review of the current literature. *Eur J Pediatr* 2017;176:475-86.

Ruscetta MN, Arjmand EM, Pratt SR. Speech recognition abilities in noise for children with severe-to-profound unilateral hearing impairment. *Int J Pediatric Otorhinolaryngol* 2005;69(6):771-9.

Thomas E, El-Kashlan H, Zwolan TA. Children with cochlear implants who live in monolingual and bilingual homes. *Otol Neurotol* 2008;29(2):230-4.

Ventura LMP, Costa Filho OA, Alvarenga KF. Maturação do sistema auditivo central em crianças ouvintes normais. *Pró-Fono R Atual Cient* 2009;21(2):101-6.

PROCESSAMENTO AUDITIVO

Mari Ivone Lanfredi Misorelli
Maria Flávia Bonadia-Moraes

Processamento auditivo (central) [PA(C)] refere-se à eficiência e à efetividade com que o sistema nervoso auditivo central (SNAC) utiliza a informação auditiva. PA(C) refere-se ao processamento perceptual da informação auditiva no SNAC e a atividade neurobiológica subjacente ao processamento, que permite os potenciais auditivos eletrofisiológicos. E inclui os mecanismos auditivos que permitem as seguintes habilidades ou funções: localização e lateralização do som; discriminação auditiva; reconhecimento de padrão auditivo; aspectos temporais da audição, incluindo integração temporal, discriminação temporal, ordenação temporal e mascaramento temporal, desempenho auditivo com sinais acústicos competitivos e com sinais acústicos degradados.[1,2]

As atividades periféricas são responsáveis pela sensação do som, enquanto as centrais são responsáveis pela percepção.[3] A percepção auditiva é, por um lado, a organização neural das sensações acústicas e, por outro lado, a organização neural das sensações acústicas e, ainda, a sinalização que o indivíduo faz de algo que apreende no mundo exterior.

A comunicação é um processo neurológico sofisticado e complexo, extremamente especializado e amplo, onde o SNAC interpreta, analisa as experiências sensoriais e emocionais, associando a novas experiências e agregando informações. Assim, por meio desse processamento neural dos estímulos auditivos se adquire o conhecimento dos sons da língua e suas regras.

Desta forma, o processamento auditivo interfere diretamente na aquisição e desenvolvimento da linguagem oral e nas habilidades escolares.

Apesar de habilidades como consciência fonológica, atenção e memória para informação auditiva, síntese auditiva, compreensão e interpretação de informação apresentada auditivamente, dependerem da função auditiva central intacta, elas são consideradas funções superiores de linguagem e, assim, não estão incluídas na definição de PA(C).[2]

O transtorno de processamento auditivo central [TPA(C)] é uma falha no processamento neural do estímulo auditivo, que pode coexistir, mas não é resultado de uma disfunção em outras modalidades.[2] As alterações de processamento auditivo podem ocorrer em 2 a 3% de crianças, na relação de dois meninos para cada menina.[4]

A dificuldade no PA(C) pode estar associada a dificuldades de aprendizagem, fala e linguagem. No entanto, esta relação não é simples, já que a privação auditiva não tem o mesmo impacto nas pessoas, em razão da organização cerebral individual e das condições que afetam sua organização, como idade desenvolvimental e cronológica, experiência e tempo de linguagem; habilidades cognitivas, incluindo atenção e memória; educação; acuidade visual, habilidades motoras; e outras variáveis podem influenciar no desempenho dos indivíduos.[2-5] Várias evidências se acumularam ao longo dos últimos 50 anos, estabelecendo, definitivamente, TPA(C) como um transtorno clínico "verdadeiro" e documentando o forte vínculo entre lesões bem definidas do sistema nervoso auditivo central (CANS) e alterações comportamentais e medidas auditivas eletrofisiológicas centrais.[5-7]

Apesar de o TPA(C) poder coexistir com outras desordens, em quadros que frequentemente apresentam dificuldades de compreensão de linguagem falada e/ou escuta – transtorno de espectro autista (TEA) ou transtorno de déficit de atenção/hiperatividade (TDAH), nem sempre essas dificuldades são causadas por alteração de PA(C) *per si*, mas a funções superiores, a desordens mais globais. Por isso, não seria apropriado aplicar o rótulo diagnóstico de TPA(C) para dificuldades auditivas exibidas por estas crianças.[4,5]

Assim, os termos processamento de linguagem e processamento auditivo não são sinônimos; apesar de distúrbios de linguagem e de processamento auditivo poderem levar a sintomas comportamentais similares.[2]

SINTOMAS

Os comportamentos e sintomas presentes na dificuldade de processamento auditivo podem ser diversos e não homogêneos, em razão da organização complexa do sistema nervoso com outras estruturas do sistema nervoso.[2] Assim, os indivíduos com dificuldade na função auditiva central podem apresentar um ou mais dos seguintes comportamentos:[1,2]

- Dificuldade de compreensão de linguagem falada em ambientes ruidosos, com mensagem competitiva ou diminuição de pistas visuais.
- Interpretação incorreta de mensagens.
- Respostas inapropriadas ou inconsistentes.
- Solicitação frequente de repetição, necessidade de parafrasias.
- Utilização de "Hã?" "O que?".
- Necessidade de mais tempo para responder em situações de comunicação oral.
- Dificuldade em manter a atenção.
- Distrai-se facilmente.
- Dificuldade em seguir ordens ou comandos auditivos complexos.
- Dificuldade de localização da fonte sonora.
- Dificuldade em aprender rimas e músicas infantis.
- Dificuldade em perceber informações de prosódia, que denotem sarcasmos ou ironia.
- Dificuldade em aprender uma língua estrangeira.

Estes sintomas podem ser atribuídos a outras patologias com etiologia distinta, que podem ou não coexistir com uma dificuldade de processamento auditivo. A presença de um ou mais sintomas indicam risco da presença de um TPA(C), mas não fecham o diagnóstico.[1,2]

ANATOMIA

O nervo auditivo é a primeira estrutura central a receber os estímulos via cóclea, apresenta organização tonotópica, ou seja, as fibras são organizadas espacialmente segundo as características acústicas, essa organização está presente em toda a via auditiva até o córtex auditivo primário. As vias aferentes originam-se nos núcleos cocleares (NC) que recebem informação da orelha ipsolateral, sua função é ampliar o contraste dos estímulos e diminuir os sinais de ruído. Esses estímulos seguem para os núcleos do complexo olivar superior (COS), que recebem informação tanto da orelha ipsolateral quanto da orelha contralateral, essa condição anatômica é base para a comparação de informações entre as orelhas como diferenças de intensidade e de tempo interaural, possibilitando as habilidades de localização, lateralização e fala no ruído.

Os estímulos seguem via lemnisco lateral, com estruturas ascendentes e descendentes, tendo assim um papel sensorial e motor, até o colículo inferior, que continua a análise sensorial dos estímulos. A comissura que une essas duas estruturas também desempenha um papel na localização da fonte sonora. O corpo geniculado medial (CGM) continua a análise dos estímulos, aplicando um filtro ativo na informação.

O córtex auditivo primário (giro de Heschl) recebe projeções do tálamo e da ínsula e tem representado fibras tanto da orelha ipsolateral quanto da orelha contralateral. Embora com predomínio de fibras contralaterais, é especializado na análise rápida de eventos acústicos fundamentais para discriminação de consoantes. O córtex auditivo secundário (área de Wernicke) é responsável pelo reconhecimento de palavras e de outros estímulos de linguagem.

O hemisfério esquerdo, para a maioria da população, é dominante para as funções de linguagem, o hemisfério direito é responsável pela percepção do estímulo não linguístico, como ritmo e entonação, e pela percepção do contorno acústico de informações linguísticas ou não.

O corpo caloso (CC) é a maior fibra comissural do sistema nervoso central e é responsável pela conexão das áreas corticais, permitindo a integração de informações analisadas pelos hemisférios. O tempo de transferência da informação de um hemisfério para o outro é dos aspectos mais importantes relacionados com a função do corpo caloso. O impulso elétrico desta transferência pode variar dos 3-6 aos 100 ms, dependendo se ocorre uma excitação ou inibição das fibras nervosas.[10]

As vias eferentes apresentam trajetos tanto ipso quanto contralateral; inclui tanto atividade excitatória quanto inibitória. Embora sua função não seja totalmente conhecida, pode-se citar a redução da atividade nervosa elicitada por estímulo sonoro, a diminuição de ruído, o envolvimento nos mecanismos de *feedback* e o aprimoramento da resolução temporal[8].

Os conceitos de neuromaturação e de neuroplasticidade do sistema auditivo têm importantes implicações na avaliação e intervenção de crianças com TPA(C). Maturação e plasticidade neural não são sinônimas, embora sejam fenômenos muito próximos.[1]

O tempo de transferência inter-hemisférica vai diminuindo até a adolescência e está relacionada com o aumento da maturação do corpo caloso.[9,10] Lesões nesta região prejudicam a interação entre os hemisféricos, assim como as tarefas dicóticas que requerem esta interação.

A maturação do sistema auditivo segue da área periférica para o córtex, envolvendo mecanismos como a diferenciação e migração celulares, mielinização, arborização e formação de sinapses.[8,9] A partir do 20º dia gestacional até início da puberdade, por volta do 12 anos, o sistema auditivo encontra-se em desenvolvimento maturacional. Estudiosos indicam que a região auditiva pré-tálamo apresenta mielinização completa aos 5/6 meses de vida, a região pós-tálamo nunca antes dos 5/6 anos, e o corpo caloso e áreas associativas só perto dos 10/12 anos.

Como a neuromaturação de algumas porções do sistema auditivo podem não estar completas até a idade de 12 anos ou mais, dados normativos com a faixa etária devem ser obtidos por meio de instrumentos de avaliação utilizados na clínica.[1,2]

O conceito de plasticidade neural está relacionado com as modificações que o SNAC faz frente à estimulação interna ou externa. Existem três tipos de plasticidade: a plasticidade desenvolvimental, que ocorre em decorrência dos processos maturacionais, a plasticidade compensatória e a plasticidade decorrente da aprendizagem.[5]

AVALIAÇÃO

Os fatores presentes na história do indivíduo interferem em seu desenvolvimento global e devem ser consideradas na análise dos dados obtidos na avaliação, assim como no planejamento da intervenção terapêutica.

A história clínica do indivíduo deve incluir pesquisa de antecedentes familiares para perdas auditivas ou dificuldades de processamento auditivo; histórico médico, incluindo dados gerais de saúde, como nascimento, histórico otológico e neurológico, coexistência de outras patologias, uso de medicamentos; desenvolvimento de linguagem e fala; desenvolvimento escolar e social; descrição das dificuldades de comunicação ou auditivas do indivíduo.[2]

A proposta da bateria comportamental que avalia a função auditiva central é examinar a integridade do SNAC, e determinar a presença de TPA(C) e descrever seus parâmetros. Determinar a presença de TPA(C) é fundamental para o diagnóstico diferencial com patologias que apresentam sintomatologia semelhante às dificuldades de processamento auditivo e descrever seus parâmetros permitirá um planejamento de intervenção terapêutico mais objetivo, inclusive para os quadros onde as alterações de habilidades auditivas fazem parte de uma sintomatologia mais abrangente, como nos casos de TEA e TDAH.

Outro aspecto que deve ser considerado é a idade, em razão do alto grau de variação de desempenho em crianças abaixo de 7 anos de idade, muitos testes centrais não são apropriados, especialmente aqueles que envolvem a função inter-hemisférica (*corpus callosum*), uma vez que o tempo maturacional desta região do cérebro é altamente variável, gerando padrões normativos com desvios muito grandes.

Portanto, para crianças com menos de 7 anos de idade, a avaliação de PA(C) pode incluir o uso de medidas de triagem e listas de verificação comportamental que forneçam informações sobre crianças que podem estar "em risco" para TPA(C) e uma recomendação para monitoramento próximo das habilidades e acompanhamento regular para chegar ao diagnóstico o mais cedo possível.[11] E o teste de diagnóstico comportamental deve ser realizado com extrema cautela.[2]

Para tal, o examinador deve avaliar uma variedade de áreas de desempenho auditivo. Os testes devem incluir testes verbais e não verbais para examinar diferentes aspectos do PA(C) e diferentes níveis do SNAC.[2]

Antes da aplicação da bateria comportamental é necessário avaliar a audição periférica, sugere-se a audiometria tonal, aplicação de medida de imitância, incluindo timpanometria e pesquisa de reflexo e, se necessário, emissão otoacústica por produto de distorção.[1,2]

A bateria de avaliação do PA(C) será apresentada segundo os principais mecanismos auditivos:

Processamento Temporal

Processamento temporal refere-se ao modo como o SNAC analisa aspectos temporais do sinal acústico, é o mecanismo auditivo mais elaborado, pois inclui muitas habilidades auditivas e muitos níveis do SNAC e seus mecanismos ainda não são totalmente conhecidos.[4]

A habilidade de reconhecer o contorno do sinal acústico contribui muito para tarefas como extração e utilização de aspectos de prosódia, como ritmo, tonicidade e entonação. Essas habilidades permitem ao ouvinte reconhecer palavras-chave em uma frase, reconhecer a sílaba tônica de uma palavra, permitindo, por conseguinte, a diferenciação de palavras que se opõem, apenas, pela mudança da tonicidade, ou de frases que têm seu significado mudado pela variação da prosódia. A entonação fornece indícios sobre a intenção da mensagem, assim como o estado emocional do falante. O ritmo da fala também pode afetar o significado da expressão.[5]

O processamento temporal inclui quatro categorias: ordenação temporal, resolução ou discriminação temporal, integração temporal e mascaramento temporal.

Ordenação temporal refere-se ao processamento de múltiplos estímulos em uma sequência temporal, habilidade importante na percepção da fala. É avaliada por meio de testes de padrão de frequência ou duração em que é solicitado ao indivíduo que nomeie a ordem da sequência de três tons. A ordenação temporal de padrões auditivos requer o processamento de ambos os hemisférios cerebrais: o hemisfério esquerdo, para a ordenação das respostas, e o hemisfério direito, para o reconhecimento do padrão gestáltico*, considerando este dominante para o reconhecimento desse padrão. Se a *gestalt*

---

* Gestalt também é conhecida como a "Lei da Simplicidade". Segundo essa teoria, todo estimulo é percebido, primeiro, em sua forma mais simples. E geralmente a forma mais simples é o conjunto, o todo. Por isso enxergamos os carros nas ruas e não seus componentes (as rodas, os vidros, a lataria, os faróis, etc.) e por aí vai. Em outras palavras, o "todo" possui prioridade no processo cognitivo.

dos padrões é reconhecida pelo hemisfério direito e a sequenciação dos padrões é finalizada no hemisfério esquerdo, a integração inter-hemisférica e a transferência de informação pelo corpo caloso estão envolvidas. A resposta verbal para padrões de frequência requer, ainda, uma rota neural da sequência decodificada da região subcortical da área temporoparietal posterior, via tratos intra-hemisféricos para as regiões frontais do cérebro próximas, ou na fissura central, onde a resposta motora seria organizada e iniciada.[5,12]

Resolução temporal refere-se ao menor tempo que uma pessoa precisa para perceber o intervalo de tempo entre dois estímulos auditivos.

Os testes disponíveis para avaliar essas habilidades são importados e foram padronizados para a população brasileira:

- *Pitch Pattern Sequence* (PPS).[13,14]
- *Duration Pattern Sequence* (DPS).[7,8]
- *Gaps in Noise* (GIN).[15,16]
- *Randon Gap Detection Test* (RGDT).[17,18]

Integração temporal resulta da somatória da atividade neuronal ocasionando aumento da energia do som tanto na duração quanto na intensidade do estímulo. Mascaramento temporal é mudança de um som na presença de outro estímulo precedente ou subsequente.

Escuta Dicótica de Fala

O termo dicótico refere-se à condição em que diferentes estímulos são apresentados para cada orelha, simultaneamente. Avalia a função hemisférica, a transferência inter-hemisférica de informação, maturação e desenvolvimento do SNAC.

A teoria relativa ao mecanismo da escuta dicótica sugere que, apesar da entrada auditiva estar representada tanto contra como ipsolateral por meio do SNAC, vias contralaterais de uma orelha ao córtex auditivo são mais fortes e mais numerosas que as vias ipsolaterais. Para estímulos monóticos, ambas as vias realizam a transmissão do sinal. Entretanto, para estímulos dicóticos, as vias contralaterais dominam e suprimem as vias ipsolaterais.

Como um dos hemisférios é dominante para linguagem (usualmente o esquerdo), a informação apresentada na orelha esquerda chega, inicialmente, ao hemisfério direito e precisa passar pelo corpo caloso para ser percebida e analisada pelo hemisfério esquerdo. Já a informação apresentada na orelha direita é transmitida, diretamente, ao hemisfério esquerdo sem a necessidade de processamento pelo hemisfério direito ou pelo corpo caloso.

Clinicamente, podem-se identificar dois tipos principais, os de separação binaural (escuta dirigida) e os de integração binaural. Nos testes de separação binaural é solicitado ao ouvinte que preste atenção em apenas uma orelha, desprezando a informação da outra, já na tarefa de integração binaural é solicitada atenção na informação das duas orelhas.

Os testes de escuta dicótica podem apresentar características muito diferentes, incluindo o tipo de estímulo a ser utilizado, nível de dificuldade, grau de demanda linguística e solicitação de tarefa ao ouvinte. Os estímulos apresentados podem ser não verbais e verbais, os estímulos verbais incluem sílabas, dígitos, palavras até sentenças completas. A resposta pode ser global, com o ouvinte repetindo tudo o que ouviu (integração binaural/atenção dividida) ou limitada, com o ouvinte repetindo somente parte da informação (separação binaural/atenção dirigida).

As tarefas de fala dicóticas são sensíveis a disfunções corticais e do corpo caloso, assim como às disfunções de tronco encefálico, apesar de em grau menor. Outra informação relevante é a vantagem da orelha direita relacionada com a maturação da via auditiva e com a especialização hemisférica para linguagem.

Os testes de escuta dicótica de fala disponíveis, no Brasil, são:[19]

- Teste dicótico de dígitos.
- Dicótico consoante-vogal.
- Teste de escuta de dissílabos alternados – SSW em Português.
- Teste de sentenças sintéticas com mensagem competitiva contralateral – SSI-MCC em português.
- Teste de inteligibilidade pediátrica com mensagem competitiva contralateral – PSI-MCC em português.

Monoaurais de Baixa Redundância

Esses testes reduzem a redundância extrínseca do sinal de fala, distorcendo o sinal por modificações digitais ou eletroacústicas de frequência, de intensidade ou das características temporais do sinal e quando sem distorção, com mensagem competitiva ou com ruído competitivo. Avaliam a função auditiva central de fechamento auditivo, que é a habilidade de o indivíduo completar a informação, fazem parte desta habilidade a discriminação auditiva e a decodificação. Essa habilidade tem importante papel no dia a dia, já que são comuns situações de comunicação em ambientes ruidosos ou com vários falantes.

Os testes disponíveis, no Brasil, são:[19]

- Teste com fala filtrada/passa baixo.
- Teste com fala no ruído.
- Teste de fala comprimida.
- Teste de sentenças sintéticas com mensagem competitiva ipsolateral – SSI-MCI em português.
- Teste de inteligibilidade pediátrica com mensagem competitiva ipsolateral – PSI-MCI em português.

Interação Binaural

O mecanismo de interação binaural refere-se à habilidade do SNAC em receber informações díspares, embora complementares, e unificá-las em um evento perceptual. Este processo depende, primariamente, da integridade de estruturas do tronco encefálico, no entanto, podem ser afetados por disfunções/lesões corticais.

As funções auditivas que dependem da interação são: localização e lateralização, diminuição de mascaramento binaural, detecção de sinais no ruído e fusão binaural.

O teste utilizado para avaliar essa habilidade é o *Masking Level Difference* (MLD).[20]

Além da avaliação desses mecanismos, sugere-se a avaliação de discriminação das propriedades do som: frequência, intensidade e duração.

Indicação

A avaliação de PA(C) pode ser indicada para indivíduos com sensibilidade auditiva periférica normal que apresentam sintomas auditivos ou perda audição periférica cujas dificuldades são maiores do que seria esperado para o grau de perda auditiva. Estas pessoas podem ter ou não queixa relacionada com as dificuldades acadêmicas ou outras e abrange a faixa etária de crianças pequenas a adultos idosos.[2]

Ou, ainda, quando verificarmos:

- Histórico significativo de otite média ou outra condição que possa resultar em privação sensorial auditiva.
- Transtorno neurológico afeta áreas auditivas do sistema nervoso central e que exibam sintomas auditivos concomitantes.
- Histórico de hiperbilirrubinemia.
- Na população idosa como preditor de sucesso com os aparelhos auditivos binaurais.

Diagnóstico

A interpretação dos resultados deve incluir,[2] a análise de cada teste, observando a integridade ou comprometimento da habilidade avaliada de acordo com a faixa etária, a comparação com os demais testes da bateria comportamental. As informações obtidas devem ser compatíveis e, caso não seja, deve haver uma justificativa para tal. É a comparação das tendências observadas na bateria de testes, que define a consistência de resultados com os princípios da neurociência.

O diagnóstico de TPA(C) requer déficit de desempenho em pelo menos dois ou mais testes da bateria. O avaliador deve estar atento, entretanto, a inconsistências nos resultados que seria sinal de presença de uma alteração não auditiva. Se o desempenho pobre for observado em apenas um teste, deve-se observar o desvio-padrão; além disso, é indicado que o avaliador reaplique o teste em questão ou outro similar para avaliar o mesmo processo e confirmar seus achados.

Outro objetivo importante da avaliação é descrever as habilidades tanto deficitárias como fortalecidas, essas informações nortearão o planejamento da intervenção terapêutica.

O avaliador também deve observar e descrever indicadores qualitativos de comportamentos de desempenho que ocorreram durante a avaliação, como tempo de resposta, distribuição de erros durante a avaliação, atenção, memória, fadiga e motivação.

Existem sistemas ou modelos de classificação que são usados para classificar os indivíduos diagnosticados com TPA(C).[5,19,21] Cada modelo usa os resultados da bateria de testes auditivos centrais para construir um perfil que pode ser utilizado para auxiliar a equipe multidisciplinar na determinação estratégias de intervenção do déficit. Apesar de estes modelos serem métodos úteis na interpretação dos resultados da bateria e no programa de intervenção, é importante enfatizar que seu uso não é universalmente aceito.[2]

INTERVENÇÃO

A literatura da neurociência auditiva e cognitiva fornece um programa amplo, que incorpora tanto uma abordagem *bottom-up* como *top-down,* com base nos princípios da neurociência.

Treinamento auditivo deve ser implementado tão logo quanto possível, deve ser intensivo, explorando a reorganização e a plasticidade cortical, deve ser amplo, maximizando generalização e reduzindo os déficits funcionais, e deve fornecer forte reforço para promover a aprendizagem. Além disso, é importante que os princípios do treinamento sejam ampliados para a escola, lugar de trabalho ou no lar para maximizar as habilidades trabalhadas.[2]

Os objetivos da intervenção são determinados com base nos achados da bateria de testes, na história clínica individual, e nos dados de avaliação de linguagem e educacional, e deve focar tanto a reabilitação das habilidades comprometidas assim como os impactos que esses comprometimentos trouxeram para o indivíduo. O programa de intervenção deve atuar em três aspectos: atividades de reabilitação, estratégias compensatórias e modificações ambientais.[2,5,19]

Atividades de reabilitação, ou treinamento auditivo, consistem em estratégias idealizadas com o objetivo de reabilitar as funções auditivas deficitárias envolvidas no PA(C). As atividades de treinamento auditivo podem incluir, mas não estão limitadas a procedimentos de discriminação de frequência, intensidade e duração, discriminação de fonemas e atividades de fonema-grafema, discriminação de *gap*, sequencialização e ordenação temporal, reconhecimento de padrão verbal ou não, localização e lateralização de sons e reconhecimentos de informação auditiva com presença de competição ou ruído. Como a transferência inter-hemisférica subsidia o processamento e a escuta binaural, exercícios para treinar a transferência inter-hemisférica usando diferenças interaurais de intensidade, assim como outros exercícios de transferência inter-hemisférica que podem ser unimodais (unindo características acústicas linguísticas e prosódicas) ou multimodais (escrevendo um ditado, descrição de uma figura enquanto desenha) são importantes para o programa de treinamento auditivo.[2-5]

Treinamento das estratégias compensatórias é uma abordagem idealizada com o objetivo de minimizar o impacto que a alteração das funções auditivas trouxe ao desenvolvimento do indivíduo e que não são resolvidas com o treinamento auditivo, estão especialmente relacionadas com a memória, atenção e linguagem. As estratégias utilizadas são as metalinguísticas* e as metacognitivas** e incluem: derivação contextual, construção de vocabulário, consciência fonológica, solução de problemas e autoinstrução.[2-4,19]

As modificações ambientais têm o objetivo de melhorar o acesso à informação auditiva, diminuindo o impacto que as alterações da função auditiva possam trazer para o dia a dia do indivíduo, entre as mudanças pode-se incluir a melhora do ambiente acústico, como, diminuição do ruído e da reverberação, e a escolha de assento preferencial, que considera as características acústicas da sala de aula ou do ambiente de trabalho e a distribuição espacial do ambiente, designando o local de melhor aproveitamento da informação do ponto de vista auditivo e visual.[2,4]

CONSIDERAÇÕES FINAIS

O processamento auditivo impulsionado por novas descobertas na neurociência nos trará cada vez mais melhor compreensão dos processos envolvidos, uma bateria de avaliação de processamento cada vez mais específica e novas abordagens terapêuticas.

Outro objetivo foi valorizar a avaliação do processamento auditivo como ferramenta eficaz na elucidação da etiologia, fornecendo dados para o diagnóstico diferencial e colaborando na elaboração de estratégias específicas. No entanto, a avaliação do processamento só trará essa contribuição com a leitura e a interpretação criteriosa de seus achados, sob a luz do conhecimento da neurobiologia do sistema nervoso auditivo central.

A investigação da função auditiva central deve ser considerada parte integrante de uma investigação que envolva a análise completa das dificuldades apresentadas pelo indivíduo em razão da estreita relação que os aspectos perceptuais auditivos estabelecem com outras funções superiores.

A correlação entre os achados da avaliação da função auditiva e os da avaliação de linguagem oral e/ou escrita permitem uma compreensão mais abrangente das dificuldades e facilidades do indivíduo, possibilitando a escolha de um caminho mais produtivo pelo terapeuta.

Os clínicos interessados na avaliação das habilidades auditivas centrais e no tratamento de suas alterações, necessitam aprofundar seus conhecimentos na neurociência em geral, especificamente a neurociência auditiva, especialmente em áreas como anatomia, fisiologia, farmacologia e plasticidade do sistema nervosos auditivo central, que são relevantes para o campo do PA(C).[1] O conhecimento do SNAC permite diagnóstico e programa de intervenção terapêutica mais preciso e pontual.

REFERÊNCIAS BIBLIOGRÁFICAS

1. ASHA. (Central) Auditory Processing Disorders. (Acesso em 2005). Disponível em https://www.asha.org/policy/TR2005-00043/
2. American Academy of Audiology Clinical Practice Guidelines: Diagnosis, Treatment and Management of Children and Adults with Central Auditory Processing Disorder. (Acesso em 24 de Agosto de 2010).
3. Musiek FE, Oxholm VB. Anatomy and physiology of the central auditory nervous system: a clinical perspective. In: Roeser RJ, Valente M, Hosford-Dunn H (Eds.). *Audiology: Diagnosis.* New York: Thieme Medical Publishers; 2000.
4. Chermak GD, Musiek FE. *Central Auditory Processing Disorders.* San Diego: Singular Publishing Group; 1997.
5. Bellis TJ. *Central Auditory Processing Disorders: Assessment and management central auditory processing disorders.* 2nd ed. San Diego: Singular Publishing Group; 2003.
6. Boscariol M, Garcia VL, Guimarães CA *et al.* Auditory processing disorders in twins with perisylvian polymicrogyria. *Arq Neuro-Psiquiatr* 2009;67(2b):499-501.
7. Boscariol M, Garcia VL, Guimarães CA *et al.* Auditory processing disorder in perisylvian syndrome. *Brain Dev* 2010;32(4):299-304.
8. Musiek FE, Oxholm VB. Anatomy and physiology of the central auditory nervous system: a clinical perspective. In: Roeser RJ, Valente M, Hosford-Dunn H (Eds.). *Audiology: Diagnosis.* New York: Thieme Medical Publishers; 2000.
9. Musiek FE. Neuroanatomy, neurophysiology, and central auditory assessment. Part III: corpus callosum and efferent pathways. *Ear Hear* 1986;7(6):349-58.

---

* A metalinguagem é a linguagem que descreve sobre ela mesma, utiliza o próprio código para explicá-lo. Quando a preocupação do emissor está voltada para o próprio código, ou seja, para a própria linguagem, temos o que chamamos de função metalinguística.
** A metacognição consiste na capacidade do indivíduo de monitorar e autorregular os próprios processos cognitivos. O termo vem da palavra raiz meta, que significa "além".

10. Musiek FM, Gollegly KM, Baran JA. Myelination of the corpus callosum and auditory processing problems in children: theoretical and clinical correlates. *Semin Hear* 1984;5:231-240.
11. Baran JA. Test battery considerations. In: Musiek FE, Chermak GD (Eds.). Handbook of (central) auditory processing disorder: Auditory neuroscience and diagnosis. San Diego, CA: Plural Publishing; 2007. v. 1. p. 163-92.
12. Shinn JB. Temporal Processing and temporal patterning Tests. In: Musiek FE, Chermak GD. *Handbook of (Central) Auditory Processing Disorder*. San Diego: Plural Publishing; 2007. v. 1: Auditory Neuroscience and diagnosis.
13. Corazza MCA. *Avaliação do Processamento Auditivo Central em adultos: teste de padrões temporais auditivos de frequência e teste de padrões tonais auditivos de duração*. [Tese de Doutorado]. São Paulo: Universidade Federal de São Paulo; 1998.
14. Schochat E, Rabelo CM, Sanfins MD. Processamento auditivo central: testes tonais de padrão de freqüência e de duração em indivíduos normais de 7 a 16 anos de idade. *Pró-Fono* 2000;12(2):1-7.
15. Musiek F, Shin J, Jirsa R *et al*. The GIN® (Gaps-in-Noise) Test performance in subjects with confirmed central auditory nervous system involvement. *Ear Hear* 2005;26:608-18.
16. Samelli AG. *O teste GIN (Gap in Noise): limiares de detecção de gap em adultos com audição normal*. [Tese de Doutorado] São Paulo: Universidade Federal de São Paulo; 2005.
17. Keith B. *Random Gap Detection Test*. St Louis, MO: Auditec; 2005.
18. Ziliotto K, Pereira LD. Random Gap Detection Test in Subjects with and without APD. In: *17th Annual Convention and Exposition*: 2005. Washington. Reston: American Academy of Audiology, 2005. p. 30.
19. Pereira LD, Schochat E. *Processamento auditivo central: manual de avaliação*. São Paulo: Editora Lovise; 1997.
20. Mendes SC, Branco-Barreiro FCA, Frota S. Limiar Diferencial de mascaramento: valores de referência em adultos. Rio de Janeiro. *Audiol Commun Res* 2017;22:e1746.
21. Katz J. Classification of central auditory processing disorders. In: Katz J, Stecker N, Henderson D. *Central auditory processing: a transdiscplinary view*. St Louis, MO: Mosby; 1992. p. 81-91.

DENA – DESORDENS DO ESPECTRO DA NEUROPATIA AUDITIVA

CAPÍTULO 12

Sulene Pirana
Fabiana Caldini Piscini

No início dos anos 1980, com o aprimoramento das técnicas de estudo sobre a eletrofisiologia do nervo auditivo e, principalmente, com a descoberta das emissões otoacústicas (EOAs), feita por Kemp em 1978, colocou-se em cheque a ideia, prevalente anteriormente, de que as queixas de surdez apontavam apenas para a presença de falhas condutivas e cocleares. Ainda no século XIX, autores apresentavam indicações clínicas da existência de sintomas auditivos causados por doenças externas às estruturas estritamente sensoriais; na primeira metade do século XX e nos anos 1960, trabalhos de autores conceituados mostravam quadros clínicos auditivos que não deviam ser cocleares, mas que poderiam ser confundidos com deficiência auditiva sensorial.

Em 1979, foi publicado o primeiro caso do que hoje seria chamado neuropatia auditiva. Em 1995, novo tipo de alteração auditiva foi descoberta e publicada quase simultaneamente por Kaga *et al.* e Starr *et al.* Kaga denominou "doença do nervo auditivo", e Starr usou o temo "neuropatia auditiva". Com os avanços das pesquisas verificou-se que não se tratava de afecção única e sim um conjunto de sinais de etiologias e sintomatologia clínica diversificada, sendo proposta a denominação, em 2008 pela equipe do Colorado Children's Hospital, de **desordens do espectro da neuropatia auditiva – DENA**.

DENA é um termo que descreve um grupo de pacientes de todas as idades que têm características consistentes com função normal das células ciliadas externas (EOA e MC – microfonismo coclear, presentes) e função neural anormal (PEATE ausente ou alterado). As EOA podem desaparecer em alguns pacientes com DENA e este desaparecimento não está correlacionado com a duração da afecção; sendo mais intensa em usuários de AASI. Evidências neurológicas e eletrofisiológicas indicam que a alteração da atividade do nervo auditivo se deve à atividade neural dessincronizada e/ou diminuída.

INCIDÊNCIA E PREVALÊNCIA

DENA ocorre em cerca de 10% dos pacientes com PANS (perda auditiva neurossensorial). Esta estimativa se baseia em dados de várias fontes que incluem a triagem de mais de 1.000 crianças matriculadas em escolas para surdos na América do Norte, estudo semelhante em menor escala em Hong Kong, avaliação de crianças na Austrália e um multicêntrico de triagem neonatal nos Estados Unidos. A maior incidência de 17,3 e 15,4%, respectivamente, foi relatada entre crianças identificadas com perda auditiva após a triagem auditiva neonatal. Na unidade de terapia intensiva neonatal, as taxas PEATE com características fisiológicas da DENA variou de 24 a 40% dos lactentes que falharam no teste em uma ou ambas as orelhas.

Estudo brasileiro relatou prevalência de DENA em indivíduos com PANS de 1,2%. A literatura contém relatados prevalências variando de 0,5 e 15%. Outros autores relataram prevalência de 5,1% de DENA em crianças com PANS (perda auditiva neurossensorial).

ETIOLOGIA

Em 40% dos casos de DENA encontramos uma origem genética, que pode ser sindrômica ou não sindrômica, com padrão de herança autossômica dominante, autossômica recessiva, ligada ao X ou mitocondrial. Foram descritas mutações em genes críticos para mielinização de nervos periféricos e sobrevivência axonal (MPZ, NDRG1, PMP22, DFNB9, DFNB59, Diaph3 e AUNA1).

Uma causa frequente de dessincronia auditiva pré-sináptica está associada a mutações do gene OTOF (DFNB9), que se encontra na região do cromossomo 2p23 e codifica a otoferlina, uma proteína transmembrana pertencente à família de proteínas de ferritina e envolvida na liberação de neurotransmissores de glutamato na fenda sináptica das CCI. Até o momento, 93 mutações em OTOF foram relatadas; a maioria dessas mutações resulta em surdez pré-lingual severa a profunda, com alguns fenótipos caracterizados por flutuações extremas na audição e mudanças na temperatura corporal.

As anomalias de liberação de neurotransmissores são acompanhadas por prejuízo na ativação de fibras do nervo auditivo. Isso resulta na dessincronia da atividade do nervo auditivo e diminuição da entrada das vias auditivas do tronco cerebral, levando, por sua vez, à perda auditiva e comprometimento do processamento temporal da informação acústica.

A maioria dos pacientes apresenta um fenótipo muito homogêneo, com perda auditiva congênita severa a profunda. Mais de 50% das crianças portadoras de dois alelos mutantes do gene OTOF têm a função das CCE preservada, avaliada pelo registro de MC e EOA. O desaparecimento de EOA ao longo do tempo tem sido relatado em alguns pacientes com mutações da otoferlina, que podem estar relacionadas com o dano retardado das CCE.

O gene DFNB59 codifica uma proteína chamada pejvakin, que é encontrada nas células ciliadas da cóclea, células pilares na cóclea, bem como no gânglio espiral e corpos celulares de neurônios do sistema auditivo aferente e do sistema do núcleo coclear ao mesencéfalo. Várias mutações neste gene, foram identificadas, com uma mutação associada à interrupção na transmissão de impulsos nervosos; outros estudos encontraram CCE e CCI cocleares preservadas e especula-se que a mutação de pejvakin causa disparos neuronais auditivos não sincrônicos, o que resulta em um PEATE acentuadamente anormal, com as ondas iniciais ausentes e atraso da onda V.

O gene Diaph3 é responsável por uma forma de afecção autossômica dominante da neuropatia auditiva (AUNA1). Codifica uma proteína que ajuda a manter a polaridade e a morfologia celular e possivelmente atua de forma importante nos dendritos pós-sinápticos. Como resultado da superexpressão de Diaph3, as sinapses das CCI são inicialmente afetadas, preservando-se a função das CCEs. No entanto, a perda auditiva progride com eventual envolvimento das CCE e perda auditiva neurossensorial profunda, na quinta ou sexta década de vida.

Em contraste com as causas genéticas isoladas, a DENA pode ser parte de uma síndrome hereditária, como Ataxia de Charcot, de Marie-Tooth ou de Friedreich, em que indivíduos podem exibir uma gama de neuropatias sensoriais e/ou motoras. Nos casos em que o sistema auditivo periférico é afetado, as células sensoriais da cóclea são poupadas. Portanto, as EOA estão presentes, assim como as sinapses entre as CCI e fibras nervosas auditivas. A disfunção ocorre ao longo do nervo auditivo periférico e, ocasionalmente, no sistema nervoso central, resultando em um PEATE com resposta anormal.

Um diagnóstico de DENA também pode resultar de padrão de herança não sindrômica ou esporádica, que resulta na deficiência do nervo coclear e pode ser bilateral ou unilateral. Devendo-se suspeitar de hipoplasia e agenesia do VIII, nos casos de DENA unilateral. O exame de imagem pode ser uma ferramenta útil para avaliar o nervo coclear em casos de DENA. Estudos mostram que malformações da orelha interna são identificadas em 32% das crianças com perda auditiva sensório-neural, sendo 28% hipoplasia ou agenesia do VIII par.

DENA ADQUIRIDA

As manifestações auditivas da DENA podem surgir precocemente na vida durante o período perinatal. Por outro lado, a DENA pode ser adquirida ou expressa mais tardiamente. Entre as causas não herdadas, todos os fatores de risco para perda coclear também são causas de disfunção das vias auditivas centrais: infecções congênitas ou perinatais, metabólicas (diabetes, hipóxia), tumorais, hiperbilirrubinemia, encefalite, meningite.

Aquisição Precoce

O risco perinatal mais significativo para a DENA adquirida é a permanência prolongada em UTIN (unidade de terapia intensiva neonatal) onde hipóxia, prematuridade e hiperbilirrubinemia são potenciais causas de DENA.

Hipóxia

Há algumas evidências na literatura animal de que a hipóxia causa maior dano as CCI do que as CCE; após um período de hipóxia induzida experimentalmente, os resultados do PEATE foram menores em amplitude e as EOA permaneceram inalteradas. A varredura microscópica de elétrons revelou que as CCI apresentaram protrusões citoplasmáticas com estereocílios edemaciados e desordenados. Em comparação, as CCE permaneceram relativamente normais, concluindo que a hipóxia de médio a longo prazo afeta as CCI e o sistema aferente coclear antes das CCE.

Prematuridade

Estudos de ossos temporais em pacientes graves da UTIN que evoluíram para óbito revelaram alta porcentagem de prematuros com perda seletiva de CCI. Parece haver um período inicial de desenvolvimento durante o qual os fatores de comorbidades que estão associados à prematuridade danificam seletivamente as CCI. Como evidência de prematuridade sendo um fator de risco para a DENA, constatou-se que a média de idade dos bebês da UTIN com dano seletivo de CCI foi de 32 semanas de gestação em comparação com 36 semanas de gestação para aqueles com orelhas normais e aqueles que mostraram perda de CCE e CCI.

Hiperbilirrubinemia

Hiperbilirrubinemia ocorre quando há bilirrubina em excesso, um produto da degradação da hemoglobina ou glóbulos vermelhos, que se acumula no corpo. Níveis de bilirrubina clinicamente significativos são especialmente preocupantes para prematuros, por conta de seu sistema hepático imaturo. Isto também pode ser visto em recém-nascidos a termo como consequência da amamentação insuficiente, sepse, hemorragia do sistema nervoso central, incompatibilidade sanguínea materno-fetal, distúrbios metabólicos, infecções e síndromes associadas à diminuição da conjugação ou excreção de bilirrubina. Em um indivíduo normal, a bilirrubina não conjugada, que é lipossolúvel, é transportada pela albumina para o fígado, onde é convertida em uma forma hidrossolúvel e pode, então, ser excretada na bile. Recém-nascidos apresentam vários fatores de risco para hiperbilirrubinemia não conjugada. Os bebês têm aumento do volume sanguíneo e maiores concentrações de hemoglobina, com um tempo de vida de células sanguíneas menor do que os adultos, além de deficiências na captação hepática e na conjugação da bilirrubina, resultando em níveis elevados de bilirrubina não conjugada e na icterícia fisiológica do recém-nascido. A bilirrubina não conjugada pode atravessar a barreira hematoencefálica imatura da recém-nascido em várias condições, como acidose ou sepse, que abrem ainda mais esta barreira. Níveis excessivos de bilirrubina não conjugada são neurotóxicos, entrando nas células cerebrais e alterando função neuronal no nervo periférico e do sistema nervoso central, condição esta chamada de encefalopatia hiperbilirrubinêmica ou *kernicterus*. Os locais de lesão e/ou disfunção podem incluir os gânglios da base, hipocampo, núcleos dos nervos cranianos e vérmis cerebelar. O dano seletivo dos núcleos auditivos do tronco encefálico e do gânglio espiral do nervo auditivo pode resultar em um PEATE anormal. Existe uma gama de efeitos sobre o sistema nervoso central e função auditiva central que resultam dos altos níveis de bilirrubina não conjugada. No entanto, as células sensoriais do sistema auditivo geralmente não são afetadas. Assim, a presença de EOA é esperada.

Aquisição Tardia

DENA que ocorre durante a infância ou idade adulta pode estar associada a neuropatias periféricas, em razão de uma alteração genética ou de uma comorbidade. Em alguns casos a neuropatia afeta o VIII par. Por exemplo, a doença de Charcot-Marie-Tooth é uma condição hereditária associada à neuropatia, podendo afetar nervos sensitivos e motores. É clínica e geneticamente heterogênea, com mais de 50 possíveis mutações genéticas que resultam na síndrome e pode ter herança dominante, recessiva ou ligada ao X. Alguns dos subtipos desta síndrome têm sido associados à desmielinização ou à neuropatia axonal periférica, afetando o nervo auditivo. A faixa etária acometida pode variar da infância até a idade adulta.

A ataxia de Friedreich, que acomete tipicamente adultos, é outro exemplo de polineuropatia hereditária que pode afetar o VIII par. Outras síndromes hereditárias que podem ser associadas, porém, não são limitadas a DENA e incluem: neuropatia óptica hereditária de Leber, síndrome de Mohr-Tranebjaerg e doença de Refsum.

A DENA adquirida tardiamente também pode ser causada por fatores não genéticos, como as respostas imunes, infecções, doenças sistêmicas, malignizações, substâncias tóxicas, deficiências nutricionais e endocrinopatias. Exemplos dessas neuropatias incluem as polineuropatias desmielinizantes inflamatórias crônicas, síndrome de Guillan-Barré e vírus Epstein-Barr.

FISIOPATOLOGIA

As lesões ou disfunções que levam à DENA podem ser pré-sinápticas, sinápticas ou pós-sinápticas: desmielinização, disfunção dos canais iônicos, transmissão sináptica disfuncional entre as células ciliadas internas e o nervo, alteração ou perda de sinapses e/ou axônios, alteração das células ciliadas internas, da sinapse entre CCI e VIII par, agenesia ou hipoplasia do VIII par (Quadro 12-1).

O sistema auditivo recebe a informação acústica, transmitida pelas vias auditivas periféricas e centrais, devendo ser capaz de transmitir as rápidas mudanças acústicas que são características desse sinal ao longo das vias neurais de forma precisamente síncrona. A percepção sonora depende de uma cadeia de eventos: conversão do estímulo sensorial em sinais elétricos na região do receptor (cóclea), transmissão dos sinais elétricos via nervo periférico e processamento e interpretação do sinal elétrico no SNC. O que é realmente percebido não é uma replicação direta do evento acústico, mas uma representação do sinal transmitido pelo sistema auditivo.

Os recursos diagnósticos da neuropatia auditiva incluem: percepção prejudicada da fala, desproporcional às mudanças de audibilidade; prejuízo na capacidade de se detectar mudanças rápidas de intensidade; incapacidade de utilizar diferenças interaurais de interpretações temporais e capacidade anormal de processar sinais acústicos na presença de mascaramento.

Quadro 12-1. Mecanismos de DENA

Local da disfunção/lesão	Mecanismo patológico	Locus	Etiologia	MC	PS	PEATE	PEAC
Pré-sináptica	Alteração receptor	CCI	hipóxia	Normal	Alterado	Alterado	Alterado
	Alteração sináptica	Sinapse ribbon*	Genética – OTOF	Normal	Normal	Alterado	Alterado
Pós-sináptica	Diminuição da atividade do VIII par	Dendritos	Genética – OPA1	Normal	Normal	Alterado	Alterado
		Dendritos e axônios	Neuropatia periférica – FRDA – CMT2	Normal	Normal	Alterado	Alterado
		Células ganglionares	Kernicterus	Normal	Normal	Alterado	Alterado
	Dessincronia da atividade neural	Mielina	CMT1	Normal	Normal	Alterado	Alterado
	Hipoplasia	VIII par	Malformação congênita	Normal	Normal	Ausente	Ausente
	Alteração da condução	Tronco cerebral	Schwannoma do acústico Esclerose múltipla	Normal	Normal	Alterado	Normal

*sinapse ribbon: locais de contato entre neurônios especializados para transmissão rápida de sinais; tipo de sinapse neuronal caracterizada pela presença de estrutura eletrodensa com vesículas de canais de cálcio que promove liberação de neurotransmissores e mantém a transmissão do sinal. Diferente de sinapses convencionais que transmitem informações como um código de pulso, o que faz com que haja alguns milissegundos para fusão da vesícula e a geração do potencial de ação, as sinapses ribbon não tem esse timing para liberação da vesícula, sendo liberada quase que instantaneamente. São encontradas na cóclea e retina. Disfunções dessa sinapses são denominadas sinaptopatias.

Audiometria Tonal e Vocal

Os achados à audiometria tonal variam de normal à perda sensório-neural severa, com maior prevalência de perda leve a moderada. A percepção de intensidade, avaliada pela AT (audiometria tonal), não depende da informação *phase locking** ou de grande grupo de fibras nervosas; nem a dessincronia, nem a redução da atividade neural afetam, significativamente, a percepção de intensidade. Porém, a percepção de fala é pior do que a AT prediz, sendo o IRF (índice de reconhecimento da fala) muito alterado; o entendimento da fala piora muito em ambientes ruidosos, pois a dessincronia neural causa déficits perceptuais importantes, principalmente no processamento e resolução temporal. A discriminação de frequência, principalmente em frequências abaixo de 4.000 Hz, depende da integridade das células ciliadas internas (CCI), requer *phase locking* e grande número de fibras nervosas, estando, portanto, muito alterada na DENA.

Reflexo do Estapédio

O reflexo do músculo do estapédio é uma contração do músculo estapédio induzido por sons altos, causando movimentos da membrana timpânica que pode ser detectada por um microfone colocado no canal auditivo. A via do reflexo acústico envolve CCI, VIII nervo, núcleo coclear, complexo olivar superior, ramo do nervo VII (facial), núcleo motor do facial e músculo estapédio. Portanto, sendo as CCI e o VIII nervo partes importantes dessa via, pode-se esperar que pacientes com DENA tenham reflexos acústicos anormais: ausentes ou aumentados na maioria dos pacientes diagnosticados com DENA.

Emissões Otoacústicas

O som apresentado a um ouvido normal causa contração as CCE em consequência da conformação de alterações da proteína prestina. EOAs são subprodutos de um sistema de amplificação ativa dentro da cóclea e podem ser gravadas colocando-se um microfone sensível no meato acústico externo. Este sistema de amplificação consiste em CCE móveis que elevam a membrana basilar e deslocam o fluido coclear com sons suaves, reduzindo o limiar de detecção de som

---

* *Phase locking:* manutenção das características temporais de vibração da membrana basilar no potencial de ação e por todo o sistema auditivo. Resulta de mecanismos pelos quais as vibrações da membrana basilar são translocados pelo sinal elétrico das CCE. O potencial de ação do nervo auditivo é "fechado" à forma de vibração da membrana e reproduz, com acurácia, a onda, reconstruindo a temporização dos potenciais de ação. Esta temporização precisa implica na codificação dos sinais de fala e é fundamental na comparação do tempo de chegada dos sinais nas duas orelhas.

e melhorar a sintonização de frequência. Essa medida fornece evidência objetiva da integridade funcional CCE.

As CCI são capazes de liberar uma quantidade suficiente de neurotransmissor na fenda sináptica, a fim de excitar as fibras nervosas do VIII nervo. O não funcionamento das CCEs prediz perda auditiva neurossensorial leve a moderada (PANS), ou seja, o amplificador não está fornecendo ganho para os sons. Tipicamente a PANS envolve danos das CCE juntamente com vários graus de dano das CCI. Assim sendo, as EOA são uma excelente ferramenta de triagem para perda auditiva. Se as EOAs estiverem ausentes, há grande chance de haver perda auditiva moderada a severa. Embora a presença de EOA, na maioria dos casos, esteja associada a limiares auditivos normais, devemos ter em mente que as EOA não fornecem informações sobre a função dos mecanismos além das CCE (ou seja, CCI, sinapses e nervo auditivo). Danos seletivos a estas estruturas podem estar presentes em um resultado normal ("passou") nas EOA (um resultado falso-negativo). Ou seja, a audição será presumida normal quando o indivíduo tiver perda auditiva em razão de disfunção das CCI, sináptica ou disfunção neural.

Na DENA, as EOAs são normais, não havendo, no entanto, sinais de diminuição da amplitude das respostas com o uso de um ruído contralateral, binaural ou ipsolateral, o que indica uma alteração do efeito supressor das vias auditivas eferentes.

Microfonismo Coclear (MC)

O termo "microfonismo" foi cunhado por Adrian (1930) como referência para potenciais para estímulo de frequências (por exemplo, 4 kHz) que persistiam muito acima do limite de disparo das fibras nervosas e permaneciam presentes, mesmo quando a cóclea era resfriada com gelo. MC é definido por potenciais elétricos gerados por despolarização e repolarização de ambas as CCE e CCI, que reproduzem as formas de ondas acústicas dos sons externamente apresentados. A ausência do MC corresponde à disfunção dessas células. Pode ser facilmente identificado a partir do PEATE e é distinguível dos potenciais neurais, mostrando uma relação de fase direta com a forma de onda do estímulo; atividade elétrica que precede a sinapse nas células ciliadas com o nervo auditivo e, quando registrada, aparece antes da onda I e mantém sua latência mesmo quando a intensidade do estímulo é reduzida. Portanto, o MC é uma resposta coclear pré-neural que se origina, primariamente, das CCE; embora as CCI contribuam com esta resposta, seu papel é muito menor do que o das CCE, que são muito mais numerosas. O MC espelha a forma da onda de estímulo acústico e do fluxo que flutua pelas células ciliadas e fluidos cocleares. Assim sendo, muda de fase com mudança na fase do estímulo.

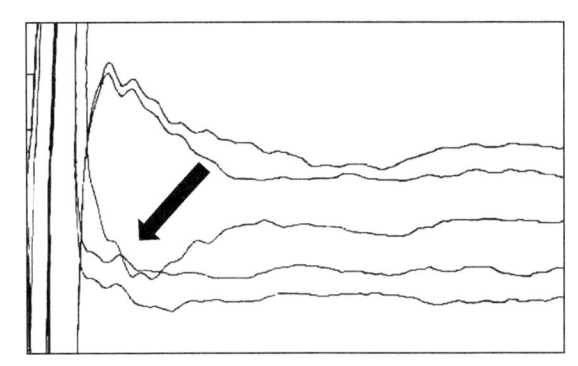

Fig. 12-1. Inversão da polaridade do MC com a inversão da polaridade do estímulo do PEATE.

O MC amplo pode ser confundido com atividade elétrica do tronco cerebral; para diferenciar se a onda observada é MC ou onda I do PEATE devemos observar que o MC não diminui de amplitude com a diminuição da intensidade e, ao inverter a polaridade do estímulo (clique rarefeito × condensado) há inversão da polaridade da resposta quando se tratar do MC (Fig. 12-1) e manutenção da polaridade da resposta quando se tratar da onda I, que apenas sofre um atraso de 1 ms.

Assim como as EOA, o MC não fornece informações sobre a função dos mecanismos além das CCE. Sua presença simplesmente confirma que CCE, e possivelmente CCI (em menor extensão), estão sendo ativadas. Uma taxa de cliques rápidos (p. ex., 87,1 cliques/s) é recomendada, pois o MC não é uma resposta neural e, portanto, não é fatigável. Devem ser usados fones de ouvido de inserção para separar artefatos de elétricos do MC. É fundamental demonstrar que o MC não é um artefato, executando um controle por meio de clampeamento do tubo de inserção entre o transdutor e a ponta da espuma de inserção. Usando esse mecanismo de controle, o MC deve desaparecer quando não houver mais estímulo sonoro estimulando a cóclea, porém qualquer artefato existente permanecerá.

A literatura recomenda que o teste de função coclear, particularmente o MC, faça parte do Protocolo de Triagem Auditiva Neonatal (TAN) em todas as crianças com PEATE ausente ou alterado, facilitando o diagnóstico de dessincronia auditiva.

Potencial de Somação (PS)

O potencial de somação reflete a despolarização gradual das CCI aos sinais acústicos e é de maior amplitude quando registrado por um eletrodo de agulha colocado transtimpanicamente no promontório coclear ou janela redonda (eletrococleografia). A amplitude e a latência do potencial de somação são medidas objetivas da função das CCI.

Potenciais Evocados Auditivos do Tronco Encefálico (PEATE)

A mielinização é o principal marcador da função, havendo correlação entre a mielinização e o início da função, sendo essa relação mais estreita nos processos que dependem de condução rápida, sincronizada nas vias centrais, como as reações reflexas acústico-motoras e a resposta registrada pelos exames eletrofisiológicos: PEATE, latência médias e latência tardias (P300, MMN). O desenvolvimento da bainha de mielina no nervo coclear e tronco cerebral é sincronizado e, com 1 ano de idade, a bainha de mielina no nervo coclear tem o padrão de adulto.

A resposta auditiva do tronco encefálico consiste em cinco picos que ocorrem nos primeiros 10 ms após a apresentação de um sinal auditivo breve (Jewett e Williston, 1971). A onda I é gerada pelo VIII nervo próximo à cóclea, onda II é gerada na porção proximal do VIII nervo, a onda III na região do núcleo coclear e as ondas IV e V são geradas pelo lemnisco lateral. Pode ser registrado com 28-29 semanas pré-natal; seu aparecimento indica que os impulsos auditivos estão sendo conduzidos com velocidade e sincronia suficientes para ser registrado como potenciais eletrofisiológicos.

O PEATE é utilizado para avaliar o nervo auditivo e a função dos centros auditivos no tronco cerebral. É, comumente, usado para estimar limiares auditivos em lactentes e indivíduos que não podem fornecer respostas auditivas comportamentais. Sua geração requer que o neurotransmissor seja liberado na fenda sináptica, resultando em disparo sincrônico das fibras nervosas do VIII par. O PEATE não mede, objetivamente, a audição, mas a ativação neural e sincronia neural. Para a maioria das pessoas há íntima relação entre os limiares do PEATE frequência específica, limiares auditivos e limiares comportamentais. Em indivíduos com sincronia neural pobre, os limiares do PEATE não são estimativas confiáveis de limiares auditivos. Nesses indivíduos, uma resposta ausente ou anormal tem sido associada a uma gama de limiares auditivos comportamentais, que variam de normal a uma perda auditiva profunda.

Quando os impulsos do nervo auditivo e tronco cerebral não são sincronizados com sinais acústicos, os componentes de curta duração avaliados ao PEATE ficam indistinguíveis do ruído de fundo e são cancelados no processo de mediação.

A neuropatia pode ser causada, por exemplo, por desmielinização. No segmento axonal desmielinizado, ocorre lentificação do impulso nervoso, e, no segmento com mielinização normal, o impulso retoma a velocidade. Quando há grande número de axônios afetados: altera sincronia das descargas aferentes do VIII e consequente alteração do PEATE. Outra causa é a diminuição do número de fibras, como na hipoplasia do VIII par ou agenesia. Estas alterações afetam a mediação no processo de captação do PEATE, pois alteram a sincronia de disparo dos impulsos nervosos, levando à dessincronia e à consequente alteração do registro da resposta, que pode até estar parcialmente presente, mas é muito alterada ou anulada no registro (Fig. 12-2).

A DENA associada à neuropatia periférica genética é tipicamente progressiva. Embora os sintomas se manifestem com frequência durante a infância, alguns pacientes podem não apresentar sintomas até a idade adulta. O processo da doença (p. ex., desmielinização × neuropatia axonal) pode acarretar várias alterações na latência e amplitude de ondas do PEATE. Uma neuropatia axonal pode resultar em latências normais, porém, com redução da amplitude de ondas, por conta da redução do número de elementos neurais que contribuem para a resposta. A doença desmielinizante pode gerar um atraso no tempo de transmissão, resultando

	SINCRONIA NORMAL	DESSINCRONIA	DIMINUIÇÃO DOS IMPULSOS
Estímulo	⎍⎍	⎍⎍	⎍⎍
Mediação	⋀⋀	⋀⋁⋀	⋀⋀⋀
Fibras	⋀⋀ ⋀⋀ ⋀⋀	⋀⋀ ⋀⋀ ⋀⋀	⋀⋀⋀

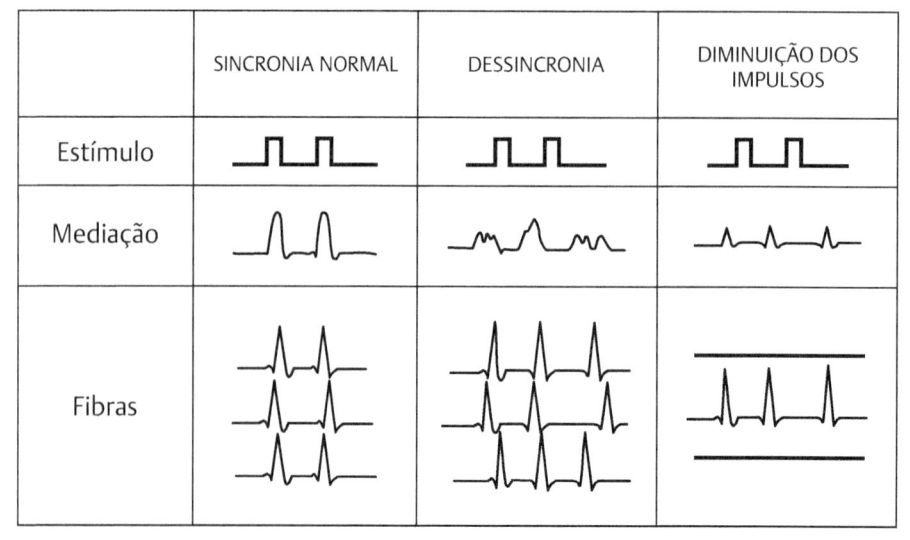

Fig. 12-2. Resposta ao PEATE na sincronia e dessincronia do VIII par.

no prolongamento de latência interpicos no PEATE. Essa distinção entre os efeitos axonais e desmielinizantes podem-se tornar menos claros quanto maior a progressão da doença.

Potencial Evocado Auditivo Cortical (PEAC)

Em razão do potencial de neuroplasticidade alterado, é imperativo que o desenvolvimento auditivo central seja avaliado e monitorado em pacientes com deficiência auditiva, incluindo aqueles com DENA. Um método não invasivo que pode executar esta função em humanos é o potencial evocado auditivo cortical (PEAC). Estas medidas de EEG podem fornecer uma janela para o desenvolvimento do sistema auditivo central, registrando as respostas do córtex auditivo para o som. Em indivíduos com audição normal, a latência, morfologia e amplitude da resposta do PEAC são dependentes da idade do paciente.

Uma forma de avaliar a função eletrofisiológica auditiva, nos casos de DENA, pré e pós-IC, é registrar o PEAC, que mede a atividade dendrítica cortical, biomarcador da maturação do sistema auditivo central. No PEATE a taxa de estímulos para obtenção da resposta é maior e os impulsos fora de fase (fora de sincronia), mesmo em pequeno grau, são cancelados na promediação; no PEAC, a taxa de estímulos é menor, comprime dezenas de ms, do início ao final do pico, estando presente mesmo com certo grau de dessincronia. Está presente em 50% das crianças com DENA; resposta robusta infere melhor prognóstico na amplificação – melhor desempenho na percepção de fala.

No PEAC são registrados vários picos que evoluem pela via; o principal é o P1, onda positiva que aparece 90-300 ms após o estímulo. O estímulo para sua geração é a sílaba /ba/ a 75 dBNA enquanto se apresenta um filme sem som auditivo. O P1 é gerado nos córtex auditivos primário e secundário, nas conexões talamocorticais e corticais-corticais, reflete o fluxo de informação entre tálamo e córtex auditivos primário e secundário; sua latência diminui com a idade o que traz informações sobre os vários estágios da maturação do córtex (Fig. 12-3).

A onda N1 começa a aparecer ao redor de 7-11 anos de idade, separando P1 e P2; tem origem em vários geradores corticais e indica o desenvolvimento normal do processamento auditivo a níveis altos. Para P2 e N2 não foram definidos os locais de origem, nem se conhece a correlação com o processamento da linguagem.

Avaliação de 21 crianças com DENA usuárias de AASI, que tinham indicação de implante coclear (IC), separando-as em três grupos com relação ao P1, antes do IC; sendo os limiares da audiometria tonal semelhante entre os grupos:

1. P1 presente, com resposta robusta e reproduzível, com latência e amplitude normais.
2. P1 presente e reproduzível com atraso latência e diminuição amplitude.
3. P1 ausente ou anormal – não identificável ou não reproduzível.

Após o IC o grupo que apresentava P1 presente e robusto desenvolveu melhores habilidades linguísticas. Infere-se que há diferenças na maturação cortical entre os grupos, sendo:

1. Maturação cortical adequada para idade.
2. Maturação cortical atrasada.

Com relação à idade em que são realizados o IC e a resposta P1, quando o IC é realizado até os 3 anos e meio de idade há maior probabilidade de uma resposta P1 normal após 3 a 6 meses do implante; após os 7 anos de idade, raramente apresenta resposta P1 normal, mesmo anos após IC.

Outros estudos avaliam o resultado auditivo pós-IC nos casos de DENA por meio do IT-MAIS (*Infant Toddler Meaningful Auditory Integration Scale*) uma adaptação do MAIS (*Meaningful Auditory Integration Scale*). Uma entrevista é realizada com os pais, avaliando três áreas do desenvolvimento auditivo: vocalização, atenção a sons de alerta e atribuição de significado aos sons. Estas áreas são avaliadas por meio de 10 questões, totalizando 40 pontos; pode ser aplicado em crianças com atraso no desenvolvimento e em qualquer língua.

Observou-se uma relação negativa entre IT-MAIS e a latência P1: latências menores do P1 correspondem a escores mais altos no IT-MAIS.

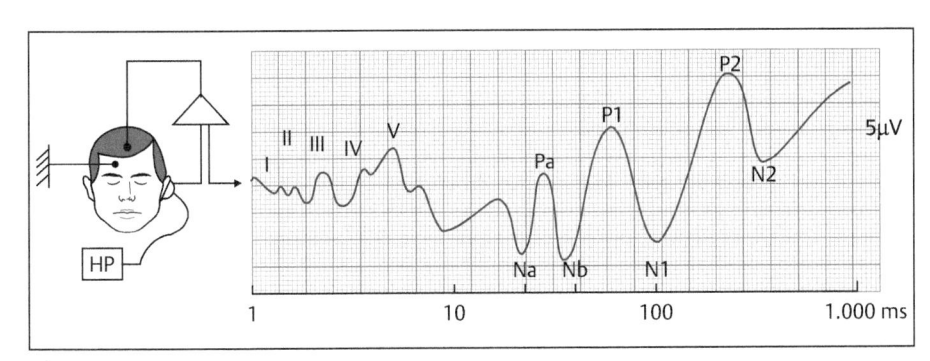

Fig. 12-3. PEAC – potencial evocado auditivo central.

QUADRO CLÍNICO

O quadro clínico é variável e também depende da dessincronia estar presente antes ou após a aquisição de linguagem: pré ou pós-lingual. A maioria dos pacientes com DENA apresenta alterações bilaterais, embora a função possa ser assimétrica entre as orelhas e pacientes com alteração unilateral já foram documentados.

DENA diagnosticada durante o período perinatal pode ser permanente ou transitória, em razão do atraso na maturação neuronal ou fatores como hiperbilirrubinemia, hidrocefalia, anoxia, toxinas metabólicas e/ou inflamação. Crianças com icterícia tendem a mostrar melhora clinicamente significativa dos limiares auditivos a partir do diagnóstico de DENA até cerca de 12 meses de idade, atingindo audiogramas estáveis aos 18 meses de idade. Porém, bebês com hipótese de DENA de causa genética não mostraram qualquer evidência de melhora nos limiares auditivos. As diretrizes do Reino Unido sugerem uma repetição do PEATE com 8 a 10 semanas de idade corrigida para crianças diagnosticadas com DENA e considerar uma repetição de PEATE aos 12-18 meses idade corrigida, dependendo das circunstâncias do paciente: testes genéticos, história minuciosa do nascimento e exame físico neurológico, bem como monitoramento regular das funções auditivas funcionais e comportamentais.

Quando o quadro é pré-lingual, as respostas aos sons são variáveis e inconsistentes, há diferença nas respostas a sons verbais e não verbais, dificuldade no entendimento da fala, especialmente na presença de ruído; atraso no desenvolvimento da fala e linguagem e distúrbios de linguagem com alterações fonológicas, sintáticas e semânticas, desempenho escolar rebaixado.

Quando a estrutura neurológica é inadequada para processar sinais acústicos complexos, a via auditiva fica imatura e a linguagem só se desenvolve até um determinado platô. Isto ocorre quando o sistema nervoso não é suficientemente redundante para interpretar sinais de fala de baixa redundância, suficientemente maduro para realizar múltiplas associações de significado, e a criança pode ter vocabulário e habilidades cognitivas reduzidas. Crianças com dificuldades em processar estes breves eventos acústicos podem estar alteradas na habilidade para discriminar diferentes sons da fala e na aquisição de categorias fonéticas da linguagem.

Nos casos pós-linguais, o quadro em geral acomete jovens na 1ª e 2ª décadas de vida, sendo a queixa principal a diminuição do reconhecimento da fala: ouvir baixo, não entender – desproporcional às alterações da audiometria tonal; a instalação do quadro pode ser súbita ou progressiva, e até mesmo flutuante; frequente associação ao zumbido e vertigem; história de uso prévio de AASI (aparelho de amplificação sonora individual) sem sucesso. Pode haver outros sintomas neurológicos associados (outras neuropatias) (Quadro 12-2).

TRATAMENTO

A percepção da fala pode ser influenciada por fatores cognitivos, atenção e habilidades de memorização. O conhecimento do contexto e de fatores linguísticos, assim como ter ciência do tópico, vocabulário e estrutura de linguagem são fatores de impacto na habilidade do paciente em entender a fala/discurso. Portanto, como é verdade para qualquer indivíduo com perda auditiva, a competência comunicativa será ideal quando a reabilitação otimiza a audibilidade e a clareza da fala e enfatiza o desenvolvimento e fortalecimento das habilidades de linguagem. Por estas razões, é importante que aqueles que são diagnosticados com DENA tenham uma avaliação abrangente dos limiares auditivos, capacidade de reconhecimento de palavras em ambiente ruidoso e avaliações funcionais de audição, bem como linguagem e habilidades comunicativas. As habilidades únicas de cada paciente devem ser consideradas na concepção do plano de gestão. Aparelhos auditivos, IC e frequência modulada (FM) são tecnologias disponíveis para melhorar audibilidade e clareza para aqueles com DENA.

A reabilitação é o objetivo do tratamento. O desenvolvimento da habilidade de perceber os sons da fala pelo indivíduo é um desafio para todos os profissionais envolvidos na área de audiologia clínica e educacional, em decorrência da alteração na condução do estímulo auditivo. Uso de AASI traz poucos benefícios; o IC traz melhores benefícios, dependendo do local da lesão, o que não é possível determinar com a tecnologia atual, sendo, portanto, impossível prever o resultado pós-implante. Se a lesão for pré-sináptica ou sináptica (referindo-se aqui à sinapse entre a CCI e o primeiro neurônio da via auditiva no gânglio espiral), o prognóstico seria favorável, pois haveria estímulo dos neurônios com o IC, restaurando a sincronia neural e a resposta do tronco cerebral. Quando a lesão é pós-sináptica, o IC pode não ser suficiente para corrigir o fenômeno anatômico e/ou fisiológico que leva à dessincronia; porém, pode haver alguma melhora da discriminação da fala uma vez que o sinal do IC é menos complexo que o estímulo enviado pela cóclea, podendo ser mais bem transmitido mesmo por uma via central disfuncional. Os estudos mostram que o AASI tem benefícios apenas nos casos de dessincronia neural leve, sendo o IC mais efetivo nos casos de dessincronia moderada ou severa.

A terapia fonoaudiológica com enfoque em LOF (leitura orofacial) e treinamento auditivo também está indicada. Língua de sinais pode ser introduzida para permitir desenvolvimento de linguagem.

Vários sistemas sensoriais e cognitivos interagem e adequam suas propriedades funcionais baseadas em experiência e aprendizagem, isto implica

Quadro 12-2. Casos de DENA

	Caso 1	Caso 2
Idade	20 anos	24 anos
Gênero	Feminino	Masculino
Queixa	Escuta, mas não entende; perda de audição progressiva há 7 anos; iniciou à direita e depois acometeu a esquerda também	Escuta, mas não entende, perda de audição há 7 anos, progressiva, flutuante
Sintomas associados	Zumbido eventual à esquerda; vertigem leve	Zumbido constante bilateral; vertigem leve
Antecedentes pessoais	Hepatite aos 6 anos de idade Déficit visual olho direito	Nega
Antecedentes familiares	Nega	Nega
Comunicação	Alteração da prosódia (voz monótona) Necessário falar lenta e pausadamente, olhando para o paciente	Necessário falar lenta e pausadamente, olhando para o paciente
Exame ORL	Sem alteração	Sem alteração
Avaliação neurológica	Sem alteração	Sem alteração
Otoneurológico	Sem alteração	Sem alteração
RNM de crânio e ossos temporais	Sem alteração	Sem alteração
Liquor	Sem alteração	Sem alteração
Avaliação genética com cariótipo	Sem alteração	Sem alteração
Exames de sangue	Sem alteração	Sorologia positiva para doença de LYME – tratado com ceftriaxona por 30 dias
Reabilitação	Terapia fonoaudiológica com enfoque em LOF – leitura orofacial	
Avaliação audiológica inicial	*audiometria tonal; discriminação OD __%__dB (conversação), OE __%__dB; SRT OD 60 dB, OE ↓ dB*	*audiometria tonal; discriminação 92% → dissí, OD 80% 55 dB → monos., OE 96% 65 dB; SRT OD 15 dB, OE 25 dB*

Continua.

Quadro 12-2. *(Cont.)* Casos de DENA

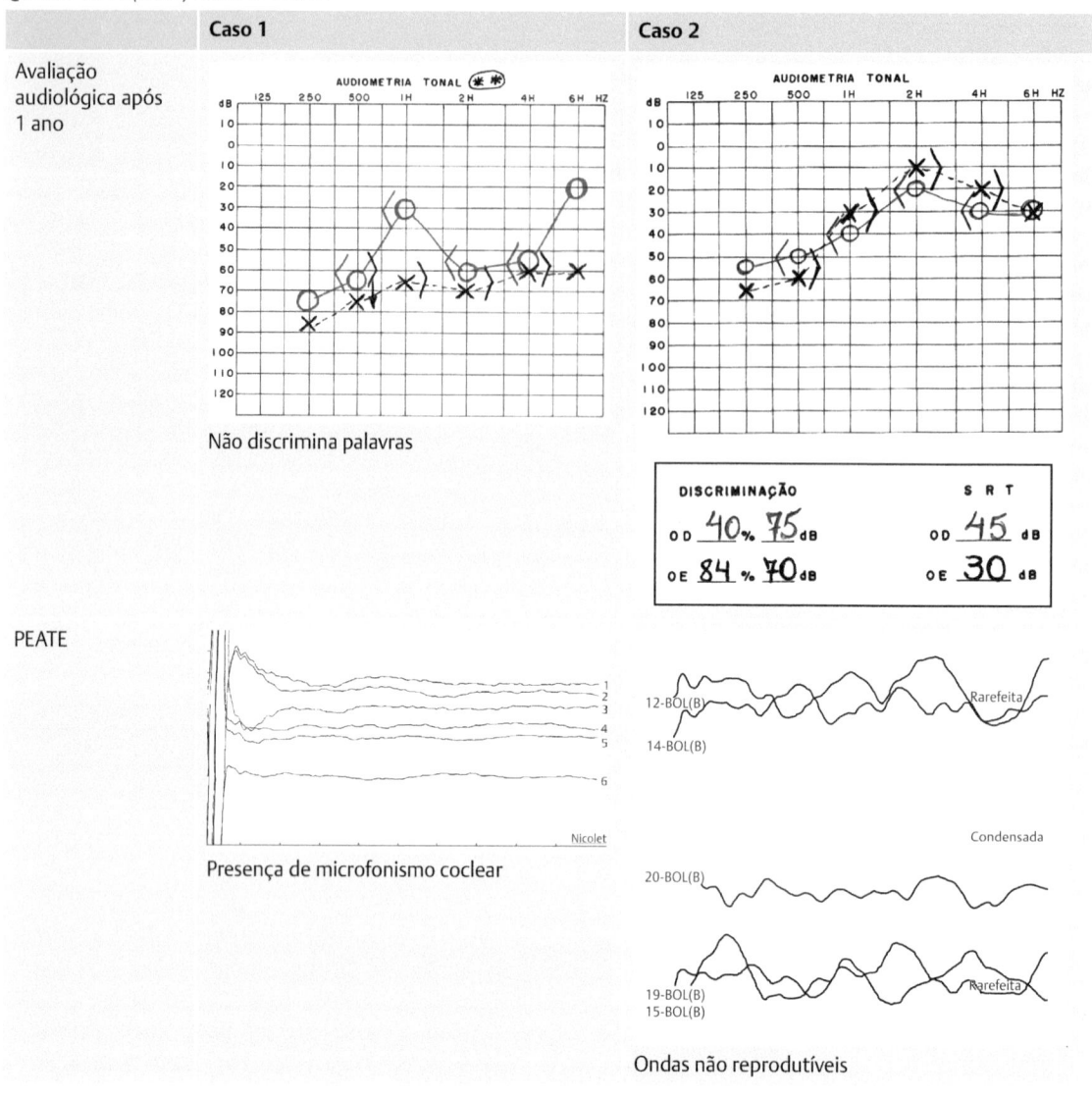

	Caso 1	Caso 2
Avaliação audiológica após 1 ano	*(audiograma)* Não discrimina palavras	*(audiograma)* DISCRIMINAÇÃO: OD 40% 75 dB; OE 84% 70 dB. SRT: OD 45 dB; OE 30 dB
PEATE	Presença de microfonismo coclear	Ondas não reprodutíveis

que quanto mais precoce a reabilitação, maior chance de obter resultados satisfatórios, em razão da neuroplasticidade, que é a capacidade de um grupo de neurônios assumir uma função com base no estímulo recebido e está presente durante toda a vida, mas cujo maior potencial ocorre no primeiro ano de vida e depende mais do ambiente que de mecanismos inatos. O maior potencial de plasticidade está presente no córtex.

O SNAC (sistema auditivo nervoso central) tem grande potencial de plasticidade na criança; privação sensorial pode levar a alterações no desenvolvimento e a intervenção pode causar efeitos positivos. Fator importante para bom desenvolvimento é a estimulação adequada no tempo adequado. Existe um período crítico (até os 7 anos de idade para audição): período finito onde há maior plasticidade, após o qual o sistema nervoso é praticamente incapaz de se adaptar e um período sensível onde a neuroplasticidade é maior. Após os 7 anos de idade a neuroplasticidade é significativamente reduzida, ocorrendo inabilidade do córtex auditivo para processar informação auditiva de modo correto, mesmo com introdução do estímulo sonoro.

Aos 3 anos e meio de idade termina o período sensível para o IC, o que coincide com o mesmo período em que ocorre aumento exponencial na densidade sináptica. Até esta época, neurônios corticais proliferam rapidamente, resultando em abundância de sinapses e rápida mielinização axonal. Com 1 ano de idade já estão presentes as 6 camadas corticais. Em torno dos 4 anos de idade ocorre a fase de poda neural – as conexões não utilizadas/reforçadas vão ser eliminadas.

O equilíbrio entre atividade excitatória e inibitória é requisito para maturação cortical. Atividade neural excitatória é mediadora primária do desenvolvimento e plasticidade; atividade neural inibitória é induzida por experiência sensorial apropriada e consistente, sendo importante na "abertura e fechamento" dos períodos críticos. A experiência sensorial aumenta a atividade inibitória cortical e as variações nos níveis de atividade inibitória determinam os períodos críticos e são vitais para a mediação do período sensível.

O déficit de estímulos auditivos, ou estímulos percebidos inapropriadamente, durante o período sensível, levam à dissociação cortical – as alças entre o córtex auditivo primário e secundário não se desenvolvem adequadamente, impedindo ou alterando a modulação *top-down* entre o córtex auditivo terciário e primário, necessária para o desenvolvimento da linguagem oral. A dissociação cortical leva ao recrutamento de outras modalidades sensoriais – reorganização *cross-modal* – somatossensorial, visual, multimodal. A plasticidade *cross-modal* é compensatória e pode afetar negativamente a capacidade de processamento auditivo após IC.

CONCLUSÃO

DENA é um diagnóstico sindrômico, com várias etiologias, diferentes graus e variáveis níveis de comprometimento auditivo e de linguagem: ponto de partida para uma investigação específica.

LEITURAS SUGERIDAS

Fernandes NF, Morettin M, Yamaguti EH *et al.* Performance of hearing skills in children with auditory neuropathy spectrum disorder using cochlear implant: a systematic review. *Braz J Otorhinolaryngol* 2015;81(1):85-96.

Gardner-Berry K, Purdy SC, Ching TYC, Dillon H. The audiological journey and early outcomes of twelve infants with auditory neuropathy spectrum disorder from birth to two years of age. *Int J Audiol* 2015. Early Online: 1-12, 2014.

Hood LJ. Auditory neuropathy/dys-synchrony disorder: diagnosis and management. *Otolaryngol Clin N Am* 2015;48(6):1027-40.

McMahon CM, Bate K, Patuzzi, Gibson WPR, Sanli H. Auditory evoked potentials in Auditory evoked potentials in auditory neuropathy: site auditory neuropathy: site-of-lesion and functional outcomes. Third Phonak European Conference on Pediatric Amplification Solutions Improving outcomes for children with hearing loss: Challenges and solutions. 2008.

Norrix LW, Velenovsky DS. Auditory neuropathy spectrum disorder: a review. *J Speech Lang Hear Res* 2014;57:1564-76.

Penido RC, Isaac ML. Prevalence of auditory neuropathy spectrum disorder in an auditory health care service. *Braz J Otorhinolaryngol* 2013;79(4):429-33.

Rance G, Starr A. Pathophysiological mechanisms and functional hearing consequences of auditory neuropathy. *Brain* 2015:138(Pt 11):3141-58.

Santarelli R, Castillo I, Cama E *et al.* Audibility, speech perception and processing of temporal cues in ribbon synaptic disorders due to OTOF mutations. *Hear Res* 2015;330(Part B):200-12.

Sanyelbhaa Talaat H, Khalil LH, Khafagy AH *et al.* Persistence of otoacoustic emissions in children with auditory neuropathy spectrum disorders. *Int J Pediatr Otorhinolaryngol* 2013;77(5):703-6.

Sharma A, Cardon G. Cortical development and neuroplasticity in Auditory Neuropathy Spectrum Disorder. *Hear Res* 2015:e1-12.

Silva MAOM, Piatto VB, Maniglia JV. Molecular approach of auditory neuropathy. *Braz J Otorhinolaryngol* 2015;81(3):321-8.

Soares IA, Menezes PL, Carnaúbaa ATL *et al.* Study of cochlear microphonic potentials in auditory neuropathy. *Braz J Otorhinolaryngol* 2016;82(6):722-36.

Spinelli M, Fávero-Breuel ML, Silva CMS. Neuropatia auditiva: aspectos clínicos, diagnósticos e terapêuticos. *Rev Bras Otorrinolaringol* 2001;67(6):863-7.

Starr A, Rance G. Auditory neuropathy. In: Celesia GG, Hickok G. (Eds.). *Handbook of Clinical Neurology. The Human Auditory System*. Elsevier BV, 2015;129(3):495-508.

Yildirim-Baylan M, Bademci G, Duman D *et al.* Evidence for Genotype-Phenotype correlation for Otofmutations. *Int J Pediatr Otorhinolaryngol* 2014;78(6):950-3.

IMPACTO DAS PERDAS UNILATERAIS E TEMPORÁRIAS NA LINGUAGEM E NO APRENDIZADO

CAPÍTULO 13

Luisa Barzaghi Ficker
Altair Cadrobbi Pupo
Maria do Carmo Bertero
Mariana Rocha Tetilla

A audição é uma função sensorial de muita importância para o desenvolvimento e preservação da vida, especialmente por proporcionar o desenvolvimento da linguagem oral e comunicação humana por meio da fala. A linguagem possibilita a troca de experiências e informações levando ao desenvolvimento da sociedade. Sendo assim, qualquer alteração auditiva na infância, merece acompanhamento cauteloso por equipe multiprofissional.

Neste capítulo serão abordadas as perdas auditivas unilaterais e temporárias, duas condições que potencialmente afetam habilidades envolvidas no processamento auditivo e são, portanto, consideradas fatores de risco para o desenvolvimento da linguagem e aprendizado.

PERDA AUDITIVA UNILATERAL

Ao longo dos anos a perda auditiva unilateral (PAUn) foi considerada como uma alteração auditiva sem grandes comorbidades e complicações, principalmente quando comparada às perdas bilaterais. A conduta frequente, baseada no consenso que o desenvolvimento da criança ocorreria sem grandes dificuldades, consistia em apenas orientar os pais da criança com PAUn. Era comum o diagnóstico ser feito no início da vida escolar, após os 4 anos de idade. Geralmente acontecia ou por observação de dificuldades encontradas no aprendizado ou incidentalmente, quando, por qualquer outro motivo, era realizada uma avaliação auditiva. Com a implementação da Triagem Auditiva Neonatal Universal (TANU), o diagnóstico da PAUn passou a ser realizado nos primeiros meses de vida, levando a uma maior demanda por orientação. Entretanto, ainda hoje, ocorrem diagnósticos tardios, particularmente quando a perda é progressiva e se instala após a realização da TANU.

A PAUn ocorre quando a média do limiar tonal em 500, 1.000 e 2.000 Hz é pior ou igual a 20 dBNA ou quando os limiares para tons puros em duas ou mais frequências acima de 2.000 Hz são piores do que 25 dBNA na orelha afetada, com audição normal na orelha contralateral. Pode ser decorrente de diversas patologias à semelhança das perdas bilaterais. Estima-se que a PAUn afete aproximadamente um terço das crianças com perda auditiva congênita, identificadas na triagem auditiva neonatal. Entretanto, a ocorrência pode variar de 16 a 42%. A grande variabilidade na prevalência ocorre devido às diferentes formas de definição de PAUn utilizadas nos estudos e a um aumento da prevalência com a idade, pela ocorrência de traumas e infecções adquiridas, além de perdas progressivas.

A partir da década de 80, ocorreu um maior interesse na investigação do impacto da PAUn na primeira infância e em particular sobre os prejuízos no desenvolvimento da linguagem. Diversos artigos publicados que avaliaram o desenvolvimento de pré-escolares e escolares com audição monoaural sugerem que a perda da capacidade de audição binaural pode levar a alterações na produção de fala, dificuldades no desenvolvimento de linguagem e atividades acadêmicas, dificuldades socioemocionais e alteração da qualidade de vida. No importante estudo de Bess *et al.* (1986),[1] crianças com PAUn apresentam piores resultados em avaliações das habilidades auditivas quando comparadas às normo-ouvintes, na localização sonora e na compreensão da fala, tanto no silêncio como no ruído, independente da direção da fonte sonora em relação à orelha afetada. A partir daí, vários estudos foram realizados voltados para avaliação do perfil demográfico, alterações de linguagem e consequências educacionais da PAUn, com o objetivo de identificar fatores determinantes de tais dificuldades.

Para alguns autores, essas alterações podem ser encontradas já no primeiro ano de vida da criança. Kishon-Rabin *et al.* (2015)[2] observaram que crianças com PAUn podem apresentar atraso no desenvolvimento das habilidades auditivas e vocalização pré-verbal, quando comparadas a crianças com audição normal, mesmo na ausência de outros fatores de risco. Nishihata *et al.* (2012),[3] em uma amostra de 26 crianças com PAUn, identificaram que praticamente metade apresentava algum atraso ou alteração no desenvolvimento da fala ou linguagem. Em estudo realizado na Divisão de Reabilitação dos Distúrbios da Comunicação (Derdic/PUC-SP), observou-se que 35,7% de crianças com PAUn apresentaram desempenho abaixo do esperado para a faixa etária no desenvolvimento fonológico e lexical. Constatou-se também que não houve diferença entre os grupos de crianças com PAUn sensorioneural e condutiva por malformação craniofacial.[4]

Independentemente do método utilizado, os estudos evidenciam que uma parcela das crianças com PAUn apresenta alguma dificuldade escolar, mesmo quando não são encontradas alterações nos testes de linguagem. Estima-se que 22 a 35% dos pacientes com PAUn sejam reprovados em pelo menos um ano escolar e que 12 a 41% recebam alguma assistência educacional. Vieira *et al.* (2011),[5] observaram que 57,9% de crianças, com faixa etária média de 12 anos, tinham alguma queixa de aprendizado, sendo que 36,8% estavam em terapia fonoaudiológica.

Outro estudo realizado com indivíduos de 7 a 20 anos, na Universidade de São Paulo, Brasil, identificou reprovação em pelo menos um ano da vida escolar em 25% do grupo analisado, sendo que 55% tinham alguma dificuldade em casa e/ou na escola como falta de atenção, irritabilidade e 55% participavam de algum apoio escolar extracurricular.

Em estudo da Universidade Federal de São Paulo, observou-se que crianças e adolescentes com PAUn demonstraram algum grau de limitação de atividades comunicativas (falar ao telefone ou entender a professora em sala de aula com ruído ambiental ou no silêncio, entre outras), principalmente em ambientes ruidosos e na presença de perda auditiva profunda, sendo que 71,4% referiram limitação moderada.[5]

Lieu *et al.*, (2013)[6] publicaram um estudo onde compararam crianças de 6 a 12 anos, sendo 107 com perda unilateral e 94 irmãos com audição normal. Observaram que os estudantes com perda auditiva apresentavam piores índices nos testes de linguagem e cognição, assim como piores índices de reconhecimento de fala tanto no silêncio como no ruído. Crianças com perda profunda tenderam a ter pior desempenho do que as com perdas mais leves. E ao contrário de outros autores, não observaram diferença entre pacientes com perda auditiva à direita e perda à esquerda, assunto ainda controverso.

Alguns estudos sugerem que crianças com PAUn na orelha direita apresentam maiores dificuldades quando comparadas às com perdas à esquerda. O que se pressupõe que o funcionamento diferenciado dos lobos cerebrais pode influenciar nas dificuldades auditivas a depender da lateralidade da perda. O hemisfério cerebral esquerdo está mais relacionado com a função de linguagem, já o direito com as habilidades musicais, o que explicaria esses resultados. Alguns autores relatam que crianças com PAUn à direita tendem a ter piores resultados em testes verbais quando comparadas àquelas com perda unilateral à esquerda.

Avaliando as dificuldades escolares nessas crianças, alguns autores constataram alterações significativas nos índices de QI. Martínez-Cruz *et al.* (2009),[7] no acompanhamento de crianças com fatores de risco neonatal para surdez sem atraso de desenvolvimento psicomotor, dividiram essas crianças em dois grupos: os que tinham audição normal (60) e os que tinham perda neurossensorial unilateral (21). Analisaram o desenvolvimento cognitivo utilizando a escala de *Stanfor-Binet Intelligence de Therman e Merrill* e observaram que os índices de QI eram significativamente menores nas crianças com perda unilateral, principalmente nas escalas de avaliação de raciocínio verbal e memória de curto prazo. Ead *et al.* (2013)[8] avaliaram a cognição de crianças com perda unilateral pareadas com controles normo-ouvintes, por meio de testes de processamento fonológico, de memória de trabalho, atenção e velocidade de processamento. Observaram que crianças com PAUn apresentaram falhas significativas nas provas de processamento fonológico e dificuldades na realização de tarefas complexas de memória de trabalho (dificuldade em manter a informação verbal quando exposto a distração auditiva). Outra metanálise publicada em 2016, observou pior índice de QI geral e QI de desempenho em crianças com PAUn quando comparadas àquelas com audição normal. Esses resultados sugerem uma possível alteração de cognição nos pacientes com audição monoaural, porém mais estudos avaliando as habilidades de fala e linguagem e cognição, com maior número de pacientes, são necessários para melhor estabelecer a relação entre PAUn e essas alterações.

Alguns fatores de risco são apontados como prováveis complicadores das dificuldades de crianças com PAUn: idade do início da perda auditiva; presença de complicações perinatais e/ou pós-natais que podem gerar atrasos no desenvolvimento global ou cognitivo, impedindo o estabelecimento de estratégias para adaptação das desvantagens causadas pela deficiência auditiva; o grau da perda auditiva severa a profunda e à direita. Outro aspecto importante é o nível econômico e grau de escolaridade dos pais, que também podem influenciar o desenvolvimento da linguagem, independente do grau da perda unilateral.

Grande parte das dificuldades encontradas por essas crianças podem ser explicadas pela perda da binauralidade, que gera uma série de desvantagens para o aprendizado da criança com PAUn. A binauralidade é extremamente importante para a função de localização sonora, efeito sombra, percepção e compreensão de fala em ambientes ruidosos, além do efeito da somação binaural.

A somação binaural, é considerada como o aumento da percepção do *loudness** quando o som é percebido pelas duas orelhas simultaneamente, o que causa uma melhora da compreensão da fala em aproximadamente 18%, principalmente para sons agudos. Essa característica possibilita um menor esforço para o entendimento da fala, menor fadiga e pode possibilitar uma maior concentração do indivíduo. Nos casos de PAUn, em níveis de intensidade próximos ao limiar de audibilidade, a sensação de audição monoaural equivale a 3 dB a menos do que quando a condição é binaural. Em níveis superiores a 35 dB NS a sensação monoaural equivale a 6 dB a menos.

A localização da fonte sonora ocorre pela percepção das diferenças interaurais de intensidade e tempo. Diversos estudos têm demonstrado que crianças com PAUn apresentam maiores dificuldades para a localização sonora. Bess *et al.* (1986)[1] demonstraram que o escore de localização sonora para 500 Hz e 3 KHz em crianças com audição monoaural é pior do que em crianças normo-ouvintes, e que as dificuldades são maiores de acordo com o aumento do grau da perda auditiva.

O efeito sombra da cabeça, resultante do deslocamento do som de um lado da cabeça até o outro (diferença de intensidade interaural), gera uma atenuação do som de aproximadamente 6,4 dB no nível do sinal, principalmente para sons acima de 1.500 Hz. Para o indivíduo com PAUn, pode gerar condições mais ou menos desfavoráveis, dependendo de onde está localizada a fonte sonora.

A binauralidade é um fator determinante na percepção auditiva da fala em ambiente ruidoso. A presença de audição bilateral melhora a habilidade de detecção tanto de tons puros como de sons da fala em ambientes com ruído, sendo que para a fala a vantagem pode ser de 3 a 8 dB. Assim, crianças com PAUn precisam de uma melhor relação sinal-ruído para a compreensão da fala em ambientes barulhentos, a exemplo, uma sala de aula.

Todos esses aspectos são importantes para uma boa compreensão de fala e desenvolvimento da linguagem. Assim, a deficiência de audição provoca o aumento do esforço cognitivo para detectar, codificar e compreender a fala, o que acaba tornando o indivíduo mais susceptível à fadiga (auditiva), podendo impactar na realização de outras tarefas cognitivas, incluindo a atenção do indivíduo. Atualmente, destaca-se a importância do desenvolvimento de escalas para avaliar a fadiga auditiva em crianças e adultos. Instrumentos de avaliação capazes de medir a fadiga resultante das perdas auditivas nas diferentes situações de vida serão importantes para identificação dos fatores que representam maior risco para o desenvolvimento de crianças com PAUn.[9]

O aprendizado auditivo incidental, que ocorre informalmente, de acordo com a exposição a experiências auditivas em situações diversas e que levam ao aprendizado da linguagem e ao aumento do vocabulário, também está diminuído em pacientes com PAUn. Por exemplo, uma criança com audição binaural brincando em um parquinho, quando escuta o som de um carrinho de sorvete (estímulo incidental), por ter maior facilidade de localização sonora, consegue identificar onde está o som e associar com a imagem que ela observa, com certa facilidade. Isso leva ao aprendizado de que aquele estímulo auditivo (buzina do carrinho de sorvete) corresponde a esse estímulo visual (carrinho de sorvete). Crianças com audição monoaural acabam perdendo muitas oportunidades deste tipo de aprendizado, pelas dificuldades auditivas que apresentam.

Todas essas experiências auditivas geradas pela monoauralidade podem ter impacto na modulação do SNC. É discutido ainda, se essa estimulação auditiva unilateral pode levar a alterações de remodelação cerebral, causadas por plasticidade neuronal. Alguns estudos utilizando ressonância magnética funcional tem demonstrado que existem algumas diferenças em áreas de ativação e desativação neural durante a estimulação auditiva de crianças com PAUn, quando comparadas as crianças de audição normal.

Até o momento, existe uma carência de evidência científica para o estabelecimento de recomendações de conduta para esses pacientes. Várias são as orientações e possibilidades de reabilitação. Deve-se orientar pais e professores sobre o impacto da PAUn na percepção auditiva da criança e suas consequências, bem como apresentar as estratégias disponíveis para superação da condição adversa imposta pela perda auditiva e reduzir seus efeitos deletérios.

Na escola, para facilitar a aprendizagem da criança, o ideal é que a criança sente o mais próximo possível do professor. O objetivo é favorecer um bom contato visual e que a orelha com audição normal esteja direcionada para este. É importante também identificar na sala de aula as fontes geradoras de ruído ambiental como computadores e ventiladores, janelas e portas com vistas a orientar a equipe pedagógica que a criança deve estar posicionada em local distante das mesmas. Em casa, os familiares devem ser incentivados a interagirem e conversarem ao máximo com a criança, tomando o cuidado de diminuir o ruído de fundo, desligando mídias eletrônicas.

Há algumas opções de dispositivos auditivos para essa população. Há consenso na literatura sobre o benefício do uso do Aparelho de Amplificação Sonora Individual (AASI) na orelha afetada para perdas auditivas de grau leve até moderadamente severa. No entanto, para perdas severas e profundas, vários estudos têm demonstrado pouco benefício e dificuldades

---

* *Loudness*: "sonoridade" – intensidade subjetiva de áudio – percepção da intensidade do som reproduzido. Sensação psicofísica associada com a intensidade do som.

dessas crianças na aceitação do uso do AASI. Para tais casos, há a possibilidade de adaptação do aparelho CROS (*Contralateral Routing of Signal*), que possui um microfone adaptado na orelha afetada, que capta os sons e os envia para um receptor adaptado na orelha com audição normal, facilitando a detecção dos sons do lado da orelha afetada. Entretanto, há poucos estudos conclusivos quanto à eficácia deste tipo de aparelho na melhoria de qualidade de vida e das dificuldades auditivas dessas crianças.

Outra opção para facilitar a aprendizagem escolar é o uso de Sistema de Transmissão sem Fio (Sistema FM), uma vez que alguns estudos apresentam evidências de melhora do desempenho de crianças com PAUn em ambientes ruidosos. Os Sistemas de transmissão sem fio consistem em um microfone ligado a um transmissor usado pelo professor, que capta sua voz que é enviada diretamente para um receptor acoplado ao AASI. São mais conhecidos como Sistema FM, já que os primeiros dispositivos deste tipo utilizavam Frequência Modulada para a transmissão do sinal de fala. Com a evolução da tecnologia a transmissão além de adaptativa passou a ser digital, ou seja, conta com autoajuste de acordo com o nível do ruído ambiental. Esse sistema foi desenvolvido com a finalidade de reduzir os efeitos negativos do ruído, reverberação e distância, condições típicas das salas de aula, favorecendo a percepção da fala do professor, melhorando as condições acústicas para a compreensão da mensagem falada. Como resultado espera-se melhora no desempenho acadêmico da criança e diminuição do esforço auditivo. Nos casos em que o grau da PAUn é leve ou moderado pode ser adaptado com o receptor do FM acoplado ao AASI na orelha afetada. Já nos casos em que a PAUn é de grau severo ou profundo, quando a crianças não usa AASI na orelha afetada em função do reduzido benefício da amplificação, o receptor pode ser usado na orelha com audição normal, por meio de uma adaptação aberta, que não tem a função de amplificar o som, mas sim dar destaque à fala do professor.

Sempre que a criança fizer uso de dispositivos eletrônicos é fundamental que o fonoaudiólogo oriente os professores sobre o funcionamento destes, para que a criança obtenha o máximo de benefícios de tais adaptações.

Um recurso tecnológico disponível para crianças que apresentam malformações de orelha externa ou média, é a utilização das próteses auditivas ancoradas no osso, como o BAHA (*Bone Anchored Hearing Aid*), que podem ser implantadas a partir de 5 anos de vida. O uso dessas próteses também tem sido discutido para casos de crianças com PAUn severa e profunda uma vez que trariam benefícios para a percepção de fala no ruído por promover uma melhor captação do som no lado afetado pela perda, embora não restitua a binauralidade.

O IC em crianças com perdas severas ou profundas na orelha afetada tem sido muito estudado e discutido em encontros científicos como única opção para o desenvolvimento da audição binaural nessas crianças. Estudos mostram que o uso do IC melhora a localização da fonte sonora, a percepção da fala no ruído e a qualidade de vida. O IC pode beneficiar: crianças com PAUn progressiva com algum grau de audição e de percepção de fala na orelha afetada; crianças que não têm benefícios com o uso de AASI ou outro dispositivo; e crianças com perda congênita com o IC realizado nos primeiros anos de vida. Ainda não há consenso com relação ao uso de IC para esses casos. Há necessidade de elaboração de estudos de seguimento a longo prazo com altos níveis de evidência para determinar os benefícios do uso do implante coclear em crianças e adolescentes com PAUn.[10,11]

O tipo de intervenção para a reabilitação nos diferentes casos depende da aceitação dos pais e do próprio paciente. Enquanto alguns pais são mais incisivos no tratamento e procuram as diversas possibilidades de reabilitação, outros, por seus filhos apresentarem dificuldades sutis, tendem a aderir apenas ao acompanhamento. Mesmo quando a proposta terapêutica prevê apenas o acompanhamento do desenvolvimento auditivo, de linguagem e acadêmico, a adesão ainda pode ficar aquém do preconizado na literatura. Estudo realizado na DERDIC/PUC-SP revelou baixa adesão dos pais aos acompanhamentos periódicos na instituição. Somente 30% dos casos com PAUn sensório-neurais e 40% com perda condutiva por malformação retornaram à instituição para acompanhamento médico e fonoaudiológico em 2017.

Certamente, não são todas as crianças com PAUn que irão apresentar dificuldades no aprendizado. Ainda não se sabe ao certo, quais fatores induzem ao maior risco para alterações de linguagem e quais crianças irão apresentar dificuldades. Portanto, é mandatório fazer o acompanhamento permanente dessas crianças, ressaltando que uma parcela dessa população pode evoluir com a perda progressiva e mesmo contralateral. Faz parte do acompanhamento a avaliação otorrinolaringológica e audiológica, a aplicação de protocolos de avaliação da linguagem e produção de fala e desenvolvimento acadêmico. Além disso, a avaliação foniátrica deve ser solicitada sempre que houver atraso na aquisição de linguagem oral e/ou aprendizado com o objetivo de entender os possíveis déficits perceptuais envolvidos, além do auditivo, permitindo um maior entendimento do problema e um planejamento terapêutico adequado.

Não se sabe ao certo também, se as dificuldades apresentadas na infância, podem manter-se até a vida adulta, devido à escassez de estudos com *follow-up* a longo prazo, sendo este mais um motivo para manter o seguimento desses indivíduos.

Concluindo, apesar de evidências apontarem para a presença de dificuldades no aprendizado de crianças com PAUn, este é um tema que ainda gera opiniões divergentes na comunidade científica sobre o real impacto da PAUn e quais serão as estratégias terapêuticas indicadas para cada caso. Muitas vezes, os próprios pais não percebem dificuldades em seus filhos, já que, como foi dito, estas alterações podem ser discretas, manifestarem-se apenas em longo prazo, e nem sempre relacionadas por eles à condição auditiva. Alguns podem até considerar que seus filhos são apenas mais reservados e interpretar o ato de evitar ambientes ruidosos com muitas pessoas, como timidez. Profissionais da área da educação, muitas vezes não se sentem preparados e não recebem suporte para compreender e lidar com as dificuldades escolares de alunos com perdas auditivas. Além disso, em nosso meio as salas de aula não são tratadas acusticamente, o que prejudica ainda mais o desempenho dessas crianças.

São necessários ainda estudos que consolidem evidências científicas suficientes para o estabelecimento de um consenso no manejo das PAUn, o que certamente facilitará não só a tomada de decisão pela equipe de saúde, como também a orientação de familiares e educadores. Em particular, destacamos a necessidade da padronização de instrumentos de avaliação e dos resultados relativos ao esforço auditivo e fadiga auditiva impostos durante as diferentes tarefas do cotidiano escolar (Anexo 13-1).

OTITE MEDIA E DESENVOLVIMENTO DE LINGUAGEM

A otite média (OM) é a causa mais comum de perda auditiva temporária nos primeiros anos de vida. O início precoce dos episódios de OM tem sido associado ao aumento da possibilidade de recorrência desses episódios, que por sua vez podem causar efeitos a longo prazo. Durante os episódios de OM ocorre uma flutuação da audição de leve a moderada e essa perda auditiva pode persistir por algumas semanas ou até meses.

Otite média é um termo usado genericamente para classificar as várias formas de inflamação na orelha média. A otite média aguda (OMA) é definida como a presença de exsudato dentro da orelha média em decorrência de um processo inflamatório causado por uma bactéria ou um vírus, comumente associado a uma infecção de via aérea superior. A OMA pode ocorrer precocemente no primeiro mês de vida, sendo que, por volta dos três meses 13% das crianças já tiveram pelo menos um episódio. A incidência de OMA aumenta com a idade, sendo que 60% das crianças já tiveram um episódio com um ano, 70% com três anos e 80% com quatro anos.

A otite média aguda recorrente (OMAR) ocorre em cerca de 30% das crianças durante a primeira infância, sendo esta definida como a ocorrência de três ou mais episódios de otite média aguda em um período de 6 meses, ou 4 ou mais episódios de otite média aguda em 12 meses, com pelo menos um episódio nos 6 meses precedentes.

A otite média com efusão ou secretora (OMS) é definida como a presença de secreção na orelha média, sem sinais ou sintomas de infecção aguda. Cerca de 90% das crianças apresentam pelo menos um episódio de OMS até 5 anos de idade. Muitas crianças com OMS não são diagnosticadas, incluindo aqueles com déficits de linguagem e baixo rendimento escolar. A OMS pode ocorrer durante uma infecção de via aérea superior, como uma inflamação em resposta a uma OMA, ou espontaneamente em virtude de um mau funcionamento da tuba auditiva, sendo mais observada entre 6 meses e 4 anos de idade.

No primeiro ano de vida, 50% das crianças apresentam pelo menos um episódio de OMS, sendo que esta incidência atinge 60% aos 2 anos e 90% aos 5 anos de idade. Estudos revelam que uma em cada 8 crianças submetidas à avaliação auditiva em idade pré-escolar, 5 a 6 anos, apresentam exsudato em uma ou duas orelhas.

Cerca de 25% dos episódios de OMS persistem por 3 meses, 30 a 40% das crianças terão episódios recorrentes de OMS e 10% dos episódios podem durar um ano ou mais. Em crianças pequenas observa-se cerca de 4 novos episódios por ano com duração média de 17 dias cada episódio. A avaliação otoscópica semanal de crianças entre 0 e 9 anos de idade mostrou que em 25% dos dias avaliados havia evidência de otite média (OMA ou OMS), sendo que de 13 a 21% o comprometimento era bilateral.

O impacto da OMS nos limiares auditivos varia de uma audição normal até uma perda auditiva moderada (0-55 dB). Porém, em cerca de 20% dos casos a perda auditiva pode exceder 35 dB. Hipoteticamente, essa perda auditiva pode interferir no processamento da informação auditiva, levando a criança a decodificar de forma inadequada a informação auditiva, a partir da qual a linguagem oral se desenvolve.

Nos casos onde ocorre uma assimetria nos limiares auditivos entre os dois ouvidos, há o comprometimento da interação binaural, diminuindo a habilidade de localização sonora.

Ainda há muita controvérsia sobre se o antecedente de OMA ou OMS durante os primeiros anos de vida, período crítico para o desenvolvimento da linguagem, pode levar a dificuldades tardias de fala e linguagem. A persistência da secreção na orelha média durante os anos formativos da linguagem e do aprendizado poderá, possivelmente, afetar o desenvolvimento do vocabulário e o aprendizado da gramática. Alguns estudos sustentam a hipótese de que a OM, principalmente de início precoce, reduz o estímulo auditivo durante o período de maior desenvolvimento da linguagem, e a cascata de eventos que ocorre a partir da privação de estímulo em um período sensitivo pode levar a um efeito negativo no desenvolvimento dessa criança.

As áreas da cognição que mais provavelmente serão afetadas pela perda de audição decorrente de OM são as de habilidades do processamento auditivo, atenção, memória e comportamento.

Habilidades do processamento auditivo são aquelas que processam a informação auditiva e são responsáveis pelo comportamento auditivo como localização sonora, discriminação dos sons da fala, e a capacidade de analisar estes sons em situações difíceis, como em um contexto de ruído, são, portanto, parte fundamental da percepção auditiva.

As habilidades de percepção auditiva, como a distinção entre sons similares, como o som das consoantes, são imprescindíveis para o entendimento e o desenvolvimento da linguagem.

Gravel e Wallace (1995)[12] e Schilder (1994)[13] estudaram os efeitos a longo prazo da OM na percepção da fala em situação de ruído e concluíram que a *performance* das crianças em idade escolar relacionava-se com o histórico de OM na primeira infância, mesmo anos depois que as infecções da orelha média tinham se resolvido. Resultados apresentados por Nittrouer (1996)[14] e Eapen (2008)[15] também evidenciaram que crianças com história de OM diferem na percepção da fala no ruído de crianças sem história de OM.

Estudo realizado por Clarkson (1989),[16] com crianças de 5 anos de idade com audição normal e histórico de OMAR, demonstrou que algumas crianças tinham desenvolvimento de linguagem normal ou na faixa etária esperada enquanto outras demonstraram atraso na aquisição. No entanto, ambos os grupos apresentaram dificuldades de percepção auditiva quando comparadas com crianças sem histórico de otite média. As crianças com atraso de linguagem e história de OM apresentaram um desempenho pior do que crianças com desenvolvimento de linguagem típico e sem histórico de otite média. Estes achados sugerem que os episódios de perda auditiva podem alterar a capacidade e percepção auditiva e afetar o desenvolvimento da linguagem.

Estudo australiano realizado por Aithal (2008)[17] comparou a percepção auditiva de crianças indígenas com histórico de otites média com seus pares que não tinham histórico de otite, e com crianças não indígenas sem passado de otites. Todas as crianças indígenas falavam a língua indígena como sua língua materna e a língua inglesa como segunda língua. O grupo com OM apresentou muito mais dificuldades, quando comparado com os outros grupos, em diferenciar os pares de consoantes em inglês e em discriminar fonemas, sugerindo que o impacto da OM seja mais significativo na aquisição de uma segunda língua, com um sistema fonológico diferente.

Outros fatores como o nível sócio econômico da família, diferenças na qualidade da interação entre os pais ou cuidadores e a criança e o ambiente acústico das escolas frequentadas podem influenciar os resultados obtidos principalmente em crianças provenientes de camadas menos privilegiadas da população.

Com relação à produção da fala há pouca evidência de que a OM seja um fator de risco para um possível atraso na aquisição dos marcos de desenvolvimento. De acordo com Aithal (2008),[17] é pouco provável que haja um impacto a longo prazo na habilidade da criança de produzir os sons da fala. Entretanto, o impacto é mais significativo no aprendizado de uma segunda língua, o que inclui dois sistemas fonológicos diferentes.

O estímulo auditivo forma a base para o aprendizado da linguagem oral e as frequentes alterações na característica dos sons em virtude da presença de secreção na orelha média, como ocorrem na presença de otites, podem dificultar o reconhecimento auditivo e a consolidação dos parâmetros acústicos e articulatórios dos sons da fala (fonemas, sílabas e palavras).

Aparentemente, os episódios de OM levam também a alterações de funções extralinguísticas como atenção e memória de trabalho.

A atenção involuntária para eventos que ocorrem no ambiente, assim como a manutenção da atenção seletiva, são essenciais para o processamento da informação auditiva, para a criação de uma memória de trabalho e para o desenvolvimento da linguagem.

A atenção involuntária é responsável pela detecção e seleção de informações biologicamente significativas, como por exemplo, o ruído do freio de um carro que faz com que um pedestre que está falando ao telefone mude seu foco de atenção. Após a avaliação da situação, há uma reorientação da atividade que estava sendo executada antes do estímulo. A atenção seletiva, por sua vez, é a capacidade de manutenção do alvo mesmo com estímulos concorrentes. É ela que proporciona que o estímulo relevante entre no processamento da memória de trabalho, o primeiro passo para a promoção do aprendizado. O mecanismo atencional é dependente dos estímulos auditivos aferentes (*botton-up*). Quanto melhor a entrada, melhor será a capacidade de atenção na fonte sonora principal. Por outro lado, um processo atencional eficiente também melhora a entrada auditiva (*top-down*) já que inibe a despolarização neural causada por estímulos que não apresentam importância, otimizando o funcionamento de todo o sistema. Uma orientação excessiva aos estímulos irrelevantes requer muito mais atenção tornando difícil manter o foco em uma atividade.

Segundo estudo de Haapala (2016),[18] crianças com 2 anos de idade e histórico de OM recorrente apresentaram sinais de alteração no mecanismo neural de atenção involuntária. O grupo de crianças com OMA recorrente apresentou uma organização neural atípica na presença de sons distratores, podendo se relacionar com imaturidade no processamento neural e, consequentemente, diminuição da concentração. Como todos os pacientes apresentavam orelha média clinicamente normal no momento do estudo, os dados sugerem que a OM recorrente na primeira infância pode promover alterações ou efeitos a longo prazo no sistema nervoso em desenvolvimento. De acordo com os autores, a ocorrência de OM aguda recorrente nos primeiros anos de vida deve ser considerada um fator de risco para o desenvolvimento inadequado do sistema nervoso auditivo central.

Crianças em idade escolar com histórico de OM apresentam dificuldades de atenção auditiva seletiva em situações de escuta dicótica e apresentam, também, aumento do tempo de reorientação à atividade anterior ao estímulo. Quando avaliados por seus professores, as crianças com histórico de OM parecem ser menos atentas da mesma forma, questionários realizados com as mães de crianças com OM revelam crianças com menor atenção e maior distração durante as tarefas de leitura.

Há diversas razões para se prever que a OM tenha um impacto negativo sobre o desempenho escolar das crianças. Se a OM que ocorre durante os anos pré-escolares afeta as habilidades do processamento auditivo, estas crianças apresentam dificuldades em processar a informação auditiva em sala de aula, já que estão em condições subideais de aproveitamento. Se a percepção auditiva for afetada, a consciência fonológica também será, acarretando dificuldades em leitura e escrita. Se o desenvolvimento de linguagem é afetado, haverá efeito negativo a longo prazo nas habilidades de leitura e, especialmente, compreensão de texto e na matemática.

Bennett (2001),[19] examinando adolescentes com história de otites na infância, considera os efeitos cumulativos da OM em várias medidas como atenção, comportamento e aprendizagem em adolescentes, mostrando que as alterações ainda permaneciam nesta faixa etária.

Acredita-se que numerosos fatores possam mediar os efeitos da OM sobre o desenvolvimento das crianças.

Fatores indiretamente relacionados com alterações do desenvolvimento de linguagem incluem tabagismo passivo, ausência de amamentação, frequência em creches e presença de irmãos. Fatores que foram associados às diferentes formas de evolução do desenvolvimento de linguagem incluem grau de perda auditiva, tipo e relação entre pais e filhos e acesso a cuidados médicos. Entretanto, o início precoce dos episódios de OM é o fator que mais significativamente se relacionou com alterações no desenvolvimento da fala e da linguagem. Crianças que apresentam perda auditiva antes dos 12 meses de idade, período muito importante para o desenvolvimento do sistema auditivo, têm alto risco de consequências a longo prazo. Quanto maior a perda auditiva e mais longa sua duração neste período, maiores são as chances de efeitos deletérios a longo prazo.

A ocorrência de OM também tem sido relacionada como um denominador comum associado a outras condições preexistentes, tornando essas crianças de alto risco para o desenvolvimento de transtornos de linguagem e cognitivos. Crianças portadoras de fenda palatina, quando submetidas precocemente ao tratamento das questões otológicas, apresentam QI estatisticamente significante maior aos 4 e 5 anos de idade do que aquelas crianças que não foram tratadas de OM. Entre crianças prematuras com risco de alterações cognitivas e de linguagem, aquelas com histórico de OM apresentaram três vezes maior probabilidade de atraso de linguagem do que prematuros sem histórico de otite.

O número de fatores que pode mediar o impacto da OM sobre o desenvolvimento de cada criança e a complexidade de fatores que se correlacionam significa que cada criança pode ter uma evolução particular. A OM precisa ser abordada tanto do ponto de vista médico quanto social, assim, todos os fatores que possam prever a evolução, com possível presença de consequências adversas, podem ser considerados.

CONSIDERAÇÕES FINAIS

Apesar de resultados variáveis, a literatura concorda que, para ao menos uma parcela das crianças com histórico de OM e com PAUn, há efeito negativo sobre o desenvolvimento de linguagem, cognitivo e educacional.

Pode-se considerar que as alterações no processamento auditivo de crianças com PAUn ou perdas temporárias por OM levam a dificuldades de escuta em situações específicas: compreender a fala na presença do ruído; compreender a fala quando esta é originada do lado da perda auditiva; compreender a fala à distância; acompanhar conversação em grupo, além de dificuldades na localização da fonte sonora. Como dificuldades secundárias, considerando os aspectos psicossociais, destacam-se as dificuldades emocionais e fadiga decorrentes do esforço auditivo exigido, principalmente, em situações de aprendizagem.

A melhor compreensão das dificuldades enfrentadas por cada criança afetada nos diferentes ambientes de aprendizagem, considerando a multiplicidade de fatores intervenientes já identificados na literatura, resultará em orientações mais específicas para familiares e educadores.

Pode-se dizer que as duas condições tratadas neste capítulo – Perda Auditiva Unilateral e Perdas Temporárias por Otite Média – são fatores de risco para o desenvolvimento infantil, portanto, devem ser identificadas e acompanhadas, desde os primeiros meses de vida, por equipe multidisciplinar da saúde.

ANEXO 1

RECOMENDAÇÕES PARA PAIS DE CRIANÇAS COM PERDA AUDITIVA UNILATERAL

Elaborado por:
Profa. Dra. Altair Cadrobbi Pupo (Lila)
Profa. Dra. Luisa Barzaghi

> Se seu filho(a) foi diagnosticado(a) com perda auditiva unilateral (PAUn), você deve estar com muitas dúvidas sobre como seu desenvolvimento pode ser afetado. Leia abaixo as respostas para as perguntas mais frequentes, que poderão ajudá-lo(a) a melhor compreender suas consequências e cuidados necessários.

O Que é Perda Auditiva Unilateral (PAUn)?

É uma perda auditiva em apenas uma das orelhas, isto é, a criança tem uma orelha com audição normal e outra com perda auditiva, que pode ser de leve a profunda. Os efeitos podem ser diferentes para cada criança: para algumas a audição normal em uma orelha pode ser suficiente para aquisição da linguagem, enquanto para outras a PAUn pode acarretar atraso ou dificuldades no desenvolvimento da linguagem, da fala e na aprendizagem da leitura e escrita.

Quais as Causas da PAUn?

As causas da perda auditiva unilateral são: fatores genéticos, malformações das orelhas externa, média e/ou interna, infecções, citomegalovírus, meningite, uso de ototóxicos, traumatismos, prematuridade, causas desconhecidas e síndromes.

O Que a PAUn Pode Acarretar?

Dificuldades para localizar a fonte sonora; dificuldades para ouvir os sons mais baixos, principalmente os sons da fala; dificuldades em ouvir os sons da fala na presença de ruído; dificuldade para acompanhar conversação em grupo; dificuldades de compreensão da fala, pois mesmo tendo audição normal em uma das orelhas, muitas vezes, a criança pode captar apenas algumas partes do que lhe é dito.

A Criança Deve Usar Aparelho de Amplificação Sonora Individual?

Algumas crianças com PAUn se beneficiam com uso do Aparelho de Amplificação Sonoro Individual (AASI). Este pode ser uma opção para seu filho. Alguns fatores (idade, grau da perda auditiva) devem ser considerados no momento da adaptação do AASI. O uso do Sistema FM também poderá ajudar seu filho, principalmente em situações de aprendizagem escolar. Um fonoaudiólogo deve ser consultado.

Como Ajudar a Criança a Desenvolver Fala e Linguagem?

Reserve alguns momentos do dia para ficar em um local silencioso, brincando, lendo e conversando com seu filho(a). Deixe a televisão um pouco de lado e comunique-se, fale, estimule auditivamente sua criança. Fique atento às dicas abaixo:

- Posicione-se perto da orelha com audição normal para facilitar a compreensão de falas espontâneas; fique na altura da criança, isso permite melhor contato visual para que ela possa usar as pistas da leitura labial desde pequena; converse sobre o que está fazendo; fale e descreva objetos e ações de maneiras diferentes, leia livros, conte histórias para aumentar seu vocabulário; incentive a criança a falar frases mais longas, observe as reações da criança para ver se a informação foi compreendida, especialmente quando há ruído no local.

Como Proporcionar Melhor Ambiente Acústico para a Criança?

- Oriente a criança para encontrar a melhor posição para ouvir e aprender, e incentive a virar sua orelha com audição normal para o falante, para que ela possa escutar o que é dito; fale abertamente sobre estratégias para melhorar a audibilidade de forma que ela venha a aprender a tomar decisões sobre estas questões. Sempre que possível, limite o ruído externo e as distrações visuais (rádio, televisão, janela aberta, lava-louça, micro-ondas, secador de cabelo, barulho de água etc.)

Avalie o Ambiente e Escolha as Opções que Facilitarão sua Audição

- *Auditório, igreja, sala grande:* coloque-a no meio, de frente para o palco (boa posição visual) e longe de ruídos e das paredes.
- *Carro:* se estiver no carro, posicione a criança de maneira que sua voz chegue melhor em sua orelha com audição normal – se você for o passageiro, sente-se no banco de trás perto dela.
- *Restaurante:* coloque-a com o ouvido com a audição normal do lado do falante, com uma boa iluminação; e, se possível, longe das fontes de ruído (porta da cozinha).
- *Andar na rua:* a PAUn dificulta saber de onde vem o som. Oriente a criança para atravessar a rua ou andar de bicicleta. Coloque espelhos na bicicleta, assim ela pode perceber a aproximação de outros veículos pelo reflexo no espelho.

Quais os Cuidados que Devem Ser Tomados na Escola?

- O professor deve saber sobre a perda auditiva da criança, proporcionando atividades e meios para que ela entenda melhor a aula.
- A criança pode ter na escola o mesmo desempenho das crianças sem perda auditiva, entretanto, elas tendem a ser mais distraídas ou se cansar com maior rapidez, em razão do esforço auditivo que precisam fazer para ouvir os professores e colegas.
- Para facilitar sua aprendizagem, o ideal é que ela sente-se o mais perto possível do professor para um bom contato visual e com a orelha com melhor audição direcionada ao professor.
- Identifique, na sala de aula, os ruídos ambientais como computadores e ventiladores, janelas e portas e peça para o professor colocar a criança distante deles. Pisos de borracha ajudam a absorver o ruído.
- O Sistema FM deve ser adaptado para ser usado na sala de aula.
- Caso a criança use AASI, Sistema FM, ou outro dispositivo, explique para o professor o funcionamento dos mesmos para que tenha benefícios com seu uso na escola.

Quais os Cuidados Para Proteger a Audição da Orelha Contralateral (Orelha Boa) e Evitar a Piora da Orelha com Perda Auditiva?

- Leve-a imediatamente ao médico quando tiver infecção de ouvido. Essa infecção pode rebaixar sua audição pelo tempo que a infecção permanecer.
- Fique atento para que a criança não esteja exposta a sons muito fortes por longos períodos, por exemplo, permanecendo perto de uma caixa de som. Evite que ela use fones de ouvido com volume alto.
- Providencie protetores auditivos para proteger a audição da criança de sons muito altos (fogos de artifício, música etc.).
- Faça testes de audição regulares (audiometrias), especialmente quando perceber que a audição dela está diferente.

É importante que a PAUn seja monitorada e que a criança **faça acompanhamentos sistemáticos em um Serviço de Saúde auditiva com equipe multidisciplinar**

Otorrinolaringologista, Fonoaudiólogo, Foniatra:

- Para monitorar a audição e acompanhar o desenvolvimento da linguagem.
- Para receber orientações específicas quanto a audição, a linguagem e questões escolares.
- Para fazer adaptação de dispositivos eletrônicos auditivos (deas), quando indicados.
- Para fazer terapia fonoaudiológica, quando necessária.
- Para ser avaliada por um otorrino e/ou foniatra.

Referências Bibliográficas

Agency for Healthcare Research and Quality (US). Best evidence statement (BESt). Audiologic management for children with permanent unilateral sensorineural hearing loss. *Cincinnati Children's Hospital Medical Center* NGC:007424, August 20, 2009.

ASHA. Unilateral Hearing Loss in Children. Disponível em http://www.asha.org/public/hearing/Unilateral-Hearing-Loss-in-Children

REFERÊNCIAS BIBLIOGRÁFICAS

1. Bess FH, Tharpe AM, Gibler AM. Auditory performance of children with unilateral sensorineural hearing loss. *Ear Hear* 1986;7(1):20-6.
2. Kishon-Rabin L, Kuint J, Hildesheimer M, Ari-Even Roth D. Delay in auditory behavior and preverbal vocalization in infants with unilateral hearing loss. *Dev Med Child Neurol* 2015;57(12):1129-36.
3. Nishihata R, Vieira MR, Pereira LD, Chiari MB. Processamento temporal, localização e fechamento auditivo em portadores de perda auditiva unilateral. *Rev Soc Bras Fonoaudiol* (São Paulo) 2012;7(3):266-73.
4. Pupo AC, Esturaro GT, Barzaghi L, Trenche MCB. Perda auditiva unilateral em crianças: avaliação fonológica e do vocabulário. *Audiol Commun Res* (São Paulo) 2016;(21):1-8.
5. Vieira MR, Nishihata R, Chiari MB, Pereira LD. Percepção de limitações de atividades comunicativas, resolução temporal e figura-fundo em perda auditiva unilateral. *Rev Soc Bras Fonoaudiol* (São Paulo) 2011;16(4):445-53.
6. Lieu JE, Karzon RK, Ead B, Tye-Murray N. Do audiologic characteristics predict outcomes in children with unilateral hearing loss? *Otol Neurotol* 2013;34(9):1703-10.
7. Martínez-Cruz CF, Poblano A, Conde-Reyes MP. Cognitive performance of school children with unilateral sensorineural hearing loss. *Arch Med Res* 2009;40(5):374-9.
8. Ead B, Hale S, DeAlwis D, Lieu JE. Pilot study of cognition in children with unilateral hearing loss. *Int J Pediatr Otorhinolaryngol* 2013;77(11):1856-60.
9. Ohlenforst B, Zekveld AA, Jansma EP *et al.* Effects of hearing impairment and hearing aid amplification on listening effort: a systematic review. *Ear Hear* 2017;38(3):267-81.
10. Grimes A. Kids need two ears. *Audiol Today* 2017;29(1):54-8.
11. Peters JP, Ramakers GG, Smit AL, Grolman W. Cochlear Implantation in Children with Unilateral Hearing loss: a Systematic Review. *Laryngoscope* 2016;126(3):713-21.
12. Gravel JS, Wallace IF. Early otitis media, auditory abilities, and educational risk. *Am J Speech Lang* 1995;(4):89-94.
13. Schilder AG, Snik AF, Straatman H, van den Broek P. The effect of otitis media with effusion at preschool age on some aspects of auditory perception at school age. *Ear Hear* 1994;15(3):224-31.
14. Nittrouer S. The relation between speech perception and phonemic awareness: evidence from low-SES children and children with chronic OM. *J Speech Hear Res* 1996;39(5):1059-70.
15. Eapen RJ, Buss E, Grose JH *et al*. The development of frequency weighting for speech in children with a history of otitis media with effusion. *Ear Hear* 2008;29(5):718-24.
16. Clarkson RL, Eimas PD, Marean GC. Speech perception in children with histories of recurrent otitis media. *J Acoust Soc Am* 1989;85(2):926-33.
17. Aithal S, Yonovitz A, Aithal V. Perceptual consequences of conductive hearing loss: speech perception in Indigenous students learning English as a "school" language. *Aust N Z J Audiol* 2008;30:1-18.
18. Haapala S, Niemitalo-Haapola E, Raappana A *et al*. Long-term influence of recurrent acute otitis media on neural involuntary attention switching in 2-year-old children. *Behav Brain Funct* 2016;12:1.
19. Bennett K, Haggard M, Silva P, Stewart I. Behavior and development effects of otitis middle with effusion into the teens. *Arch Disease Child* 2001;85(2):91-5.

PRAXIA E LINGUAGEM

Alice Andrade Takeuti
Mariana Lopes Fávero

INTRODUÇÃO

No cotidiano da maioria das pessoas existe uma rotina muito ligada ao ciclo circadiano: acordar, trabalhar/estudar, descontrair e dormir. E essa rotina contém pequenas rotinas como escovar os dentes, trocar de roupa, fazer o café, dirigir. Cada ação destas só é possível porque somos seres práxicos. As rotinas foram "incorporadas" pelo ser humano porque nos permitem a organização como sociedade e como indivíduo.

A praxia é a habilidade de automatizar um gesto motor complexo, como por exemplo, dirigir um automóvel, fazer o sinal da cruz ou falar. Este gesto motor complexo é formado por diversos atos motores menores, que, obrigatoriamente, devem ser planejados, organizados numa sequência e executados corretamente para atingir sua finalidade. É necessário que ocorra um aprendizado e um treinamento motivados por vontade e afeto. O aprendizado práxico é concomitante ao início da atividade simbólica e a aparição da imagem mental de antecipação e planificação, entre os 18 e 24 meses.

Para que uma atividade práxica seja construída e automatizada, são necessárias diversas habilidades como pré-requisitos, como a capacidade de imitação, de organização, de planejamento e de coordenação motora, além de um sistema sensorial aferente e eferente regulados e em harmonia. As vias motoras efetoras, assim como as auxiliares (cerebelo e núcleos da base), precisam estar intactas e não pode haver déficit intelectual significativo.

É bem provável que a habilidade práxica tenha surgido como resultado da manipulação e confecção de ferramentas, iniciadas por nossos antecipados *Australopithecos*, há cerca de 2,5 milhões de anos. A nossa relação com "as coisas" e a necessidade de organizar em etapas seu uso pode ter relação com o surgimento da linguagem humana em seu sentido mais amplo, possibilitando a estruturação do inconsciente e do sujeito e, posteriormente, da fala.

Piaget, em 1978, considera a criança um construtor solitário, que cria relação com os objetos e, progressivamente, torna esta relação mais complexa, enlaçada ao desenvolvimento psíquico e cognitivo. Os objetos, portanto, têm papel importante em nosso desenvolvimento como espécie, e as ferramentas se tornaram extensões dos nossos membros, com funcionalidades outras que nos permitiram e permitem transformar a natureza e continuar transformando coisas em novas coisas.

Ao contextualizar a praxia nos distúrbios de linguagem, é importante lembrar que existe uma inteligência corporal, do movimento, que influencia a inteligência emocional e a cognição; então, ao avaliar habilidades práxicas, é preciso sempre lembrar que é necessário o olhar amplo e abrangente sobre a linguagem. Como é um processo que se retroalimenta, dificuldades em uma área refletem em outra área, assim como a estimulação e os progressos.

PRAXIA E AS LÍNGUAS

É a linguagem que nos permite simbolizar e dar significados afetivos para uma realidade que poderia ser apenas concreta, como para situações biológicas, como o nascimento e a morte; para objetos, como uma aliança de casamento; para um dia, como o Natal. E por meio dos símbolos e signos de uma língua, o simbólico se mantém e se multiplica.

Em nossa cultura de falantes, a língua falada é o principal meio de comunicação. A fala é um conjunto de sons organizados com sentido e significado, aprendidos de acordo com a cultura, modificados de acordo com a demanda, manipuláveis de acordo com a situação, obedientes a uma ordem e corretamente articulados, coordenados com a respiração e com sutis movimentações da laringe, do palato, da língua e dos lábios. Situações adversas em qualquer parte deste sistema exigem adaptações para que ele se mantenha efetivo. Todas estas características definem um movimento práxico.

A língua de sinais, por sua vez, em termos gramaticais, é tão complexa quanto a língua falada e exige o recrutamento de áreas cerebrais muito similares. Nosso cérebro processa muito mais a situação dialógica e a mensagem do que qual língua a transmite. A língua de sinais, no Brasil, LIBRAS (Língua Brasileira de Sinais), é reconhecida como língua oficial e regulamentada pela Lei n° 10.436 de 24 de abril de 2002 e pelo artigo 18 da Lei n.º 10.098, de 19 de dezembro de 2000. No censo de 2010 do IBGE, 9,7 milhões de pessoas se declararam com deficiência auditiva, sendo 2,1 milhões dessas deficiências são do tipo severa e profunda. Apesar de existir um movimento cada vez maior em direção à "inclusão", os surdos em nosso país convivem com a dificuldade de uma sociedade em que a maioria os serviços e expressões culturais se alicerçam em uma língua falada. A língua de sinais, quando precocemente aprendida e incentivada, dá suporte a um desenvolvimento cognitivo tão bom quanto qualquer outra língua.

O uso adequado da língua, seja falada ou gestual, é resultado de fatores biológicos, sociais, econômicos e culturais, e vai além da produção da língua e da organização da gramática, envolve o conteúdo e a importância da mensagem. Neste contexto, a capacidade práxica de um indivíduo se torna fundamental, desta forma, não se pode aprender e usar uma linguagem de forma ampla se não houver desenvolvimento práxico adequado.

ANATOMIA

As estruturas anatômicas que serão abordadas neste capítulo estão envolvidas nas habilidades práxicas de produção de fala, imitação de gestos e uso de objetos, no contexto da linguagem e do desenvolvimento.

A organização cerebral da linguagem se faz em rede, e não em áreas topograficamente especializadas. Uma mesma região pode estar envolvida em mais de uma função de acordo com a demanda. Atualmente, sabe-se que áreas cerebrais da linguagem contribuem amplamente com comportamentos não linguísticos como o giro frontal inferior para a manipulação e sequenciamento de objetos, rastreio visual, aritmética e música.

É prudente então, considerar as funções específicas, mas respeitando a complexidade do sistema de linguagem, que é extremamente abrangente, sem limites definidos e se modifica continuamente por fatores externos. Não há, portanto, uma localização precisa ou uma "área cerebral única da praxia", disfunções em qualquer local da via podem-se manifestar, clinicamente, como alteração práxica.

Um dos pilares da atividade práxica é a memória procedural ou não declarativa que está relacionada com o aprendizado implícito, o armazenamento e a execução de tarefas que envolvem um padrão sequencial, como por exemplo habilidades de gramática, de nomeação rápida, de processamento temporal auditivo e de coordenação motora. O sistema procedural é formado por um circuito neural entre estruturas do córtex frontal, gânglios da base (principalmente núcleo caudado) e cerebelo e está subjacente a uma variedade de funções perceptivas, motoras e cognitivas de automatização.

O aprendizado na memória procedural é lento e ocorre à medida que os estímulos são repetidos e as habilidades praticadas, porém, após a aquisição, são executadas rápida e automaticamente.

A habilidade práxica envolve regiões como: giro parietal inferior, córtex temporal posterior, giro temporal superior, giro frontal inferior, giro pré-central, área motora suplementar, ínsula, cápsula interna e externa, gânglios da base e cerebelo. Enfatizando que o fluxo de informações não é modular, mas em rede, paralelo e concomitante, todas estas regiões participam, de modo colaborativo, do planejamento da execução do movimento, seja corporal ou de fala, sob comando verbal ou sob imitação, conforme a tarefa solicitada.

Atualmente acredita-se que não há separação funcional tão evidente de áreas exclusivamente motoras ou sensitivas. Por exemplo, a audição passiva de fonemas e sílabas mostrou ativação de áreas pré-motoras e motoras, somatotopicamente relacionadas com os efetores que são recrutados para a produção destes fonemas, assim como se demonstrou que o córtex pré-motor ventral participa da discriminação fonológica.

D'Ausilio *et al.*, utilizando estimulação magnética transcraniana no córtex motor de fonemas linguodentais e bilabiais, demonstraram uma relação causal entre a discriminação destes fonemas e a estimulação específica destas áreas, observando a melhora do tempo de reação para discriminação e diminuição de erros apresentados previamente à estimulação.

Uma organização em duas vias neurais codependentes, a dorsal e a ventral, foi proposta para o processamento da fala. Na via dorsal, o fluxo de informações tramita pelo fascículo arqueado, do córtex auditivo temporal superior para uma área de integração auditivo-motora do trato vocal na junção temporoparietal (giro supramarginal posterior e giro angular) e porção posterior da área de Broca, local de suporte para a articulação. Na via ventral, informações de conteúdo semântico são mapeadas do córtex parietal ao córtex temporal posterior e porção anterior da área de Broca para que uma representação semântica possa ser estabelecida.

No giro frontal inferior, há unificação das informações sensório-motoras da via dorsal com as informações semânticas da via ventral, para a construção de sentenças estruturadas hierarquizando as sequências de uma produção motora de fala, que será executada, então, pelo córtex motor primário. Concomitantemente, há a participação de circuitos neurais dos gânglios da base e cerebelo nesta produção motora.

A mesma função de integração sensório-motora que o giro frontal inferior realiza para a fala, também acontece para manipulação de objetos. Em concordância com a teoria motora de percepção de fala, que postula a participação de áreas motoras na discriminação e processamento de informações sensoriais, D'Ausilio *et al.* propuseram que as áreas motoras críticas para a percepção de fala fazem parte dos mesmos circuitos cerebrais envolvidos na produção de outros movimentos não linguísticos.

O processamento auditivo de verbos de ação, remetendo a movimentos de pernas, boca ou mãos, ativa áreas motoras e pré-motoras, somatopicamente relacionadas, facilitando a execução destes movimentos, ou seja, ocorre a participação de áreas motoras no processo de percepção sensorial. Da mesma forma, defende-se uma redefinição do papel da área de Broca para além do envolvimento articulatório exclusivo, defende-se que ela participa ativamente como um centro que manipula e encaminha informações neurais em grande escala para as áreas efetoras, relacionadas à compreensão fonológica, lexical e semântica da fala, além de participar da representação da ação em áreas pré-motoras, isto é, participa do encadeamento planejado dos atos motores, mais do que da execução em si.

O córtex parietal inferior é uma região que engloba funções relevantes tanto à linguagem quanto ao uso de ferramentas e assim como o giro frontal inferior participa da integração e transformações do processamento sensório-motor auditivo, tátil e visual.

Esta integração participa da habilidade de imitação, que requer um processamento sensorial da ação do outro combinado com um comando motor de autoexecução. O córtex parietal inferior contribui, especialmente, para a imitação de gestos especializados de mãos, como pinça e preensão ao manipular objetos, sugerindo que há especialização relacionada com a organização espacial do esquema corporal nesta região, além do armazenamento dos engramas gestuais (memória não verbal). Lesões no córtex parietal inferior foram associadas à dificuldade de imitação vocal, produção e repetição de palavras, incluindo essa região na rota da via dorsal da produção de fala.

O córtex temporal posterior, que participa da via ventral semântica, realiza a combinação das informações sensoriais com as representações semânticas pertinentes, como a associação do som da palavra com o léxico, um aceno de despedida com seu significado ou a imagem de uma ferramenta com os movimentos necessários para seu uso. O giro temporal superior posterior interpreta reações biológicas, como o significado emocional de expressões faciais, e categoriza fonemas, priorizando os de fala, tendo conexões com áreas relacionadas com o léxico e com o semântico, assim como o córtex temporal posterior e o córtex parietal inferior.

Nelissen *et al.* demonstraram correlação entre dificuldade de repetição de palavras e prejuízo na discriminação e imitação de gestos em pacientes com lesão da porção rostral do córtex parietal inferior que se estendia para o giro temporal superior posterior, evidenciando que há um substrato neural comum entre estas habilidades. A repetição de palavras é um tipo de "imitação auditiva", considerando que se apoia numa decodificação auditivo-motora envolvendo o giro supramarginal e as adjacências do plano temporal, ambas as regiões também envolvidas na imitação de gestos.

Já estudos recentes com tractografia cerebral têm mostrado diminuição de conectividade em crianças com alterações motoras da fala, disdiadococinesia e alterações expressivas gramaticais especificamente em três redes cerebrais intra e inter-hemisféricas:

- *Rede 1:* parte inferior esquerda (parte opercular) e superior (parte dorsolateral, medial e parte orbital) do giro frontal superior esquerdo, giro temporal médio e giro pós-central esquerdo.
- *Rede 2:* área motora suplementar direita, giro frontal médio e inferior (parte orbital) esquerdo, *precuneus* e *cuneus* esquerdo, giro occipital superior direito e cerebelo direito.
- *Rede 3:* giro angular direito, giro temporal superior direito e giro occipital inferior direito.

O QUE É APRAXIA?

Apraxia é a inabilidade em realizar movimentos que tenham uma sequência, de forma voluntária, sob ordem ou não apesar das capacidades motoras, da função sensorial e da compreensão da tarefa estarem intactas.

Um movimento motor isolado não pode ser considerado práxico, é preciso que haja um sistema motor coordenado com uma finalidade e uma intenção.

A dificuldade para realização de um gesto motor complexo pode ter relação com:

- O uso de objetos ou não.
- Com o uso do próprio corpo.
- Com a estruturação ou alinhamento de objetos em espaços bidimensionais (papel).
- Com a estruturação ou alinhamento de objetos em espaços tridimensionais (quebra-cabeças).

Essa dificuldade pode atingir vários segmentos corporais, desta forma, as apraxias podem ser classificadas em:

- *Globais:* quando atingem segmentos corporais, como membros superiores e/ou membros inferiores.
- *Orais:* quando há dificuldade de planejamento motor dos órgãos fonoarticulatórios, para movimentos que não sejam de fala.
- *Verbais:* quando há dificuldade de planejamento de movimentos de fala.
- *Construtivas:* quando atingem os gestos gráficos e construtivos, como os necessários para montar quebra-cabeças, copiar figuras e escrever.

O termo apraxia sempre esteve mais ligado, nos adultos, à perda de função anteriormente adquirida por lesão neurológica. As bases neurológicas e os fundamentos das apraxias adquiridas sempre foram essenciais para o estudo das apraxias do desenvolvimento, mas existem diferenças importantes que devem ser levadas em conta, principalmente ao considerar que a "praxia do desenvolvimento" está incluída em um contexto maior, sendo influenciada e influenciando outros subsistemas.

A classificação clássica de Liepmann (1908) divide as apraxias em ideatórias, ideomotoras e melocinéticas e, assim como das classificações derivadas desta, utilizadas para lesões neurológicas adquiridas, não é tão facilmente aplicada às alterações práxicas na infância, mas serve de base durante a observação de uma criança com alteração práxica:

- *Apraxia ideatória:* quando está alterada a sucessão lógica e harmônica do gesto de um ato complexo. O paciente não tem a representação mental do ato a ser executado na utilização dos objetos, portanto, é uma perturbação do gesto que se manifesta na presença do objeto. Crianças com apraxia ideatória passam, frequentemente, como distraídas, são comuns situações como colocar uma bala na boca sem tirar o papel ou dificuldades para colocar a meia antes de colocar o sapato.
- *Apraxia ideomotora:* o paciente tem a representação mental correta do ato a ser realizado, mas estão comprometidos os gestos simples, enquanto a sequência se mantém íntegra. Apesar de o paciente ter a percepção do gesto que deve realizar, não consegue fazê-lo, o que, frequentemente, gera bastante angústia. Não inclui a presença dos objetos. Um exemplo clássico é a criança que pega o copo com água, mas não consegue levá-lo à boca.
- *Apraxia melocinética:* acontece quando há comprometimento da relação da musculatura agonista e antagonista na realização de movimentos rápidos e alternados. Lembra um quadro cerebelar pela presença da disdiadococinesia.

A dificuldade práxica na infância tem relação com alterações que podem envolver desde a aquisição do simbólico, da atenção, da memória, da percepção auditiva, da percepção visual e temporoespacial, da propriocepção, da percepção e regulação motora; isto é, interligações entre aspectos aferentes e eferentes.

APRAXIA DE FALA NA INFÂNCIA

A apraxia de fala na infância (AFI) é um distúrbio neurológico de produção de fala em que a precisão e a consistência dos movimentos articulatórios necessários para a fala estão prejudicados na ausência de déficits neuromusculares como, por exemplo, alterações de reflexos neuromusculares ou tônus anormal, ou seja, a programação do ato motor não corresponde à intenção comunicativa da criança. Esse distúrbio nos movimentos da fala acontece apesar do paciente ter vontade e habilidade física e cognitiva para executá-lo.

A AFI pode ocorrer como resultado de um comprometimento neurológico conhecido (tumor cerebral, malformação), em associação aos distúrbios neurocomportamentais complexos de origem conhecida ou desconhecida (transtorno do espectro do autismo, transtorno do desenvolvimento da linguagem, síndrome de Down) ou como distúrbio único ou idiopático. O comprometimento central no planejamento e/ou programação das sequências de movimento resulta em erros na produção de sons da fala e da prosódia.

A fala é a representação motora da linguagem e para que ela seja produzida adequadamente há a necessidade de processos neurológicos que incluem a organização de conceitos, a formulação e expressão simbólica e a programação do ato motor. Neste processo são incluídas imagens mentais e representações de linguagem, planejamento e programação motora e movimentos adequados de estruturas ósseas e musculares.

Por ser uma tarefa que exige um controle motor rápido, preciso e automático, os movimentos da fala devem ocorrer com alta resolução temporal. Para que isso tudo trabalhe de forma harmônica, precisamos da integridade dos órgãos sensoriais auditivos, visuais, táteis e proprioceptivos, dos órgãos fonoarticulatórios, de inteligência, de cognição e de funções executivas que permitirão a elaboração e a estrutura do pensamento. Todo esse sistema se retroalimenta visando à produção adequada das articulações necessárias e as possíveis correções quando a produção não é adequada o suficiente.

O termo "apraxia de fala na infância" tem sido sugerido como termo de escolha pela American Speech-Language-Hearing Association (ASHA) por unificar o estudo, a avaliação e o tratamento de todas as apresentações clínicas de alterações de planejamento e organização de fala e prosódia independentemente do tempo de início, de ser congênito ou adquirido, ou ter etiologia específica. Desta forma, tem sido desaconselhado o uso de termos como dispraxia verbal, apraxia verbal do desenvolvimento, entre outros que se referem, exclusivamente, a alterações do desenvolvimento e muitas vezes a quadros idiopáticos.

PLANEJAMENTO E PROGRAMAÇÃO MOTORA DA FALA

A fala é uma tarefa de controle motor rápido, preciso e que se torna automática com o desenvolvimento infantil e a aquisição da língua. Praxia de fala é a capacidade de sequenciar de forma fluente e sem hesitação os movimentos de articulação dos fonemas, de formação das sílabas, das palavras, das frases e do discurso, mas antes dessa programação motora, uma série de etapas devem ser planejadas e executadas.

1. O primeiro passo é que haja intenção comunicativa e planejamento cognitivo e linguístico. A criança quer dizer algo e ela tem as imagens simbólicas do que ela quer falar.
2. Após isso, há o processamento das palavras e dos grupos musculares necessários para a produção dessa fala.
3. Baseando-se em parâmetros fonéticos e fonológicos, a criança irá calcular a precisão articulatória, o ritmo e a velocidade de execução.
4. Posteriormente, ela decidirá qual musculatura oral que deve ser usada e como ela deve ser usada, ou seja, a direção dos movimentos dos grupos musculares, a distância e precisão do alcance motor, a força que será empregada no ato motor e o grau de alternância entre a contração dos músculos agonistas e antagonistas para cada movimento. É, normalmente, por transtornos nesta etapa que se instala a AFI.
5. E, finalmente, ocorre a execução motora.

DIAGNÓSTICO

A criança com AFI tem dificuldade para encontrar a configuração motora articulatória adequada e produzir, em sequência, os movimentos orais de forma precisa e acurada, desta forma, apresenta uma fala com grande variabilidade e inconsistência articulatória. O diagnóstico diferencial é fundamental para a programação terapêutica adequada.

Apesar de não haver uma lista de características diagnósticas específicas de AFI que a diferencie de outros tipos de distúrbios do som da fala na infância como o transtorno fonológico e o distúrbio neuromuscular (disartria), nem protocolos específicos validados de diagnóstico (pelo menos até o momento de edição deste livro) há três características segmentais e suprassegmentais que são consistentes com um déficit no planejamento e programação de movimentos para fala:

- Erros inconsistentes em consoantes e vogais em produções repetidas de sílabas ou palavras.
- Alongamentos e/ou interrupções nas transições coarticulatórias entre sons e sílabas.
- Prosódia inapropriada, especialmente em tarefas lexicais e frasais complexas.

A AFI pode ser a única causa de comprometimento da comunicação em uma criança ou estar associada a quadros mais amplos de linguagem e de alterações ápraxicas. A associação às apraxias orais, onde os movimentos orais não relacionados com a fala estão comprometidos e com as apraxias de membros, principalmente os superiores, são de particular interesse, pois a presença de um ou ambos em uma criança com suspeita de AFI pode fornecer suporte para o diagnóstico, particularmente nas pré-linguais. Essa associação também é importante para o tratamento. A presença de apraxia de membros superiores pode impedir o uso de sinais manuais para comunicação funcional e a presença de apraxia oral pode indicar a necessidade de abordagens terapêuticas mais agressivas ou alternativas.

A AFI também pode acompanhar outras alterações do neurodesenvolvimento. Cerca de 80% das crianças com síndrome de Down apresentam algum grau de apraxia de fala. Ela também pode estar presente em crianças com paralisia cerebral, apesar de, nesta situação, o quadro mais comum ser a disartria. Muito se fala da associação de AFI e TEA e deve-se ressaltar que esse diagnóstico é difícil em razão dos comprometimentos de base. No entanto, deve ficar claro que a AFI não pode ser colocada como causa para todas as crianças não verbais com TEA. Para que haja o diagnóstico de AFI em uma criança com TEA, há a necessidade primordial da presença de intenção comunicativa.

O diagnóstico de certeza dos quadros de AFI requer a aplicação de protocolos para a exclusão de outros comprometimentos que justifiquem o quadro motor da fala e que são aplicados durante a avaliação fonoaudiológica, no entanto, alguns sinais e sintomas, quando presentes, apesar de não serem patognomônicos de AFI, sugerem o diagnóstico e autorizam o início do tratamento específico.

1. Poucas vocalizações e balbucios no primeiro ano de vida.
2. Primeiras palavras após os 14 meses.
3. Linguagem receptiva adequada.
4. Presença de erros e dificuldades maiores quanto maior a extensão e a complexidade das palavras.
5. Presença de omissão de sílabas, principalmente no início das palavras.
6. Erros e trocas de vogais.
7. Fala monótona, sem entonação, sem ritmo e sem melodia definidos.
8. Perda de palavras previamente adquiridas.
9. Mais dificuldades com as produções de fala voluntárias do que as automáticas.
10. Uso preferencial de sílabas ou de somente vogais para representar uma palavra.
11. Falta de controle de saliva quando concentradas em tarefas articulatórias.
12. Desajeitamento motor global.
13. Dificuldade de coordenação motora fina.
14. Seletividade ou dificuldade alimentar por dificuldade de propriocepção.
15. Dificuldade para realização voluntária de movimentos faciais coordenados e sequenciais.
16. Dificuldade com movimentos orais não verbais como movimentar a língua para cima, para os lados, fazer bico, soprar.

TRATAMENTO

Diante da simples suspeita, a terapia tem seu lugar. O profissional indicado é, principalmente, o fonoaudiólogo, mas o psicomotricista e o terapeuta ocupacional são importantes quando as dispraxias globais são mais evidentes. Quando se observam questões psíquicas, tem indicação a psicoterapia.

Crianças apráxicas se beneficiam de acompanhamento individual e intensivo, no entanto, faltam ainda evidências clínicas de estudos randomizados controlados sobre a melhor técnica terapêutica para AFI. A terapia deve ser direcionada para as dificuldades práxicas encontradas levando em consideração o estágio de desenvolvimento de linguagem de cada criança, assim como a necessidade de intervenção em outras áreas (auditiva, visual, temporoespacial).

Para crianças minimamente verbais, o uso de meios alternativos ou complementares de comunicação deve ser considerado. Os pais devem ser orientados de forma específica e intensiva e o planejamento das metas para as terapias são fundamentais.

É necessária atenção para parâmetros como respiração, fonação, ressonância, articulação, prosódia, musculatura facial, diadococinesia, coordenação, inteligibilidade e pragmática, observando também características como força, tônus, velocidade e acurácia de movimentos de fala, orais ou corporais. O uso de música, materiais táteis, gestos manuais, espelho, técnicas rítmicas e outros artifícios auxiliam na eficácia e no interesse da criança pelas sessões. Os programas de treinamento que usam o princípio do planejamento e da programação motora são os mais descritos na literatura com desfechos otimistas. Deve ficar claro que a AFI não é uma alteração miofuncional, desta forma, terapias exclusivas de motricidade oral não resolvem o problema.

Apesar de o tratamento ser costumeiramente longo, em razão da grande dificuldade destas crianças em generalizar o aprendizado dos movimentos para outros gestos, sons e palavras, o cuidadoso olhar do terapeuta sobre a influência de outras áreas na apraxia, torna a terapia mais eficaz.

BIBLIOGRAFIA

ASHA. Childhood apraxia of speech. Position Statement, 2007. [Cited 2019 mar 05]. Disponível em: http://www.asha.org/policy/PS2007-00277.htm

Boulenger V, Roy AC, Paulignan Y et al. Cross-talk between language processes and overt motor behavior in the first 200 msec of processing. *J Cogn Neurosci* 2006;18(10):1607-15.

Brasil. Ministério do Planejamento, Orçamento e Gestão. Instituto Brasileiro de Geografia e Estatística. Características gerais da população, religião e pessoas com deficiência; 2010.

D'Ausilio A, Pulvermüller F, Salmas P et al. The motor somatotopy of speech perception. *Curr Biol* 2009;19(5):381-5.

Fiori S, Guzzetta A, Mitra J et al. Neuroanatomical correlates of childhood apraxia of speech: a connectomic approach. *Neuroimage Clin* 2016;12:894-901.

Flinker A, Korzeniewska A, Shestyuk AY et al. Redefining the role of Broca's area in speech. *Proc Natl Acad Sci USA* 2015;112(9):2871-5.

Friederici AD. Towards a neural basis of auditory sentence processing. *Trends Cogn Sci* 2002;6(2):78-84.

Giusti E. Apraxia de fala em crianças. Disponível em: http://www.atrasonafala.com.br/diagnosticos-1.html.

Hagoort P. On Broca, brain, and binding: a new framework. *Trends Cogn Sci* 2005;9(9):416-23.

Hauk O, Johnsrude I, Pulvermüller F. Somatotopic representation of action words in human motor and premotor cortex. *Neuron* 2004;41(2):301-7.

Kellenbach ML, Brett M, Patterson K. Actions speak louder than functions: the importance of manipulability and action in tool representation. *J Cogn Neurosci* 2003;15(1):30-46.

Leonard LB. *Children with specific language impairment.* Cambridge: The MIT Press; 2014. p. 317.

Lum JA, Conti-Ramsden G, Page D, Ullman MT. Working, declarative and procedural memory in specific language impairment. *Cortex* 2012;48(9):1138-54.

Morgan AT, Murray E, Liégeois FJ. Interventions for chilhood apraxia of speech. *Cochrane Database Syst Rev* 2018;5:CD006278.

Murdoch BE. *Desenvolvimento da fala e distúrbios da linguagem: uma abordagem neuroanatômica e neurológica funcional.* Rio de Janeiro: Revinter; 2012.

Nelissen N, Pazzaglia M, Vandenbulcke M et al. Gesture discrimination in primary progressive aphasia: the intersection between gesture and language processing pathways. *J Neurosci* 2010;30(18):6334-41.

Ogar J, Slama H, Dronkers N et al. Apraxia of speech: an overview. *Neurocase* 2005;11(6):427-32.

Piaget J. *Problemas de psicologia genética.* Coleção Os Pensadores. Abril Cultural; 1978.

Price CJ. The anatomy of language: a review of 100 fMRI studies published in 2009. *Ann N Y Acad Sci* 2010;1191:62-88.

Rodrigues N. *Neurolinguística dos distúrbios da fala.* São Paulo: Cortez-Educ; 1989.

Rotta NT, Ohlweiler L, Riesgo RS. *Transtornos da aprendizagem: abordagem neurobiológica e multidisciplinar;* 2. ed. Porto Alegre: Artmed. 2015.

Stout D, Chaminade T. Stone tools, language and the brain in human evolution. *Philos Trans R Soc Lond B Biol Sci* 2012;367(1585):75-87.

Strand EA, McCauley RJ, Weigand SD et al. A motor speech assessment for children with severe speech disorders:reliability and validity evidence. *J Speech Lang Hear Res* 2012;56(2):505-20.

Tranel D, Kemmerer D, Adolphs R et al. Neural correlates of conceptual knowledge for actions. *Cogn Neuropsychol* 2003;20(3/4/5/6):409-32.

Yadegari F, Azimian M, Rahgozar M, Shekarchi B. Brain areas impaired in oral and verbal apraxic patients. *Iran J Neurol* 2014;13(2):77-82.

A CONSULTA FONIÁTRICA

Ana Paula Fiuza Funicello Dualibi
Mariana Lopes Fávero
Sulene Pirana

A avaliação foniátrica tem como objetivo o levantamento de dados para a elaboração do diagnóstico médico funcional, sindrômico e etiológico dos problemas de comunicação, linguagem e aprendizado.

Com estas informações, o foniatra também poderá contribuir para a elaboração da intervenção terapêutica e educacional destes pacientes.

ANAMNESE

Na anamnese, a prioridade é sempre o sujeito em questão, e não sua patologia. Ela é um ponto fundamental na avaliação e deve ser minuciosa, principalmente com crianças pequenas que colaboram menos com o exame físico. Recomendamos que ela seja estruturada na forma de entrevista semiaberta em que o médico realiza os questionamentos, mas dá liberdade para a família e para o próprio paciente (no caso de crianças maiores) exporem suas ideias e percepções sobre o problema. Essa postura permite estabelecer um vínculo maior entre a família e o examinador, criando uma relação de confiança que possibilita a exposição de experiências e sentimentos difíceis de compartilhar.

É preciso estar atento às informações que não são verbalizadas: observar os comportamentos, se atentar aos pequenos detalhes. Além disso, como nem sempre há, nos problemas de desenvolvimento infantil, marcadores biológicos específicos que permitam o diagnóstico com facilidade, deixar a família falar traz pistas importantes sobre o que pode estar contribuindo para o quadro clínico.

Inicia-se o questionamento fazendo um entendimento acerca da queixa principal: qual é o problema, quando iniciou, como foi o desenvolvimento desta alteração e dos fatores que a influenciaram?

O Quadro 15-1 apresenta uma investigação minuciosa sobre os diversos aspectos relacionados com o desenvolvimento da linguagem.

Antecedentes Pessoais

É de fundamental importância a apuração sobre os antecedentes pré, peri e pós-natais. Anoxia, icterícia,

Quadro 15-1. Estrutura Geral da História

	Queixa principal
Antecedentes pessoais	▪ Pré-, peri e pós-natais ▪ Dados do desenvolvimento neurológico, psíquico e motor ▪ Alimentação
Antecedentes familiares	▪ Consanguinidade ▪ Atrasos de linguagem e aprendizagem ▪ Distúrbios psíquicos
Linguagem	▪ Início ▪ Evolução ▪ Alterações ▪ Não verbal (gestos, olhar) ▪ Iniciativa de comunicação
Audição	▪ Ouve? Responde ao chamado do seu nome? ▪ Compreende?
Comportamento	▪ Olhar ▪ Socialização ▪ "Manias" ▪ Imitação ▪ "Faz de conta" ▪ Atenção compartilhada
Questões ORL	▪ Sono ▪ Alterações otológicas/auditivas ▪ Equilíbrio – coordenação

prematuridade, infeções no período gestacional, uso de drogas na gestação são alguns exemplos de condições que predispõem a alterações no desenvolvimento neurológico, auditivo e psíquico.

O desenvolvimento neuromotor pode ser aferido questionando-se sobre alguns marcos importantes como firmar pescoço, sentar, engatinhar, andar. Dificuldades na marcha e excesso de quedas podem ser indicativos de distúrbios de praxia global.

Em relação à alimentação, questiona-se sobre amamentação, mastigação e deglutição. A amamentação gera adequação do tônus muscular, favorecendo o bom desenvolvimento das estruturas fonoarticulatórias. Crianças com dificuldade de amamentação, assim como de mastigação e/ou deglutição levantam a suspeita de dificuldades na programação e realização de movimentos orais.

A despeito das questões orgânicas, é importante salientar que para se estabelecer linguagem é necessário que haja interesse do sujeito em estabelecer relações com o outro. Ao nascimento, a mãe proporciona ao bebê a contenção de suas angústias (fome, frio, dor). Ao experimentar a contenção inicial destas angústias, o bebê experimenta uma sensação de fusão com a mãe, que vai permitir com que, mais tarde, ele possa assumir a separação. Quando esta contenção não ocorre, o bebê pode estabelecer como defesa uma negação de relação com o meio, afetando a linguagem.

Quando o filho nasce com alguma alteração de saúde, pode haver dificuldade no acolhimento desta criança (hospitalização, negação da mãe), gerando alterações emocionais importantes que também devem ser investigadas.

Antecedentes Familiares

História familiar positiva para atraso de linguagem, aprendizagem e deficiência auditiva pode contribuir para a suspeita diagnóstica. Há diversas condições genéticas conhecidas que levam a distúrbios de linguagem (transtorno do desenvolvimento da linguagem, deficiência auditiva, transtorno do espectro do autismo, transtorno de aprendizado, síndromes).

Linguagem

O desenvolvimento de linguagem deve ser investigado desde o nascimento. É necessário questionar sobre o choro, a troca de olhares com os familiares, atenção compartilhada, presença de balbucio com intenção comunicativa e/ou em turno com o interlocutor, idade de aparecimento das primeiras palavras, desenvolvimento após o início e em que ponto a criança se encontra nos dias de hoje. Involução da fala, presença de ecolalia (repetição da fala do outro), ausência de comunicação espontânea (não inicia conversação), fala fora de contexto podem sugerir problemas graves de desenvolvimento de linguagem.

Quando a criança não apresenta oralidade, é necessário conhecer de que modo ela se expressa: por meio de gestos indicativos, gestos representativos, vocalizações, olhar.

Audição

A percepção dos pais sobre a acuidade auditiva da criança deve ser indagada, assim como a compreensão do que é falado. É importante checar o resultado da triagem auditiva neonatal. Verifica-se se a criança consegue obedecer a ordens simples.

Logicamente, essa percepção deverá ser respaldada, posteriormente, por avaliações auditivas.

Comportamento

A criança, desde os primeiros dias de vida, já se relaciona com a mãe. Nas mamadas, olha para a face materna e, em poucos meses, sorri em resposta às interações com ela. Aos 6 meses começa a imitar alguns gestos de pessoas próximas. Entre 10 e 12 meses já atende por seu nome.

Desta forma, alterações comportamentais como pobre interação social, pouco contato ocular, ausência de atenção compartilhada além de alterações sensoriais (incômodo com sons, texturas, cheiros), movimentos estereotipados, agitação excessiva, ausência de simbolismo no brincar ("faz de conta") e um brincar sem funcionalidade não são normais e sugerem questões graves de desenvolvimento.

Em crianças que frequentam a escola, deve se indagar sobre seu funcionamento neste ambiente, junto aos colegas, e também sobre o desempenho escolar.

Questões Otorrinolaringológicas

Infecções otológicas de repetição geram privação sonora temporária e, por consequência, podem interferir negativamente na linguagem. Distúrbios do sono também podem afetar o desenvolvimento de linguagem e aprendizagem.

É importante questionar sobre outras doenças que tenham acometido a criança.

EXAME FÍSICO

O exame físico foniátrico depende muito da idade e da queixa trazida à consulta. Para crianças pequenas com atraso de linguagem, o objetivo é avaliar não só a linguagem verbal da criança, mas também a linguagem não verbal, sua compreensão da linguagem do outro, seu desenvolvimento motor e adaptativo, sua brincadeira, seu equilíbrio, sua coordenação motora.

Para crianças mais velhas, com queixas de aprendizagem, as provas perceptuais auditivas e visuais, práxicas, de coordenação motora e equilíbrio adquirem uma importância maior na condução da avaliação.

O médico tem de estar disposto a interagir e a brincar com a criança por meio de jogos simbólicos, desenhos, livros infantis ou quebra-cabeças, já que o brincar libera inibições e constrói um espaço de confiança proporcionando a observação mais fidedigna da capacidade de comunicação da criança. Por meio da interação observamos a capacidade de comunicação, a linguagem, o comportamento, a qualidade e o simbólico da brincadeira, como ela manipula os brinquedos e a disponibilidade de ela interagir com o examinador.

Avaliação de Crianças com Menos de 3 Anos de Idade

Durante o exame da criança pequena, é fundamental que se observem três parâmetros:

1. Observação do comportamento, da interação e da brincadeira.
2. Observação da linguagem e da capacidade de comunicação.
3. Observação do desenvolvimento.

Observação do Comportamento, da Interação e da Brincadeira

Dados importantíssimos do funcionamento psíquico da criança são obtidos observando-se o seu comportamento. Observar se ela é muito tímida, se é agitada, se faz contato com o outro, se tem um olhar continente, se tem uma brincadeira adequada, se permite que você brinque junto.

Agitações excessivas podem sugerir uma hiperatividade primária, mas podem, também, ser secundárias ao não desenvolvimento adequado de linguagem e às dificuldades de comunicação. O não uso adequado dos brinquedos, o pouco contato ocular, uma brincadeira pouco estruturada, gestos estereotipados, podem sugerir alterações importantes de desenvolvimento e merecem intervenções imediatas.

Observação da Linguagem e da Capacidade de Comunicação

Observando como a criança se comunica com a família e com o médico obtemos uma noção do desenvolvimento de linguagem. Deve-se entender como está a linguagem não verbal, a linguagem receptiva e a linguagem expressiva da criança.

- *Linguagem não verbal:* é passo importantíssimo no processo de aquisição de linguagem. Às vezes há um atraso de linguagem oral, mas a criança se comunica por gestos, posturas corporais e expressões faciais. Crianças que não falam, mas que inventam gestos representativos para auxiliar a comunicação, mostram uma capacidade simbólica melhor que crianças que só apontam.
- *Linguagem receptiva:* observa-se se a criança entende a linguagem do outro, se responde ao que é falado para ela, se obedece a comandos sem pista visual. Problemas de compreensão ou recepção de linguagem são mais graves que alterações exclusivas de expressão de linguagem.
- *Linguagem expressiva:* se a criança fala, deve-se entender como acontece essa fala em uma situação dialógica. Se a fala é inteligível ou não, como essa fala é estruturada, como estão os subsistemas da linguagem (fonológico, semântico, sintático é pragmático) sempre em relação aos marcos de desenvolvimento esperados para a idade (Quadro 15-2).

Quadro 15-2. Marcos do Desenvolvimento da Linguagem

Idade	Fonológico	Semântico/sintático	Pragmático
6 meses	Reação à voz humana Reconhecimento da voz materna diferente, dependendo da entonação		Intercala os balbucios com a fala da mãe, imitando um diálogo
12 meses	Produção de fonemas	Compreensão de frases simples e instruções Produção de palavras isoladas	Produção vocálica para: - Pedidos - Ordens - Perguntar - Negar - Exclamar
18 meses	Produção de muitos fonemas	Cumprimento de ordens simples Compreensão de dezenas de palavras Discurso telegráfico (2/3 palavras por frase)	Uso de palavras para: - Pedidos - Ordens - Perguntar - Negar - Exclamar
24 meses	Produção de muitos fonemas Melhora no controle do *loudness* e do ritmo vocal Reconhecimento de todos os sons da língua materna	Compreensão de centenas de palavras Produção de frases Utilização de pronomes e flexões nominais e verbais Regras básicas de concordância	Uso de frases para: - Pedidos - Ordens - Perguntar - Negar - Exclamar
36 meses	Compreendido por todos da família e por estranhos, na maioria das vezes	Compreende perguntas: Quem? O quê? Onde? Por quê?	Cria frases longas Fala sobre eventos passados

Observação do Desenvolvimento

Definir se há outras alterações de desenvolvimento associadas ao quadro de linguagem e/ou aprendizado é fundamental. Crianças com distúrbios de linguagem secundários a outros problemas precisam, normalmente, de cuidados e equipes terapêuticas maiores. A observação da linguagem, do comportamento, da interação e da brincadeira já nos auxilia a entender um pouco do desenvolvimento da criança, mas dados mais específicos colaboraram para o diagnóstico.

A tabela de desenvolvimento de Gesell (Quadro 15-3) é uma boa opção para a avaliação do desenvolvimento neuropsicomotor da criança pequena.

De acordo com Gesell, existem cinco áreas do exame de desenvolvimento da criança que devem ser avaliadas:

- *Comportamento adaptativo:* inclui os ajustes sensoriais e motores a objetos e situações, habilidades práxicas e gnósicas e a capacidade de adaptação na presença de problemas simples.
- *Motor grosseiro:* inclui as reações posturais, o controle cefálico, capacidade de sentar, engatinhar, ficar de pé e andar.
- *Motor fino:* consiste na capacidade de utilizar as mãos e dedos na preensão e manipulação de objetos.
- *Linguagem:* avaliação da linguagem da criança nas diversas faixas etárias.
- *Pessoal-social:* inclui ações que a criança realiza para o cuidado pessoal e para as relações sociais.

Avaliação da Criança com mais de 3 Anos

Após os 3 anos de idade, outras provas podem ser acrescentadas. De forma geral, diante de uma criança com queixa de atraso de linguagem e/ou aprendizado, organizamos nosso exame físico para avaliação das funções perceptuais auditivas, das funções perceptuais visuais, do funcionamento práxico e da coordenação apendicular e do equilíbrio.

A aplicação do protocolo completo dependerá muito da idade da criança, da disponibilidade e do entendimento para realização das provas. Deve-se sempre ter certeza que a criança não possui perdas sensoriais que prejudiquem o exame.

Provas de Função Perceptual Auditiva

Nas provas de percepção auditiva avaliamos a gnosia auditiva, a discriminação, a memória auditiva, a consciência fonológica e a capacidade de manipulação silábica. Muitos problemas de linguagem vêm de alterações de percepção auditiva da linguagem que podem estar alteradas em crianças com audição normal.

Gnosia Auditiva

Avaliação sobre o conhecimento dos sons. Crianças com quadros de distúrbios de linguagem severos e suspeita de alteração receptiva de linguagem devem ser submetidas a provas de gnosia auditiva.

Costumamos realizar essa prova tocando, sem pistas visuais, alguns instrumentos (tambor, triângulo,

Quadro 15-3. Avaliação de Desenvolvimento de Gesell

Idade	Adaptativo	Motor grosseiro	Motor fino	Linguagem	Pessoal-social
Um ano	Coloca cubo dentro do copo. Tenta torre com dois cubos	Anda com ajuda. Dá alguns passos sem apoio	Preensão em pinça	Fala duas ou três palavras. Reconhece objetos pelo nome	Ajuda a se vestir. Brinca com bola
Um ano e meio	Retira pequeno objeto do copo. Rabisca com o lápis	Anda com equilíbrio. Agacha-se	Faz torre com dois ou três cubos. Folheia duas ou três páginas de um livro de uma vez	Reconhece figuras. Fala jargões	Puxa um brinquedo andando. Usa a colher derramando comida
Dois anos	Constrói torre com 6 cubos. Imita círculo com o lápis	Corre com equilíbrio. Chuta bola	Folheia páginas uma por vez	Usa frases. Compreende ordens simples	Veste-se sozinho com roupas fáceis. Brinca com bonecos.
Três anos	Imita ponte com três cubos. Copia um círculo	Fica em um pé só e pula	Torre com 10 cubos. Segura o lápis adequadamente	Fala com sentenças adequadas. Responde a questões simples	Usa bem a colher. Coloca sapatos. Aguarda a vez
Quatro anos	Copia linhas cruzadas	Pula pulos amplos em um pé só	Faz traços entre linhas	Usa conjunções. Compreende preposições	Lava e enxuga o rosto. Interage na brincadeira
Cinco anos	Conta 10 objetos. Copia triângulo	Pula com pés alternados	Faz traços de forma adequada	Fala sem trocas. Pergunta "por quê?"	Veste-se sozinho. Pergunta o significado das palavras

guizo, chocalho, pandeiro) para a criança e solicitando que ela indique qual instrumento foi tocado.

Discriminação Auditiva

Há várias possibilidades para se testar clinicamente a discriminação auditiva. Um teste padronizado muito útil na prática clínica é o teste de Rodrigues (1981) para crianças entre 5 e 9 anos (Quadro 15-4). A prova é formada por 30 pares de sílabas, 10 pares iguais e 20 diferentes quanto aos traços de sonoridade, de nasalidade e quanto ao ponto e modo de articulação. Sem pistas visuais, o examinador fala os pares e a criança deve, a cada par, informar se os fonemas são iguais ou diferentes. Respostas, mesmo que certas, com apoio tátil cinestésico (quando a criança repete os pares sem pronunciá-los) ou apoio articulatório (quando a criança repete em viva voz os pares apresentados), não são consideradas como acerto, mas devem ser anotadas na tabela já que identificam os recursos que a criança usa para facilitar a discriminação. Esses dados podem ser úteis na programação terapêutica. Os critérios de normalidade são diferenciados para meninos e meninas.

Memória Auditiva

Uma das formas de se avaliar a memória auditiva é apresentando sequências numéricas e pedindo para a criança repetir. Tarefas de repetição na ordem inversa potencializam a prova e provocam um recrutamento maior do sistema de armazenamento temporário da memória de trabalho.

1	3	5			
2	4	5	8		
3	8	5	9	12	
6	9	2	4	8	11
2	7	3	10	4	1	12

Critério de Normalidade para Repetição na Ordem Direta:	
Idade:	Repete sequência de:
2 anos	2 dígitos
3 anos	3 dígitos
4 anos e meio-5 anos	4 dígitos
7 anos	5 dígitos
10 anos	6 dígitos
14 anos	7 dígitos
18 anos	8 dígitos

Consciência Fonológica

Avalia-se a consciência da criança diante dos sons e como ela os manipula. Na bateria de avaliação da consciência fonológica são examinadas as habilidades de síntese silábica, de percepção das rimas e de manipulação silábica. Muitas dessas provas são retiradas da prova de consciência fonológica por produção oral de Seabra e Capovilla, 2012.

Prova de Síntese Silábica

Apresenta-se, oralmente, uma palavra com as sílabas separadas umas das outras e a criança tem que falar qual é a palavra:

```
ca - ne - ta
pe - dra
bi - ci - cle - ta
lan - che
```

Prova de Síntese Silábica com Sons Invertidos

Apresenta-se, oralmente, uma palavra com as sílabas invertidas e separadas umas das outras e a criança tem que falar qual é a palavra:

```
to - pa
lo - be - ca
ta - ne - ca
la - bó
lo - va - ca
```

Percepção de Rimas

Pede-se para a criança informar quais as palavras que rimam em uma série de três palavras.

mão	pão	só
queijo	moça	beijo
peito	rolha	bolha
até	bola	sapé
pela	faca	mela

Manipulação Silábica

Propomos uma brincadeira com as palavras.

Que palavra aparece diante da seguinte tarefa:		
Adicionar /na/ no final de per	→	perna
Tirar /ba/ no início de bater	→	ter
Adicionar /bo/ no final de néca	→	boneca
Tirar /da/ do final de salada	→	sala

Quadro 15-4. Prova de Discriminação Auditiva de Rodrigues (1981)

	Acerto	Erro	Acerto com apoio tátil cinestésico	Erro com apoio tátil cinestésico	Acerto com apoio articulatório	Erro com apoio articulatório	Não respondeu
PE/TE							
DE/DE							
RE/LE							
ZE/JE							
GUE/DE							
VE/FE							
RE/RE							
PE/PE							
NE/DE							
TRE/TLE							
GUE/QUE							
PRE/PRE							
SE/ZE							
ME/BE							
FE/FE							
LE/NE							
CLE/CE							
SE/CHE							
BE/DE							
SE/SE							
PRE/PE							
JE/CHE							
TE/QUE							
JE/JE							
BE/PE							
GUE/GUE							
DE/TE							
CLE/CRE							
ME/ME							
SE/FE							

Critério de Normalidade

Faixa Etária	Meninos		Meninas	
	Média de acertos	Desvio-padrão	Média de acertos	Desvio-padrão
5 anos-5 anos e 6 meses	18,9	4,69	17,6	3,51
5 anos e 6 meses-6 anos	18,7	3,5	18,4	4,90
6 anos-6 anos e 6 meses	19,9	3,91	22,1	3,40
6 anos e 6 meses-7 anos	20,8	3,67	22,4	4,48
7 anos-7 anos e 6 meses	24,0	3,73	22,9	3,39
7 anos e 6 meses e 8 anos	23,4	4,53	25,6	2,73
8 anos-8 anos e 6 meses	25,8	2,73	26,4	2,56
8 anos e 6 meses-9 anos	26,9	2,48	25,7	2,41

Provas de Função Perceptual Visual

Incluem provas de gnosia visual, discriminação visual e memória visual. Alterações na percepção visual podem causar ou contribuir para dificuldades de aprendizado da leitura e da escrita.

Gnosia Visual

Examinamos a gnosia visual perguntando a criança sobre as cores. Aos 5 anos de idade uma criança deve reconhecer e nomear todas as cores.

Discriminação Visual

Utilizamos tarefas baseadas nos estudos de Johnson e Myklebust, 1983 (Quadro 15-5). O objetivo é marcar na folha de papel quais as letras iguais ao modelo para cada linha.

Memória Visual

Para pesquisa de memória visual há alguns testes padronizados que requerem treinamento específico não só para a aplicação do teste, mas também para o processo de correção. Um desses testes é o teste padronizado de Rubin, Braun, Beck e Ilorens, 1972, para crianças entre 6 anos e 2 meses a 9 anos e 7 meses. No entanto, é possível analisar a memória visual das crianças por meio de testes não padronizados.

Quadro 15-5. Prancha para Avaliação de Discriminação Visual de Myklebust

1. **a**	c	d	a	e	o	i	a
2. **b**	t	d	p	d	b	k	q	b
3. **c**	o	c	e	c	c	o	e	u
4. **d**	l	d	h	p	t	d	b	q
5. **e**	e	o	a	u	c	c	e	e
6. **f**	l	f	h	t	f	h	f	l
7. **g**	y	g	p	g	q	p	b	d
8. **h**	l	h	h	f	l	f	t	k
9. **i**	i	l	i	t	h	j	i	l
10. **j**	i	l	t	j	i	t	j	t

Por exemplo, pode-se apresentar uma ficha com três figuras geométricas por 10 segundos. Retira-se a ficha e apresentam-se 3 fichas com 3 figuras geométricas em cada (Quadro 15-6). A criança deve apontar qual é a ficha igual.

Funções Práxicas

Praxia é a capacidade de imitar, organizar, planejar, coordenar e executar movimentos de forma fluente e com velocidade adequada. Deste modo, é a capacidade de planejar e imaginar o movimento no nível cortical, uma etapa anterior à execução do movimento pelo sistema efetor. Pode ser definida como a capacidade do indivíduo de realizar um ato motor mais ou menos complexo de forma voluntária. Não é qualquer movimento, e sim um sistema de movimentos coordenados em função de um resultado ou de uma intenção e é dependente da etapa do desenvolvimento em que se encontra a criança, da capacidade cognitiva e da exposição ao estímulo que permitiu o aprendizado.

Muitas crianças com alterações de linguagem também têm alterações práxicas e o diagnóstico dessa alteração é fundamental para orientação da terapia.

As praxias podem ser classificadas quanto à finalidade do gesto.

- *Gestos que ocorrem na presença do objeto que define seu uso*: segurar o copo para tomar água, segurar a escova e pentear os cabelos. Examina-se essa função brincando com a criança de casinha, por exemplo.
- *Gestos que ocorrem na ausência do objeto*: tem relação com a fala e com a memória do uso de objetos. Pede-se para a criança brincar de casinha sem nenhum objeto que represente a brincadeira. Pede-se, também, para a criança imitar posições linguais, como por exemplo, o abaixamento e a elevação da língua, a protrusão da língua com a boca fechada, a protrusão dos lábios fazendo "biquinho" e a sequência de movimentos de lateralização e elevação da língua. Realiza-se, também, a imitação de sequências articulatórias, como pe-te-que, realizadas sem emissão vocal.

Quadro 15-6. Fichas de Memória Visual

Ficha que deverá ser memorizada	Três possibilidades para a criança identificar qual possibilidade é a igual ao modelo apresentado primeiramente		
○ ○ □	□ ○ ○	□ ○ ○	○ ○ □
□ △ □	△ □ □	△ □ △	□ △ □
○ □ □	□ □ ○	○ □ □	○ ○ □
△ ○ △	△ ○ △	○ △ ○	○ ○ △

- *Gestos gráficos ou construtivos:* gestos que têm relação com a atividade de desenho, escrita, montar quebra-cabeças e encaixes. Examina-se pedindo para a criança montar quebra-cabeças, escrever, copiar figuras geométricas.

Crianças com alterações de linguagem e alterações práxicas oral e/ou verbal apresentam, frequentemente, alterações práxicas de membros superiores que devem ser identificadas e tratadas. A bateria de testes OFAMS de Rodrigues (1982) é um bom instrumento para a avaliação das praxias orais e manuais para crianças entre 3,6 e 7,5 anos (Quadro 15-7).

Coordenação Apendicular e Equilíbrio

Para crianças dos 3 aos 7 anos, o Exame Evolutivo de Lefèvre (Quadro 15-8) traz parâmetros adequados para a análise tanto da coordenação apendicular como do equilíbrio estático e dinâmico.

HIPÓTESES DIAGNÓSTICAS EM FONIATRIA

Atrasos de linguagem e/ou aprendizagem persistentes podem trazer repercussões até a vida adulta. Neste contexto, a Foniatria permite ao otorrinolaringologista entender essa queixa, saber como conduzi-la e identificar os casos que merecem intervenção, permitindo ao paciente acesso à orientação adequada e terapia específica.

Quadro 15-7. Sequência de Movimentos para Avaliação de Praxia Oral e Manual de Rodrigues

1	Elevação e abaixamento alternados da ponta da língua tocando as linhas médias dos lábios superior e inferior
2	Lateralização alternadas da mandíbula
3	Protrusão e retração alternadas dos lábios
4	Protrusão da língua com fechamento da boca, alternando com retração da língua e abertura da boca
5	Ponta da língua toca sucessivamente a comissura labial de um lado, do outro e a linha média do lábio superior
6	Ponta da língua toca sucessivamente a comissura labial de um lado, do outro e a linha média do lábio superior, interpondo um cerramento de lábios entre cada toque
7	Articular sem som a sequência FE PE
8	Articular sem som a sequência FE PE TE
9	Adução e abdução de ambas as mãos com braços estendidos para a frente, sem apoio
10	Girar o indicador da mão preferencial, demais dedos fletidos, braço estendido para frente, sem apoio
11	Oposição sequenciada do polegar com os dedos, mão preferencial, inicia-se no quinto dedo, cotovelo apoiado
12	Palma da mão preferencialmente sobre a mesa, dedos estendidos e abduzidos, fazer a flexão dorsal e isolada de cada dedo, sucessivamente, a partir do polegar
13	Abrir uma mão enquanto fecha a outra e assim sucessivamente, braços estendidos para frente
14	Movimentos diadococinéticos com ambas as mãos encostando ligeiramente na mesa, em um tempo uma mão está com a palma voltada para baixo e a outra está com a palma voltada para cima. No tempo seguinte o movimento é invertido
15	Braços preferencialmente abduzidos flexionados e a mão aberta, no tempo seguinte, o antebraço é estendido e a mão fechada. O movimento deve ser mantido sucessivamente

Critérios de Normalidade

Faixa etárias	Número mínimo de acertos
3,6 a 3,11 anos	3
4 a 4,5 anos	5
4,6 a 4,11 anos	5
5 a 5,5 anos	6
5,6 a 5,11 anos	8
6 a 6,5 anos	9
6,6 a 6,11 anos	10
7 a 7,5 anos	11

Quadro 15-8. Equilíbrio Estático e Dinâmico e Coordenação Apendicular segundo o Exame Evolutivo de Lefèvre

Idade	Equilíbrio estático	Equilíbrio dinâmico	Coordenação apendicular
3 anos	Permanece em pé com os pés juntos	Sobe escada alternando os pés	Prova dedo-nariz. Constrói torre com 9 cubos. Copia traço na vertical
4 anos	Igual aos 3, com os olhos fechados	Sobe e desce escada alternando os pés	Igual aos 3, com olhos fechados. Copia cruz
5 anos	Permanece com um pé na frente do outro por 10 segundos	Pula em um pé só por 5 metros. Anda para frente com um pé na frente do outro	Faz oposição de polegar. Copia quadrado
6 anos	Igual aos 5 com olhos fechados	Igual aos 5 com o pé não dominante. Anda para trás	Movimentos circulares com os indicadores e braços na horizontal
7 anos	Permanece na ponta do pé e em um pé só por 30 segundos	Realiza dois polichinelos	Movimentos sucessivos com as mãos. Copia losango

Com os dados obtidos na avaliação foniátrica, é possível entender, primeiramente, se há realmente um distúrbio de linguagem e/ou aprendizado, se ele é primário do sistema de linguagem ou secundário a algum outro problema, quais as funções perceptuais, motoras e de equilíbrio que estão envolvidas, orientar a família sobre o problema e propor uma terapia adequada.

Dentre os problemas de linguagem primários estão o transtorno do desenvolvimento da linguagem e o transtorno de aprendizagem, no entanto, problemas de desenvolvimento de linguagem podem ocorrer secundariamente a uma série de doenças, como surdez, alterações anatômicas, alterações cognitivas e/ou intelectuais, acometimentos neurológicos, como paralisia cerebral e alterações do neurodesenvolvimento, como o transtorno do espectro do autismo.

Exames Complementares

Exames complementares devem sempre ser pedidos em função das hipóteses clínicas levantadas durante a avaliação foniátrica com o intuito de definir, quando possível, o diagnóstico etiológico do problema ou para melhor compreensão dos mecanismos que levaram ao quadro de atraso de linguagem e/ou aprendizagem.

Exames Auditivos

Avaliações auditivas devem sempre ser repetidas, mesmo nas crianças que passaram na triagem e não apresentam outros dados positivos na história. Lembrar sempre que o melhor exame para essa criança que não está desenvolvendo a linguagem é a audiometria realizada com a técnica apropriada à faixa etária. Se por motivos comportamentais não for possível realizar a investigação psicoacústica, os potenciais elétricos auditivos de tronco encefálico (PEATE) ou os potenciais de estado estável por frequência específica, por via aérea e, quando necessário, por via óssea, devem ser solicitados.

Nunca se deve aceitar um diagnóstico de audição normal diante de um PEATE captado somente por estímulo clique em razão da grande quantidade de perdas auditivas, dos mais variados graus e configurações, que apresentam exames normais. Da mesma forma, PEATE clique evidenciando perda auditiva não permite uma reabilitação auditiva adequada diante da pouca especificidade de frequência desse estímulo.

Exames de Imagem Cerebral e Eletroencefalograma

Devem ser solicitados diante da hipótese de atraso de linguagem secundário ao comprometimento neurológico com ou sem história de convulsões. Crianças com grave alteração de compreensão de linguagem e percepção auditiva (agnosia auditiva), mesmo sem história de convulsão, devem ser submetidas a um eletroencefalograma para exclusão da síndrome de Landau-Kleffner.

Exames Metabólicos

Devem ser solicitados diante de um quadro de regressão de desenvolvimento ou na suspeita de erros inatos do metabolismo.

Exames Genéticos

Testes genéticos podem ser solicitados na suspeita clínica e/ou interesse familiar na pesquisa etiológica.

Síndrome do X frágil

É a forma mais frequente de deficiência intelectual hereditária. A criança pode apresentar hiperatividade, déficit de atenção e sinais de transtorno do espectro autista. Na adolescência, algumas características físicas típicas, como face alongada, orelha em abano, mandíbula proeminente e macro-orquidia aparecem.

Síndrome de Rett
Acomete, quase que exclusivamente, meninas e os primeiros sintomas aparecem antes dos 2 anos de idade. História de perda da capacidade de comunicação, desinteresse pelo mundo, movimentos estereotipados com as mãos em meninas autorizam a pesquisa genética para síndrome de Rett.

Síndromes de Prader-Willi e de Angelman
Há hipotonia e alteração de desenvolvimento desde o nascimento, além de obesidade (hiperfagia), deficiência intelectual, distúrbio do comportamento e alteração de linguagem.

Síndrome Velocardiofacial
A síndrome da deleção 22q11.2 caracteriza-se por grande variabilidade clínica. Pacientes com esta síndrome podem apresentar sinais faciais dismórficos (face alongada, nariz proeminente com base alargada, fissura palpebral estreita, retrognatia), assim como fissura de palato, insuficiência velofaríngea, defeitos cardíacos congênitos, alterações do timo e distúrbios de comportamento.

Exames Genéticos Array/Exoma
Devem ser solicitados para indivíduos com anomalias múltiplas sem caracterização de síndromes genéticas e para indivíduos não sindrômicos com quadro de alteração de desenvolvimento, deficiência intelectual e/ou sinais do transtorno do espectro autista.

Teste do Processamento Auditivo
Pode ser solicitado para crianças após os 7 anos (apesar de alguns testes estarem liberados para crianças menores) com quadro de alteração de linguagem e/ou aprendizagem. Apesar de ser um bom teste para o entendimento de déficits perceptuais auditivos e não auditivos envolvidos nos quadros de linguagem, não deve ser usado como método diagnóstico para o problema de linguagem e/ou aprendizagem, no entanto, associado à avaliação foniátrica e à avaliação fonoaudiológica de linguagem traz benefícios importantes para o processo terapêutico.

BIBLIOGRAFIA
Baptista MG, Novaes BC, Favero ML. Epidemiology of communication disorders in childhood phoniatric clinical practice. *Braz J Otorhinolaryngol* 2015;81(4):368-73.

Busari JO, Weggelaar NM. How to investigate and manage the child who is slow to speak. *BMJ* 2004;328:272-6.

Fávero ML, Higino TCM, Pires APB *et al*. Pediatric phoniatry outpatient ward: clinical and epidemiological characteristics. *BJORL* 2013;79(2):163-7.

Favero ML, Tabith Júnior A. O que a foniátrica pode mudar no seu consultório. In: Lessa MM, Pinna FR, Abrahão M, Caldas Neto SS (Orgs.). *Associação Brasileira de Otorrinolaringologia e Cirurgia Cérvico-Facial*. PRO-ORL Programa de Atualização em Otorrinolaringologia; Ciclo 10. Porto Alegre: Artmed Panamericana; 2016. p. 61-89.

Favero ML. Avaliação Foniátrica. In: Pignatari S, Anselmo-Lima W. *Tratado de Otorrinolaringologia*. 3. ed. Rio de Janeiro: Elsevier; 2018. p. 182.

Gherpelli JLD. Propedêutica neurológica do recém-nascido e sua evolução. *Rev Med* 2003;(1-4):22-33.

Johnson DJ, Myklebust H. *Distúrbios de aprendizagem*. São Paulo: Editora da Universidade de São Paulo; 1983.

Prates LPCS, Martins VO. Distúrbios da fala e da linguagem na infância. *Rev Med Minas Gerais* 2011;21(4Supl I):54-60.

Rennert K, Stapells D, Miranda T *et al*. British Columbia Early Hearing Program (BCEHP) Audiology Assessment Protocol. Nov/2012.

Rodrigues EJB. *Discriminação auditiva (normas para avaliação de crianças de 5 a 9 anos)*. São Paulo: Editora Cortez; 1981.

Rodriguez N. *Neurolinguística dos distúrbios da fala*. São Paulo: Editora Cortez; 1992.

Rotta NT, Ohlwiler L, Riesgo R. Semiologia Neuropediátrica. In: Rotta NT, Ohlwiler L, Riesgo R (Eds.). *Transtornos da Aprendizagem (recurso eletrônico): Abordagem Neurobiológica e Multidisciplinar*. Porto Alegre: Artmed; 2007. p. 65-86.

Rotta NT. Dispraxia. In: Rotta NT, Ohlwiler L, Riesgo R. (Eds.). *Transtornos da aprendizagem (recurso eletrônico): abordagem Neurobiológica e multidisciplinar*. Porto Alegre: Artmed; 2007. p. 207-20.

Ruben RJ. Redefining the Survival of the Fittest: Communication Disorders in the 21st Century. *Laryngoscope* 2000;110(2):241-5.

Rubin EZ, Braun JS, Beck GR, Iliorens LA. *Cognitive perceptual motor disfunction*. Wayne State University Press; 1972.

Schaefer GB, Mendelsohn NJ, Practice P. Guidelines Committee. Clinical genetics evaluation in identifying the etiology of autism spectrum disorders. *Genet Med* 2008;10(4):301-5.

Seabra AG, Capovilla FC. Teste da consciência fonológica por produção oral. In: Seabra AG e Dias NM. Avaliação neuropsicológica cognitiva: linguagem oral. Memnon São Paulo 2012;2:117-22.

Tomblin JB, Records NL, Buckwalter P *et al*. Prevalence of specific language impairment in kindergarten children. *JSLHR* 1997;40:1245-60.

Tonn CR, Grundfast KM. What an otolaryngologist should know about evaluation of a child referred for delay in speech development. *JAMA Otolaryngol Head Neck Surg* 2014;140:259-65.

Wiemes GRM, Kozlowski L, Mocellin M *et al*. Cognitive evoked potentials and central auditory processing in children with reading and writing disorders. *Braz J Otorhinolaryngol* 2012;78(3):91-7.

TRANSTORNO DO DESENVOLVIMENTO DA LINGUAGEM: O QUE MUDA, O QUE FICA E O QUE IMPORTA NESTE DIAGNÓSTICO

Mariana Lopes Fávero

INTRODUÇÃO

Sem dúvida nenhuma, o transtorno do desenvolvimento da linguagem (TDL), anteriormente chamado de distúrbio específico de linguagem (DEL) ou ainda, somente, transtorno da linguagem (TL), como ele é tratado no DSM-V (incluindo aqui os transtornos da pragmática), é um dos quadros mais intrigantes e complexos da Foniatria e, apesar da sua alta prevalência e do enorme número de pesquisas sobre o assunto, seu diagnóstico ainda é cercado de incertezas.

Talvez o primeiro relato de um possível diagnóstico de TDL tenha sido feito por Gall, em 1822, ao descrever crianças com problemas de linguagem na ausência de outras condições clínicas que justificassem o quadro. Após isso, vários outros casos foram descritos e receberam os mais diferentes nomes (afasia congênita, atraso do desenvolvimento da fala, agnosia auditiva verbal congênita, disfasia do desenvolvimento) sugerindo que muitas crianças tinham não só alterações expressivas de linguagem, mas também alterações receptivas.

Em 1980, o termo DEL foi proposto pelo neurologista americano Laurence Leonard e começou a ser utilizado para definir um grupo heterogêneo de alterações de linguagem em crianças com uma capacidade intelectual normal medida por testes de inteligência não verbais. O diagnóstico, obrigatoriamente, era baseado no critério de exclusão, ou seja, as limitações de aquisição da primeira língua não poderiam ser causadas por perda auditiva, por deficiência intelectual, por disfunções neurológicas como paralisia cerebral, convulsões ou alterações anatômicas, por alterações do neurodesenvolvimento como transtorno do espectro autista (TEA), por alterações psíquicas ou por falhas no sistema educacional. Deste modo, o termo específico se relacionava com a ideia de o quadro ser considerado um problema primário e exclusivo do sistema de linguagem.

A importância do diagnóstico precoce e do início da terapia esteve sempre ligada à sua alta prevalência, à severidade do comprometimento de linguagem e aos grandes problemas familiares e educacionais que surgiam quando não detectado e tratado adequadamente, no entanto, uma série de crianças com quadros graves de atraso de linguagem não se incluíam nesta definição.

O que, no início, sob o ponto de vista científico, parecia a definição ideal para a seleção da população e para as pesquisas, já que deveríamos excluir todas as outras causas de atraso de linguagem, nos consultórios médicos e fonoaudiológicos, muitas crianças com quadros que pareciam DEL não recebiam esse diagnóstico por não se incluírem completamente nos critérios diagnósticos.

Nas políticas de saúde pública de alguns países, essa impossibilidade de diagnóstico excluiu algumas crianças do tratamento adequado para o distúrbio de linguagem.

Várias vezes em discussões de casos no Ambulatório de Otorrinolaringologia e Foniatria da DERDIC/PUCSP, deparamo-nos com crianças surdas, que apesar de implantadas precocemente ou expostas a programas educacionais com LIBRAS não desenvolviam linguagem oral nem gestual. Essas crianças tinham problemas de linguagem graves e maiores do que se poderia supor, exclusivamente, pela perda auditiva, no entanto, elas não puderam, pela definição, ser diagnosticadas com DEL. Será que isso teve algum impacto sobre as escolhas terapêuticas para essas crianças? Será que teríamos proposto medidas diferentes se, desde o início, imaginássemos que apesar da surdez ou concomitante a ela, haveria a possibilidade de um quadro grave de linguagem? Será que o rótulo "DEL" teria chamado mais atenção para os problemas de linguagem nessas crianças?

Diante de situações como essas, muitos pesquisadores e clínicos começaram a interrogar se essa definição, com base, primariamente, na exclusão de qualquer causa que justificasse o quadro de atraso de linguagem associada à necessidade de um teste de inteligência não verbal normal (discrepância entre desempenho verbal e não verbal) estaria correta e seria representativa das crianças com dificuldades de aquisição da primeira língua.

Especificamente em relação aos testes de inteligência, dados da literatura têm mostrado que não há relação desses testes com o desempenho na linguagem nem na resposta à terapia e que não se justifica a exigência dessa análise para o diagnóstico desse problema. Além disso, há uma série de crianças com desenvolvimento de linguagem normal e com rendimentos ruins em testes de inteligência não verbal, sugerindo que esse não seria um bom marcador para esse diagnóstico.

Quanto à exclusão de outras possíveis etiologias, há muitos argumentos sobre essa medida. O primeiro se refere à exclusão de déficits neurológicos. Claro que quando se pensa em excluir essa causa da definição, está se referindo a quadros amplos, como por exemplo, casos de paralisia cerebral. No entanto, por se tratar de um problema de linguagem e como a linguagem está inserida e é dependente do funcionamento cerebral, esse quadro (TDL) é, obrigatoriamente, secundário a um funcionamento alterado do sistema nervoso central e deve ser encarado assim quando propomos uma terapia de reabilitação (ver subitem *Bases Neurobiológicas*).

Outros argumentos se remetem, por exemplo, ao caso das crianças surdas que não desenvolvem linguagem, como citado anteriormente. Será que não seria possível uma condição genética ou ambiental que levasse a um quadro de surdez e a um quadro de alteração de desenvolvimento de linguagem concomitantemente?

O conceito de algo primário do sistema de linguagem também causa estranheza quando nos deparamos com o número de alterações extralinguísticas (memória, atenção, praxia) presentes nessas crianças dificultando, muitas vezes, a separação entre esse quadro e outros quadros de alteração de desenvolvimento como transtorno de déficit de atenção e hiperatividade (TDHA), distúrbio do processamento auditivo ou, ainda, transtorno do desenvolvimento da coordenação (ver subitem *Limites do Sistema de Linguagem*).

Além disso, todo o processo de desenvolvimento de linguagem é influenciado por fatores sociais, por experiências linguísticas e por diferenças biológicas (genéticas e perinatais) de cada criança, o que torna praticamente impossível pensar no conceito de algo primário e exclusivo do sistema de linguagem. Na prática, tentar excluir todas as causas possíveis ou atribuir a dificuldade de aquisição, exclusivamente, a um fator é um raciocínio muito simplista. Fatores sociais e biológicos interagem no desenvolvimento de uma criança e estão presentes nos quadros de atraso de linguagem.

Todas essas questões levam a dificuldades de diagnóstico, a nomenclaturas diferentes e a menor entendimento sobre o problema.

MUDANÇA DO NOME?

Acredita-se que os transtornos do desenvolvimento da primeira língua acometem cerca de 7,4% das crianças aos 5 anos de idade. Essa prevalência é muito maior do que outros problemas que atingem o neurodesenvolvimento como o transtorno do espectro do autismo (TEA) (cerca de 1% da população) e a deficiência intelectual (0,5-1,5%), no entanto, o Instituto Nacional de Saúde Americano proporcionou, para um período de 9 anos de pesquisa para esse problema, uma verba de US$ 125 milhões, uma quantidade muito pequena quando se comparada com a verba destinada para pesquisas em TEA no mesmo período (US$ 2 bilhões). Acredita-se que parte dessa diferença está relacionada com os problemas da definição e as dificuldades de diagnóstico.

A partir dessa constatação, um dos primeiros grandes movimentos contra o termo DEL parte da American Speech-Language-Hearing Association (ASHA) que recomenda bastante que o termo não aparecesse na versão do DSM-V alegando que ele era controverso, não presente na maioria dos quadros clínicos e que apesar de amplamente utilizado em pesquisas, não havia consenso prático sobre ele.

Posteriormente a isso, entre 2015 e 2016, um grupo de 57 pesquisadores e clínicos (médicos, fonoaudiólogos, psicólogos, educadores) de países de língua inglesa se reuniram para formar o CATALISE, um documento que visa a uniformidade da nomenclatura e do diagnóstico de crianças que não adquirem adequadamente a língua materna.

Algumas recomendações desse documento são:

1. O termo mais apropriado seria transtorno do desenvolvimento da linguagem (TDL).
2. Há alguns casos que a situação de base da criança não explica o quadro de linguagem, desta forma há a possibilidade de transtorno de linguagem acontecer em situações de bilinguismo, surdez, síndromes genéticas e alterações cerebrais. Para esses casos, a recomendação é que se use transtorno de linguagem associado ao _____, nomeando o problema associado.
3. TDL possui uma etiologia multifatorial, heterogênea e apresenta sobreposição com outros problemas do neurodesenvolvimento infantil como TDHA e transtornos do aprendizado.
4. O teste do quociente de inteligência (QI) não verbal normal e discrepante em relação ao QI verbal deixa de ser um fator necessário para o diagnóstico. Absolutamente, isso não significa que o nível intelectual da criança deve ser desconsiderado, no entanto, com essa medida, crianças com um QI não verbal que não é baixo o suficiente para justificar uma deficiência intelectual nem alto o suficiente para ser discrepante do QI verbal passam a receber o diagnóstico.

Independentemente do nome usado para denominar o problema, deve-se entender que esse quadro de atraso de aquisição de linguagem possui algumas características biológicas e clínicas que devem ser observadas durante o exame de uma criança.

Desta forma, esse diagnóstico deve ser pautado não nos critérios de exclusão, como propunha a antiga definição, mas, obrigatoriamente, nos critérios de inclusão que proporcionarão a idealização do melhor esquema terapêutico para cada criança.

Em relação ao termo TDL, seu uso será amplamente aceito na dependência de quanto ele nos ajudará a avançar em direção a um entendimento mais claro e específico sobre o quadro e qual impacto isso terá no cuidado com os pacientes que vivenciam esse grave problema de aquisição de linguagem.

BASES NEUROBIOLÓGICAS

Há um consenso de que o TDL/DEL é secundário a uma alteração das áreas cerebrais que dão suporte à linguagem, podendo ser exclusivamente funcional ou acompanhada, também, de alterações anatômicas.

Apesar de não haver a necessidade de um exame de imagem para esse diagnóstico, estudos neuroanatômicos (RNM), hemodinâmicos (PET, SPECT e RNM funcional) e eletrocorticais (MEG) já identificaram comprometimentos de áreas da região perisilviana que inclui o plano temporal e que engloba a área de Wernieck, envolvida com a linguagem receptiva e o processamento fonológico. A região perisilviana também inclui o giro supramarginal, o giro angular e o giro frontal anteroinferior (ver Capítulo 3: Entre o Ouvir e o Falar: Neuroanatomia da Linguagem).

No entanto, as alterações anatômicas não são exclusivas das regiões posteriores e foram encontradas, também, na região pré-frontal inferior e na *pars triangularis*, região que faz parte da área de Broca, que é envolvida com a programação motora dos movimentos da fala.

Uma das alterações mais encontradas é a ausência de assimetria cerebral. Normalmente o hemisfério esquerdo é maior que o direito. Alguns desses pacientes apresentam hemisférios simétricos ou ainda uma assimetria reversa, com o hemisfério direito maior que o esquerdo.

Deve ficar claro que essas assimetrias atípicas também estão presentes em indivíduos normais da mesma forma que indivíduos com TDL podem não apresentá-las.

Outro tipo de alteração anatômica relacionada é a polimicrogiria da região perisilviana. Polimicrogiria ocorre por uma alteração do desenvolvimento e distribuição dos neurônios corticais resultando na formação de múltiplos e pequenos sulcos. Parece haver correlação da extensão da micropoligiria com as alterações de linguagem, quanto maior a extensão da área perisilviana acometida, maiores as alterações clínicas de linguagem encontradas.

Do ponto de vista etiológico há fortes evidências sobre a origem genética deste quadro comprovadas não só pelos vários casos familiares identificados (25% de chance de aparecimento de um caso quando já há um membro da família afetado), mas também por estudos com gêmeos homo e heterozigóticos e, a partir disso, surge um interesse na literatura para se descobrir qual seria o "gene da linguagem".

A descrição de três gerações acometidas com quadro severo e raro de TDL na família inglesa KE contribui para a descoberta de uma mutação no gene FOXP2 no cromossomo 7. No entanto, mais que o gene da linguagem, o FOXP2 tem o papel de orientar a atividade de outros genes responsáveis pelo desenvolvimento de vários órgãos, inclusive o cérebro.

Desta forma acredita-se que mutações isoladas levando a quadros graves é a exceção e não a regra e que o TDL é mais bem compreendido como uma combinação de fatores genéticos e ambientais.

DIVERSOS QUADROS CLÍNICOS

Crianças com dificuldades para aquisição da língua materna podem ter quadros clínicos bem diferentes o que torna esse problema bastante heterogêneo e dificulta o diagnóstico.

Muitos quadros clínicos são descritos sob o diagnóstico de TDL e muitas dessas classificações envolvem critérios linguísticos e fonoaudiológicos de análise. Não é papel do médico realizar tal avaliação, mas conhecer as diversas possibilidades clínicas facilita o diagnóstico dessas crianças

O quadro clínico clássico normalmente acontece em meninos (que são acometidos na proporção de 2,8 para cada menina) que, apesar de um desenvolvimento normal, não iniciam a aquisição de linguagem oral. Mais que um atraso, normalmente essas crianças começam com um desvio na aquisição, com dificuldades no aprendizado e automatização dos fonemas. Algumas têm também dificuldades receptivas que podem impactar no desenvolvimento simbólico e na compreensão de linguagem. Há alterações semânticas e sintáticas acompanhando o quadro e, frequentemente, relatos de alteração de motricidade fina e motricidade oral.

Mas o que dizer de uma criança que iniciou as primeiras palavras aos 12 meses, nunca apresentou muitas alterações fonológicas e, apesar de apresentar uma fala fluente aos 6 anos de idade, tem um vocabulário pobre, uma sintaxe imatura, dificuldade na expressão de ideias e na narrativa de histórias e fatos além de déficits na compreensão de enunciados complexos e frases abertas?

Uma das classificações mais citadas é a de Rapin & Allen, que divide os diversos quadros clínicos em seis subtipos:

- *Distúrbio de programação fonológica:* a linguagem receptiva é adequada. A criança é fluente, mas a compreensão de sua fala é muito prejudicada. A estrutura das sentenças é adequada, mas há alterações gramaticais. Início da fala é normal ou atrasado.
- *Dispraxia verbal:* linguagem receptiva adequada, mas a fala é extremamente limitada, com a produção prejudicada de sons de fala e enunciados curtos. Sinais de dispraxia oral. O início da fala está muito atrasado. Esse subtipo se inclui nos quadros de apraxia de fala.
- *Distúrbio fonológico-verbal:* as expressões são curtas com erros gramaticais como omissões e inflexões. A articulação da fala é deficiente. A compreensão é variável: pode haver dificuldade em entender enunciados complexos e linguagem abstrata. O início da fala está muito atrasado.
- *Agnosia auditivo-verbal:* a criança entende pouco ou nada do que lhe é falado por ser incapaz de decodificar a linguagem no nível fonológico. O discurso é ausente ou muito limitado, com articulação pobre.
- *Distúrbio sintático-lexical:* há dificuldade em colocar suas ideias em palavras. A linguagem espontânea é superior à linguagem durante conversação ou restringida por resposta a perguntas. A sintaxe é imatura e a compreensão de frases complexas é pobre. O início da fala geralmente é atrasado.
- *Distúrbio semântico-pragmático:* as crianças falam em enunciados fluentes e bem formados com articulação adequada. No entanto, o conteúdo da linguagem é bizarro e a criança pode ser ecolálica (repete muito a fala de outras pessoas ou de filmes e desenhos). A compreensão pode ser excessivamente literal ou a criança pode responder apenas a uma ou duas palavras em uma frase. O uso da língua é estranho, a criança pode conversar incessantemente ou produzir uma linguagem sem, aparentemente, entendê-la.

LIMITES DO SISTEMA DE LINGUAGEM

Quando se pensa em TDL/DEL e no conceito de problema primário do sistema da linguagem, obrigatoriamente, se pergunta quais são os limites do sistema de linguagem. Até onde funções extralinguísticas como as funções executivas e funções motoras podem ser separadas do processo de aquisição de uma língua.

Segundo a teoria de Piaget, a linguagem é apenas uma das várias habilidades de representação mental que atuam em cooperação. A falência em uma delas não ocorre sem sinais de falência nas outras áreas (ver Capítulo 2: Como Aprendemos a Falar), e é por esse motivo que vemos tanto a associação de TDL a outros problemas do neurodesenvolvimento como TDAH, transtorno do desenvolvimento da aprendizagem e transtorno do desenvolvimento da coordenação.

Adiante são apresentados os sistemas extralinguísticos envolvidos nos quadros de TDL.

Funções Perceptuais Auditivas

O processamento auditivo e a capacidade perceptual auditiva nessas crianças têm sido motivos de estudo há muitos anos e há uma série de trabalhos mostrando dificuldades de processamento para estímulos verbais e não verbais. Clinicamente, vemos crianças que falham em provas clínicas perceptuais auditivas tanto durante a avaliação foniátrica como em provas formais realizadas em cabine (teste do processamento auditivo).

A ligação entre alteração perceptual auditiva e alteração de linguagem é tão grande que nos últimos anos tem-se interrogado se há um diagnóstico exclusivo de distúrbio do processamento auditivo (DPAC) ou se essa entidade faria parte de um quadro maior de linguagem.

Deve ficar claro que o funcionamento perceptual auditivo é mediado por fatores sensoriais (*bottom-up*) e não sensoriais (*top-down*), portanto, provas de discriminação auditiva e processamento temporal são influenciadas por funções como memória de trabalho e atenção e nem sempre é possível diferenciar isso por meio de testes clínicos.

Neste contexto, exames eletrofisiológicos com estímulos complexos têm sido apontados como uma maneira de diferenciação funcional entre os déficits sensoriais e não sensoriais (ver Capítulo 9: Eletrofisiologia e Linguagem).

Déficits Perceptuais Visuais

Pacientes com TDL podem apresentar dificuldades de atenção e discriminação visual e de percepção temporal além de percepção espacial e planejamento visual dificultando o aproveitamento de pistas visuais para a aquisição de aspectos verbais e talvez impactando, também, no processo posterior de aquisição de leitura e escrita.

No ambulatório de Otorrinolaringologia e Foniatria da DERDIC/PUCSP, cerca de 30% desses pacientes apresentam déficits perceptuais visuais. Por esse motivo, provas de percepção visual são realizadas de rotina durante a avaliação foniátrica.

Alterações Práxicas

Praxia é a capacidade de imitar, organizar, planejar, coordenar e executar movimentos de forma fluente e com velocidade adequada. Deste modo, é a capacidade de planejar e imaginar o movimento no nível cortical, uma etapa anterior à execução do movimento pelo sistema efetor. Pode ser definida como a capacidade do indivíduo de realizar um ato motor mais ou menos complexo de forma voluntária. Não é qualquer movimento e, sim, um sistema de movimentos coordenados em função de um resultado ou de uma intenção e é dependente da etapa do desenvolvimento em que se encontra a criança, da capacidade cognitiva e da exposição ao estímulo que permitiu o aprendizado. Quando essa organização motora não acontece de forma adequada, na dependência da idade da criança, chamamos de dispraxia ou apraxia.

As praxias podem ser classificadas quanto à finalidade do gesto.

- Gestos que ocorrem na presença do objeto que define seu uso, portanto, relacionado com a organização do movimento durante a manipulação de objetos e brinquedos.
- Gestos que ocorrem na ausência do objeto. Têm relação com a memória do uso de objetos e com o desenvolvimento simbólico e com a fala, já que os movimentos que fazemos para falar estão relacionados com a memória que temos em relação à posição lingual para cada fonema.
- Gestos gráficos ou construtivos: gestos que têm relação com a atividade de desenho, escrita, montar quebra-cabeças e encaixes.

Estudos com crianças mostram que nos dois primeiros anos de vida um substrato neuronal único controla, nas proximidades da área de Broca (hemisfério esquerdo) tanto a organização para linguagem e fala como para a realização de movimentos complexos. Após essa idade, essa rota comum se diferencia para aprimoramento das funções linguística e motora.

As dispraxias podem ser classificadas como:

- Globais, quando atingem segmentos corporais, como dispraxia de membros superiores ou de membros inferiores.
- Orais, quando há dificuldade de planejamento de movimentos com a boca, inclusive os de fala.
- Construtivas, quando atingem os gestos gráficos e construtivos, como os necessários para montar quebra-cabeças, copiar figuras e escrever.

Muitas crianças com TDL apresentam quadros dispráxicos. Dados do ambulatório de Otorrinolaringologia e Foniatria da DERDIC/PUCSP mostram que 60% das crianças têm dispraxia construtiva, 50% têm dispraxia de membros superiores e 58% têm dispraxia oral. A identificação de quadros dispráxicos é fundamental para o planejamento terapêutico adequado.

Sempre que as provas clínicas sugerirem alterações de programação de movimento, deve-se solicitar uma avaliação neurológica para descartar alterações na execução do movimento, incluindo as paresias, ataxias, movimentos involuntários e distúrbios do tônus muscular. A preservação da cognição, do sensorial, do perceptual e da gnosia também é necessária para que haja uma adequada programação do movimento.

Atenção e Memória

Tanto a atenção como a memória são fundamentais para o aprendizado e, consequentemente, para aquisição da linguagem.

A atenção é considerada como um sistema de capacidade limitada que realiza operações de seleção de informação e cuja disponibilidade ou estado de alerta flutua de modo considerável. Ela atua como um filtro que permite escolher a parte relevante de todas as mensagens recebidas e processá-la, enquanto o resto da informação permanece irrelevante e ficará inibida.

Ela pode ser dividida em três tipos: atenção sustentada, que é a capacidade de manter a vigilância durante longos períodos, atenção dividida que é possibilidade de se realizar duas tarefas ao mesmo tempo e atenção seletiva que é a capacidade de manutenção do alvo mesmo com vários estímulos concorrentes. Pacientes com TDL podem ter alterações em qualquer um desses três tipos.

Estudos mostram que essas crianças têm alterações nos mecanismos de atenção da mesma forma que crianças com o diagnóstico de TDHA têm problemas de linguagem expressiva, receptiva e de processamento linguístico, sugerindo um grau de associação entre os déficits de atenção e os distúrbios de linguagem que, em muitos momentos, inviabiliza uma separação diagnóstica entre esses dois problemas. Entender que o déficit de atenção faz parte dos quadros de desenvolvimento de linguagem proporciona ao paciente um plano terapêutico mais individualizado e efetivo.

Essas crianças têm também problemas de memória, principalmente de memória de trabalho e memória procedural.

A memória de trabalho envolve o armazenamento temporário e a manipulação de informações que são supostamente necessárias para ampla gama de atividades cognitivas complexas, inclusive a aquisição de linguagem.

Um dos tipos de memória de trabalho é a memória de trabalho fonológica, um sistema responsável por guardar informação verbal por curtos períodos de tempo. Muitas crianças com TDL apresentam falhas em provas de memória de trabalho fonológica sugerindo que este possa ser um dos pilares para os déficits fonológicos, semânticos e sintáticos vistos nesses pacientes.

A memória procedural é, por sua vez, uma memória de longo prazo, considerada, portanto, um aprendizado (para maiores detalhes, ver Capítulo 4: Funções Executivas e Memória). Ela é classificada como uma memória implícita ou não declarada por armazenar formas de conhecimento que, normalmente, são adquiridas automaticamente, orientando o comportamento de modo inconsciente e nos guiando por rotinas bem estabelecidas.

Quando falamos, não pensamos sobre onde colocar a língua para realização do som de cada sílaba nem mesmo o lugar na frase em que devemos colocar o sujeito ou o verbo. Essa memória procedural é evocada automaticamente, de modo inconsciente, da mesma forma que se dá quando andamos de bicicleta ou realizamos uma tarefa habitual.

Há uma hipótese de que déficits na memória procedural estariam no centro dos problemas cognitivos, motores e de linguagem nos pacientes com TDL.

Deve-se concluir, portanto, que alterações em várias áreas compõem os déficits de linguagem presentes nessas crianças e que, provavelmente, essas alterações são causadas por uma série de interações genéticas e ambientais, sugerindo que são necessárias várias rotas para o adequado desenvolvimento de linguagem. Falência em apenas uma rota, provavelmente, não causará muitos problemas, mas falências em várias rotas levam a quadros severos, como vistos no TDL.

DIAGNÓSTICO

O diagnóstico de TDL é essencialmente clínico. Exames complementares podem ser pedidos para afastar atrasos de linguagem secundários a outros problemas ou para maior entendimento dos aspectos neurobiológicos envolvidos no quadro.

Crianças com atrasos de linguagem são encaminhadas aos otorrinolaringologistas para avaliação otológica e, posteriormente, avaliação auditiva por ser a perda de audição uma das causas mais comuns de atraso de linguagem. Mesmo crianças pequenas e sem riscos que passaram na triagem auditiva neonatal devem ser submetidas a uma avaliação auditiva sempre que houver suspeita de atraso de linguagem. Como o prognóstico de desenvolvimento de linguagem está intimamente ligado ao diagnóstico precoce e a intervenção adequada, independentemente da causa, crianças que não atingem os marcos de desenvolvimento de linguagem devem ser avaliadas o quanto antes.

Nem sempre uma criança com atraso de linguagem e audição normal tem TDL ou algum outro grave problema de desenvolvimento, mas não se deve, jamais, aguardar a resolução espontânea do caso sem uma avaliação mais aprofundada. É por meio da avaliação foniátrica que se torna possível definir o diagnóstico médico do problema e a conduta, ou seja, se essa criança precisa de intervenção imediata ou se serão necessárias apenas orientações, mudanças de hábitos e estimulação para o desenvolvimento da linguagem.

Com base em critérios de inclusão e não somente em critérios de exclusão para a condução do diagnóstico deve-se sempre pensar na hipótese de TDL diante de uma criança com um atraso de linguagem receptivo e/ou expressivo importante, frequentemente, em mais de um subsistema da linguagem (fonológico, semântico, sintático e/ou pragmático) que não apresenta nenhuma causa clara que justifique esse quadro (paralisa cerebral, deficiência intelectual, TEA, problemas do desenvolvimento psíquico)

Normalmente crianças com atraso de linguagem chegam aos consultórios dos otorrinolaringologistas que atuam em foniatria com idades entre dois e três anos

Nem sempre é possível definir o diagnóstico com certeza em uma criança tão pequena, mas a identificação de que há atraso considerável de linguagem é suficiente para o encaminhamento à terapia fonoaudiológica e a reavaliações foniátricas periódicas que proporcionarão o fechamento do diagnóstico.

Com o crescimento da criança, provas de avaliação perceptual auditiva e visual, além de provas práxicas são realizadas com o intuito de definir a extensão dos déficits perceptuais presentes. Esses dados auxiliam o fonoaudiólogo no planejamento da terapia.

Um dos diagnósticos diferenciais mais frequentes, principalmente nas crianças pequenas, por volta dos 24 meses, é o TEA e, em muitos momentos, há a necessidade de um olhar mais cuidadoso para realizar essa diferenciação.

Crianças com problemas graves de linguagem, na maioria das vezes receptivo, chegam, muitas vezes, ao consultório com queixas de menor reciprocidade social, menor interação social por meio de funcionamento não verbal e com uma capacidade simbólica diminuída, impactando na brincadeira e na capacidade de fazer amigos e isso acontece por ser a linguagem um grande propulsor de desenvolvimento infantil e de busca das relações humanas. Apesar de outros sinais que compõem o diagnóstico de TEA como movimentos repetitivos e estereotipados, interesses restritos e alterações sensoriais serem raros em uma criança com quadro de linguagem, pode em um primeiro momento, haver uma dúvida sobre o diagnóstico da criança.

Nestes casos, a melhor conduta é o início imediato da terapia junto com uma orientação familiar cuidadosa e a observação da criança ao longo do tempo. Diagnósticos intempestivos e prognósticos muito fechados atrapalham muito as relações familiares e têm impacto no desenvolvimento infantil.

Para crianças maiores, entre os 4 e 5 anos, o grande diagnóstico diferencial com TEA é o subtipo semântico-pragmático, ou transtorno da comunicação social (pragmática) como aparece no DSM-V. Essas crianças, apesar de fluentes, têm uma inabilidade no uso da comunicação para fins sociais, uma dificuldade para fazer inferências, de compreensão do que é dito, de entender relações dialógicas, de compreender piadas e metáforas podendo aparecer uma fala muitas vezes ecolálica. A indicação de terapia fonoaudiológica e a observação da criança ao longo do tempo também são úteis quando há dúvida diagnóstica.

BIBLIOGRAFIA

American Psychiatry Association (APA). *Diagnostic and Statistical Manual of Mental disorders - DSM-5,* 5th ed. Washington: American Psychiatric Association; 2013.

American Psychiatry Association (APA). *Manual diagnóstico e estatístico de transtornos mentais - DSM-5.* 4. ed. Porto Alegre: Artmed; 2002.

Archibald LM, Alloway TP. Comparing Language Profiles: Children with Specific Language Impairment and Developmental Coordination Disorder. *Int J Lang Commun Disord* 2008;43(2):165-80.

Baddeley A. Working memory and language: an overview. *J Commun Disord* 2003;36(3):189-208.

Berwick RC, Friederici AD, Chomsky N, Bolhuis JJ. Evolution, brain, and the nature of language. *Trends Cogn Sci* 2013;17(2):89-98.

Bishop D. Ten questions about terminology for children with unexplained language problems. *Int J Lang Commun Disord* 2014;49(4):381-415.

Bishop D. What causes specific language impairment in children? *Curr Dir Psychol Sci* 2006;15(5):217-21.

Bishop D. Why is it so hard to reach agreement on terminology? The case of developmental language disorder (DLD). *Int J Lang Commun Disord* 2017;52(6):671-80.

Bishop DV, Snowling MJ, Thompson PA, Greenhalgh T. CATALISE consortium. CATALISE: a multinational and multidisciplinary Delphi consensus study. Identifying language impairments in children. *PLoS One* 2016;11(7):e0158753.

Coelho S, Albuquerque CP, Simões MR. Specific language impairment: a neuropsychological characterization. *Paidéia* 2013;23(54):31-41.

Ebbels S. Introducing the SLI debate. *Int J Lang Commun Disord* 2014;49(4):377-80.

Favero ML. Avaliação foniátrica. In: Pignatari S, Anselmo-Lima W. *Tratado de otorrinolaringologia.* 3. ed. Rio de Janeiro: Elsevier; 2018. c. 182.

Favero ML. Distúrbio específico de linguagem. In: Pignatari S, Anselmo-Lima W. *Tratado de Otorrinolaringologia.* 3. ed. Rio de Janeiro: Elsevier; 2018. c. 183.

Friederich AD. The neural basis of language development and its impairment. *Neuron* 2006;52(6):941-52.

Fvero ML, Higino TC, Pires AP *et al.* Pediatric phoniatry outpatient ward: clinical and epidemiological characteristics. *Braz J Otorhinolaryngol* 2013;79(2):163-7.

Hage SRV, Cendes F, Montenegro MA *et al.* Specific language impairment: linguistic and neurobiological aspects. *Arq Neuropsiquiatr* 2006;64(2A):173-80.

Leonard L. *Children with specific language impairment.* Cambridge: MIT Press; 2000.

Nanai K, Kraus N. Auditory processing (disorder): an intersection of cognitive, sensory and reward circuits. In: Musiek F, Chermak G. *Handbook of auditory central disorders.* 2nd ed. San Diego: Plural Publishing; 2014. v. 7. p. 213-32.

Rapin I, Allen DA, Wiznitzer M. Communication disorders of preschool children: the physician's responsibility. *J Dev Behav Pediatr* 1988;9(3):164-70.

Reilly S, Tomblin B, Law J *et al.* Specific language impairment: a convenient label for whom? *Int J Lang Commun Disord* 2014;49(4):416-51.

Verhoeven L, Balkom HV (Eds.). *Classification of developmental language disorders: Theoretical Issues and Clinical Implications.* London: Lawrence Erlbaum Associates; 2004.

TRANSTORNOS DE APRENDIZAGEM

Sulene Pirana
Gisele Vieira Hennemann Koury
Mariana Maldonado Loch

O QUE É APRENDIZAGEM?

Por nossos sentidos percebemos o mundo externo e interno. Em nosso sistema nervoso, estas informações são avaliadas, codificadas, comparadas com o substrato preexistente, armazenadas e posteriormente recuperadas. A aprendizagem é o processo por meio do qual estes estímulos internos ou externos produzem mudanças no perfil de resposta de um indivíduo, em um determinado contexto. Estas mudanças são reveladas por ações, pensamentos, verbalizações e execuções de tarefas. Implica, portanto, em modificação transitória ou permanente de circuitos neurais. Quando ocorrem mudanças duradouras, ampliando ou reduzindo as conexões neurais envolvidas em determinada atividade, temos a neuroplasticidade. Estas modificações podem ser mais ou menos efetivas por influência da intensidade e repetição do estímulo, pelo funcionamento dos componentes neurobiológicos envolvidos (aferências sensoriais e sistema nervoso), por fatores psicoemocionais e socioculturais associados e pela integração desta informação com outras que tenham significado para o aprendiz. A aprendizagem é um processo individual, evolutivo e contextualizado. Aprender não é um processo totalmente racional: sentimos, por isso aprendemos! Dificilmente o aprender de um indivíduo será idêntico ao aprender de outro (Fig. 17-1).

Aprendemos desde a formação do nosso sistema nervoso, do intraútero até a morte, em contínua resposta aos nossos pensamentos, ações e percepções. A plasticidade neural, que nos permite adquirir progressivamente as mais diversas habilidades sensoriais, motoras, cognitivas e emocionais, apresenta períodos de maior modificação até a adolescência, obedecendo as janelas do neurodesenvolvimento sensorial, motor, psicoemocional e cognitivo. Principalmente, entre 0 e 3 anos, ocorre maior crescimento volumétrico e da mielinização cerebral, com aumento exponencial de conexões sinápticas, produzindo redes neurais cada vez menos plásticas, porém, mais estáveis e especializadas funcionalmente.

O processamento e a integração sensorial refletem a habilidade do sistema nervoso para receber, processar e organizar os estímulos do meio externo e traduzi-los em resposta adaptativa.

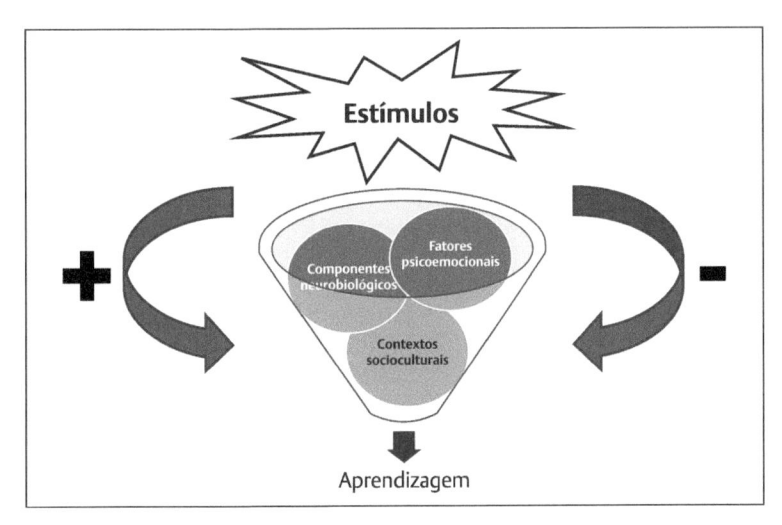

Fig. 17-1 Aprendizagem como processo decorrente de fatores neurobiológicos, psicoemocionais e socioculturais.

A experiência é importante na aprendizagem, pois fortalece ou enfraquece as redes neurais, promovendo modificações químicas (neurotransmissores) e estruturais (circuitaria sináptica). As experiências prévias se integram à nova experiência, permitindo a aquisição de novos conceitos por meio de complexas operações neuropsicológicas. A aprendizagem mecânica, onde não há interação ou relação do novo conhecimento com o previamente conhecido, produz resultados insatisfatórios. Na aprendizagem significativa (Ausubel, 1968), a nova informação, repassada em linguagem adequada, se relaciona com um aspecto importante da estrutura de conhecimento do aprendiz motivado e gera um círculo virtuoso de novos saberes.

O envolvimento e a motivação são importantes para o aprendizado. A aprendizagem também está fortemente vinculada à atenção e à memória. Durante uma atividade passiva, como ouvir uma aula, conseguimos relembrar 20% da informação em 2 semanas, enquanto se participamos ativamente, realizando uma apresentação oral ou representação teatral sobre determinado assunto, a recordação dos dados neste mesmo período sobe para 90%.

NEUROANATOMIA DA APRENDIZAGEM

Para se realizar, a aprendizagem utiliza todo o sistema nervoso, seja ele central ou periférico. Os estímulos físicos, entre eles o toque, a temperatura, o movimento, os sons, a luminosidade e as formas dos objetos são percebidos pelos aferentes sensitivo-sensoriais periféricos. Estas informações são enviadas para o sistema nervoso central. Em sua entrada no tronco cerebral, ativam o sistema reticular ativador ascendente e suas conexões com o córtex pré-frontal, ativando a atenção e a vigília. Sem atenção, não há aprendizagem! Neste nível subcortical, interagem com o sistema límbico (hipotálamo, tálamo, amígdala, hipocampo, rinencéfalo e giro do cíngulo), proporcionando os aspectos emocionais e de memória associados à aprendizagem. Vale ressaltar a vasta integração sensorial e motora realizada no tálamo, que reorganiza os estímulos provenientes da periferia, assim como alguns vindos dos centros corticais. Sem emoção ou memória, a aprendizagem não é significativa! De acordo com a característica do estímulo, são ativadas diferentes áreas corticais sensoriais, predominantemente no hemisfério dominante que irão codificar, integrar e organizar as informações:

- *Córtex visual, que reconhece letras e palavras escritas:* áreas 17 (córtex visual primário – V1), 18 (córtex visual secundário – V2) e 19 de Brodmann (córtex visual associativo – V3, V4, V5).
- *Córtex auditivo, que reconhece palavras escutadas e sua pronúncia:* áreas 41 (córtex auditivo primário), 42 (córtex auditivo associativo) e 22 de Brodmann (parte da área de Wernicke).
- *Córtex somestésico (tato, dor, propriocepção):* áreas 3, 1 e 2 de Brodmann.

Estas informações visuais, auditivas e somestésicas são integradas na área parietotêmporo-occipital (contendo a área 39, giro angular e a área 40, giro supramarginal). No giro angular ocorrem integrações gnósicas relacionadas com o processamento de números, a noções espaciais, ao resgate de memória, a atenção e a "percepção de si mesmo e do outro" (Teoria da Mente). No giro supramarginal, a gnosia tátil e proprioceptiva, a estereognosia (reconhecimento de objetos pelo tato) e o estabelecimento da imagem corporal.

As informações integradas são enviadas para o lobo frontal, com via preferencial pelo fascículo arqueado. Atinge a área 44 de Brodmann (área de Broca), responsável pela articulação da palavra, e a área 4 (motora) na porção média, responsável pela expressão escrita. A integração dessa complexa rede neural sensório-motora com o cerebelo proporciona a coordenação das atividades cognitivas do ato de aprender, interferindo na função executiva, visuoespacial, de linguagem e de comportamento.

Durante a leitura, essa imagem complexa é levada ao córtex pré-frontal, onde há a atenção seletiva e sustentada (figura fundo visual), a discriminação visual complexa e o fechamento visual da palavra escrita. Estas informações são então interpretadas pelo córtex visual primário occipital, bilateralmente, onde ocorre a visualização da palavra escrita. Há conexão com a região do giro temporal superior, onde ocorrerá a associação grafema-fonema e a segmentação das unidades que compõem a palavra, havendo uma análise fonológica da palavra. Na porção posterior do giro temporal superior (que engloba a área de Wernicke), giros angular e supramarginal ocorre a compreensão do vocabulário. Na área de Wernicke, há a interpretação simbólica da linguagem, colocando significado no estímulo auditivo integrado ao visual (compreende o que ouve e vê). Há, também, uma leitura global da palavra, com ativação do giro temporal médio, do giro lingual e fusiforme (área de processamento visual da face e das palavras). A via temporoparietal, que analisa as palavras, é mais lenta e utilizada por leitores iniciantes, para pseudopalavras ou palavras desconhecidas. A via têmporo-occiptal, que analisa a forma das palavras, é utilizada para palavras conhecidas e por leitores experientes. Pelo fascículo arqueado, as informações integradas são encaminhadas à área de Broca, para decodificação articulatória e depois para a área motora suplementar e para o córtex motor a fim de serem faladas ou escritas.

Na escrita espontânea, utiliza-se o córtex frontal, onde ocorre a memória operacional fonológica e a decodificação fonológica, ativa-se o occipital, havendo a discriminação visual dos símbolos gráficos, enviando as informações para o córtex parietal, onde se faz a sequencialização dos símbolos gráficos. Finalmente, pelo fascículo arqueado, ativamos a programação motora frontal para escrever. No ditado, há discriminação e atenção seletiva ao estímulo realizada pelo lobo frontal, seguida da decodificação fonológica no lobo temporal. Segue-se a discriminação visual dos símbolos no lobo occipital e a sequencialização dos símbolos gráficos no parietal. No frontal é efetuada a programação motora para escrever.

No cálculo matemático, inicia-se o processo ativando as áreas temporais e associativas do hemisfério dominante. No córtex temporal, realiza-se a percepção auditiva, a memória verbal a longo prazo, subvocalização na solução de problemas e a realização de atividades matemáticas básicas. Nas áreas de associação, para compreender o material (fala ou escrita) de problemas, conceitos e tarefas matemáticas. É, então, ativado o lobo frontal para cálculos mentais rápidos, conceitos abstratos e solução de problemas. Ocorre, em seguida, a sequencialização numérica no lobo parietal e a discriminação dos símbolos matemáticos escritos no occipital e, após, a resposta motora é organizada no córtex frontal (fala ou escrita).

APRENDIZADO DA LEITURA E ESCRITA

Na história da humanidade, a escrita surgiu tardiamente, a cerca de 5400 anos. A escrita, diferente do caminhar e falar, é aprendida de forma explícita, é arbitrária. Para seu desenvolvimento é necessário haver adequada linguagem oral estabelecida, em todos os seus subsistemas (fonologia, sintaxe, léxico, morfologia, semântica e pragmática). A presença dos processos cognitivos atencionais e de memória, principalmente relacionados com o sistema auditivo e visual propiciam a adequada seleção, integração e recuperação das informações ouvidas e lidas. O "pensar sobre a língua, manipulando seus componentes", obtido por meio de atividades metalinguísticas, como a consciência fonológica, permite a compreensão do princípio alfabético da língua (correspondência fonema-grafema). Não menos importante é a motivação intrínseca e a presença de um ambiente letrado estimulador.

Pré-Requisitos para Aprendizagem	
Cognição/inteligência	Visão/processamento
Atenção	visual
Memória	Motricidade
Audição/processamento	Emoção
auditivo	Interação

O português brasileiro é uma língua alfabética, com sistema de escrita semitransparente ou semiopaco. A transparência ortográfica é dada pela correspondência unívoca fonema-grafema. A opacidade ortográfica é propiciada pela irregularidade, com fonemas correspondendo a mais de um grafema e grafemas correspondendo a vários fonemas. A ortografia é mais transparente no sentido grafema para o fonema do que na relação contrária.

Para a aquisição da linguagem escrita é necessário:

1. Conhecer o princípio alfabético: correspondência grafema-fonema.
2. Dominar a decodificação e adquirir, progressivamente, o código ortográfico da língua.
3. Construir o léxico mental ortográfico.

Após selecionar o conceito a ser escrito, acionamos o sistema semântico (rota lexical semântica). Determinamos, então, o posicionamento das palavras na oração (estrutura sintática) e acionamos as rotas fonológica e lexical (modelo de dupla rota), que auxiliarão na escrita das palavras. Na rota fonológica, geralmente utilizada para pseudopalavras ou palavras desconhecidas e pouco frequentes, decodificam-se fonemas em grafemas. Na rota lexical, as palavras são conhecidas e já pertencem ao léxico grafêmico ou ortográfico do indivíduo, sendo reconhecida de maneira global, não precisando haver a decodificação das partes como na rota fonológica para a escrita. As arbitrariedades ortográficas da língua são reproduzidas por meio desta via. A escrita necessita de maior tempo para sua completa aquisição do que a leitura, pois possui maior opacidade. Um exemplo disto é o /s/, que na escrita possui nove formas de grafar (s, ss, c, ç, x, z, sc, sç e xc).

A aprendizagem da leitura gera mudanças nas redes corticais relacionadas com a visão e com a linguagem verbal, adaptando áreas antes envolvidas no reconhecimento de face, no processamento fonológico, semântico sintático e espacial para a execução desta atividade.

Apresenta desenvolvimento em três fases:

- *Logográfica ou pré-silábica:* acesso direto da escrita à memória semântica. Reconhece símbolos e imagens. Por exemplo: "lê" e fala "Coca-Cola" ao ver lata vermelha de refrigerante. É uma "pré-leitura", que ocorre entre 0 a 6 anos.
- *Alfabética ou silábica:* início de associação unívoca de fonema e grafema, decodificando palavras curtas e de estrutura consoante-vogal. As habilidades metalinguísticas ajudam a consolidar as aquisições lexicais. Necessita de memória de curto prazo fonológica para armazenar os sons até que a decodificação grafema-fonema ocorra. Nesta fase, em torno de 6 e 7 anos de idade, o apoio para a decodificação é dado pelas habilidades fonológicas. Com a repetição da decodificação das palavras, há o armazenamento na memória

lexical e ortográfica. A consciência fonológica é fundamental para a alfabetização: consciência de que a língua pode ser segmentada em unidades distintas, de que estas unidades se repetem; isto permite a transcodificação complexa, convertendo letra em som (leitura) e som em letra (escrita). Isso permite, em torno de 7 a 8 anos, evoluir para associações biunívocas de grafemas (um grafema, mais de um som), iniciando uma fase de maior fluência e compreensão.

- *Ortográfica:* há o reconhecimento de palavras, visualmente, pela sequência de letras e por regras ortográficas, pois a relação grafema-fonema não é suficiente para assegurar uma leitura correta. Podemos citar como exemplo para ilustrar esta fase as palavras cachorro, táxi, casa. Nesta etapa, entre os 9 a 14 anos, a leitura se torna compreensível para o aprendizado.

Para uma leitura eficiente é necessário ter fluência de leitura. O reconhecimento das palavras de maneira rápida e precisa libera a atenção e memória de trabalho para realizar a compreensão do significado do texto lido.

Para o entendimento de que a escrita inicia da esquerda para a direita (no caso da cultura ocidental), algumas noções anteriores ao papel devem ser bem trabalhadas: funções neuropsicomotoras condicionadoras da função simbólica:

- Esquema Corporal
- Lateralidade
- Estrutura Temporoespacial

Escrita

Espelhar letras e números é comum no início da alfabetização. As letras são giradas em seu próprio eixo como o "b" pelo "d" e o "q" pelo "p" ou, ainda, escritas como se estivessem do outro lado do espelho, ao contrário. As crianças, antes dos 7 anos, ainda não adquiriram o auge de sua maturidade neurobiológica, por isso é provável trocarem a direção de sua escrita, pois noções básicas de lateralidade ainda não estão consolidadas

Desenho

Os sistemas simbólicos funcionam como elementos mediadores, que permitem a comunicação entre os indivíduos. O desenvolvimento do pensamento da criança está intimamente ligado à capacidade de representar e simbolizar. O desenho oferece a possibilidade de entendimento, quanto a emoções, medos e outros sentimentos que as crianças ainda não sabem explicar por meio de palavras, permitindo comunicação gráfica à distância: desenho que representa seu mundo, desenho a qual atribui significado. Uma das principais funções do desenho no desenvolvimento infantil é a possibilidade que oferece de representação da realidade.

O desenho tem total relação com o desenvolvimento global da criança; conforme vai evoluindo, vai modificando também sua maneira de se expressar graficamente. Muitos autores se debruçaram sobre as produções gráficas infantis, analisando e organizando-as em fases ou momentos conceituais. Embora trabalhem com concepções diferentes e tenham chegado a classificações diversas, é possível estabelecer pontos em comum entre as evolutivas que estabelecem. Pesquisadores como Georges-Henri Luquet (1876-1965), Viktor Lowenfeld (1903-1960) e Florence de Mèridieu oferecem elementos para a compreensão dos desenhos figurativos das crianças.

As primeiras manifestações gráficas são as garatujas, presentes a partir do momento em que a criança consegue segurar o lápis. Inicialmente desordenadas, atingindo outras regiões além do delimitado (como o chão, paredes); a partir dos 2 anos, começam a ser mais ordenadas e, a partir dos 3 anos, a criança pode nomear as garatujas – simbologia (Fig. 17-2).

Aos poucos, a criança vai ganhando a noção do espaço, de combinação de cores e habilidades manuais, para conseguir realizar os movimentos da forma como deseja representá-los.

No começo, é comum observar o que se convencionou chamar de boneco girino, uma primeira figura humana constituída por um círculo de onde sai um traço representando o tronco, dois riscos para os braços e outros dois para as pernas. Depois, essa figura incorpora cada vez mais detalhes, conforme a criança refine seu esquema corporal. Detalhes da figura humana, noções de perspectiva e realismo visual são elementos da evolução do desenho.

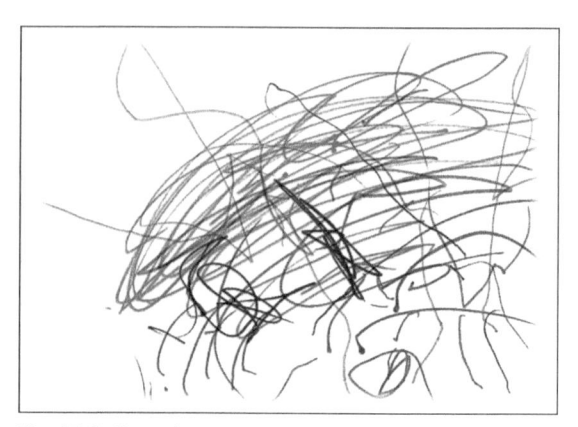

Fig. 17-2. Garatuja.

DIFICULDADE × TRANSTORNO DE APRENDIZAGEM

Dificuldade de Aprendizagem

É uma alteração encontrada em 15 a 20% dos estudantes no segundo ano escolar, podendo chegar a 50% nos primeiros 6 anos escolares. Na dificuldade de aprendizagem, o desempenho acadêmico é secundário aos fatores externos ao aprendiz. Constitui um grupo heterogêneo quanto à etiologia e à manifestação que surge independentemente das condições neurológicas. Decorrem do ambiente escolar ou familiar inadequado, fatores socioeconômicos e culturais, problemas psicoemocionais e sensoriais (destacando-se as alterações visuais e auditivas), ou mesmo falta de oportunidade de aprendizagem. Podem ser classificadas em naturais e secundárias. As dificuldades de aprendizagem naturais são alterações transitórias ou que tendem a desaparecer com uma intervenção adequada para as falhas observadas. As dificuldades de aprendizagem secundárias decorrem de alterações que modificam o neurodesenvolvimento normal, manifestando-se como redução do desempenho escolar. Este grupo inclui a deficiência intelectual e sensorial, os quadros neurológicos e os transtornos emocionais.

Causas de Distúrbio de Aprendizagem

- Déficit de Atenção Hiperatividade – TDAH
- Distúrbios do sono
- Distúrbios vestibulares
- Déficit cognitivo
- Distúrbios emocionais
- Distúrbios psiquiátricos
- Problemas sociais
- Problemas pedagógicos
- Reações a medicamentos

A avaliação dos distúrbios de aprendizagem deve incluir:

- *Avaliação oftalmológica:* acuidade visual, estrabismo (microestrabismo) e processamento visual.
- *Avalição neuropsicológica:* cognição, atenção, memória, funções executivas.
- *Processamento motor:* global e manual (equilíbrio estático e dinâmico); coordenação apendicular (diadococinesia, oposição digital e grafismo); motricidade oral (movimentos isolados, rápidos e alternados, sequências articulatórias).

TDAH (Transtorno de Déficit de Atenção Hiperatividade)

Atenção é uma função básica para todo processo de aprendizagem, pois influencia no "quê" e em "como" percebemos, armazenamos e reconhecemos os estímulos apresentados.

O córtex pré-frontal controla o comportamento e a atenção, sendo responsável pelas funções executivas.

Funções Executivas

Memória de trabalho	Controle inibitório
Organização	Flexibilidade
Antecipação	Autorregulação
Planejamento	Controle de conduta

Em atividades que exigem concentração, como estudo e leitura, o cérebro aumenta os níveis de ativação do córtex pré-frontal. Nos casos típicos de TDAH, a característica psicofisiológica mais comum é a hipofunção/hipoativação do córtex pré-frontal.

O processo neuromaturacional do encéfalo ocorre numa progressão posteroanterior, primeiro mieliniza-se a região da visão, cuja janela maturacional se abre próximo do nascimento e se fecha em torno dos 2 anos de idade, por último, mielinizam-se as áreas anteriores. Do ponto de vista neuroevolutivo, é aceitável certo nível de hiperatividade em crianças sem lesão até, aproximadamente, os 4 a 5 anos de idade, a região pré-frontal, onde está o "freio motor", só completa seu ciclo mielinogenético nesta faixa etária.

O TDAH é o distúrbio neuropsiquiátrico mais comum da infância, afetando 3 a 6% das crianças em idade escolar, ocorrem dificuldade em atenção, hiperatividade e/ou impulsividade, afetando diversas áreas do funcionamento adaptativo, interpessoal, acadêmico e familiar. Sua apresentação clínica tem 3 categorias principais de sintomas: desatenção, impulsividade e hiperatividade (dificuldade de controle inibitório dos estímulos irrelevantes).

O DSM-V; apresenta 18 sintomas, sendo 9 de desatenção, 6 de hiperatividade e 3 de impulsividade. Critérios diagnósticos:

- *Critério A:* 6 sintomas (adultos 5 sintomas), presentes por pelo menos 6 meses e inconsistentes com a idade do indivíduo.
- *Critério B:* idade de início dos sintomas: sintomas presentes antes dos 12 anos.
- *Critério C:* comprometimento em pelo menos duas áreas diferentes – por exemplo, casa e escola.
- *Critério D:* claro comprometimento na vida acadêmica, social, profissional etc.
- *Critério E:* sintomas não ocorrem exclusivamente durante outro quadro (esquizofrenia, por exemplo) e não são explicados por outro transtorno (depressão, ansiedade, por exemplo).

O TDAH é mais comum nos meninos que nas meninas, a proporção varia de 2:1 em estudos populacionais até 9:1 em estudos clínicos. Meninas seriam subdiagnosticadas porque têm poucos sintomas de agressividade/impulsividade e baixas taxas de transtorno de conduta, desse modo, a idade diagnóstica tende a ser mais avançada em relação aos meninos.

Os achados neuropsicológicos mostram déficit das funções executivas, resultando em dificuldade de organizar e monitorar informações na memória de curta duração, controlar, manter e direcionar a atenção. Apresentam lentidão no processamento da informação e tendem a fazer, significantemente, maior número de erros em testes,

Para triagem do TDAH podemos utilizar o questionário SNAP, disponível gratuitamente em https://tdah.org.br/; deve ser respondido pelos pais e professor, pois os sintomas devem estar presentes em pelo menos dois locais/situações. A triagem é positiva se: ≥ 6 respostas "Bastante" ou "Demais" entre as afirmações 1-9 (desatenção) e/ou ≥ 6 respostas "Bastante" ou "Demais" entre as afirmações 10-18 (hiperatividade/impulsividade).

Uma triagem positiva indica apenas maior chance de apresentar a afecção para a qual está sendo triada, não pode ser tomada como diagnóstico. Para diagnóstico de TDAH, todas as causas de desatenção e hiperatividade devem ser avaliadas, incluindo um estudo do sono (polissonografia).

Distúrbios Vestibulares

O sistema proprioceptivo vestibular é o primeiro meio de comunicação do ser humano; calcado nas sensações profundas e nas relações físicas com o espaço, exterioriza-se através dos diferentes estados do tônus muscular. As funções do sistema vestibular são: orientação espacial, postura e equilíbrio, estabilidade do campo visual, coordenação dos movimentos e estado de alerta. Responde a gravidade e movimento (aceleração linear e angular). Filogeneticamente antigo, está pronto para funcionar ao nascimento e sua maturação e mielinização ocorre até os 16 anos.

Atua em conjunto com o sistema proprioceptivo responsável pelo sentido de posição dos segmentos corporais e cujos receptores estão localizados nos músculos, tendões e articulações. Fornece informações: posição, movimento articular, vibração, pressão e sensações discriminativas: texturas, peso, reconhecimento da escrita (Quadro 17-1).

As alterações de organização e integração dos sistemas vestibular e proprioceptivo podem interferir na aquisição e estruturação da linguagem e aprendizagem, causando lentidão motora, tônus muscular diminuído, insegurança gravitacional e deficiências do equilíbrio.

Estudos mostram que as crianças com distúrbios vestibulares e proprioceptivos apresentam-se com integração bilateral pobre, dificuldade para manejar ferramentas e realizar tarefas bimanuais, dificuldade para manter postura adequada, deficientes relações espaciais, dificuldade com espaço gráfico (p. ex., caderno), influência no desenvolvimento emocional e comportamento, alteração do planejamento motor, inquietude motora e distraibilidade.

Distúrbios do Sono

Estudos de sono e cognição mostram que aumenta a quantidade de sono REM quando o indivíduo realiza tarefas complexas e permanece a mesma quando realiza tarefas simples, como decorar lista de palavras. O sono REM é fundamental para que as informações aprendidas durante o dia sejam processadas e armazenadas na memória de longa prazo.

Arquitetura do sono sistematicamente fragmentada, por distúrbios respiratórios, parassonias ou insônia, leva a dificuldades cognitivas, prejudicando a aprendizagem, memorização, evocação e a capacidade de se concentrar em novas e antigas tarefas.

Sono é importante para as funções cognitivas como a percepção visual e visuoespacial; a maioria das investigações sobre sono e percepção visual indicam prejuízos na capacidade de perceber com precisão estímulos visuais do ambiente. A privação de sono leva à formação de imagens turvas e duplas

Quadro 17-1. Integração das Entradas Vestibulares e Proprioceptivas

Vestibular	Movimentos oculares Postura Equilíbrio Tônus muscular Segurança gravitacional	Representação corporal Coordenação Planejamento motor	Coordenação olho-mão	Concentração Organização Autoestima Autocontrole Confiança em si mesmo
Proprioceptivo		Nível de atividade Tempo de atenção Estabilidade emocional	Percepção visual Atitude propositiva	Aprendizado acadêmico Pensamento abstrato Raciocínio lógico Dominância cerebral

sobre a retina, diminuição na acuidade visual, flutuação no tamanho pupilar, alteração na velocidade dos movimentos sacádicos, fenômenos de negligência visual e visão de túnel.

SAHOS (síndrome da apneia hipopneia obstrutiva do sono) na infância é definida por episódios recorrentes de obstrução completa e/ou parcial das vias aéreas superiores que ocorrem durante o sono, resultando em intermitentes hipoxemia e hipercapnia, despertares recorrentes e ruptura do sono. Condição grave na criança, difere da que é vista no adulto em sua fisiopatologia, apresentação clínica, características polissonográficas e sequelas.

A prevalência estimada é de 1 a 3% – difícil de ser mensurada em função do subdiagnóstico pela falta de conscientização da comunidade sobre os efeitos negativos que os problemas relacionados com o sono podem causar ao funcionamento diurno da criança aliada, sub-relato pelos pais aos médicos, durante as consultas e ausência de perguntas sobre o sono na anamnese.

Os sintomas diurnos na criança são respiração bucal, comportamento anormal, irritabilidade, hiperatividade e, menos frequentemente, sonolência diurna excessiva. Quando não tratada, pode levar ao atraso no crescimento e desenvolvimento neuropsicomotor. Um amplo estudo nos EUA demonstrou SAHOS em 18% das crianças que apresentavam o desempenho escolar entre os 10% mais fracos do primeiro grau.

Evidências de estudos sobre o tratamento sustentam uma relação entre SAHOS pediátrico e função cognitiva. A tonsilectomia é efetiva em tratar problemas respiratórios na maioria das crianças com SAHOS e contribui para melhora acadêmica, intelectual e comportamental.

Transtornos da Aprendizagem

O transtorno do aprendizado é uma alteração neurobiológica, inata, permanente e específica na aquisição de habilidades escolares básicas de leitura, escrita e/ou matemática. Predomina no gênero masculino (2:1 a 3:1). O desempenho para estas atividades encontra-se muito abaixo da média esperada para a idade, para o nível de desenvolvimento de escolaridade e a capacidade intelectual. O quadro persiste por pelo menos 6 meses, apesar de intervenções específicas para estas disfunções. Devem prejudicar as atividades cotidianas, o desempenho acadêmico ou profissional, devendo ser confirmado por avaliação clínica abrangente e medidas de desempenho padronizadas. As dificuldades geralmente se iniciam precocemente na escola, mas podem ser manifestadas em situações de alta demanda, como restrição do tempo para execução de uma atividade e na produção e leitura de textos complexos e longos. Neste último caso, o desempenho nas habilidades acadêmicas, muitas vezes mediano do indivíduo, é geralmente mantido somente com intenso esforço ou apoio, havendo atitudes de evitar atividades que exijam essas habilidades. Não devem existir outras alterações que justifiquem o quadro, tais como deficiência intelectual, atraso global do desenvolvimento, problemas psicossociais, neurológicos, motores ou mentais, perda auditiva ou visual não corrigidas, falta de proficiência na língua, desvantagem econômica ou ambiental, absenteísmo crônico ou falhas na instrução educacional.

Existe alteração neurológica restrita à algumas funções, especialmente às ligadas às percepções auditiva e visual e às associações visuomotoras, visuoauditivas e auditivo-motoras; disfunção nos processamentos visual e auditivo.

Classificação dos Transtornos de Aprendizagem

De acordo com o Manual Diagnóstico e Estatístico de Transtornos Mentais (DSM-5, 5ª edição), o Transtorno de Aprendizagem é classificado como Transtorno Específico de Aprendizagem, sendo um Transtorno do Neurodesenvolvimento. Os transtornos do neurodesenvolvimento são atrasos ou desvios no desenvolvimento habitual do cérebro que prejudicam o pleno funcionamento pessoal, acadêmico, social ou profissional. Além do Transtorno Específico da Aprendizagem, englobam as Deficiências Intelectuais, os Transtornos de Comunicação, o Transtorno do Espectro Autista, o Transtorno de Déficit de Atenção/Hiperatividade e os Transtornos Motores. É frequente a ocorrência concomitante de mais de um transtorno do neurodesenvolvimento. Esta classificação é apoiada por características fisiopatológicas.

No DSM-5, deve ser especificado, nos transtornos específicos de aprendizagem, se ocorre prejuízo na leitura, na expressão escrita e/ou na matemática. No Transtorno Específico de Aprendizado relacionada com leitura, deve ser especificado se há precisão na leitura de palavras, alteração da velocidade ou fluência, assim como na compreensão. Nas alterações de expressão escrita, se ocorre imprecisão na ortografia, gramática e na pontuação e se há falta de clareza ou de organização da expressão escrita. Nos transtornos relacionados com a matemática, devem ser citadas alterações no senso numérico, na memorização de fatos aritméticos, na precisão do raciocínio matemático e/ou na precisão e fluência do cálculo.

Por esta classificação, os transtornos de aprendizagem são quantificados em relação à gravidade em leve, moderado ou grave. No quadro leve há compensação e bom funcionamento com adaptações ou recursos de apoio. Nos quadros moderados, estas compensações são imprescindíveis para a eficiência da execução das atividades e o alcance de proficiência nas tarefas escolares, das atividades diárias e profissionais, se torna mais difícil de alcançar. Nos quadros graves, mesmo com recursos e adaptações, não se consegue eficiência para completar as atividades de forma independente.

Utilizamos, também, na prática médica, a Classificação Internacional das Doenças (CID-10; OMS), onde essas alterações estão descritas nos transtornos do desenvolvimento psicológico, sendo nomeadas como transtornos específicos do desenvolvimento das habilidades escolares, sob o código F81, conforme o Quadro 17-2. Tem início obrigatório na primeira ou segunda infância, com retardo ou comprometimento vinculado à maturação biológica habitual do sistema nervoso central, não sendo associada a deficiência intelectual, alterações sensoriais ou escolarização inadequada, apresentando evolução contínua sem remissão ou recaída. No transtorno específico da leitura estão especificados a dislexia do desenvolvimento, a leitura especular e o retardo específico da leitura. O transtorno específico da soletração aborda o retardo específico desta habilidade, sem ocorrência de transtorno de leitura associado. O transtorno específico da habilidade em aritmética engloba a acalculia do desenvolvimento, a discalculia, a Síndrome de Gerstmann de desenvolvimento (disfunção do desenvolvimento na região do giro angular do hemisfério dominante manifesta por discalculia, agrafia, confusão direita-esquerda, agnosia de dedos e apraxia construcional) e o transtorno de desenvolvimento do tipo acalculia.

A prevalência de transtornos específicos de aprendizagem, conforme o DSM-5, é variável de 5 a 15% entre crianças na idade escolar e desconhecida nos adultos, sendo presumida neste grupo em 4%, dependendo de idioma e cultura. A persistência sem intervenção gera nos adultos sofrimento psicológico, evasão escolar, menor renda e maiores taxas de desemprego e subemprego. No Estudo Epidemiológico de Saúde Mental do Escolar Brasileiro, em 2014, coletado em cidades de tamanho médio em quatro regiões geográficas brasileiras (excluindo a região sul), para alunos do 2º ao 6º ano foi de 7,6% para comprometimento global (leitura, escrita e matemática), 7,5% para transtornos de leitura, 6% para alterações das habilidades em aritmética e 5,4% para distúrbios na escrita. Houve, neste estudo, associação à significância com o Transtorno de Déficit de Atenção e Hiperatividade (TDAH) nos casos de comprometimento global e com transtornos de ansiedade, TDAH e transtornos mentais (transtornos de ansiedade, depressivo e bipolar) nos casos com comprometimento aritmético. Outros trabalhos observaram haver comorbidade com outros transtornos do desenvolvimento, como transtornos da comunicação, transtorno do desenvolvimento da coordenação, transtorno do espectro autista.

Dislexia do Desenvolvimento

A dislexia do desenvolvimento ("dificuldade com as palavras") é um transtorno específico de aprendizagem inato, com impacto na habilidade de leitura e escrita. É o mais estudado dos transtornos de aprendizagem, sendo encontrado em cerca de 4 a 10% da população em países de ortografia alfabética. É mais frequente no gênero masculino (3:1). Apresenta forte influência genética, ocorrendo em 70% quando ambos os pais têm dislexia e em 30 a 40% se um dos pais é disléxico. Tal herança, refletida em regiões específicas do genoma, principalmente nos cromossomos 6 e 18, podem conter variáveis carregando a desabilidade em leitura. Normalmente é caracterizada como dificuldade para distinção de palavras, associada à falha de decodificação fonológica (consciência fonológica) e processamento, verificados em leitura e escrita.

Por meio de pesquisa com neuroimagem funcional (ressonância magnética funcional, tomografia por emissão de fótons, tomografia por emissão de pósitrons, tractografia e tensor de difusão), observa-se nos disléxicos uma redução da ativação neural das partes posteriores do cérebro, principalmente no plano temporal, uma comunicação inadequada com as regiões anteriores e uma maior ativação da região cerebral anterior. Essa observação decorre da dificuldade em decodificar grafemas para fonemas, em reconhecer, de maneira global, as palavras nas

Quadro 17-2. Classificação no CID-10 dos Transtornos de Aprendizagem

CDI-10	Transtornos específicos do desenvolvimento das habilidades escolares
F81	Transtornos específicos do desenvolvimento das habilidades escolares
F81.0	Transtorno específico de leitura
F81.1	Transtorno específico da soletração
F81.2	Transtorno específico da habilidade em aritmética
F81.3	Transtorno misto de habilidades escolares
F81.8	Outros transtornos do desenvolvimento das habilidades escolares
F81.9	Transtorno não especificado do desenvolvimento das habilidades escolares

regiões corticais posteriores e em enviar as informações pelo fascículo arqueado esquerdo para as áreas frontais. Para compensar essa falha, utilizam-se vias alternativas na porção frontal e no hemisfério não dominante, que não são automáticas, ocasionando uma leitura muito lentificada. Há, portanto, um processamento fonológico falho, mas a inteligência encontra-se preservada. Entre os processos degradados suspeitados de desempenhar um papel dinâmico em dislexia estão a memória de trabalho e o processamento auditivo temporal. Não está claro, no entanto, como os déficits de ambos combinam para afetar a capacidade de leitura, e se eles afetam todos os leitores com dislexia na mesma medida.

Chama a atenção pela discrepância entre o potencial de aprendizado do indivíduo e o baixo desempenho escolar. As alterações de leitura e escrita frequentemente se associam a alterações na concentração, organização e sequenciamento (alfabeto, dias da semana, meses, sequência de acontecimentos).

Fatores de Risco para Transtornos de Aprendizagem

São relatados na literatura fatores de risco ambientais (muito baixo peso ao nascer, prematuridade e exposição pré-natal à nicotina) ou genéticos (história familiar de problemas no letramento, na escrita e na matemática).

Diagnóstico dos Transtornos de Aprendizagem

A suspeita costuma ocorrer mediante as dificuldades que ocorrem na leitura, escrita, ortografia e cálculo no ensino fundamental, quando o indivíduo entra no ensino formal. Estas crianças costumam apresentar diferenças na primeira infância, antes da escolarização formal, quando comparadas àquelas que terão desenvolvimento acadêmico normal. São observados atrasos no desenvolvimento da fala ou linguagem, nas habilidades motoras finas, dificuldade para rimar, repetir sons da língua e contar, assim como evitam situações de aprendizagem, muitas vezes com comportamento opositor. Essas alterações comportamentais podem, no decorrer do percurso escolar, evoluir para transtornos de ansiedade, baixa autoestima e queixas somáticas.

Não existem marcadores biológicos conhecidos para o diagnóstico deste transtorno. Há diferenças genéticas em nível de grupo, porém, atualmente, não temos teste genético, cognitivo ou de neuroimagem que diagnostique estas alterações, servindo, em algumas situações, para afastar comorbidades que cursam com mau desempenho de habilidades acadêmicas.

O diagnóstico é feito, portanto, a partir da análise clínica do histórico familiar, escolar, médico e do desenvolvimento neuropsicomotor do indivíduo, geralmente obtidos por meio de entrevista semiaberta com os pais e a criança, associado aos relatórios da escola e dos médicos que a acompanham. Não existe causa óbvia, a visão e audição são normais, a educação está pedagogicamente adequada, as oportunidades estão presentes e as capacidades cognitivas e intelectuais são normais ou até superiores.

É importante ter informações detalhadas sobre a queixa principal, assim como dos antecedentes gestacionais, perinatais e materno, de alterações comportamentais, doenças contraídas na infância, problemas sensoriais (principalmente visão e audição), dinâmica familiar, social e escolar.

Deve ser realizado exame físico completo e detalhado, adequado para a idade, englobando o comportamento com o examinador e familiar, linguagem compreensiva e expressiva, desenvolvimento motor fino e grosseiro, equilíbrio estático e dinâmico, orientação (auto e alopsíquica, temporal e espacial), gnosias (conhecimento de cores, partes do corpo, orientação direita e esquerda, gnosia auditiva e visual), avaliação de memória (de trabalho, a curto e a longo prazos) e das funções práxicas (bucofonatória ou verbais, faciais, corporais e construtivas ou visuoespaciais). É preciso avaliar, concomitantemente, as funções cognitivas e perceptuais (audição e visão) esperadas para a idade. A avaliação do processamento auditivo (central) e do processamento visual podem fornecer dados que auxiliem na compreensão e posterior reabilitação deste estudante.

A avaliação da leitura, escrita e matemática no consultório é feita de forma lúdica pela escrita espontânea, são realizados um ditado, uma cópia textual, uma pequena produção textual espontânea, com leitura de palavras, frases ou pequenos textos, realizando jogos concretos (objetos) ou abstratos (símbolos numéricos) para manipulações de quantidades e cálculos, ou mesmo por meio do material escolar trazido pelo familiar, onde se observa:

- *Na escrita:* substituições, omissões, adições e transposição de grafemas e sílabas; escrita espelhada (rotação de letras); lentidão na cópia; dificuldade na produção textual espontânea; não realização de pontuação adequada; parágrafos desorganizados; não há separação entre as palavras, "escreve tudo junto e grudado".
  - Disgrafias: mau uso do espaço gráfico, letra feia, lento traçado das letras, ilegíveis.
  - Disortografias: erros ortográficos e gramaticais, troca de fonemas na escrita, junção (aglutinação) e separação indevidas das palavras, confusão de sílabas, omissões de letras e inversões, dificuldades em perceber as sinalizações gráficas como parágrafos, acentuação e pontuação (Figs. 17-3 a 17-5).

SERA PERMITIDA A PRESESA APENAS UM
A COM PANATE

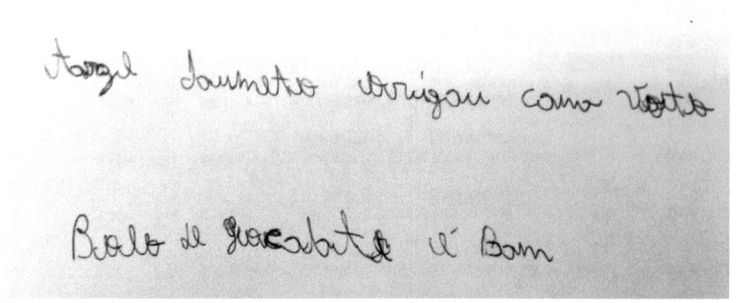

[handwritten cursive text] dournetro obrigou como vosto

Bolo de chocolate é Bom

Fig. 17-3.

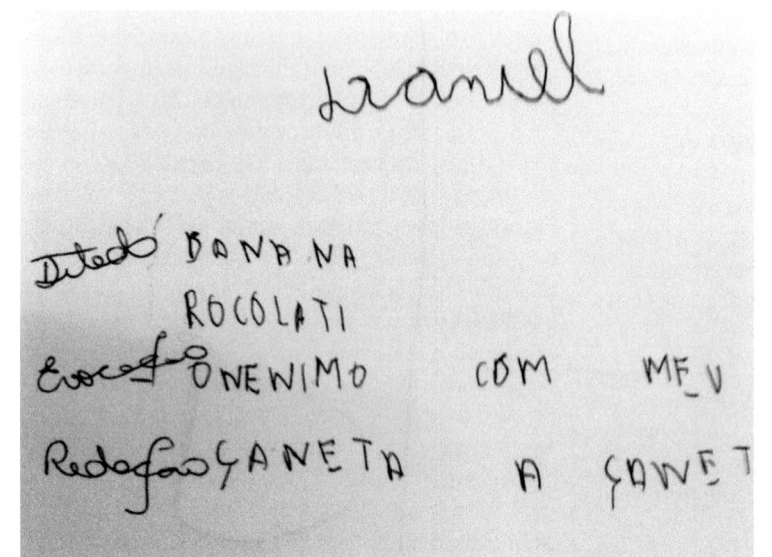

Daniel

Ditado BANANA
        ROCOLATI
Croco   ONEWIMO   COM   MEU
Redoφoo ÇANETA   A   ÇAUVET

Fig. 17-4.

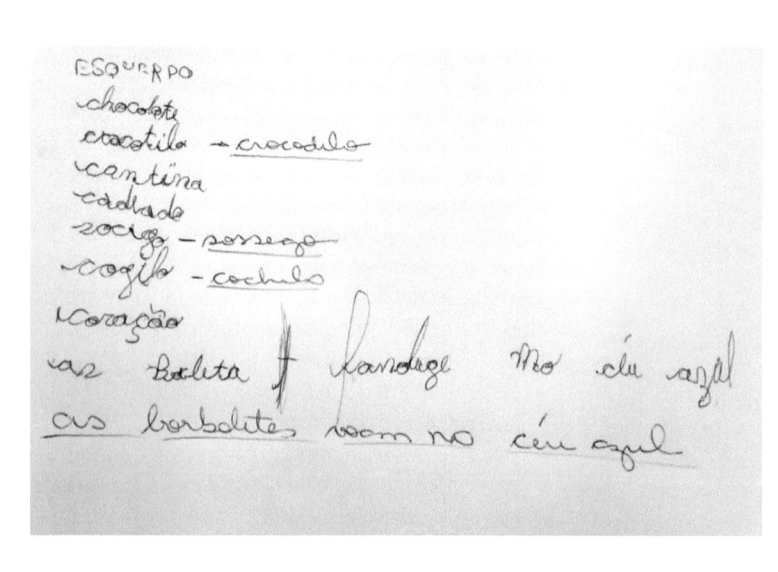

ESQUERPO
chocolate
cocotilo → crocodilo
cantina
cadlade
socego — sossego
cogilo — cochilo
coração
as boleta # fandoje no céu azul
as borboletas voam no céu azul

Fig. 17-5.

- *Na leitura:* imprecisão, lentidão, muito esforço para executar; não compreende o que é lido, omite, substitui, adiciona e troca fonemas.
- *Na matemática:* não domina noções de quantidade, só consegue realizar cálculos simples com apoio concreto e de forma muito lenta (apoio na contagem dos dedos, mesmo para números pequenos, desorganização espacial na montagem de problemas numéricos; o raciocínio matemático é lento e impreciso.

Podem ser utilizadas provas específicas para avaliar habilidades, como:

- *Teste de nomeação automática rápida (Rapid Automatized Naming – RAN):* mede a velocidade de nomeação, utilizando quatro pranchas contendo 5 estímulos diferentes, agrupados em 10 linhas, com um total de 50 estímulos para nomeação de cores, objetos, números e letras. Avalia a atenção ao estímulo, a discriminação e a integração visual, a memória de representações ortográficas, fonológicas (nome das figuras), semânticas e conceituais que são semelhantes ao processamento ortográfico rápido e eficaz. Esta habilidade está correlacionada com o acesso ao léxico fonológico e com a proficiência em leitura.
- *Testes de consciência fonológica:* mede a capacidade de refletir sobre a linguagem, identificando, segmentando e manipulando os sons da língua. É importante para a acurácia de leitura.
    a) Consciência silábica: desenvolvida antes do ensino formal, é a capacidade de manipular as sílabas das palavras, o que é verificado por meio de testagem utilizando:
    - Rima/identificação da sílaba final: galp**ão**, mam**ão**, balc**ão**
    - Aliteração/identificação da sílaba inicial: **ca**saco, **ca**misa, **ca**deira
    - Segmentação: a palavra **ca**mi**sa** pode ser dividida em três partes
    - Exclusão: se eu retirar a sílaba /mi/ de **ca**mi**sa**, crio a palavra /casa/
    - Síntese: se juntar /bo/ com /ca/ origina a palavra /**boca**/
    - Transposição: se inverter as partes da palavra /**bo**ca/ eu crio a palavra /ca**bo**/
    b) Consciência fonêmica: desenvolvida progressivamente a partir da alfabetização, é a capacidade de manipular os fonemas, o que é verificado por meio de testagem utilizando:
    - Produção de palavra com o som dado: /p/ – **p**ato, **p**orta, **p**anela
    - Identificação do fonema inicial: qual é o fonema inicial das palavras **p**ato, **p**orta, **p**anela = /p/
    - Identificação do fonema final: que é o fonema inicial das palavras gat**o**, pat**o**, bat**o** = /o/
    - Exclusão: se tiro o /f/ de **f**ilha fica ilha
    - Segmentação: a palavra **casa** é formada pelos sons /k/, /a/, /s/, /a/
    - Síntese: se juntar os sons /k/, /a/, /s/, /a/ crio a palavra **casa**
    - Transposição: a inversão dos fonemas da palavra /a/, /m/, /o/, /r/ forma a palavra /r/, /o/, /m/, /a/
- *Memória de curto prazo fonológica:* mede a capacidade de manter informações, temporariamente, por repetição ou por transferência para memória de longo prazo. Dá suporte para a consciência fonológica. Testada com uso de ditado de não palavras, como por exemplo: sótrio, cobármia, gregátiu.

Em razão dos critérios estabelecidos pelo DSM-5, devemos, dentro de uma equipe transdisciplinar, aplicar testes padronizados de desempenho escolar para avaliar as habilidades orais, escrita e matemáticas, que devem estar bem abaixo da média esperada para a idade (pelo menos 1,5 de desvio-padrão abaixo da média por idade). Entre os testes disponíveis temos:

- *TDE (Teste de Desempenho Escolar):* avalia as capacidades fundamentais para o desempenho da escrita, leitura e aritmética em escolares do 2º ao 7º ano do Ensino Fundamental (7 a 12 anos), verificando as áreas com desempenho preservado ou prejudicado.
- *CONFIAS (Consciência Fonológica – Instrumento de Avaliação Sequencial):* avalia consciência fonológica (silábica e fonêmica) por meio de tarefas silábicas e fonêmicas em uma escala crescente de complexidade. Pode ser utilizado a partir de 4 anos, em crianças não alfabetizadas, em processo de alfabetização e em casos suspeitos de dificuldade e/ou transtorno de aprendizagem.
- *PROHMELE (Provas de Habilidades Metalinguísticas e de Leitura):* avalia habilidades metalinguísticas (silábicas e fonêmicas) e de decodificação (leitura de palavras reais e pseudopalavras) que embasam o desenvolvimento da leitura. Padronizado para crianças do 2º ao 5º ano do Ensino Fundamental (antiga 1ª a 4ª série).

Após o estabelecimento da hipótese diagnóstica médica, deve ser feito o fechamento do diagnóstico por uma equipe transdisciplinar, que avaliará, sob diferentes pontos de vista, as deficiências escolares, assim como os pontos fortes que podem apoiar e possibilitar a adequação do paciente às demandas a que ele está e será submetido.

INTERVENÇÃO

A intervenção nos problemas de aprendizagem geralmente é transdisciplinar, sendo os membros da equipe composto a partir das características apresentadas pela criança e constantemente reavaliada conforme ocorrem ganhos educacionais e modificações das demandas escolares. Geralmente compõem a equipe: médicos (foniatra, neurologista, psiquiatra, otorrinolaringologista, oftalmologista), fonoaudiólogos, psicólogos, pedagogos, professores e terapeutas ocupacionais.

Nas dificuldades de aprendizagem naturais, após a detecção das habilidades acadêmicas prejudicadas e dos fatores externos que promovem, secundariamente, o mau desempenho acadêmico (geralmente relacionados com o psicoemocional, a família, a escola, o ambiente socioeconômico e cultural), uma intervenção adequada para as falhas observadas promove recuperação dos ganhos escolares. Nas dificuldades de aprendizagem secundárias, o quadro primário (como perda auditiva, visual, deficiência intelectual) deve sofrer intervenção, adaptando-se o ambiente escolar e familiar e as atividades acadêmicas ao indivíduo e às suas dificuldades. Pela portaria nº 1.274, de 25 de junho de 2013 do Ministério da Saúde, o uso do sistema FM adaptado ao aparelho de amplificação sonora individual ou ao implante coclear já é fornecido para pacientes com domínio da linguagem oral ou em fase de desenvolvimento matriculados no Ensino Fundamental e/ou Médio, facilitando o entendimento sonoro do paciente com deficiência auditiva no ambiente ruidoso de sala de aula. A Lei de Diretrizes e Bases da Educação Nacional (LDB nº 4.024/61, nº 5.692/71 e nº 9.394/96) amparam o estudante com necessidades educacionais diferenciadas, porém, é vaga na definição do público-alvo da Educação Especial, ocasionando benefícios parciais para esta população.

PROGNÓSTICO

Apesar de não ter cura, os sintomas e as desabilidades podem ser minimizados pelas intervenções educacionais, possibilitando a adaptação e a conquista da proficiência acadêmica e auxiliando uma vida produtiva satisfatória.

BIBLIOGRAFIA

Almeida RP, Quedas CLR, León CBR, Saeta BRP. Educação especial no Brasil: uma análise do público alvo contemplado nas LDB. *Cadernos de Pós-Graduação em Distúrbios do Desenvolvimento* (São Paulo) 2014;14(2):56-63.

Alves LM, Mousinho R, Capellini SA. *Dislexia: novos temas, novas perspectivas.* Rio de Janeiro: Wak Editora; 2011. v. I.

Alves LM, Mousinho R, Capellini SA. *Dislexia: novos temas, novas perspectivas.* Rio de Janeiro: Wak Editora; 2013. v. II.

American Psychiatric Association. *Transtornos do Desenvolvimento. In: Manual diagnóstico e estatístico de transtornos mentais - DSM-5.* 5. ed. Porto Alegre: Artmed; 2014.

Capellini SA. Desempenho cognitivo-linguístico e achados de neuroimagem de escolares com dislexia, transtorno do déficit de atenção com hiperatividade. *Arquivos Brasileiros de Ciências da Saúde* 2011;6.

Cardoso AM, Silva MM, Pereira MMB. Consciência fonológica e a memória de trabalho de crianças com e sem dificuldades na alfabetização. *CoDAS* 2013;25(2):110-4.

Consenza RM, Guerra LB. *Neurociências e educação: como o cérebro aprende.* Porto Alegre: Artmed; 2011.

Doherty G. *Zero to six: the basis for school readiness. Apllied Research Branch R.-97-8E.* Ottawa, Canada: Human Resources Development; 1997.

Fortes IS. Prevalência de transtornos específicos de aprendizagem e sua associação com transtornos mentais da infância e adolescência do Estudo Epidemiológico de Saúde Mental do Escolar Brasileiro- INPD. 2014. Dissertação (Mestrado em Psiquiatria) - Faculdade de Medicina, Universidade de São Paulo, São Paulo. 2015.

Garcia RMC, Michels MH. A política de educação especial no Brasil (1991-2011): uma análise da produção do GT15 - educação especial da ANPED. *Rev Bras Educ Espec* (Marília) 2011;17(spe1):105-24.

Lent R. *Cem bilhões de neurônios? Conceitos fundamentais de neurociências.* 2. ed. (CIDADE?): Ahteneu; 2010.

Mousinho R, Alves LM, Capellini SA. *Dislexia: novos temas, novas perspectivas.* Rio de Janeiro: Wak Editora; 2015. v. III.

Organização Mundial da Saúde. *CID-10 Classificação Estatística Internacional de Doenças e Problemas Relacionados à Saúde,* 10.ed. Revisada São Paulo: Universidade de São Paulo; 1997.

Richards T, Stevenson J, Crouch J et al. Tract-based spatial statistics of diffusion tensor imaging in adults with dyslexia. *Am J Neuroradiol.* 2008;29:1134-9.

Rimrodt SL, Peterson DJ, Denckla MB et al. White matter microstructural differences linked to left perisylvian language network in children with dyslexia. *Cortex* 2010;46:739-49.

Rotta NT, Ohlweiler L, Riesgo R. *Transtornos de aprendizagem. Abordagem neurobiológica e multidisciplinar.* 2. ed. Porto Alegre: Artmed; 2015.

Santos MTM, Navas AL. Aquisição e desenvolvimento da linguagem escrita. In: Santos MTM, Navas AL (Orgs.). *Distúrbios de leitura e escrita: teoria e prática.* São Paulo: Manole; 2002. p. 1-26.

Soares AJC. Consciência fonêmica, nomeação automática rápida e velocidade de leitura em escolaresdo ensino fundamental. 2013. Dissertação (Mestrado em Comunicação Humana) - Faculdade de Medicina, Universidade de São Paulo, São Paulo. 2013.

TRANSTORNO DO ESPECTRO AUTISTA

Caio Borba Casella

INTRODUÇÃO

O transtorno do espectro autista (TEA) corresponde a um grupo complexo e heterogêneo de alterações do neurodesenvolvimento. Esse grupo caracteriza-se por alterações da sociabilidade e padrões restritos e repetitivos de interesses e comportamentos. As alterações vistas no TEA estão presentes desde os primeiros anos de vida e este é um transtorno considerado presente por toda a vida.

Estimativas recentes de prevalência consideram que o transtorno estaria presente em cerca de 1:68 crianças, com uma frequência de 4 indivíduos do sexo masculino para 1 do sexo feminino. Tem-se discutido se sua prevalência tem crescido nos últimos anos e quais seriam as razões desse possível aumento. Dentre os motivos levantados estariam o efeito de mudanças nos critérios diagnósticos através do tempo e maior acesso a rastreamento e avaliações diagnósticas de maior qualidade. No entanto, questiona-se se não haveria também outros fatores que corresponderiam a um aumento real na incidência desse transtorno, como o papel de alguma toxina ambiental.

HISTÓRICO

As primeiras descrições mais sistematizadas dos quadros de autismo ocorreram na década de 1940. Em 1943, Leo Kanner, um psiquiatra infantil austríaco radicado nos EUA, descreveu um estudo de 11 casos de crianças (8 meninos e 3 meninas) com idades de 2 a 11 anos, que apresentavam o que ele chamou de "distúrbio autístico do contato afetivo". Essas crianças tinham certa dificuldade em se relacionar com os outros e com as situações cotidianas desde o início de sua vida. Elas apresentavam intenso isolamento, alterações de linguagem (como ecolalia tardia e uma dificuldade no uso pragmático da linguagem) e grande dificuldade em lidar com mudanças.

No ano seguinte, sem conhecimento do estudo publicado previamente, um pediatra austríaco, Hans Asperger, publicou um artigo descrevendo crianças com um perfil semelhante às de Kanner. Essas crianças tinham dificuldades, primariamente, na comunicação não verbal e em habilidades sociais, porém apresentavam nível verbal e cognitivo maior do que o das crianças de Kanner. Ele denominou essa condição de "psicopatia autística". No entanto, como seu estudo foi publicado em alemão e durante a Segunda Guerra Mundial, seu alcance ao restante do mundo foi bastante limitado até a década de 1970. Em 1981, Lorna Wing renomeou o quadro descrito por Asperger como "Síndrome de Asperger" e pontuou as similaridades entre os dois quadros, questionando se seriam variações de um mesmo transtorno.

O termo "autismo infantil" só apareceu no DSM em sua terceira edição e, desde então, a terminologia e os critérios diagnósticos já passaram por modificações significativas. Uma grande mudança ocorreu com o lançamento do DSM-5 (*Diagnostic and Statistical Manual of Mental Disorders*, 5th ed.), em 2013. Essa versão do manual englobou as categorias Transtorno Autístico, Síndrome de Asperger, Transtorno Desintegrativo da Infância e Transtorno Pervasivo do Desenvolvimento sem outras especificações sob o nome de "Transtorno do Espectro Autista", considerando-as como parte de um mesmo *continuum*, e colocou como os pontos centrais para esse diagnóstico alterações na comunicação e interação social e a presença de comportamentos e/ou interesses restritos e repetitivos.

ETIOLOGIA E FATORES DE RISCO

TEA corresponde a um grupo bastante heterogêneo de quadros e há grande número de hipóteses para etiologia dos transtornos do espectro autista. Sabe-se que há um grande peso do componente genético em sua origem e esse grupo é considerado um daqueles de mais alta herdabilidade dentre os transtornos psiquiátricos (estima-se que seria em torno de 50%, mas com estudos diferentes indicando coeficientes de herdabilidade que variam de 26 a 93%). Há risco aumentado de uma criança com um irmão mais velho no espectro também apresentar esse transtorno, com alguns estudos estimando uma recorrência média de até 18,7%. Esse valor é influenciado por outros fatores – sabe-se que se a criança for do sexo masculino e apresentar mais de um irmão mais velho no espectro, o risco é maior, com alguns estudos relatando taxas de recorrência de até 32,2% em famílias *multiplex* (isto é, famílias com mais de uma criança com TEA).

Esse componente genético relacionado com o TEA é bastante complexo, não se tratando de um quadro relacionado com um único gene. Diversos estudos vêm sendo feitos nesse campo. Estima-se que 400 a 1.000 genes estariam relacionados com algum grau de suscetibilidade ao TEA, em praticamente todos os cromossomos. A maioria das alterações genéticas estaria associada a processos do desenvolvimento e funcionamento cerebral (como formação de sinapses, metabolismo cerebral, motilidade neuronal, remodelação de cromatina etc.) e cada uma das alterações contribuiria um pouco para o fenótipo. A combinação de várias dessas alterações atuaria sinergicamente levando a um quadro de TEA. Dentre os genes que vêm sendo associados a esse grupo, por exemplo, estão os genes que codificam proteínas importantes para a formação, maturação e estabilização de sinapses, como os genes da família de *neurexin*, *neuroligin* e *SHANK*, que também está associado à transmissão glutamatérgica. O gene *MECP2*, associado à síndrome de Rett, é outro gene importante para o funcionamento cerebral. A perda dele está associada a um atraso na maturação neuronal e na sinaptogênese.

As alterações genéticas associadas ao TEA são de diferentes naturezas, como alterações cromossômicas visíveis citogeneticamente, *copy number variants* (CNVs) e alterações de genes únicos. CNVs são segmentos de DNA que variam de tamanho de 50 pares de bases a várias megabases dentre os indivíduos em decorrência de processos como deleção, inserção, inversão, duplicação ou recombinação complexa. O efeito cumulativo de *Single Nucleotide Variants* (SNVs – variações pequenas e comuns na sequência de DNA em uma população) também está associado ao TEA.

É interessante notar que algumas alterações genéticas associadas ao TEA também são encontradas em outros transtornos mentais, como Transtorno do Déficit de Atenção e Hiperatividade (TDAH), deficiência intelectual, esquizofrenia e epilepsia, sugerindo que diferentes fenótipos de disfunções do desenvolvimento cerebral compartilhariam de mecanismos patogênicos comuns.

Em uma minoria dos casos (cerca de 10%), haveria uma associação mais clara do TEA a alguma síndrome genética conhecida ou alguma outra condição clínica. *X-frágil*, por exemplo, é uma das principais síndromes associadas ao TEA. Estima-se que 21-50% dos meninos com essa síndrome estariam no espectro e até 6% dos pacientes com TEA teriam essa síndrome. Características comumente associadas a essa síndrome englobam déficit cognitivo, fácies alongada, orelhas aumentadas, hiperflexibilidade das articulações e testículos aumentados. Dentre os transtornos neurocutâneos, *esclerose tuberosa* e *neurofibromatose* também estão associadas. A esclerose tuberosa, caracterizada por máculas hipopigmentadas e por tumores geralmente benignos em diversos órgãos, pode vir acompanhada por sintomas de TEA, além de TDAH e de deficiência intelectual. Embora seja uma doença autossômica dominante, a maioria dos casos corresponde a mutações *de novo*. A neurofibromatose, também autossômica dominante, é caracterizada por máculas *café au lait*, sardas na região inguinal, neurofibromas e nódulos de Lisch nos olhos. A maioria dos indivíduos com essa alteração genética é cognitivamente normal, mas uma parte dos indivíduos afetados pode apresentar sintomas compatíveis com deficiência intelectual e TEA.

A *síndrome de Rett* era classificada conjuntamente com os transtornos pervasivos do desenvolvimento no DSM IV. Na maioria dos casos ela é causada por mutação no gene *MECP2* e afeta, predominantemente, meninas. Em geral há desenvolvimento psicomotor normal nos primeiros 6 meses de idade, seguido por uma regressão importante. Há perda das habilidades manuais e de linguagem, alterações de marcha e movimentos estereotipados em mãos, como movimentos de lavagem de mãos. Nessa fase há isolamento social, com prejuízo na comunicação. Posteriormente, ocorre uma estabilização do quadro e pode até haver algum grau de melhora.

Outros quadros também podem estar associados a sintomas de TEA, como síndrome de Down, fenilcetonúria, síndrome alcoólica fetal, dentre outras.

Uma classificação que vem sendo feita para os transtornos do espectro autista é dividi-lo em "complexo" e "essencial". O "autismo complexo" corresponde aos casos em que se encontram dismorfismos e/ou graus mais severos de deficiência intelectual, em oposição ao autismo "essencial". O primeiro caso corresponderia a 20-30% dos casos e está associado a pior prognóstico, à menor proporção homem:mulher e menor recorrência entre irmãos. Alterações cromossômicas maiores são mais encontradas nesses casos, enquanto menores CNVs[*] e SNPs[**] (SNV[***] presente em mais de 1% da população) *de novo* são mais encontrados no segundo grupo.

---

[*] CNV: número de cópias variantes (copy number variations).
[**] Marcadores SNP (Single Nucleotide Polimorphism) – tem como base as alterações mais elementares da molécula de DNA, ou seja, mutações em bases únicas da cadeia de bases nitrogenadas (Adenina, Citosina, Timina e Guanina).
[***] SNV: *single nucleotídeo variation*.

Além do componente genético, o ambiente tem um papel bastante importante na gênese desses transtornos. Diversos fatores, tanto pré- quanto pós-natais, vêm sendo investigados nesse sentido. Dentre exposições pré-natais que já foram associadas a TEA encontram-se infecções (como rubéola congênita), etanol, tabagismo materno, misoprostol, talidomida e o ácido valproico. Alguns estudos recentes também vêm apontando uma associação ao uso de antidepressivos pela mãe durante o período gestacional, porém a força dessa associação diminui com o ajuste para variáveis potencialmente confundidoras, como doença materna. Idades materna e paterna avançada também já foram associadas a maior risco, que possivelmente se dá por mutações espontâneas *de novo* e/ou alterações no *imprinting* genético. Prematuridade e baixo peso ao nascer também estão associados a maior risco de TEA.

Diferentes exposições pós-natais também já foram estudadas. No passado acreditou-se que a vacina para sarampo-caxumba-rubéola estaria associada, mas, posteriormente, provou-se que os dados que embasaram essa suspeita eram forjados. Outras exposições a mercúrio e deficiência de vitamina D também já foram investigados, porém ainda sem dados conclusivos.

Tem-se aumentado, também, o interesse nos estudos sobre a associação de alterações imunológicas aos TEA. Um dos mecanismos que explicaria o maior risco de TEA após alguma infecção bacteriana ou viral durante a gestação poderia ser não um efeito direto da infecção em si, mas um efeito da resposta imune materna à infecção. Existe um modelo em camundongos que tenta replicar essa situação, mostrando a ocorrência de comportamentos associados ao TEA nos filhotes de mães injetadas com uma substância que desencadeava a mesma resposta imune de uma infecção viral. Outros estudos também sugerem maior ativação do sistema imunológico das crianças com TEA, em que foram encontradas, por exemplo, maiores níveis de citocinas. A prevalência de quadros autoimunes, como tireoidites e psoríase, é aumentada em famílias de pessoas com TEA, em especial nas mães dessas crianças.

Em resumo, pode-se considerar que a etiologia do TEA é multifatorial, resultando de uma combinação do efeito entre genes e ambiente. Mecanismos epigenéticos (alterações da expressão gênica que são herdáveis, mas que não alteram a sequência de bases do DNA) também estão, muito provavelmente, envolvidos nesses transtornos.

ASPECTOS CLÍNICOS

O transtorno do espectro autista é uma afecção do neurodesenvolvimento caracterizado por prejuízos na comunicação e interação social e comportamentos e interesses restritos e repetitivos. O início do quadro se dá nos primeiros anos de vida, embora a percepção dos pais e o diagnóstico possam ser mais tardios. Trata-se de um quadro bastante heterogêneo, com diferentes graus de acometimento entre cada indivíduo.

Prejuízos na atenção compartilhada (AC) são alterações precoces nos TEA. A AC refere-se à habilidade em compartilhar a atenção com o outro por apontar, mostrar, coordenar olhares entre objetos e pessoas etc., de modo que ambos estejam prestando atenção à mesma situação. Nas crianças de desenvolvimento típico, a AC começa a se desenvolver nos primeiros meses de vida, com um sorriso em resposta a vocalizações dos pais, e vai tornando-se mais complexa – a criança segue o olhar dos pais com cerca de 8 meses e, com 10-12 meses, olha na direção que o outro apontar, olhando posteriormente para o outro de novo. Com 12-14 meses, a criança começa a apontar para algum objeto que deseja e, com 14-16 meses, a apontar para algo que acha interessante e quer compartilhar com o outro, enquanto olha para esse interlocutor. As crianças com TEA, por outro lado, têm alterações nesses comportamentos; eles podem não surgir nas idades em que seriam esperados, além de poderem ser qualitativamente diferentes – como apontar para algo que quer, porém, sem buscar o olhar do interlocutor, ou mesmo não apresentar esse gesto de apontar. Eles podem, também, não seguir o apontar dos adultos, mesmo quando usados estímulos sonoros associados (como chamar repetidamente pelo nome da criança). Uma estratégia comum das crianças com esses transtornos, por exemplo, é de segurar a mão do familiar e levá-lo até o objeto de interesse. A participação em jogos interativos bebê-adulto como o *peekaboo* (esconde-esconde) é nitidamente prejudicada e o compartilhar o interesse com o outro também é bastante diminuído ou mesmo ausente. Quando buscam o contato com o outro, em geral é para receberem alguma ajuda e não para iniciar uma atividade prazerosa compartilhada.

Outras alterações de interação social também podem ser observadas nos bebês que futuramente receberão o diagnóstico de TEA, como ausência de sorriso social e de uma postura antecipatória para serem segurados quando um adulto se aproxima. Lactentes podem, também, não apresentar estranhamento quando deixados com outras pessoas, o que é esperado nas crianças com desenvolvimento típico com mais de 9 meses de idade. O contato visual costuma ser bem menos frequente e mais pobre e, segundo estudos com *eye-tracking*, que monitora para onde a pessoa está olhando, eles parecem demonstrar pouco interesse pela face humana.

Muitas vezes uma das primeiras características a chamar a atenção dos pais é uma resposta diminuída ao chamado pelo nome, o que pode levar muitos a suspeitarem de um déficit auditivo. Espera-se que uma criança de desenvolvimento típico já responda a esse chamado com 8-10 meses de idade, porém uma criança que está no espectro frequentemente não o faz. A audição dessas crianças pode parecer "seletiva", com elas respondendo bem a sons ambientais, mas não à voz humana.

A primeira alteração percebida pode ser também um atraso na aquisição de linguagem oral. Em crianças com quadros mais leves, o desenvolvimento da fala pode ser normal no início, mas, em outros indivíduos, ele pode estar significativamente atrasado. Esse atraso é, ainda, mais sugestivo de TEA quando não vem acompanhado de outras formas de comunicação não verbal, como gestos.

Mesmo nas crianças que adquirem linguagem oral, algumas alterações podem estar presentes. A fala pode não ser funcional ou fluente ou, ainda, prescindir de uma intenção primariamente comunicativa. São comuns alterações de prosódia, que pode ser mais monótona que a de crianças típicas, assim como ecolalia. A ecolalia pode corresponder mesmo a segmentos maiores de fala, como partes de propagandas televisivas e, em alguns casos, pode dar falsa impressão de uma fala "avançada". Déficits em linguagem receptiva também são característicos e crianças podem ter dificuldade mesmo em seguir comandos simples, o que é uma habilidade esperada em lactentes de 12-14 meses de idade.

Dificuldades no uso pragmático da linguagem, como manter uma conversa, intercalar com o interlocutor o momento de falar, permitir que o outro introduza seus tópicos e perceber se o assunto que você trouxe está sendo interessante ao outro ou não, também podem estar presentes na vida toda e interferir na socialização. É característica a dificuldade de compreender o uso de figuras de linguagem e sarcasmo. Algumas crianças podem desenvolver, também, hiperlexia* sem, no entanto, isso acompanhar habilidades de compreensão no mesmo nível.

Problemas com a comunicação não verbal, como uso de gestos, expressões faciais, linguagem corporal e sua coordenação com a comunicação verbal podem estar presentes tanto na expressão quando na compreensão do outro. O comportamento de imitação está prejudicado já nos lactentes com TEA – incluindo ações como bater palmas, ações com objetos, expressões faciais e vocalizações.

As crianças com TEA apresentam diferentes graus de acometimento dessas habilidades necessárias para interações sociais mais complexas, em especial em interações com pares de mesma idade. Há uma dificuldade em se tomar a perspectiva do outro, o que é descrito por alguns autores como um déficit em *teoria da mente* (TM). A TM corresponde a um conjunto de habilidades que a criança vai desenvolvendo desde os primeiros anos de vida e se relaciona com a capacidade de atribuir estados mentais independentes, como crenças, intenções, memórias e aspirações, a si e aos outros, e usar essa habilidade para melhor compreender o ambiente e prever o comportamento de outros. Ela envolve compreender que o outro tem pensamentos, sentimentos etc. diferentes dos seus próprios e compreender que se pode ter crenças falsas também.

Dessa forma, os indivíduos que têm TEA possuem dificuldade em compartilhar interesses e emoções e compreender o que o outro está sentindo. Alguns preferem isolar-se, enquanto outros buscam o contato do outro, mas de forma muitas vezes "desajeitada", podendo, assim, afastá-lo. Pode ser difícil para alguns deles respeitarem os limites do outro e pistas sociais sutis podem passar desapercebidas.

Movimentos repetitivos também são característicos dos transtornos do espectro do autismo. Estereotipias motoras podem assumir diversas formas, como movimentos com os dedos, balanceio, girar, *flapping* (de mãos ou braços), andar na ponta dos pés, pular repetidas vezes etc., podendo, inclusive, ser vocais – como na ecolalia. É importante ressaltar que esterotipias não são exclusivas dos TEA, podendo estar presentes em indivíduos com deficiência intelectual e mesmo em crianças de desenvolvimento típico, embora com menor duração. As estereotipias mais características dos TEA incluem movimentos com dedos na lateral do campo visual, olhar fixo de forma pouco comum e marcha na ponta dos pés. Em alguns casos, a criança pode não apresentar estereotipias antes dos 3 ou 4 anos de idade e elas costumam exacerbar-se em momentos de excitação ou estresse. Por outro lado, elas podem diminuir com o envelhecimento, em especial nos indivíduos sem comprometimento cognitivo significativo.

As crianças que têm TEA podem apresentar interesses muito intensos e restritos a determinado objeto ou assunto. Em crianças mais novas ou com maiores prejuízos cognitivos, esse interesse pode aparecer com um grande apego a determinado objeto. Embora crianças típicas possam apresentar apego maior a determinado objeto, como um brinquedo, nas crianças com TEA muitas vezes esse objeto não tem essa característica lúdica e pode haver uma preferência a objetos mais duros (como canetas ou chaves). Esse apego também é mais persistente e esse objeto não costuma ser envolvido num brincar imaginativo.

Em outras crianças, esse interesse pode ser por um assunto atípico (como encanamentos) ou por um assunto comum a outros pares de mesma idade (como dinossauros), porém, com uma profundidade e persistência que não seria esperada – a criança pode apenas querer brincar com seus dinossauros e não se interessar por outras brincadeiras, por exemplo. Esses interesses também não costumam estar

---

* SNV: *single nucleotídeo variation*..

associados a um componente de troca social (como participar de um grupo de pessoas com o mesmo interesse) e, quando o indivíduo fala desse tema, costuma perseverar nesse assunto, mesmo quando o interlocutor demonstra claramente que não está interessado nele.

É comum o apego a uma rotina rígida, em que pequenas mudanças podem provocar reações de irritabilidade. Isso pode mostrar-se com a necessidade de sempre fazer um mesmo caminho para chegar a determinado local, de sempre ingerir as mesmas comidas etc. Essa inflexibilidade também está aparente em padrões mais rígidos de pensamento ("branco e preto"), rituais fixos de saudação, adesão estrita a regras etc. A necessidade de manter essa mesma rotina para evitar conflitos com a criança pode ser uma fonte significativa de estresse para a família.

A falta de um brincar imaginativo, ou um atraso significativo em seu desenvolvimento também é característico. O brincar muitas vezes é ritualístico (como enfileirar os carrinhos ou agrupar objetos por cor e forma) ou sensório-motor (bater objetos entre si, colocá-los na boca, ficar girando a roda de um carrinho são alguns exemplos). O brincar repetitivo é muito comum e muitas vezes eles preferem brincar com objetos usuais (como pedras, canetas, corda) de forma estereotipada (como ficar acendendo e apagando a luz) do que brinquedos em si. Um brincar "construtivo" (com blocos e quebra-cabeças) é mais comum do que um brincar de "faz de conta" ou de imitação de atividades do dia a dia (como de dar alimento a uma boneca). O brincar solitário ou em paralelo a outras crianças é, com frequência, preferido ao brincar em grupo.

Diferentes alterações de sensibilidade podem estar presentes em qualquer um dos sentidos. Eles podem incomodar-se muito com sons aparentemente inócuos (como o de um aspirador de pó) enquanto parecem indiferentes a outros (com a voz humana). Menor sensibilidade à dor e à temperatura é comum, mas o contato com determinadas texturas pode ser muito aversivo ou prazeroso. Questões sensoriais relacionadas com a comida (como restrições a determinadas texturas ou cores) podem levar a dietas com pouca variabilidade e ter um impacto nutricional importante. Eles podem apresentar grande fascinação visual por luzes ou movimento (como o de um ventilador) e um comportamento de olhar pouco usual – segurando objetos muito perto do olho ou na lateral do campo visual, por exemplo. Um abraço mais apertado pode ter uma função de acalmar algumas crianças com TEA.

Indivíduos com TEA podem apresentar, também, comportamentos autoagressivos, como bater a cabeça repetidas vezes na parede ou morder as mãos. Esses comportamentos são mais frequentes nas crianças que têm deficiência intelectual associada e podem ser eliciados por diversos motivos, como frustração, ansiedade em um ambiente novo, mudança de rotina, tédio, cansaço ou sono.

Em média, a maioria dos pais nota alguma diferença em seu filho por volta dos 15 aos 18 meses de idade. No entanto, algumas alterações podem estar presentes mesmo antes. Alguns estudos sugerem que distúrbios motores podem ser uma das manifestações mais precoces do TEA. Atrasos em aquisições de marcos de desenvolvimento motor fino e/ou grosso já foram reportados em crianças de alto risco para TEA. Esses déficits já foram relacionados com problemas com função executiva, especialmente o controle inibitório e a flexibilidade cognitiva. Algumas alterações motoras, além das estereotipias, podem permanecer por mais tempo, como alterações posturais, de tônus muscular e de coordenação. Essas crianças com frequência são descritas como "desajeitadas". Variações de temperamento, como mais afetos negativos, dificuldade de controle de atenção e comportamento e menor sensibilidade a reforçadores sociais também podem estar presentes desde cedo.

No entanto, embora na maioria dos casos essas alterações possam estar presentes precocemente, em cerca de 30% dos casos a criança tem desenvolvimento aparentemente normal nos primeiros 1-2 anos de vida quando, então, começa a perder alguns marcos do desenvolvimento que havia adquirido, especialmente os relacionados com a comunicação (como linguagem verbal e gestual) e outras habilidades sociais (como contato visual e resposta a reforçadores sociais). A presença dessa regressão deve sempre levantar a suspeita de TEA e algum grau de regressão pode estar presente mesmo em crianças que já apresentavam atraso no desenvolvimento.

Dentre outros sintomas que não estão entre os critérios diagnósticos de TEA, mas também são bastante comuns, estão alterações de sono e gastrointestinais. Dificuldades com início ou manutenção do sono estão presentes em 50-80% das crianças com TEA, que podem ter dificuldade com início ou manutenção do sono. Esses distúrbios se correlacionam com comportamentos problemáticos durante o dia, exacerbando-os. Cerca de 50% também podem apresentar alterações gastrointestinais, como constipação, diarreia, empachamento, refluxo etc. Em alguns casos essas alterações podem estar relacionadas dietas restritivas, porém o microbioma das crianças com TEA também é diferente do das crianças típicas e poderia ser um dos motivos para esses problemas.

Em resumo, o quadro clínico dos TEA é bastante complexo e heterogêneo. Alguns sintomas (como alterações em AC) são mais específicos do TEA do que outros (como estereotipias). Além dos sintomas cardinais desse grupo de transtornos, cada vez mais outras alterações vêm sendo mais bem caracterizadas, como alterações de sono e do trato gastrointestinal.

ACHADOS DE NEUROPATOLOGIA E NEUROIMAGEM

Cerca de 15% dos indivíduos com TEA podem apresentar macrocefalia (perímetro cefálico acima do percentil 97) ao longo do desenvolvimento. Na maioria dos casos, ela não estaria presente ao nascimento, mas se desenvolveria nos primeiros meses e poderia ser resultado de processos como aumento de neurogênese, diminuição de morte neuronal ou, ainda, por produção de mais tecido não neuronal, como de células da glia. Não se sabe ao certo qual desses mecanismos seria o principal responsável por isso. Ao longo da infância, a taxa de crescimento do perímetro cefálico dessas crianças tende a diminuir, de modo que na adolescência essas medidas já estariam similares ao normal (ou em alguns casos, até menores).

Estudos com tecido encefálico de indivíduos com TEA também já demonstraram alterações no crescimento e organização dessas estruturas, como:

- Alterações na estrutura cortical frontal e temporal.
- Menor densidade de axônios e dendritos.
- Alteração da maturação do sistema límbico, com neurônios de menor tamanho, porém maior densidade.
- Menor tamanho e número de células de Purkinje no cerebelo.
- Redução na expressão de Reelin (proteína envolvida no controle da migração neuronal, na laminação correta no período embrionário e na plasticidade sináptica na vida adulta) e de Bcl-2 (proteína que regula apoptose) no córtex cerebelar.
- Anormalidades em tronco e malformações neocorticais.

Exames de imagem do encéfalo desses indivíduos também corroboram a presença de anormalidades na estrutura do sistema nervoso. Os principais achados estão nas regiões frontais, límbicas, dos gânglios da base e cerebelo; há alteração nos sulcos e giros cerebrais. Os achados quanto ao volume da amígdala são controversos – alguns estudos apontam que o volume está aumentado, outros diminuído ou, ainda, que não há diferença. A idade pode ter um papel nisso, já que algumas alterações parecem estar presentes na infância, porém, não mais na vida adulta. Já se encontrou também uma associação entre um volume aumentado do núcleo caudado e comportamentos repetitivos e ritualizados.

Há alguma consistência quanto à diminuição do volume do corpo caloso, o que poderia estar associado à pior conectividade inter-hemisférica e, consequentemente, aos prejuízos cognitivos e sintomas dos TEA. Também já foram encontradas alterações volumétricas em regiões importantes para a fala. Na maioria das pessoas fora do espectro, as regiões correspondentes à linguagem são maiores no hemisfério esquerdo, o oposto do que foi encontrado em meninos com TEA, cujo córtex lateral inferior frontal relacionado com a linguagem era 27% maior no hemisfério direito. Esse não é um achado exclusivo do TEA, podendo ser encontrado em outros quadros, como o transtorno do desenvolvimento da linguagem (TDL) (para maiores informações, ver o Capítulo 16 – Transtorno do Desenvolvimento da Linguagem. O que Muda, o que Fica e o que Importa Neste Diagnóstico).

Estudos de DTI (*difusor tensor imaging*) também encontraram anormalidades nos tratos de substância branca e corroboraram os achados de anormalidades estruturais em corpo caloso e regiões de substância branca relacionadas com a linguagem. Estudos com essa técnica também mostraram um padrão diferente de amadurecimento dos tratos de substância branca nas crianças que, posteriormente, desenvolvem sintomas de TEA.

Também foram feitos diversos estudos com neuroimagem funcional, que encontraram um padrão diferente de ativação cerebral para processar determinados tipos de informação. Em tarefas de reconhecimento facial, por exemplo, é marcante uma hipoativação do giro fusiforme nos indivíduos com TEA.

COMORBIDADES

O TEA é uma alteração do desenvolvimento cerebral. Dessa forma, não é de se estranhar que comorbidades psiquiátricas e neurológicas sejam comuns a esses transtornos. Em um estudo epidemiológico nos EUA, 87,3% das crianças com 6 a 17 anos diagnosticadas com TEA tinham alguma comorbidade, sendo que TDAH foi a mais comum nessa amostra. Essas comorbidades podem aumentar bastante o prejuízo funcional e precisam ser abordadas.

Deficiência Intelectual

Deficiência intelectual está dentre as comorbidades mais comuns dos TEA. No passado, acreditava-se que essa prevalência chegaria a cerca de 70%, porém, atualmente, acredita-se que esse valor seja próximo a 50%. Maior percepção e diagnóstico dos casos de maior funcionamento são, provavelmente, um dos principais responsáveis por essa queda. Sabe-se que essa prevalência é maior entre indivíduos do sexo feminino.

Epilepsia

Estudos apontam prevalência de epilepsia em torno de 30% nesses indivíduos, podendo variar de 6 a 50% (em contraste com 0,5-1% na população em geral). Diferentes aspectos são apontados como possíveis fatores de risco para epilepsia nessa população, como a existência de uma síndrome genética, deficiência intelectual, sexo feminino e regressão. A epilepsia costuma se manifestar no início da infância ou na adolescência e está associada a maiores prejuízos sociais, comportamentais e motores em relação a indivíduos com TEA sem epilepsia.

Mesmo sem epilepsia, pacientes com TEA possuem maior risco de alterações eletroencefalográficas, como alentecimento focal e descargas paroxísticas.

Crianças com epilepsia de início muito precoce (como espasmos infantis) estão sob maior risco de desenvolver TEA.

TDAH

Num estudo epidemiológico americano, TDAH foi a comorbidade mais comum numa população de crianças de 6 a 17 anos com TEA, situando-se em 47,2%. Outros estudos têm prevalências que podem variar de 30 a 90%. Há alto grau de sobreposição entre sintomas de TEA e TDAH e muitas crianças com TEA têm sintomas de hiperatividade e impulsividade. Segundo alguns teóricos, ambos os transtornos fariam parte de um mesmo *continuum* de alterações do neurodesenvolvimento, possuindo até mesmo uma base genética em comum. Um cuidado que se deve ter ao tratar o TDAH em crianças com TEA é que elas podem ser mais sensíveis aos efeitos colaterais dos estimulantes.

Transtornos de Ansiedade

Quase 40% dos indivíduos com TEA têm pelo menos um transtorno de ansiedade e/ou Transtorno Obsessivo Compulsivo (TOC) comórbido. Fobia específica (~30%), ansiedade social e agorafobia (ambos próximos a 17%) são os transtornos ansiosos mais comuns na população jovem com TEA.

As manifestações de ansiedade no TEA são bastante variadas, podendo assumir formas mais clássicas ou não convencionais, como fobias pouco comuns. Além dessa grande variabilidade na apresentação, outros fatores também dificultam a avaliação de ansiedade nessa população, como a similaridade entre alguns sintomas ansiosos com sintomas de TEA (como maior isolamento social), dificuldade maior dessa população em nomear e descrever estados subjetivos, alta prevalência de pacientes com déficits cognitivos, dentre outros. O uso de escalas como o *Child and Adolescent Symptom Inventory* pode ajudar nessa avaliação.

Algumas características dos TEA podem estar muito relacionadas com esses sintomas de ansiedade. A hipersensibilidade a estímulos sonoros pode gerar reações de aversão e consequente ansiedade a situações do dia a dia, como alguém usando um aspirador de pó. A própria dificuldade em compreender as ações e sentimentos dos outros pode tornar as situações sociais mais imprevisíveis e, portanto, mais ansiogênicas.

Maiores níveis de ansiedade estão associados a mais comportamentos disruptivos, incluindo autoagressão, depressão e maior estresse parental. A terapia cognitivo-comportamental tem programas que foram adaptados para tratar quadros ansiosos nessa população e é a principal intervenção nesses casos. Deve-se ter cautela ao usar farmacoterapia (antidepressivos) para esses quadros, pois a população com TEA é mais vulnerável a efeitos colaterais, como uma ativação induzida por antidepressivos, incluindo impulsividade, aumento de atividade e insônia.

Transtorno Obsessivo-Compulsivo

As estimativas de prevalência de TOC em crianças e adolescentes com TEA variam de 2,6 a 27,2%. Em alguns casos, pode ser difícil fazer o diagnóstico da comorbidade, já que o próprio TEA é caracterizado por alguns comportamentos repetitivos. No entanto, diferentemente da comorbidade, os comportamentos repetitivos do TEA não costumam ser fonte de sofrimento direto para a criança.

Transtornos de Humor

Sintomas de humor são frequentes no TEA, mesmo quando não configuram, propriamente, uma comorbidade. Dificuldades de regulação emocional podem levar a respostas consideradas diminuídas ou exageradas em comparação com crianças de desenvolvimento típico. Labilidade emocional e irritabilidade também podem estar presentes.

Os estudos de prevalência de transtornos de humor nessa população também têm grande variabilidade em seus resultados, com taxas de quase 0 a 50% de diagnóstico comórbido. Adolescentes com TEA que têm melhor percepção social e de suas dificuldades, incluindo a manutenção de amizades e relacionamentos amorosos, podem estar especialmente sujeitos à depressão. *Bullying* também pode estar associado à gênese desses quadros.

Transtornos Psicóticos

Sintomas psicóticos também podem estar presentes nos indivíduos com TEA, podendo até mesmo constituir um quadro de esquizofrenia. Alguns estudos chegaram a apontar prevalências de até 18% de sintomas psicóticos nesses indivíduos. Em indivíduos com maior comprometimento das habilidades de comunicação, pode ser difícil conseguir diagnosticar essa comorbidade, mas é importante procurar por mudanças no padrão basal de comportamento da criança, como maior desorganização comportamental.

Tem-se reconhecido, também, cada vez mais, casos de catatonia. Essa condição foi incluída como um especificador no DSM-5 e caracteriza-se por uma piora marcada nas habilidades motoras, com maior lentidão e parada no meio de movimentos, vocalizações e perda das habilidades de autocuidado. Isso deve ser especialmente suspeitado quando ocorrer no final da adolescência e início da vida adulta.

Outras Comorbidades

Outros transtornos do neurodesenvolvimento, como transtorno de tiques, transtorno do desenvolvimento da coordenação e dificuldades específicas em aprendizagem (leitura, escrita e aritmética) são relativamente comuns. Transtorno alimentar restritivo/evitativo também deve ser diagnosticado em casos com restrições alimentares mais severas.

AVALIAÇÃO DIAGNÓSTICA

Algumas etapas são fundamentais para se realizar o diagnóstico de TEA. É preciso avaliar a história clínica e ver se o paciente possui (ou apresentou no passado) sintomas de alteração da comunicação social e a presença de comportamentos e interesses restritos e estereotipados, alterações estas que devem ter se iniciado nos primeiros anos de vida. Deve-se, também, avaliar qual a gravidade e o impacto atual desses sintomas. Para esses dados é importante coletar informações de diferentes fontes, se possível (incluindo contato com escola, creche, outros profissionais que já atenderam a criança, outros familiares etc.), além da observação direta da criança durante a avaliação clínica. Em alguns casos, pode ser necessário o pedido de exames adicionais para se investigar a etiologia ou de avaliações consideradas padrão-ouro (como a ADOS – *Autism Diagnostic Observation Schedule* – e a ADI – *Autism Diagnostic Interview*) em casos em que a confirmação diagnóstica esteja difícil. A participação de uma equipe interdisciplinar contribui muito para essa avaliação inicial.

O diagnóstico do TEA é essencialmente clínico e é importante recuperar, na história pregressa, alguns sintomas (como o brincar mais mecânico e a ausência de contato visual) que podem estar mais sutis com o desenvolvimento da criança. Os sintomas devem estar presentes desde o início do período de desenvolvimento (mas podem não estar totalmente evidentes até que a demanda social aumente) e deve-se avaliar se eles não são mais bem explicados por outra condição médica. Muitas vezes é difícil confirmar o diagnóstico de TEA em crianças com um quadro mais grave de deficiência intelectual, já que em ambos quadros há certa sobreposição de diversos sintomas, como prejuízos da interação social e comportamentos repetitivos, incluindo estereotipias. No TEA, o prejuízo social é pior do que o que seria esperado pelo nível cognitivo da criança.

É importante avaliar os marcos de desenvolvimento social, que estão alterados nos TEA. Uma criança com desenvolvimento típico começa a apresentar sorriso social em torno dos 2 meses de idade, responde ao seu nome com 6 meses, participa de brincadeiras interativas com 6 a 12 meses, deve estar usando e copiando gestos, como o apontar, por volta dos 12 meses de idade. Com 18 meses, ela já deve participar de brincadeiras simples de faz de conta. Esse brincar imaginário deve-se tornar mais complexo com o desenvolvimento da criança. Com 4 anos de idade, espera-se que ela esteja participando de brincadeiras cooperativas com pares.

Deve-se analisar a reciprocidade social da criança, sua participação em relacionamentos sociais, o compartilhar de interesses, sua percepção de pistas sociais sutis, de acordo com seu nível de desenvolvimento. Também é importante avaliar suas capacidades de usar e de compreender comunicação não verbal. Muitas vezes o cuidador principal pode ter maior facilidade de compreender as demandas da criança e ele pode não perceber essas dificuldades.

É importante investigar, também, os relacionamentos sociais da criança. Muitas vezes as crianças com TEA terão padrão de maior isolamento ou de uma interação mais fácil com crianças muito mais novas ou mais velhas. As dificuldades de lidar com demandas sociais ficam mais evidentes conforme a criança se desenvolve e os relacionamentos sociais de seu grupo etário vão-se tornando mais complexos.

Estereotipias podem estar presentes em crianças com deficiência intelectual ou mesmo em crianças de desenvolvimento típico, mas, em geral, são menos intensas e duradouras do que nas crianças com TEA. Repetir a fala faz parte do processo normal de aquisição de linguagem, mesmo em crianças típicas. Esse espelhamento, no entanto, não deve ser confundido com a ecolalia vista nos indivíduos com TEA, que tende a ser mais persistente.

Dentre outros sintomas de TEA que devem ser investigados estão a rigidez e o apego à rotina, que pode ficar evidente, por exemplo, com crises de birra quando houver alguma mudança do habitual. Os interesses restritos podem aparecer como grande apego a determinado objeto, mas também como um tema central à maioria das conversas e brincadeiras da criança. Também é importante avaliar possíveis alterações sensoriais, incluindo padrões atípicos de olhar/cheirar, busca por sensações táteis, grande incômodo com barulhos etc.

Além do histórico de sintomas do TEA, é importante avaliar, também, os sintomas de possíveis alterações comórbidas, como quadros de humor ou disruptivos, incluindo comportamentos auto e heteroagressivos. Deve-se lembrar de outras alterações frequentes que esses pacientes apresentam, como alterações de sono e de hábitos do trato gastrointestinal. Não se pode esquecer, também, de analisar o possível impacto que o quadro de TEA provoca na família.

A anamnese também deve abordar a idade dos pais à concepção da criança e todo o processo gestacional, incluindo a eventual ocorrência de fertilização *in vitro* e de possíveis intercorrências na gestação, como exposição materna a substâncias (incluindo álcool, antidepressivos, valproato...), diabetes gestacional, gemelaridade, ameaças de abortamento, dentre outras, que podem estar associadas à ocorrência de TEA. Detalhes do parto também devem ser abordados, assim como a duração da gestação, o peso da criança ao nascer, seu APGAR, além de intercorrências pós-natais. Todo o desenvolvimento neuropsicomotor (DNPM) da criança deve ser levantado, não restrito apenas aos marcos relacionados com a socialização e a linguagem. É importante lembrar que regressão, com perda de marcos de DNPM, pode ocorrer em até 30% dos casos e que reforça a suspeita de TEA.

Além disso, o clínico deve investigar o histórico familiar, não restrito apenas a doenças psiquiátricas, mas também doenças clínicas, casamentos consanguíneos, mortes de crianças, malformações, abortamentos espontâneos na família etc. (abortamentos espontâneos de repetição, em especial no primeiro trimestre, sugerem rearranjos cromossômicos). Há maior frequência de quadros neuropsiquiátricos, incluindo etilismo e epilepsia, em familiares de crianças com TEA.

Durante toda a consulta, o clínico deve observar o comportamento da criança, desde sua interação com outras crianças na sala de espera até a interação com os pais e consigo. É importante propor momentos de interação mais direta com a criança, adequadas ao seu nível de desenvolvimento, incluindo uma interação lúdica. O médico deve observar a qualidade da interação, se há atenção compartilhada, comunicação recíproca, compartilhamento de interesses, comunicação não verbal, estereotipias, se a criança engaja em um brincar imaginativo, dentre as outras características já descritas de TEA.

O exame físico deve incluir a busca de características dismórficas (como orelhas e fácies alongadas, sugerindo síndrome do X frágil), manchas de pele, alterações do exame neurológico, incluindo coordenação motora fina e grossa. Existem algumas áreas (cabeça, orelhas, boca e mãos) em que as crianças com TEA possuem frequência significativamente maior de alterações menores. A anomalia mais comum é a rotação posterior das orelhas. É importante, também, medir o perímetro cefálico e avaliar sua evolução ao longo da vida da criança.

Instrumentos Padronizados

O uso de instrumentos padronizados pode auxiliar no diagnóstico de TEA. Dois instrumentos são considerados padrão-ouro em termos de pesquisa, embora sua disponibilidade para clínica seja mais restrita. São eles a **ADOS** e a **ADI-R**. A ADOS (*Autism Diagnostic Observation Schedule*) é uma avaliação semiestruturada da comunicação, interação social, comportamentos restritos e repetitivos e brincadeiras de crianças, que tem diferentes módulos de acordo com a idade e o nível de habilidades verbais do paciente.

A ADI-R (*Autism Diagnositic Interview-Revised*) é uma entrevista estruturada que avalia tanto comportamentos atuais quanto comportamentos durante os 4-5 anos de idade. Tanto a ADOS quanto ADI requerem um treinamento específico para serem aplicadas e demandam algum tempo para isso. No entanto, existem também outras escalas mais simples, como a CARS, que tem aplicação muito mais fácil. A CARS (*Childhood Autism Rating Scale*) é uma ferramenta para avaliação de comportamentos presentes e passados. Ela consiste num questionário com 15 itens, cada um podendo receber uma pontuação de 1 a 4. Ela sugere o nível de gravidade do TEA de acordo com essa pontuação – normal: 15-29,5; leve/moderado: 30-36,5; grave: acima de 37.

Avaliações Complementares

Apesar de alterações eletroencefalográficas sem significado clínico claro serem comuns nos TEA, a realização de um eletroencefalograma só está indicada em casos de suspeita de crises convulsivas ou de regressão de marcos do DNPM (para excluir condições como a síndrome de Landau-Kleffner). De forma semelhante, a realização de ressonância nuclear magnética do cérebro não está indicada de modo rotineiro e está reservada a casos como achados neurológicos focais, regressão aguda de DNPM, microcefalia, suspeita de esclerose tuberosa e defeitos faciais em linha média.

Os *guidelines* também divergem quanto à necessidade de realização de exames de investigação genética de rotina. Alguns sugerem a realização de aCGH (*array Comparative Genomic Hybridization*) para todas as crianças diagnosticadas com TEA. A chance de se encontrarem alterações, no entanto, são maiores nos indivíduos com dismorfismo e alterações cognitivas.

Alguns autores recomendam, também, pesquisa de X frágil para todos os diagnosticados com TEA, outros apenas no caso de sexo masculino ou, ainda, apenas se houver alguma suspeita clínica mais clara. A pesquisa para síndrome de Rett (mutação do gene MECP2) deve ser considerada em meninas com microcefalia ou história de desaceleração do crescimento do perímetro cefálico ou com outros comemorativos sugestivos de Rett, como estereotipias típicas em mãos e regressão do neurodesenvolvimento. Outras pesquisas (como de erros inatos do metabolismo, outras síndromes genéticas e intoxicação por chumbo) devem ser realizadas conforme hipótese clínica específica.

Uma avaliação auditiva por meio de provas psicoacústicas (se o desenvolvimento e a cognição permitirem), ou por meio da captação de potenciais evocados frequência-específica (PEATE-FE ou Estado Estável) deve ser realizada em toda criança com suspeita de TEA. Uma avaliação mais extensa da comunicação, incluindo linguagem expressiva e receptiva, também contribuirá para o diagnóstico e planejamento do tratamento.

A avaliação neuropsicológica pode ser bastante útil para afirmar ou afastar a suspeita de um déficit cognitivo, além de especificar potenciais facilidades e dificuldades da criança, permitindo um planejamento mais específico da terapêutica. O Terapeuta Ocupacional pode contribuir na avaliação da funcionalidade e de questões sensoriais e motoras e trabalhar com reabilitação e aumento dessa funcionalidade.

RASTREAMENTO

Conforme apresentado, o TEA possui início já nos primeiros anos de vida. Há evidências de que intervenções precoces para o TEA melhoram seu prognóstico, inclusive para sintomas cardinais de TEA, como atenção social, QI, linguagem e gravidade dos sintomas. Essa informação, aliada à alta prevalência dos TEA, justifica a importância da realização de rastreamento para os transtornos desse grupo. A Academia Americana de Pediatria recomenda a realização de testes de rastreamento nas crianças aos 18 e 24 meses de idade.

A *Modified Checklist for Autism in Toddlers* (MCHAT), revisada em 2014 e disponível em diversos idiomas, é uma das ferramentas que pode ser usada para esse rastreio em crianças de 16 a 30 meses de idade. Ela possui 20 questões de sim/não. Uma pontuação de até 2 sugere baixo risco; 3-7 requer a realização de perguntas adicionais para confirmar a suspeita, e uma pontuação de 8 ou maior já indica o encaminhamento para uma avaliação diagnóstica especializada.

Alguns sinais de alarme, no entanto, já indicam o encaminhamento para uma avaliação especializada, como a ausência de apontar ou de outras comunicações não verbais ou lalação aos 12 meses de idade; não falar palavras isoladas aos 16 meses; não formar frases espontâneas (não ecolálicas) de pelo menos duas palavras aos 24 meses, e a perda de habilidades de linguagem ou de socialização em qualquer idade.

DIAGNÓSTICO DIFERENCIAL

Alguns diagnósticos diferenciais podem confundir o diagnóstico de TEA. A sintomatologia da **deficiência intelectual** possui sobreposição com a TEA, além de, com frequência, apresentar-se como comorbidade. Déficits em interação social e estereotipias podem estar presentes em ambos quadros, por exemplo. No entanto, quando TEA está presente, os déficits sociais são mais importantes do que o que seria esperado apenas pelo nível cognitivo daquele paciente.

Alterações de linguagem podem prejudicar a socialização, gerando um quadro com aspectos semelhantes ao do TEA. No entanto, dois comportamentos parecem diferenciar, de forma mais sistemática, esses dois quadros aos 20 e 42 meses de idade - apontar para demonstrar interesse e uso dos gestos convencionais. Além disso, nos quadros apenas de linguagem não seriam esperados os sintomas relacionados com os comportamentos e interesses restritos e estereotipados. O **transtorno da comunicação social (pragmática)**, um diagnóstico incluído no DSM-5, caracteriza-se por prejuízos tanto em comunicação verbal quanto não verbal. No entanto, o segundo grupo de sintomas também não está presente nesse quadro.

Com frequência há suspeita de **deficiência auditiva** nas crianças com TEA, tendo em vista que elas não parecem reagir ao serem chamadas pelo seu nome, por exemplo. No entanto, elas podem reagir normalmente a outros estímulos sonoros ambientais. A avaliação auditiva contribuirá para a realização desse diagnóstico diferencial.

O **TDAH** e o TEA parecem ser etiologicamente correlacionados (tendo uma carga genética em comum) e podem apresentar uma sobreposição de sintomas. Hiperatividade e prejuízos atencionais são comuns no TEA e sintomas graves de TDAH podem levar a prejuízos sociais importantes. No entanto, no TDAH sem a comorbidade com TEA não é visto prejuízo tão grande na comunicação social e emocional, nem os comportamentos e interesses restritos e repetitivos.

Sintomas de **ansiedade**, como preocupação excessiva e dificuldade de relaxamento são comuns nos TEA e um retraimento social significativo pode ocorrer nos casos de **fobia social**. No entanto, nas crianças apenas com transtornos de ansiedade, sem TEA, não são vistos os déficits sociais e de comunicação de forma tão significativa quanto nos TEA. Além disso, as crianças com transtornos de ansiedade podem apresentar melhora nas habilidades de comunicação e socialização quando estão em ambientes em que se sentem mais confortáveis, como em casa.

Comportamentos repetitivos podem estar presentes tanto no **TOC** quanto nos TEA. No entanto, o início do TOC é mais tardio do que dos TEA e não costuma vir acompanhado de prejuízos na comunicação. Além disso, os comportamentos repetitivos tendem a ser egodistônicos, diferentemente do que ocorre nos indivíduos com TEA sem TOC, como comorbidade, em que, muitas vezes, os comportamentos repetitivos são, inclusive, forma de prazer. Pacientes com TOC também apresentam mais pensamentos intrusivos com conteúdo de agressividade, contaminação, sexual e religioso do que os com TEA.

Outra fonte de comportamentos repetitivos são os **transtornos de tiques**, que podem ser confundidos com estereotipias. No entanto, tiques tendem a ser mais curtos, não rítmicos e começar depois das estereotipias (com 4 a 6 anos de idade e em menores de 3 anos, respectivamente). Tiques também têm um curso mais flutuante do que as estereotipias e podem vir acompanhados de sensação premonitória. Eles também tendem a diminuir em momentos em que a criança está mais focada em alguma atividade, o que pode não ocorrer com as estereotipias.

Tanto a **esquizofrenia** quanto os TEA são caracterizados por prejuízos na internação social e padrões de pensamento diferentes do usual. No entanto, os primeiros anos do desenvolvimento costumam ser mais próximos do normal no caso da esquizofrenia. Delírios floridos e alucinações também não costumam surgir nos TEA.

A **síndrome de Landau-Kleffner** (ou afasia epiléptica adquirida) caracteriza-se por um período de regressão, com perda significativa de linguagem, associado a alterações eletroencefalográficas. Os sintomas costumam iniciar-se entre 2 e 8 anos de idade, e a perda de linguagem receptiva costuma ser a alteração mais precoce, seguida de afasia da expressão. O curso dessa perda de linguagem é progressivo e pode vir acompanhado de prejuízo cognitivo e piora comportamental global, com traços como impulsividade, hiperatividade e prejuízos atencionais. Nos TEA, a apresentação dos sintomas, em geral, é mais precoce. Nessa síndrome, apesar de algumas características em comum, não estão presentes todos os critérios dos TEA.

Condições de extrema **privação social** também podem levar a quadros que simulam TEA, com uma socialização alterada e estereotipias. Crianças com **transtorno do apego reativo** também apresentam alterações da socialização. No entanto, é observada melhora dessas alterações se um ambiente com cuidado adequado for proporcionado a elas.

INTERVENÇÕES TERAPÊUTICAS

As intervenções comportamentais precoces e intensivas são atualmente consideradas a forma de tratamento de maior eficácia para os sintomas cardinais dos TEA. **ABA** (**Applied Behavioral Analysis,** ou **Análise Aplicada do Comportamento**) é uma metodologia com base nas teorias de aprendizagem e condicionamento operante que procura intensificar e manter comportamentos adaptativos, ensinar novas habilidades e diminuir comportamentos desadaptativos por meio de repetição e reforçamento. Com isso, ela busca melhorar as habilidades de comunicação, funcionamento social e independência. Ela pode ser aplicada ambulatorialmente, em casa ou mesmo em escolas e é planejada de acordo com as necessidades de cada indivíduo. As formas mais intensivas consistem em 20 a 40 horas de intervenção por semana, por 2 a 3 anos, começando antes dos 5 anos de idade.

Diferentes terapias com base em ABA existem, incluindo formas híbridas, que misturam sua teoria com teorias do desenvolvimento, como o **Early Start Denver Model** (**ESDM**). O ESDM é focado em crianças pequenas com sinais de TEA e já se mostrou efetivo em ensaios clínicos com população-alvo de 12 a 18 meses de idade. Existem versões adaptadas para uso experimental em crianças ainda mais novas, com 6 meses de idade, e sintomas de TEA.

O **Picture Exchange Communication System (PECS ou Sistema de Comunicação por Trocas de Figuras)** é um método que foi criado para ensinar comunicação funcional a indivíduos com dificuldades importantes de comunicação. Essa abordagem busca estimular a criança a iniciar a interação dentro de um contexto social e também é baseada na psicologia comportamental. Ela envolve ensinar à criança o uso de figuras para criar estruturas progressivamente mais complexas de comunicação.

Training and Education of Autistic and Related Communication Handicapped Children (TEACCH) é um método estruturado de ensino que é individualizado de acordo com as necessidades de cada um. O *Psycho Education Profile* é uma avaliação usada por esse método para avaliar as habilidades da criança. Esse método é outro que possui suas bases teóricas na psicologia comportamental e suas estratégias de intervenção envolvem o uso de estímulos visuais. A ênfase está em modificar o ambiente para acomodar as dificuldades da criança e melhorar suas habilidades individuais. Ele é muito usado em serviços de educação especializada em escolas.

Outras intervenções, como **terapia de integração sensorial** e o **Developmental, individual-difference, relationship-based model ("Floortime")** ainda carecem de maior evidência científica. O primeiro baseia-se num pressuposto de que os indivíduos do espectro teriam dificuldade em lidar com os estímulos sensoriais diversos e buscaria trabalhar isso. Já o "*floortime*" é uma intervenção focada na interação com o outro e parte dela envolve a interação do adulto, de forma lúdica, com a criança no chão. Seus objetivos são atingir marcos sociais e emocionais de desenvolvimento. Por outro lado, **terapia cognitivo-comportamental** já se mostrou eficaz para sintomas ansiosos e de manejo de raiva em jovens com TEA de alto funcionamento.

De qualquer forma, é importante ressaltar que crianças com atrasos de desenvolvimento e suspeita de TEA devem ser encaminhadas para programas de intervenção precoce, ainda que não se tenha conseguido fechar, nesse momento, o diagnóstico.

Medicações

Não há, no momento, qualquer medicação de eficácia comprovada para tratar os sintomas centrais dos TEA. No entanto, até dois terços da criança do espectro usam algum psicotrópico para tratar sintomas associados ao quadro. Duas medicações são aprovadas pela *Food and Drug Administration* dos

EUA para tratar irritabilidade associada ao TEA - risperidona (para os maiores de 5 anos) e aripiprazol (para maiores de 6 anos).

Para outras comorbidades psiquiátricas, o uso de fármacos é semelhante ao de crianças de desenvolvimento típico, como de estimulantes e alfa-agonistas para TDAH. No entanto, as crianças com TEA costumam ter mais efeitos colaterais com as medicações e para menor tamanho de efeito, então, a titulação deve ser mais gradual e cuidadosa.

Para problemas de sono, a primeira intervenção deve ser não farmacológica, com medidas de higiene do sono. Em casos mais graves, o uso de melatonina (de 0,5 a 10 mg) ou de alfa-agonistas pode trazer benefícios.

Outras Intervenções

Com frequência, familiares buscam, também, terapias alternativas para os TEA que carecem de evidências científicas. Existem diversas práticas, que vão desde a suplementação com ômega 3 ou outras vitaminas e restrições dietéticas (mais comumente a glúten e caseína) a outras formas mais invasivas, como quelação de minerais ou tratamentos com oxigênio hiperbárico. É preciso ter cuidado com essas práticas, pois algumas delas, além de não terem embasamento científico sólido, podem ser custosas e ter potenciais efeitos colaterais.

PROGNÓSTICO

Há estabilidade do diagnóstico de TEA ao longo da vida, mas a gravidade dos sintomas pode variar. Habilidades de atenção compartilhada e de brincar funcional, fala comunicativa aos 5 anos de idade, nível cognitivo, gravidade dos sintomas de TEA nos primeiros anos de vida e receber intervenção precoce parecem ser preditores importantes da gravidade na vida adulta. Um subgrupo de pacientes pode apresentar deterioração do comportamento na adolescência, com aumento de comportamentos auto e heteroagressivos, mas, em outros, pode haver uma atenuação dos sintomas. Crianças e adolescentes com TEA também estão sob maior risco de mortes por acidentes, como afogamento.

O TEA tem impacto em diversos campos da vida do indivíduo, como saúde, desempenho acadêmico e profissional, moradia etc. Com frequência há alta sobrecarga econômica que fica a cargo da família mesmo na vida adulta. O desempenho na vida adulta parece estar mais correlacionado aos níveis de funcionamento cognitivo-adaptativo do que à severidade dos sintomas de TEA, no entanto.

BIBLIOGRAFIA

American Psychiatry Association. *Diagnostic and Statistical Manual of Mental disorders - DSM-5*. 5th ed. Washington: American Psychiatric Association; 2013.

Bauer SC, Msall ME. Genetic testing for autism spectrum disorders. *Dev Disabil Res Rev* 2011;17(1):3-8.

Baumer N, Spence SJ. Evaluation and management of the child with autism spectrum disorder. *Continuum (Minneap Minn)* 2018;24(1, Child Neurology):248-75.

Bondy A, Frost L. The picture exchange communication system. *Behav Modif* 2001;25(5):725-44. Review.

Chahrour M, O'Roak BJ, Santini E et al. current perspectives in autism spectrum disorder: from genes to therapy. *J Neurosci* 2016;36(45):11402-10.

Choueiri RN, Zimmerman AW. New assessments and treatments in ASD. *Curr Treat Options Neurol* 2017;19(2):6.

Constantino JN, Charman T. Diagnosis of autism spectrum disorder: reconciling the syndrome, its diverse origins, and variation in expression. *Lancet Neurol* 2016;15(3):279-91.

Duchan E, Patel DR. Epidemiology of autism spectrum disorders. *Pediatr Clin North Am* 2012;59(1):27-43, ix-x.

Goldson E. Advances in Autism-2016. *Adv Pediatr* 2016;63(1):333-55.

Hamilton K, Hoogenhout M, Malcolm-Smith S. Neurocognitive considerations when assessing Theory of Mind in Autism Spectrum Disorder. *J Child Adolesc Ment Health* 2016;28(3):233-41.

Harrington JW, Allen K. The clinician's guide to autism. *Pediatr Rev* 2014;35(2):62-78.

Masi A, DeMayo MM, Glozier N, Guastella AJ. An Overview of Autism Spectrum Disorder, Heterogeneity and Treatment Options. *Neurosci Bull* 2017;33(2):183-93.

Miles JH. Autism spectrum disorders - a genetics review. *Genet Med* 2011;13(4):278-94.

Postorino V, Kerns CM, Vivanti G et al. Anxiety disorders and obsessive-compulsive disorder in individuals with autism spectrum disorder. *Curr Psychiatry Rep* 2017;19(12):92.

Robert C, Pasquier L, Cohen D et al. Role of genetics in the etiology of autistic spectrum disorder: towards a hierarchical diagnostic strategy. *Int J Mol Sci* 2017;18(3). pii: E618.

Smith T, Iadarola S. Evidence base update for autism spectrum disorder. *J Clin Child Adolesc Psychol* 2015;44(6):897-922.

Tchaconas A, Adesman A. Autism spectrum disorders: a pediatric overview and update. *Curr Opin Pediatr* 2013;25(1):130-44.

Verhoeven JS, De Cock P, Lagae L, Sunaert S. Neuroimaging of autism. *Neuroradiology* 2010;52(1):3-14.

Volkmar F, Siegel M, Woodbury-Smith M et al. American Academy of Child and Adolescent Psychiatry (AACAP) Committee on Quality Issues (CQI). Practice parameter for the assessment and treatment of children and adolescents with autism spectrum disorder. *J Am Acad Child Adolesc Psychiatry* 2014;53(2):237-57.

Zwaigenbaum L, Bauman ML, Stone WL et al. Early identification of autism spectrum disorder: recommendations for practice and research. *Pediatrics* 2015;136 Suppl 1:S10-40.

FISSURAS LABIOPALATINAS

Alfredo Tabith Junior
Mônica Elisabeth Simons Guerra

O termo anomalias craniofaciais refere-se a desvios de estruturas, formas e funções interpretadas como anormais. Ocorre por alterações genéticas e/ou multifatoriais no desenvolvimento de certos componentes de transferência de informações no período embrionário. Estão divididas em disostoses, que são alterações de estruturas ósseas e displasias que incluem as anormalidades de organização de tecidos por hiperplasia, aumento no número de células; ou hipoplasia, diminuição do número de células, e também as fissuras.

Portanto, são as fissuras alterações displásicas decorrentes da falha na união de tecidos durante a embriogênese, entre a 4ª e 12ª semana, por atraso na migração dorsoventral das células neuroectodérmicas da crista neural. Em função desta redução de velocidade de migração, vão encontrar o envoltório ectodérmico de determinada região não distendido, perdem sua capacidade lítica e a fissura se instala.

Por esta razão, nas estruturas das fissuras não há perdas celulares teciduais, mutações enzimáticas, comprometimento de matrizes osteogênicas ou matrizes formadoras de tecidos. Elas têm potencial de crescimento normal e as deformidades, que podem ser observadas, são decorrentes da ação de forças musculares, atuando sobre estruturas descontínuas ou pela restrição de crescimento imposta pelos tecidos cicatriciais, decorrentes das cirurgias corretivas.

Estas observações apontam para a importância do atendimento global da criança com fissura labiopalatina, desde o momento de seu nascimento, para que possamos provê-la das melhores possibilidades de crescimento, em seu desenvolvimento geral e, muito especialmente, das funções comunicativas. As orientações sobre o tipo e a consistência dos alimentos a serem dados à criança, bem como os veículos em que estes alimentos são oferecidos, serão fundamentais para coibir ações musculares deletérias sobre as estruturas faciais, favorecendo seu melhor desenvolvimento.

Por outro lado, o uso de aparelhos contendores e direcionadores do crescimento, como as placas ortodônticas, utilizadas em vários serviços que atendem estas malformações, estarão a serviço da obtenção do melhor crescimento das estruturas maxilofaciais.

A separação entre as cavidades oral e nasal de fundamental importância durante as atividades da deglutição, fala e sopro, é realizada pelo fechamento velofaríngeo. O componente principal deste fechamento é a elevação do palato mole de encontro à parede posterior da faringe, pouco acima do tubérculo do atlas. O movimento de medialização das paredes laterais da faringe participa desta ação. O movimento de anteriorização da parede posterior, formando o anel de Passavant, raramente é encontrado em sujeitos normais.

Duas importantes funções são atribuídas ao fechamento velofaríngeo. Primeiramente ele é necessário para a qualidade nasal das vogais, sendo que as vogais altas /i/ e /u/ são mais distorcidas do que as vogais baixas /a/ e /e/, porque estas últimas são produzidas com grande abertura oral e com menor abertura das cavidade nasal e porção nasal da faringe, ao contrário das vogais altas, produzidas com pequena abertura oral e com a língua elevada até próximo ao palato. Por outro lado, o fechamento é crucial para a criação da pressão intraoral importante para a articulação das consoantes oclusivas, fricativas e sibilantes, sem o qual sua produção se fará com fraca pressão e acompanhada de escape de ar nasal audível.

As fissuras do lábio e do palato são encontradas em todas as comunidades do mundo e são conhecidas desde antes da era cristã. Elas ocorrem, aproximadamente, em 70% dos casos como entidades isoladas, sem outras anormalidades cognitivas ou craniofaciais, e são denominadas não sindrômicas.

A fissura labiopalatina não sindrômica é a mais comum entre as malformações congênitas, afetando, aproximadamente, 1 em cada 700 nascimentos vivos, com ampla variabilidade geográfica. As populações asiáticas e nativos da América têm as maiores taxas de prevalência por nascimento, de aproximadamente 1 em cada 500. As populações de origem europeia têm taxas de prevalência intermediárias de aproximadamente 1 em cada 1.000 e as populações de origem africana têm as menores taxas de prevalência, em aproximadamente 1 em cada 2.500 nascimentos.[1]

A fissura labiopalatina é duas vezes mais frequente em meninos e a fissura isolada do palato é mais frequente nas meninas.[2] Este último aspecto é explicado pelo maior tempo requerido para a fusão das lâminas palatinas nas meninas, ficando assim mais susceptível à ação de fatores ambientais.

As crianças nascidas com fissuras labiopalatinas apresentam alta taxa de mortalidade principalmente quando associadas a outros defeitos congênitos. Estudos encontraram risco de mortalidade 15 vezes maior em pacientes com fissura labiopalatina quando comparados à população em geral, e um risco 10 vezes maior quando comparados a outros tipos de fissuras.[3,4]

A etiologia das fissuras labiopalatinas não sindrômicas é complexa e decorrente da associação de fatores genéticos e ambientais que atuam no início do desenvolvimento embriológico. Com base na alta taxa de recorrência em famílias de afetados, podemos considerar ser o fator genético preponderante, com valores variáveis, em análises estatísticas, entre os vários tipos de fissuras.[5-7]

As fissuras do lábio e do lábio e palato são mais frequentes no sexo masculino e pertencem a um grupo genético com história familiar positiva de fissuras em 2/5 dos casos, enquanto as fissuras isoladas do palato são mais frequentes no sexo feminino e somente 1/5 dos casos têm história familiar positiva.[8]

Em estudos populacionais, o risco relativo de recorrência de fissura labiopalatina entre parentes de primeiro grau foi 56 vezes maior na Noruega e 15 vezes maior na Dinamarca do que o risco para a população em geral. Estudos em gêmeos também mostraram que em gêmeos monozigóticos é mais comum que ambos sejam afetados pela fissura labiopalatina do que em gêmeos dizigóticos.[3]

Dados do cálculo de risco em vários países mostram o seguinte panorama. Quando os pais são normais e têm um filho afetado, o risco de recorrência está em torno de 4 a 5%, subindo para 9% quando há dois filhos afetados, e de 13 a 14% quando um dos pais e 1 filho são afetados.[9]

O desenvolvimento do palato em mamíferos é um processo complexo e que envolve uma rede de fatores de crescimento, receptores de superfície celular e moléculas sinalizadoras. Alguns estudos sobre o padrão de recorrência estimam que entre 3 e 14 genes podem estar envolvidos na determinação deste fenótipo. Os estudos de ligação e associação mostraram alguns genes candidatos, incluindo: TGFA, TGFB2, TGFB3, FGF, FOXE1, GLI2, JAG2, LHX8, SATB2, SKI, ERBB2, SPRY2, TBX10, MSX 2, MSX1 e IRF6. Em relação a estes fatores pesquisados, estima-se a ocorrência de fissura labiopalatina em aproximadamente 2% do gene MSX, 5% do gene FGF e 12% do gene IRF6.

Mutações no gene IRF6 foram identificadas na síndrome de Van der Woude, de origem autossômica dominante, que representa 2% de todos os casos de fissuras. Nela encontramos fissura de lábio e palato ou isolada de palato, acompanhada de pequenas fossetas nos lábios, ou somente as fossetas nos lábios.[1,10]

Muitos estudos epidemiológicos foram realizados para testar a interação entre genes e ambiente, por meio da análise de alguns genes candidatos com exposições a diferentes fatores ambientais. Os teratógenos ambientais são agentes que provocam malformações ao atuar sobre o feto em desenvolvimento. No caso de fissuras labiopalatinas, estes agentes são identificados por relatos de pais de afetados e confirmados por estudos experimentais em animais que, no início da morfogênese, apresentam um comportamento embriológico semelhante ao do homem. Uma variedade de teratógenos têm sido citada como determinante de fissuras e outras malformações em animais de laboratório.

Destacam-se entre os teratógenos ambientais: infecções, radiação ionizante, desequilíbrios metabólicos e endócrinos maternos, estresse, produtos químicos ambientais, drogas, deficiências nutricionais, exposição ao tabaco e álcool, corticosteroides, deficiência de ácido fólico, deficiência de zinco, vírus da rubéola, talidomida e benzodiazepínicos.[1,3,11]

Além destes teratógenos ambientais, é preciso considerar fatores mecânicos como causa não genética das fissuras. Neste particular, é preciso considerar uma condição em que o exíguo crescimento da mandíbula impede o abaixamento da língua, que está elevada entre as duas lâminas palatinas nos primórdios da embriogênese, por falta de espaço adequado no espaço mandibular. A língua interposta entre as lâminas palatinas impede seu crescimento, gerando uma fissura palatina, no mais das vezes incompleta. Esta fissura, que tem uma configuração arredondada (forma em U invertido), e não em forma de V das fissuras comuns, associada à micrognatia e glossoptose é encontrada na sequência de Pierre Robin.

As fissuras labiopalatinas e as fissuras do palato isolado estão associadas à ampla gama de síndromes de malformação, incluindo mais de 400 síndromes mendelianas classificadas na OMIM*,[3] que

---

* OMIN: Online Mendelian Inheritance in Man – base de dados que cataloga todas as doenças humanas que tenham uma componente genética. Quando possível faz a ligação dessas doenças aos respectivos genes

podem ter etiologia autossômica recessiva (AR) ou autossômica dominante (AD).

Entre as principais síndromes que se acompanham de fissuras do lábio e palato são citadas: síndrome de Apert (AR), síndrome de ectrodactilia (AR ou AD), displasia frontofacionasal (AR), síndrome de Meckel (AR), síndrome do pterígio poplíteo (AR ou AD), e entre as síndromes acompanhadas por fissura somente do palato são citadas: nanismo de camptomegalia (AR), cerebrocostomandibular (AR), palato fissurado/neurite do plexo braquial (AD/AR), displasia cleidocraniana (AD), nanismo distrófico (AR), Dubowics (AR), ectrodactilia-palato fissurado (AD), Gordon (AD), nanismo com micrognatia (AR), pterígio múltiplo (AR), orofaciodigital I (D-ligada ao X), displasia espondiloepifisária (AD), Stickler (AD), disostose mandibulofacial (AD), velocardiofacial (AD), Wallace (AR), Wilderwanck (AD).[2]

São várias as propostas já apresentadas para classificar as fissuras e entre as mais antigas está a de Veau,[12] em que fissuras são divididas em quatro grupos:

- *Grupo I*: fissura somente do palato mole.
- *Grupo II*: fissura dos palatos duro e mole até o forame incisivo.
- *Grupo III*: fissura unilateral completa dos palatos mole e duro, e do lábio e rebordo alveolar de um lado.
- *Grupo IV*: fissura bilateral completa dos palatos mole e duro, e do lábio e rebordo alveolar dos dois lados.

Embora esta classificação seja incompleta para o registro clínico, é útil para referências gerais rápidas em revisões da natureza de fissuras isoladas e que serão objeto de acompanhamentos clínicos.[13]

Classificações com base na embriologia surgiram posteriormente, em que o rebordo alveolar e o triângulo do palato anterior ao forame incisivo, derivados do processo frontonasal, foram chamados de palato primário e o restante do palato, derivado das lâminas palatinas do embrião, de palato secundário. Fissuras do palato primário podem ser completas ou incompletas, bem como unilaterais, bilaterais ou medianas. Fissuras do palato secundário podem ser completas, incompletas ou submucosa.[14]

Neste texto vamos usar a classificação proposta por Spina em 1974, que tem como ponto de referência o forame incisivo, dividindo as fissuras em pré-forame incisivo, pós-forame incisivo e transforame incisivo, com informações adicionais para caracterizá-las, como unilateral direita ou esquerda, bilateral, completa ou incompleta. Esta classificação foi modificada por Silva Filho[15] com a inclusão das fissuras medianas (Quadro 19-1 e Figs. 19-1 a 19-5).

Quadro 19-1. Tipos de Fissura[16]

Grupo I **Fissura pré-forame incisivo**	Envolve o lábio superior com ou sem afetar o rebordo alveolar até o forame incisivo e pode ser unilateral, bilateral ou mediana
Grupo II **Fissura transforame incisivo**	Envolve fissura completa do lábio superior e palato, atravessando o forame incisivo, e pode ser unilateral, bilateral ou mediana
Grupo III **Fissura pós-forame incisivo**	Envolve fissura de palato em diferentes extensões, após forame incisivo, completa ou incompleta
Grupo IV **Fissuras raras da face**	Compreende as raras fissuras faciais que não envolvem, necessariamente, o forame incisivo, e que geralmente ocorrem distantes das áreas de formação do palato primário e secundário

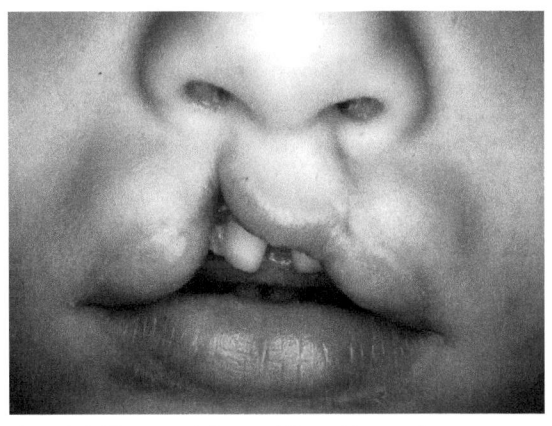

Fig. 19-1. Fissura pré-forame bilateral incompleta.

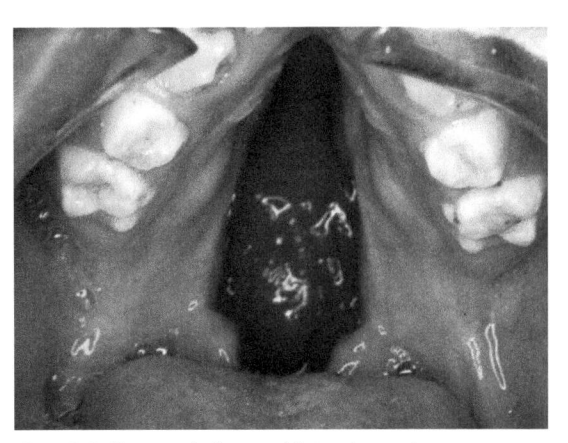

Fig. 19-2. Fissura pós-forame bilateral completa.

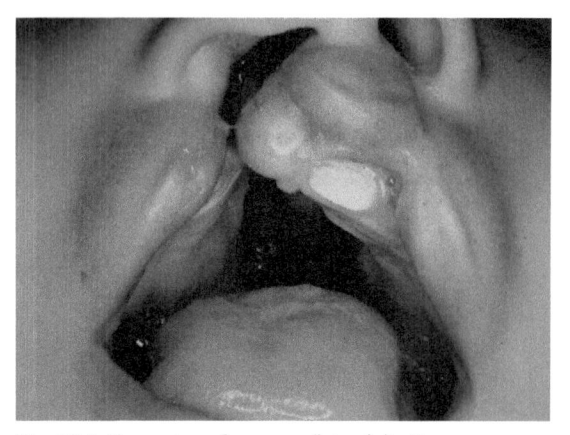

Fig. 19-3. Fissura transforame unilateral direita.

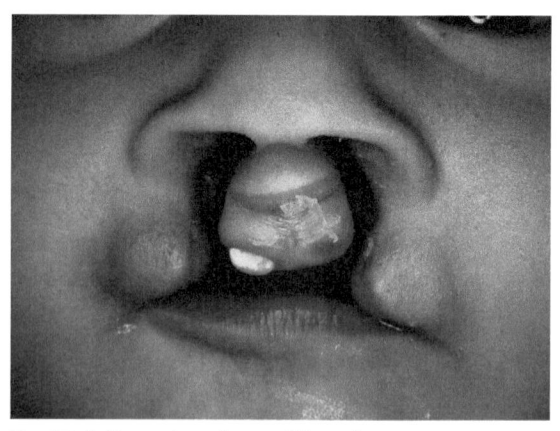

Fig. 19-4. Fissura transforame bilateral.

Grupo I – Fissura pré-forame incisivo

Mediana   Bilateral   Unilateral esquerda   Unilateral direita

Grupo II – Fissura transforame incisivo

Mediana   Bilateral   Unilateral esquerda   Unilateral direita

Completa
Incompleta

Grupo III – Fissura pós-forame incisivo

Completa   Incompleta

Grupo IV – Fissura rara da face

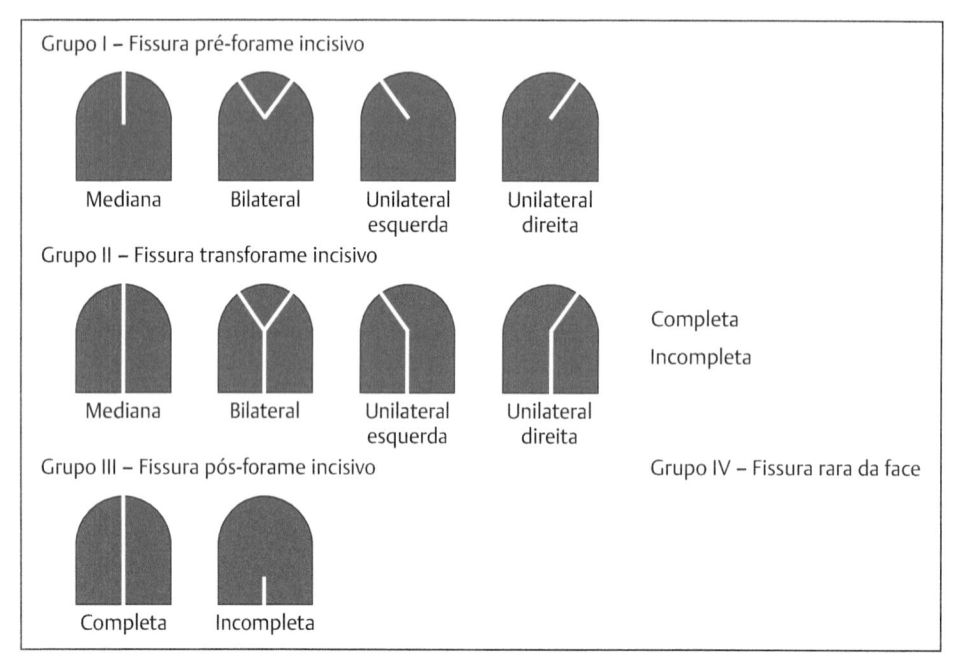

Fig. 19-5. Classificação de Spina[16] modificada.

Um sistema de referência clínica bastante útil é o Y chuleado e numerado, idealizado por Kernahan[17] e, posteriormente, modificado por Elasahy[18] e Millard[19,20,21] (Fig. 19-6).

A figura do Y tem 13 sessões numeradas (Fig. 19-6). Os triângulos 1 e 5 representam o assoalho do nariz, lados direito e esquerdo; sessões 2 e 6 o lábio; sessões 3 e 7 os rebordos alveolares e sessões 4 e 8 a pré-maxila até o forame incisivo (pequeno círculo). Os números 9 e 10 na haste representam cada metade do palato duro e o número 11 o palato mole. O número 12 circulado representa a presença de disfunção velofaríngea congênita sem fissura determinável, e o número 13 entre os braços do Y, permite a indicação de protrusão da pré-maxila.

Uma classificação bastante organizada e completa, com base em observações clínicas e achados cirúrgicos, foi elaborada por Tessier[22] (Fig. 19-7). É um sistema numérico, de 0 a 30, que segue linhas ou eixos através das pálpebras, sobrancelhas, maxila, nariz e lábios. De acordo com Tessier, as fissuras faciais têm sua origem na base do crânio e seguem para a face pela órbita. As fissuras 0 e 14 correspondem às fendas situadas na linha média da face à base do crânio. As fissuras 1, 2 e 3 partem da região labial e chegam ao nariz em diferentes posições: a fissura 1 afeta o dômus alar; a fissura 2 passa pelo meio da cartilagem alar, e a 3 passa pela região do incisivo lateral e aparelho lacrimal. A fissura 4 poupa a base alar e se estende à região da órbita em sua porção medial. As fissuras 5 e 6 estão em posição mais lateral em relação à órbita. A fissura 7 está associada a deformidades dos arcos branquiais. As fissuras 8 e 9 não estão bem documentadas. As fissuras 10, 11, 12 e 13 são extensões supraorbitárias, respectivamente, das fissuras 4, 3, 2 e 1.

As fissuras labiopalatinas são do interesse de especialidades médicas e de disciplinas que têm os distúrbios da comunicação como área de investigação e de atendimento por estarem, no mais das vezes, acompanhadas por importantes alterações da audição, da voz e da linguagem.

As alterações da comunicação são bastante variáveis e complexas, uma vez que decorrem das alterações morfológicas faciais e dos órgãos da fala, mas também da influência negativa que exercem na função auditiva e no desenvolvimento social da criança. Considere-se ainda a possibilidade de uma série de comprometimentos associados, especialmente nos casos sindrômicos, em que a fissura vem acompanhada de outras malformações ou de comprometimento da função intelectual, que geram um prognóstico mais reservado.

FISSURA LABIOPALATINA E DISTÚRBIOS DA FUNÇÃO AUDITIVA

É de grande importância a consideração das alterações auditivas nas fissuras labiopalatina, em face de sua frequência, das dificuldades que oferecem no tratamento e da influência que têm sobre o desenvolvimento cognitivo, social e da linguagem.

A alteração que mais frequentemente se instala é a inflamação da mucosa da tuba auditiva e da orelha média, acompanhada ou não de efusão da orelha média. A otite média com efusão é universal em crianças com fissuras palatinas antes dos 4 meses de idade, incidência que é pouco reduzida com a cirurgia do palato.[23] Deve-se às alterações da tuba auditiva e à inadequação da válvula velofaríngea que provocam alterações nas relações aerodinâmicas e hidrodinâmicas na porção nasal da faringe e porções proximais da tuba auditiva.[24]

A tuba auditiva e a orelha média têm origem embriológica na primeira bolsa branquial. São funções da tuba auditiva: 1. ventilação da orelha média e equilíbrio da pressão da mesma com a pressão atmosférica; 2. proteção da orelha média a agentes patogênicos, variações de pressão e sons provenientes da faringe; 3. eliminação de fluidos e substâncias estranhas pela ação do sistema mucociliar.

Hipoplasia e menor contratilidade do músculo tensor do véu palatino impedem a adequada abertura da tuba auditiva, gerando ausência de ventilação da orelha média e absorção dos gases nela contidos. A pressão negativa resultante é compensada pela passagem de líquido do espaço intracelular para o extracelular, provocando seu acúmulo na cavidade timpânica.

Alguns achados corroboram para a imputação das alterações morfofuncionais da tuba auditiva na

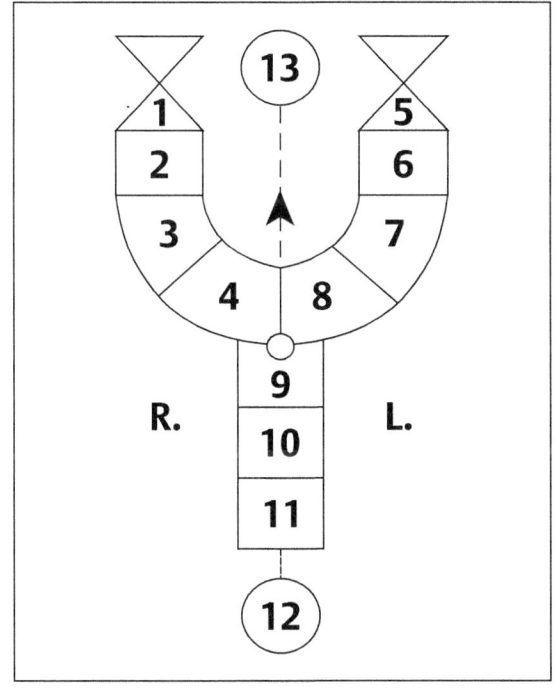

Fig. 19-6. Classificação Y chuleado e numerado (Modificada de Kernahan).[17]

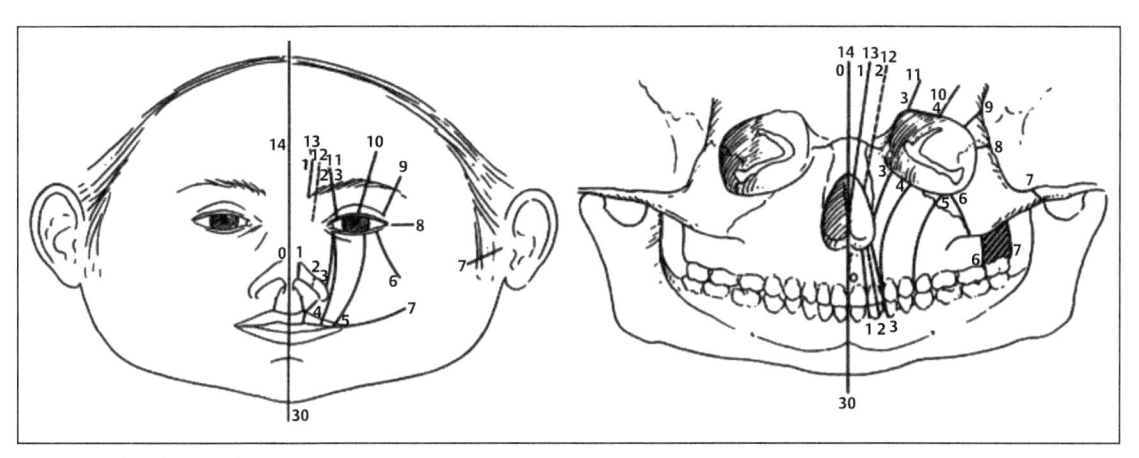

Fig. 19-7. Classificação de Tessier.[22]

determinação da alta incidência de otites, como as alterações histológicas encontradas em fetos com fissura palatina,[25] bem como posicionamento deslocado do orifício da tuba e sua oclusão pelo levantador do véu palatino em atividade de deglutição e fala.[26]

No exame otoscópio podem ser encontradas várias alterações, entre as quais a retração da membrana, aumento da vascularização, alterações da mobilidade e até uma coloração amarelada indicativa da presença de secreção na caixa; perfuração timpânica é menos frequente. A avaliação audiológica frequentemente revela a presença de perda condutiva, com *gap* variável entre os limiares por via aérea e óssea, redução da complacência da membrana, pressões negativas na orelha média e ausência de pico de pressão na presença de secreção na cavidade.

Os relatos sobre a evolução da função tubária e melhora do comprometimento auditivo nesta condição são bastante controvertidos. Há pouca influência da correção cirúrgica da fissura sobre a função tubária e a audição em alguns estudos, enquanto outros mostram melhora da função passiva da tuba, porem pouca modificação da função ativa que mede a abertura tubária induzida pela atividade muscular.

As dificuldades encontradas no tratamento das alterações da orelha média nas fissuras apontam para a importância de fatores predisponentes, além das alterações funcionais da tuba e da válvula velofaríngea, entre os quais são considerados fatores congênitos e hereditários, presença de bactérias na parte nasal da faringe, grupo sanguíneo e marcadores genéticos de imunoglobulinas, prematuridade, idade em que ocorre o primeiro episódio, frequência de outras infecções do trato respiratório, fatores sociais, tempo de amamentação e tabagismo passivo.

É menos frequente a ocorrência de perdas auditivas sensório-neurais, decorrentes de alterações da orelha interna, gânglio espiral, estria vascular ou do oitavo par craniano e perdas auditivas mistas podem ser observadas como na síndrome de Treacher Collins.

FISSURA LABIOPALATINA E DISTÚRBIOS DA LINGUAGEM

O excessivo foco de atenção nas alterações articulatórias e da voz, de grande significação, é um dos responsáveis pela menor atenção para os problemas de aquisição da linguagem em crianças com fissuras labiopalatinas.

Talvez um dos primeiros estudos que versa sobre o vocabulário, a extensão de frases e a complexidade estrutural da linguagem de crianças entre 3,5 a 8,5 anos de idade com fissuras labiopalatinas, comparando-as com crianças normais de mesma faixa etária, mostrou uma significativa diferença em extensão frasal e vocabulário expressivo.[27] Pesquisa sobre aspectos da linguagem, em sujeitos de 2 a 15,5 anos de idade, revelou que crianças acima de 8 anos de idade, com fissuras labiopalatinas, tinham uma produção menos adequada em extensão frasal, complexidade estrutural, variedade de vocábulos utilizados e habilidade articulatória, em relação a seus pares normais.[28]

Não é infrequente um atraso no desenvolvimento fonológico em pré-escolares fissurados, bem como atraso na linguagem expressiva com linguagem receptiva normal, com tendência a melhorar com a idade.

Os atrasos no início e desenvolvimento da linguagem nesta categoria se relacionam, principalmente, com questões não diretamente relacionadas com a alteração estrutural facial. A linguagem tem importante função comunicativa ao colocar o sujeito em relação com o outro por meio da atividade dialógica. Pressupõe-se, consequentemente, como importante para a aquisição da linguagem uma disponibilidade de relação com o outro, cujos sinais são encontrados na observação de bebês e crianças muito pequenas. A tendência a aquietarem-se com a voz humana, o primeiro sorriso social aos 2 meses, a troca de turno no jogo não verbal, constituem parte destes sinais.

Esta disponibilidade não se pode dizer ser inata, mas que se desenvolve a partir dos primeiros contatos do bebê com a mãe e que vai se fortalecer como resultado de uma relação suficientemente afetiva para desenvolver sentimentos de confiança e segurança, estabelecendo-se, desta forma, uma adequada autoimagem da criança.

As atitudes afetivas maternas são decorrentes de modificações naturais que ocorrem durante os últimos meses da gestação e que vão prepará-la para a tarefa específica da maternidade, de tal forma que ela pode captar as necessidades e desenvolver uma incrível capacidade de identificação com o bebê e, neste estado, assumir seguramente o protótipo de todos os cuidados com o bebê, o de segurá-lo. Com esta atitude poderá conter fortes angústias experimentadas nos estágios iniciais do desenvolvimento emocional, tão importante para o desenvolvimento geral da criança.[29]

A criança com problema, principalmente quando este é percebido ao nascimento, como no caso das fissuras, pode provocar modificações importantes no comportamento da mãe e na sua forma de segurar o bebê nesta fase inicial do desenvolvimento.[30] A sequência de sentimentos e atitudes inadequadas que estarão presentes até a fase final de reorganização materna afetará o desenvolvimento geral da criança e sobremaneira a aquisição da linguagem.[31]

Outros aspectos podem contribuir para a ocorrência de atrasos no início e desenvolvimento da linguagem, este os quais estão as frequentes hospitalizações para a realização de cirurgias, a carência de contatos sociais por atitudes de rejeição dos pais, os quais privam a criança de experiências fundamentais para o seu desenvolvimento.

Os comprometimentos da função auditiva em casos sindrômicos e as frequentes perdas condutivas, de repetição ou prolongadas, quando associadas a outros fatores podem ter influência nos desenvolvimentos cognitivo, social e da linguagem. A presença de alterações na integridade neural e atrasos no desenvolvimento intelectual devem ser considerados nas abordagens de avaliação e tratamento dos distúrbios da linguagem em crianças com fissuras labiopalatinas.

FISSURA LABIOPALATINA E DISTÚRBIOS NA PRODUÇÃO DOS SONS DA FALA

Distúrbios na produção dos sons da fala são de grande importância e ocorrem com maior frequência e intensidade nas fissuras do palato e nos casos sindrômicos. Considera-se que 80% dos casos não sindrômicos e atendidos em tempo, submetidos à cirurgia corretiva aos 18 meses de idade podem desenvolver, mesmo sem intervenção terapêutica, uma fala sem distúrbios articulatórios compensatórios.

Distúrbios articulatórios de desenvolvimento são aqueles que não estão diretamente ligados à alteração morfológica da face e que são observados, também, em crianças não fissuradas. Podem ser relacionados com inabilidades na execução dos complexos movimentos orais necessários para a fala ou aos distúrbios auditivos, ou tratar-se de falta de conhecimento do sistema sonoro da língua e das regras que o organizam, como ocorre nos distúrbios fonológicos. Nos casos sindrômicos há maior risco de alterações articulatórias pela ocorrência de alterações associadas que interferem com o desenvolvimento da fala e da linguagem.

Distúrbios articulatórios obrigatórios são decorrentes de alterações morfofuncionais dos órgãos da fala, de tal grandeza que torna impossível a adequada produção dos sons da fala e só podem ser corrigidos com a resolução da alteração morfológica. Entre eles estão a emissão nasal e com fraca pressão intraoral, associada à disfunção velofaríngea ou presença de fístulas, e as distorções articulatórias por má oclusão.

Distúrbios articulatórios compensatórios, típicos das fissuras labiopalatinas, são posições articulatórias atípicas que envolvem a glote, a faringe e a laringe na produção de fonemas de pressão, para compensar a inadequada pressão intraoral decorrente da disfunção velofaríngea.

O ponto articulatório é substituído por uma posição mais posterior no trato vocal e se acompanham, muitas vezes por hipernasalidade, escape nasal de ar e fraca pressão na emissão das consoantes orais. Em alguns casos o ponto de articulação normal é preservado e está coarticulado com a posição compensatória.

No golpe de glote a pressão dos sons plosivos é gerada na glote e utilizada para substituir fonemas plosivos /p/, /b/, /t/, /d/, /k/, /g/; pode substituir sons fricativos e africados, e ocorrer em coarticulação.

Na plosiva faríngea a pressão para a produção dos fonemas plosivos velares utiliza a base da língua de encontro a parede posterior da faringe.

Na fricativa faríngea que substitui as consoantes fricativas e africadas, a articulação se dá pela aproximação da base da língua à parede posterior da faringe. Pode ser usado em coarticulação e caracteriza o modo de articulação dos fonemas /f/, /v/, /s/, /z/, /ʃ/, /ʒ/.

Na fricativa velar, a aproximação da base da língua ao véu palatino é utilizada para obter a fricção dos fonemas /s/, /z/, /ʃ/, /ʒ/.

Na fricativa nasal posterior, o véu palatino e a úvula aproximam-se da parede posterior da faringe e a base língua pode estar elevada para auxiliar o fechamento velofaríngeo. É utilizada em substituição aos sons orais de pressão.

A fricativa laríngea, usada em substituição à fricativa /s/, corresponde a um ponto de articulação situado na laringe, em um estreito espaço entre a epiglote e as aritenoides.

FISSURA LABIOPALATINA E ALTERAÇÕES DA VOZ

A alteração vocal mais evidente é a hipernasalidade decorrente da comunicação entre a cavidade oral e a parte nasal da faringe. Nesta situação os sons orais são nasalizados e os sons nasais têm sua nasalidade aumentada. Esta nasalidade não é diretamente proporcional à extensão da falha de fechamento velofaríngeo pela possível presença de mecanismos compensatórios.

Esta comunicação oronasal aumenta a extensão do tubo fonatório com ocorrência de frequências de ressonância mais graves, introduz as antirressonâncias nasais no espectro sonoro, bem como a absorção de energia do sinal acústico na cavidade nasal, principalmente nas frequências agudas que adquirem registro mais débil.[32]

A redução do *loudness** e as alterações do *pitch*** decorrentes destas modificações do mecanismo fonatório e, principalmente, o enfraquecimento da energia sonora fonatória, desencadeiam ações compensatórias da cinética global com o desenvolvimento de alterações estruturais das pregas vocais.

---
* *Loudness*: "sonoridade" – intensidade subjetiva de áudio – percepção da intensidade do som reproduzido. Sensação psicofísica associada com a intensidade do som.
** O *pitch*, ou a altura de um som, se refere à propriedade do som que nos permite classificá-lo como grave ou agudo; sensação auditiva que temos sobre a altura da voz.

Rouquidão crônica, laringites, edema das pregas vocais e nódulos podem ser encontrados como resultado destas alterações e, principalmente, da hipercinesia fonatória.

A utilização de voz fraca e aspirada como mecanismo compensatório para mascarar a nasalidade, e alterações da voz por malformações da laringe podem ser encontradas em casos sindrômicos.[33]

AVALIAÇÃO DA FISSURA LABIOPALATINA

A avaliação do paciente com fissura lábio palatina deve fornecer dados suficientes para o estabelecimento de pautas terapêuticas adequadas. Programas terapêuticos baseados em avaliações incompletas podem conter propostas que não atingem as necessidades da criança ou objetivos inalcançáveis, considerando-se as condições gerais do sujeito e o estado morfofuncional dos órgãos da fala.

A anamnese realizada com pais ou responsáveis oferece ao profissional dados importantes sobre a malformação, tais como o tipo e extensão, histórico das intervenções cirúrgicas, medidas terapêuticas utilizadas, bem como informações sobre a estrutura familiar e a posição da criança nesta estrutura e as relações dela com a família.

Uma completa avaliação da linguagem, de seus aspectos receptivos e emissivos, será importante para a construção do projeto de atendimento. Os informes das condições estruturais e funcionais das estruturas envolvidas na produção da fala fornecerão a exata dimensão das exigências que podem ser propostas no processo, de tal forma a levar a criança a perceber suas habilidades, sem afetar o interesse pelo atendimento com o uso de objetivos difíceis ou impossíveis de serem alcançados.

A avaliação do mecanismo velofaríngeo pode ser obtida por meios indiretos com a observação e quantificação do escape de ar nasal com o uso de um espelho colocado sob as aberturas narinas durante a emissão de vogais. Oclusões nasais rápidas durante a emissões das vogais /i/ e /u/, como no teste "*cul de sac*", denunciarão o escape pela mudança da ressonância destas emissões.

A nasofaringoscopia com instrumento flexível de visões lateral e terminal promove uma boa visualização do fechamento velofaríngeo, sem interferir com a produção da fala. Com o uso de anestesia tópica, se necessário, o instrumento é introduzido pelo meato médio da fossa nasal mais permeável e, após ultrapassar as coanas, é alocado em posição ideal para o adequado estudo da função velofaríngea.

Ao exame podemos obter dados sobre a face nasal do palato; amígdalas palatinas; abertura faríngea da tuba auditiva; paredes laterais da faringe em repouso e seus movimentos durante a emissão; parede posterior da faringe e formação de anel de Passavant; verificação da extensão e localização de falha de fechamento quando esta houver. Nos casos submetidos à confecção de retalho de faringe, verificar a eficácia do retalho e a permeabilidade dos orifícios e seu fechamento durante a fala.

Técnicas radiológicas dinâmicas, com uso de contraste, como é o caso da videofluoroscopia podem trazer importantes informações sobre a função velofaríngea. Note-se, no entanto, que deve ser usada com parcimônia em função da exposição à radiação. Em posição lateral mostra com muita nitidez a elevação do palato mole de encontro à parede posterior da faringe e em posição frontal mostra a posição e a extensão dos movimentos das paredes laterais da faringe. Em posição oblíqua, mostra o fechamento por inteiro.

Avaliações complementares podem ser necessárias e utilizadas para o estudo global das disfunções velofaríngeas, entre as quais os estudos aerodinâmicos e as avaliações audiológica e psicológica.

TRATAMENTO DA FISSURA LABIOPALATINA

A finalidade do tratamento da fissura labiopalatina vai desde a restauração até a reabilitação e integração. Não basta fechar o buraco na boca de uma criança, não basta reabilitá-la quanto à voz e à fala, é preciso integrá-la na sociedade, fazê-la aceitar-se e ser aceita. O *feedback* do interlocutor é fator importante. O falar defeituoso provoca reações peculiares no ouvinte que se vão refletir logo em quem fala. A má articulação se reflete até na seleção do vocabulário, na sintaxe, no pensamento.[34]

Alguns fundamentos devem ser considerados no tratamento dos malformados craniofaciais:[35]

- O tratamento deve ser abrangente e atender a todas as áreas comprometidas da comunicação verbal, fundamentado em precisa avaliação clínica.
- O atendimento aos pais e familiares é um dos procedimentos básicos para estas crianças. O apoio e orientação aos pais garantirá atitudes que favorecem o desenvolvimento global da criança.
- Os procedimentos utilizados antes das correções cirúrgicas, orientações sobre alimentação do bebê e estimulação no lar, são importantes para o desenvolvimento geral e aquisição da linguagem.
- O resultado terapêutico relacionado com a comunicação verbal está na dependência do atendimento em tempo da criança e sua família, procedimentos cirúrgicos em tempo e com uso de técnicas adequadas, cuidados com o crescimento craniofacial sob orientações da ortodontia, cuidados gerais com a saúde e bem-estar socioemocional.

---

* Prova *cul de sac* (também conhecida como teste de oclusão nasal) em que durante a emissão do /i/ e do /u/ prolongado, o avaliador aperta e solta, alternadamente, as asas do nariz do paciente – nesta circunstância o som não deve sofrer qualquer alteração, pois por ser oral, não deve existir corrente aérea na região nasal.

- Equipe interdisciplinar para o atendimento em função da multiplicidade e heterogeneidade dos comprometimentos.
- A correção secundária da disfunção velofaríngea que persiste após a cirurgia primária deve ser feita após cuidadosa avaliação clínica associada às avaliações endoscópica e radiográfica.

O fechamento cirúrgico do lábio tem uma importância estética bastante significativa, enquanto o fechamento do palato tem maior importância funcional. O tratamento cirúrgico do palato tem o objetivo de separar as cavidades oral e nasal, e criar uma válvula velofaríngea competente para a deglutição e a fala, com preservação do crescimento do andar médio da face e desenvolvimento de uma oclusão funcional.

Em relação à idade mais adequada para a correção cirúrgica da fissura há certa variação entre os profissionais. A proposta mais comum é o fechamento do lábio no terceiro mês de vida e do palato entre 12 e 18 meses, embora existam proposições cirúrgicas em idades diferentes. Algumas intervenções prévias, entre elas a ortopedia maxilar, podem influenciar positivamente o resultado da cirurgia por reposicionar estruturas teciduais e ósseas antes da primeira intervenção sobre o palato.

O atendimento de crianças com fissuras labiopalatinas deve ser iniciado o mais cedo possível, ainda antes das cirurgias corretivas, por meio de atuações junto ao bebê e, principalmente, com orientações aos pais. Tem por objetivo a estimulação adequada da criança visando ao desenvolvimento geral e da linguagem, o uso de manobras para evitar o desenvolvimento dos distúrbios articulatórios compensatórios e tratá-los quando ocorrerem.

O acolhimento dos pais e familiares é fundamental para a criação de uma atmosfera livre de sentimento de rejeição, e outros, que possam dificultar as relações naturais de interação da criança, aspecto fundamental para seu desenvolvimento global. Presença de fatores de risco para o desenvolvimento da linguagem devem ser abordados com minuciosa avaliação, feita pelos profissionais da equipe, e instalação imediata de ações que possam minimizá-los ou eliminá-los.

Com relação à frequente tendência para o desenvolvimento de articulações compensatórias, os pais podem ser treinados para identificá-las e para utilizar procedimentos que possam evitá-las e modificá-las.

Ao estarem instaladas estas alterações compensatórias, o objetivo fundamental do atendimento é buscar a aquisição do ponto articulatório correto das oclusivas orais com eliminação do golpe de glote, e o ponto articulatório correto das fricativas e sibilantes com eliminação das fricativas faríngeas e laríngeas. Atividades de estimulação sensório-motora oral devem ser utilizadas como base para este trabalho, além do uso de técnicas específicas para a eliminação do ponto inadequado de interrupção do fluxo aéreo e obtenção de posturas articulatórias corretas, sempre associadas a pistas facilitadoras auditivas, visuais e táteis, que podem ser utilizadas isoladamente ou em conjunto.

São propostas para a eliminação das articulações compensatórias o treinamento articulatório de múltiplos sons, proposto por Bzoch,[13] que utiliza como pista facilitadora uma pequena espátula recortada em papel cartão que é o remo de ar. Outra proposta é o treinamento articulatório de fluxo bucal, proposto por Altmann,[36] que utiliza como pista o teste escape e, finalmente, o treinamento com o uso de voz sussurrada proposto por Kawano *et al.*[37]

A hipernasalidade, sintoma fundamental das disfunções velofaríngeas, na grande maioria das vezes necessita de tratamento cirúrgico. No entanto, o treino de emissões prolongadas de fricativas e sibilantes usando como *feedback* a visualização dos movimentos da região velofaríngea, em tempo real, obtido com a nasofaringoscopia, pode reduzir a extensão do *gap* velofaríngeo e facilitar a intervenção cirúrgica. O nasômetro pode, também, ser utilizado como técnica instrumental de retroalimentação para reduzir a hipernasalidade.[38]

Alterações vocais gerais e não diretamente relacionadas com a falha da separação entre a cavidade oral e a parte nasal da faringe, estarão manifestas por alterações do *loudness* e do *pitch*. Elas devem ser abordadas com programas de terapia vocal adequadas a cada caso.[39]

As orientações sobre os cuidados gerais com a alimentação, os acompanhamentos pediátrico e otorrinolaringológico e as cirurgias em tempos adequados e com técnicas selecionadas são importantes para a saúde geral e prevenção de alterações das vias respiratórias, tão importantes para o funcionamento da tuba auditiva e ventilação da orelha média e a prevenção de otites de repetição ou prolongadas.

Patologias da orelha média instaladas devem receber o tratamento clínico necessário, com a utilização de antibióticos, antiflogísticos e medidas que combatam as afecções das fossas nasais e parte nasal da faringe e casos mais rebeldes podem exigir tratamento cirúrgico. Este pode incluir a remoção da amígdala faríngea, indicação que deve ser cuidadosamente estudada pela equipe de profissionais, em face do papel que ela desempenha no desenvolvimento da fala em crianças com fissuras palatinas.[26]

REFERÊNCIAS BIBLIOGRÁFICAS

1. Dixon MJ, Marazita ML, Beaty TH, Murray JC. Cleft lip and palate: Understanding genetic and environmental influences. *Nat Rev Genet* 2011;12(3):167-78.

2. Gollop TR. Genética craniofacial. In: Altmann EBC. *Fissuras labiopalatinas.* Barueri, SP: Pró-Fono; 1992. p. 39-58.
3. Burg ML, Chai Y, Yao CA *et al.* Epidemiology, etiology, and treatment of isoleted cleft palate. *Front Physiol* 2016;7:67.
4. Kang SL, Narayanan CS, Kelsall W. Mortality among infants born with orofacial clefts in a single cleft network. *Cleft Palate Craniofac J* 2012;49(4):508-11.
5. Bathia SN. Genetics of cleft lip and palate. *Brit Dent J* 1972;132:95-103.
6. Cohen Jr MM. Syndromes with cleft lip and palate. *Cleft Palate J* 1978;15(4):306-28.
7. Fraser FC. Etiology of cleft lip and palate. In: Grabb WC, Rosenstein SW, Bzoch KR (Eds.). *Cleft lip and palate: surgical, dental and speech aspects.* Boston: Little, Brown and Company; 1971.
8. Fogh-Andersen P. Incidence and aetiology. In: Edward M, Watson ACH (Eds.). *Advances in the management of cleft palate.* London: Whurr Publishers; 1993. p. 43-8.
9. Fogh-Andersen P. Epidemiology and etiology of clefts. In: Bergsma D (Ed). *Birth defects: original article series 7,7.* Baltimore: Williams and Wilkins; 1971:50.
10. Freitas JA, das Neves LT, de Almeida AL *et al.* Rehabilitative treatment of cleft lip and palate: experience of the Hospital for Rehabilitation of Craniofacial Anomalies/USP (HRAC/USP) - Part 1: Overall aspects. *J Appl Oral Sci* (Bauru) 2012;20(1):9-15.
11. Wilson JC, Frazer FC. *Handbook of teratology. General principles and etiology.* New York: Plenum Press; 1977. v. 1.
12. Veau V. *Division palatine.* Paris: Masson; 1931.
13. Bzoch KR. Rationale, methods and technique of cleft palate speech therapy. In: Bzoch KR (Ed.). *Communicative disorders related to cleft lip and palate.* 4. ed. Austin: Pro-Ed; 1997. p. 441-64.
14. Kernahan DA, Stark RB. A new classification for cleft lip and palate. *Plast Reconstr Surg Transplant Bull* 1958;22(5):435-41.
15. Silva Filho OG, Freitas JAS. Caracterização morfológica e origem embriológica. In: Trindade IEK, Silva Filho OG (Coord). *Fissuras labiopalatinas: uma abordagem interdisciplinar.* São Paulo: Livraria Santos; 2007. p. 17-49.
16. Spina V. A proposed modification for the classification of cleft lip and cleft palate. *Cleft Palate J* 1973;10:251-2.
17. Kernahan DA. The striped Y: a symbolic classification for cleft lip and palate. *Plast Reconstr Surg* 1971;47(5):469-70.
18. Elasahy N. The modified striped Y: a systematic classification for cleft lip and cleft palate. *Cleft Palate J* 1973;10:247-50.
19. Millard Jr RD. *Cleft craft: The Evolution of its Surgery: Vol 1. The Unilateral Deformity.* Boston: Little, Brown and Company; 1976.
20. Millard Jr RD. *Cleft Craft: The Evolution of its Surgery: Vol 2. Bilateral and Rare Deformities.* Boston: Little, Brown and Company; 1977.
21. Millard Jr RD. *Cleft Craft: The Evolution of its Surgery: Vol 3. Alveolar and Palatal Deformity.* Boston: Little, Brown and Company; 1980.
22. Tessier P. Anatomical classification facial, craniofacial and latero-facial clefts. *J Maxillofac Surg* 1976;4(2):69-92.
23. Dhillon RS. The middle ear in cleft palate children pre and post palatal closure. *J R Soc Med* 1988;81(12):710-3.
24. Paradise JL. Otites media in infants and children. *Pediatrics* 1980;65:917-43.
25. Maue-Dickson W, Dickson DR, Rood SR. Anatomy of the Eustachian tube and related strutures in age matched human fetuses with and without cleft palate. *Trans Sect Otolaryngol Am Acad Ophthalmol Otolaryngol* 1976;82(2):159-64.
26. Gereau SA, Shprintzen RJ. The role of adenoids in the development of normal speech following palate repair. *Laryngoscope* 1988;98(3):299-303.
27. Spriestersbach DC, Darley FL, Morris HL. Language skills in children with cleft palates. *J Speech Hear Res* 1958;1(3):279-85.
28. Morris HL. Communication skills of children with cleft lips and palates. *J Speech Hear Res* 1962;5:79-90.
29. Winnicott DW. *Os bebês e suas mães.* São Paulo: Martins Fontes; 1986.
30. Drotar D. The adaptation of parents to the birth of an infant with a congenital malformation: a hypothetical model. *Pediatrics* 1975;56(5):710-7.
31. Tabith JR. A. A relação do orgânico com o subjetivo na origem dos distúrbios de linguagem. In: Pavone S, Rafaeli YM. *Audição, voz e Linguagem: a clínica e o sujeito.* São Paulo: Cortez Editora; 2005.
32. Behlau MS, Pontes PAL. Desordens vocais no paciente com inadequação velofaríngea. In: Altmann EBC (Orgs.). Fissuras labiopalatinas. Carapicuíba, SP: Pro-Fono; 1994. p. 385-99.
33. Tabith Júnior A, Gonçalves CG, Bento Gonçalves CGA. Laryngeal malformations in the Richieri-Costa and Pereira form of acrofacial dysisstosis. *Am J Med Genet* 1996;66(4):399-402.
34. Bloch PO. Papel do foniatra no tratamento dos pacientes com fissuras labio-palatinas. In: Lessa S, Carreirão S. *Tratamento das fissuras labio-palatinas.* Rio de Janeiro: Ed. Interamericana; 1981.
35. Tabith JR. A. Distúrbios da comunicação em portadores de fissuras labiopalatinas: aspectos foniátricos. In: Melega JM (Orgs.). Cirurgia plástica - Fundamentos e arte. São Paulo: Medsi; 2002.
36. Altmann EBC. Tratamento fonoaudiológico. In: Altmann EBC (Orgs.). *Fissuras labiopalatinas.* Carapicuíba, SP: Ed. Pro-Fono; 1992. p. 345-84.
37. Kawano M, Isshiki N, Honjo I *et al.* Recent progress in treating patients with cleft palate. *Folia Phoniatr Logop* 1997;49(3-4):117-38.
38. Dalston MR. The use of nasometry in the assessment and remediation of velopharyngeal inadequacy. In: Bzoch KR (Ed.). *Communicative disorders related to cleft lip and palate,* 4th ed. Austin: Pro-Ed; 1997. p. 331-46.
39. Behlau MS, Gonçalves MIR. Terapia para as desordens vocais propriamente ditas. In: Altmann EBC (Org). *Fissuras labiopalatinas.* Carapicuíba, SP: Pro-Fono; 1992. p. 401-8.

AVALIAÇÃO FONIÁTRICA DO IDOSO

Gisele Vieira Hennemann Koury

O envelhecimento é um fenômeno dinâmico, natural, intrínseco e universal, que ocorre em todos os seres vivos, sendo desigual nas diferentes espécies e nas células, órgãos e sistemas que constituem estes indivíduos. Possui caráter progressivo e degenerativo. Envelhecer não significa adoecer. Ocorrem mudanças biológicas, psicológicas e sociais que interferem na execução das diversas atividades possíveis ao ser humano, sendo que a capacidade de adaptação a estas mudanças, a eficiência funcional obtida e as reservas cognitivas que o indivíduo conseguiu formar ao longo do seu desenvolvimento darão ao indivíduo mais ou menos recursos para uma resposta adequada aos desafios diários de sua vida. Desta forma podemos ter um envelhecimento "saudável" (senescência), onde há alterações fisiológicas mantendo a adaptação, a eficiência funcional e o uso de reservas cognitivas e corporais, permitindo uma vida ativa e independente, em todo o contexto biopsicossocial, contrapondo-se ao envelhecimento "patológico" (senilidade), onde há debilidades nestas interações, manifestando-se como dificuldades na execução das atividades da vida diária em um contexto amplo. A senescência é, geralmente, resultado de uma vida saudável, onde os cuidados com a alimentação, a realização de atividades físicas, a preservação de relações sociais significativas e os cuidados com as doenças crônicas foram realizados.

A Organização Mundial da Saúde considera idosa a pessoa acima de 60 anos em países em desenvolvimento. Em países desenvolvidos, é idoso o indivíduo acima de 65 anos. Representam um grupo heterogêneo de pessoas, necessitando de enfoque particularizado do processo saúde-doença e diferenciado dos outros grupos populacionais. Os comprometimentos funcionais no envelhecimento, que geram incapacidades, formam os "Gigantes da Geriatria" ou "5 Is", que são as principais síndromes observadas em pacientes geriátricos: insuficiência cognitiva, instabilidade motora, imobilidade, iatrogenia e incontinência urinária e fecal. A Organização Pan-Americana de Saúde (2012) adicionou a Incapacidade Comunicativa e a Insuficiência Familiar por ocasionar ou amplificar, nos idosos senis, as incapacidades para as atividades da vida diária.

Segundo o IBGE (2015), a população acima de 60 anos, passou de 9,7% em 2004 para 13,7% em 2014. Há diferenças regionais neste grupo, sendo maior nas Regiões Sul (15,2%) e Sudeste (15,1%) e menor na Região Norte (9,1%). Este segmento populacional é formado, predominantemente, por mulheres (55,7%), que apresentam, em média, 4,8 anos de estudo, moram majoritariamente nas cidades (84,1%), vivem sozinhos (42,3%) e com rendimento de até um salário mínimo (49%). A maior parte é formada por aposentados pela previdência social (57,5%), sendo que 29,1% exercem atividade laboral. Neste grupo há mais homens trabalhando (41,9%) que mulheres (18,9%). Somente 13,6% praticam atividades físicas. Oitenta e quatro por cento dos idosos necessitam de alguma ajuda para as atividades da vida diária (AVD), sendo que 6,8% apresentam limitações funcionais. Através de projeções, estima-se que haverá aumento desta faixa etária de 18,6% em 2030, e de 33,7% em 2060.

O Estatuto do Idoso, efetivado pela Lei nº. 10.741, de 1º de outubro de 2003, assegura amplos direitos a esta parcela da população, incluindo alimentação, saúde, educação, cultura, esporte, trabalho, habitação e assistência social. Será necessária uma mudança conceitual da sociedade e dos sistemas de saúde para realizar os cuidados e a integração biopsicossocial desta parcela da população diante desse rápido envelhecimento populacional.

REPERCUSSÕES DO ENVELHECIMENTO NA COMUNICAÇÃO

No processo de envelhecimento, há alterações tanto no sistema de entrada de informações sobre o mundo que nos cerca, realizadas pelos aferentes sensoriais, quanto no sistema eferente de resposta a estas informações, alterando a conduta dele em relação ao mundo que o cerca. Estas respostas podem estar adaptadas e ocasionar uma eficiência na execução de tarefas. Se isto não ocorre, a comunicação com uma troca eficaz de informações pode não acontecer, alterando o papel ativo deste indivíduo na sociedade.

A visão inicia sua deterioração óptica a partir dos 40 anos, evoluindo para degeneração neural retiniana a partir dos 60 anos, sendo estas alterações aceleradas por patologias cardiovasculares, metabólicas e neurodegenerativas. A presbiopia ocasiona, progressivamente, dificuldade para percepção de profundidade, cores, contrastes e texturas, adaptação ao escuro e rastreio de objetos em movimento. Isto gera entrada de informações ambientais distorcidas a cerca de 1/3 do sistema nervoso central, que está relacionado com este sentido, o que ocasiona maior tendência a desequilíbrio e quedas, ansiedade, erros na leitura de tarefas e administração de medicamentos, afetando diretamente as AVD.

A audição envelhece de maneira insidiosa, acentuando-se a partir dos 50 anos, variando em sua velocidade e intensidade em razão de fatores orgânicos ou externos (como exposição a ruídos e agentes ototóxicos). Afeta em torno de 30 a 35% dos idosos. A presbiacusia, de acordo com a fisiopatologia envolvida na perda auditiva, gera vários padrões de apresentação, classificada por Schuknecht e modificada por Johnson & Hawkins, em basicamente seis categorias: sensorial, neural, metabólica, mecânica, vascular e central. Estas alterações ocasionam uma redução progressiva da percepção de fonemas, principalmente aqueles consonantais contidos em altas frequências do espectro da fala e que são percebidos em intensidades mais próximas aos limiares de normalidade auditiva. Isto é agravado na presença de ruído ambiental, agente físico que é habitual nos ambientes comunicativos. Na presbiacusia são frequentes as queixas de ouvir, mas não entender, de piora da compreensão no ruído, incômodo com sons de intensidade mais forte, presença de zumbido e dificuldade para perceber sons mais agudos do espectro sonoro. As dificuldades desta população relacionadas com a localização sonora, com os aspectos temporais do som e com a audição dicótica não refletem, diretamente, a redução da audição periférica. São resultado da interação destas perdas com a deterioração progressiva da reserva funcional do sistema nervoso auditivo central, da função executiva e da cognição. Em alguns casos, mesmo com discretas alterações na via auditiva periférica, as alterações do processamento auditivo central, associadas a alterações do processamento cognitivo *top-down* e uma compensação ineficiente do córtex pré-frontal podem ocasionar dificuldades de compreensão da fala. Observa-se, no idoso, uma vantagem da orelha direita em tarefas dicóticas verbais. A redução da velocidade de processamento da informação auditiva e do uso de habilidades linguísticas do tipo *top-down* nos idosos dificultam o refinamento precoce da informação recebida. O declínio da função auditiva está correlacionado com a redução secundária da interação social, da qualidade de vida e da exacerbação de quadros depressivos e demenciais. A presença de zumbido, associado ou não à perda auditiva, pode desencadear transtornos na comunicação, alterações de humor, insônia, isolamento social e pânico, reduzindo a qualidade de vida.

O olfato e o paladar funcionam conjuntamente para a percepção dos sabores, estando afetados em cerca de 50% das pessoas entre 65 e 80 anos. Ocorre a perda de receptores periféricos, assim como modificações nas vias centrais. Em doenças neurodegenerativas, como Parkinson e demência do tipo Alzheimer, esta proporção pode chegar a 90% dos casos, sendo apontado por alguns pesquisadores como um biomarcador precoce nestas patologias. Fatores nutricionais, infecciosos e endócrinos podem acentuar estas alterações. Alterações no olfato e paladar colocam estas pessoas sob risco ambiental e nutricional, pois reduzem a capacidade de reconhecer perigos (fumaça, comida estragada), diminuem o apetite e o prazer alimentar e aumentam o consumo de sal, gorduras e açúcar, aumentado a ocorrência de doenças cardiovasculares e metabólicas e de disfagia. A disfagia, além dos riscos associados às infecções respiratórias, à integridade física e nutricional do indivíduo, pode desencadear isolamento social, transtornos de humor, influenciando nos processos comunicativos destes indivíduos.

Observa-se, nesta população, um aumento dos limiares táteis as custas da redução e hipofuncionalidade dos corpúsculos de Paccini e Meissner, relacionados com a sensibilidade pressórica. Com isto, é reduzido o reconhecimento da forma, temperatura e volume dos objetos circundantes e a percepção deles em contato com o corpo é alterada. Há redução da propriocepção e cinestesia, com a diminuição da informação sensorial sobre o posicionamento dos membros e articulações, podendo comprometer o equilíbrio e a coordenação dos idosos. Muitos estudos tentam relacionar esta redução da aferência sensorial como relacionada com alterações de funções cognitivas não relacionadas com atos motores, especialmente em funções executivas, visuoespaciais, de linguagem e comportamentais. Esta suposição estaria ancorada nas aferências deficitárias oferecidas ao cerebelo, que, por meio de redes neurais, se liga a áreas associativas dos hemisférios cerebrais. Alterações do equilíbrio propiciam quedas, imobilismo e limitação para as AVD, tanto básicas quanto instrumentais.

Associado a esta diminuição das entradas sensoriais, temos a redução progressiva do número de neurônios e neurotransmissores no sistema nervoso central. Nesta faixa etária, a resposta plástica ao estímulo ainda é presente, porém, menos eficaz. A estabilidade maturacional que confere especificidade e eficiência às redes neurais reduz significativamente a plasticidade cerebral. A reserva cognitiva é preciosa nesta idade. Alterações no desempenho da memória operacional e de curto prazo podem dificultar a aquisição e evocação de informações. Estas alterações podem ser agravadas pelo uso de medicações, transtornos emocionais (ansiosos e depressivos), perdas sensoriais (visuais e auditivas) e outros estresses emocionais e laborais. A escolaridade, principalmente quando relacionada com atividades diferentes do usual e com desafios mentais, exerce efeito protetivo à cognição e deve ser estimulada. O declínio nas funções executivas aumenta os riscos físicos destas pessoas, a falta de adesão aos tratamentos propostos e a instalação de incapacidades irreversíveis para as AVD, podendo preceder o início de quadros demenciais em 7 a 10 anos. É um marcador importante da senilidade.

Os transtornos depressivos acometem de 5 a 35% desta faixa etária. Diversos fatores propiciam a depressão, como o próprio envelhecimento e a percepção de finitude, a perda do papel social e econômico, a polifarmacologia, as doenças e incapacidades temporárias ou permanentes, o isolamento, as perdas e lutos. A depressão pode-se manifestar de forma atípica, como queixas somáticas, distúrbios de comportamento, lentificação do raciocínio, diminuição da capacidade intelectual e dificuldades de concentração e memória, interferindo nas AVD e se confundindo com outras patologias, como a demência.

A linguagem é influenciada pelos processos cognitivos em declínio na velhice. A análise dos aspectos semânticos e lexicais da linguagem nem sempre apresentam prejuízos. A perda da fluência do discurso do idoso muitas vezes decorre das excessivas explicações, do uso de estruturas arcaicas e do declínio na produção de palavras (geralmente secundária à anomia, "aquela palavra na ponta da língua" que não é encontrada). A fala mais prolongada e irrelevante ao assunto pode demonstrar um declínio na inibição do lobo pré-frontal. Algumas funções cognitivas, como atenção, percepção, velocidade, resolução de problemas, memória e funções executivas do lóbulo frontal do cérebro se tornam menos eficazes. Ocorre diminuição na velocidade de processamento cognitivo do idoso, promovendo um desempenho menos eficiente em decorrência do reduzido tempo de manutenção de informações necessárias para a resolução de problemas. A memória episódica, relacionada com os fatos experenciados pelo indivíduo, é mais preservada do que a memória de trabalho e de curto prazo. A lembrança do passado é frequente. O discurso geralmente é autobiográfico e subjetivo (Teoria da Seletividade Socioemocional).

A linguagem expressiva do idoso senescente geralmente é mais afetada que a compreensão. A produção dos fonemas é menos clara, secundária as alterações anatômicas e fisiológicas do aparelho estomatognático e neurológico que modificam a precisão e velocidade articulatória, apesar de não dificultar demasiadamente sua compreensão.

O uso de vários medicamentos ao mesmo tempo (polifarmacologia) nesta população, pode ocasionar iatrogenias, causadas tanto pelos erros no gerenciamento de seu uso pelo idoso como pela interação entre as medicações, gerando alterações que afetam diversas áreas como cognição, atenção, funções executivas, equilíbrio e percepções sensoriais, podendo ocasionar transtornos na comunicação.

Nesta população é, portanto, importante suprir os *inputs* sensoriais, estimular a memória de trabalho, a atenção e a velocidade de processamento e promover a valorização do *self,* tirando proveito da memória episódica, valorizando a compreensão do contexto e dos aspectos globais do discurso do interlocutor e da habilidade de produzir narrativas interessantes e marcada pela riqueza na expressão das emoções do idoso.

AVALIAÇÃO FONIÁTRICA EM GERIATRIA

Em decorrência de várias morbidades concomitantes que geralmente ocorrem nos idosos, a abordagem centrada na queixa principal pode incorrer em graves erros diagnósticos. Na população geriátrica, a avaliação multidimensional e transdisciplinar pode propiciar o entendimento do contexto múltiplo e complexo de saúde-doença de uma forma mais compreensiva, facilitando a intervenção e recuperação da pessoa, e não só de uma patologia. A Avaliação Geriátrica Ampla é o "coração e alma" da Medicina Geriátrica. Neste entendimento, o importante é a qualidade de vida e independência, a manutenção da capacidade funcional. A ausência de doença é rara nesta faixa etária, mas não pode, nem deve, ser "ausência de vida". O idoso saudável passa a ser a pessoa física e mentalmente adaptada às suas demandas diárias, autônomo, socialmente integrado, com independência econômica, dentro de um núcleo familiar apoiador. Alterações nestes aspectos podem ocasionar incapacidades funcionais e redução da qualidade de vida. Mais do que em qualquer outra faixa etária, este grupo sofre de doenças terminais que requerem profissionais competentes e sensíveis ao sofrimento da pessoa idosa e de sua família, um médico "do corpo e da alma".

Na Avaliação Geriátrica Ampla, é importante a visão do foniatra, que se depara, dentro da equipe transdisciplinar, com aspectos disfuncionais peculiares, que podem desencadear ou perpetuar a dependência e a perda da adaptação funcional. Devem ser avaliados as deficiências sensoriais, a função cognitiva e emocional, o equilíbrio e a mobilidade, o estado nutricional, as condições ambientais, a funcionalidade para as atividades da vida diária e o suporte familiar e social. A avaliação, portanto, inclui a história clínica, o exame físico, avaliação funcional e psicossocial, possibilitando um diagnóstico global do idoso e facilitando o planejamento individualizado de sua reabilitação e acompanhamento a curto, médio e longo prazo. Geralmente são utilizadas nesta avaliação multidimensional escalas e testes qualiquantitativos.

A anamnese deve ser realizada, preferencialmente, com o idoso e um acompanhante, que participe de sua vida diária e tenha um vínculo positivo com o paciente. Isto permite melhor entendimento das incapacidades relatadas pelo idoso, da percepção saúde-doença pelo paciente e de seus familiares e da orientação mais eficaz das medidas necessárias para superar as dificuldades observadas. Deve ser realizada de forma semiaberta, sendo direcionada a aspectos específicos quando estas informações forem pertinentes. São importantes a confiança e o estabelecimento de uma boa relação médico-paciente-família/cuidador. Isto gerará maior adesão ao tratamento e melhores resultados.

Na avaliação das deficiências sensoriais, a visão e audição tomam lugar de destaque por serem frequentes, gerarem incapacidade para realizar as AVD e aumentarem o risco de declínio funcional. Nos casos onde o paciente não percebe alterações visuais e resiste às orientações de procurar um oftalmologista, a escala de sinais de Snellen, que utiliza sinais em forma de E em diversas posições com redução de tamanho progressiva para a medição da acuidade visual auxilia na aceitação das dificuldades e necessidade de intervenção.

A avaliação audiológica deve ter acompanhamento periódico em razão da degeneração progressiva e seu impacto nos transtornos depressivos e de isolamento. Nos casos de recusa, sugere-se a testagem durante a consulta, utilizando a escuta e repetição de palavras faladas pelo foniatra, com e sem o apoio da leitura orofacial, contendo componentes consonantais surdos e sonoros de altas frequências (/f/-/v/ e /s/-/z/), médias frequências (/g/-/k/) e baixas frequências (/b/-/p/ e /m/-/n/), fornecendo ao examinado e seu acompanhante a percepção de suas falhas, até então não admitidas. Isto facilita abordar a necessidade de uma pesquisa audiológica instrumental. A avaliação audiológica deve conter a audiometria tonal, logoaudiometria e impedanciometria, para investigar se o idoso tem acesso aos diversos sons que compõem a fala na comunicação interpessoal em condições de silêncio. Complementa-se esta avaliação com os testes comportamentais de processamento auditivo nos casos onde:

- Ocorre o acesso aos sons da fala, com ou sem uso de aparelhos de amplificação sonora, porém a compreensão da mensagem não é obtida na presença de ruído ou fala competitivos.
- Há necessidade de muito esforço auditivo por parte do idoso nas AVD.
- Ocorre dificuldade com a fala rápida.
- Existem aspectos cognitivos envolvidos (atenção e memória).
- Houve muito tempo de privação sonora.

Sugerimos para a avaliação comportamental do processamento auditivo central alguns testes que compõem a bateria de Pereira e Schochat:

- *Teste de localização sonora:* teste diótico que avalia a habilidade de localização sonora, discriminando a direção da fonte sonora. Nos idoso, as alterações cocleares e a assimetria das vias reduzem a informação espacial de tempo e intensidade.
- *Teste de memória sequencial de sons verbais em sequência (com 4 sons):* teste diótico, que avalia a habilidade de ordenação temporal, discriminando sons verbais em sequências. Alterações na memória de trabalho e no processamento temporal podem interferir na execução do teste.
- *Teste de memória sequencial de sons não verbais em sequência (com 4 sons):* teste diótico, que avalia a habilidade de ordenação temporal, discriminando sons não verbais em sequências. Alterações na memória de trabalho e no processamento temporal podem interferir na execução do teste.
- *Teste dicótico de dígitos:* teste dicótico, que avalia a habilidade de figura-fundo para sons verbais, reconhecendo sons verbais de forma livre (etapa de integração binaural) ou de escuta direcionada direita ou esquerda (etapa de separação binaural e processo de atenção sustentada). Este teste tem padrão de normalidade para idosos com e sem perda auditiva neurossensorial. Importante para avaliar a desvantagem da orelha esquerda nas tarefas dicóticas, que aumenta com a idade em decorrência da redução no desempenho cognitivo e na troca de informações inter-hemisféricas, associada à degeneração do corpo caloso e das funções executivas do lobo frontal de atenção direcionada e inibição de estímulos distratores.
- *Testes de ordenação temporal:* geralmente realizados de forma dicótica, avaliam a habilidade de diferenciação de estímulos apresentados em rápida sucessão. Podem ser feitos de forma monótica para a avaliação do desempenho, no mesmo indivíduo, antes e após treinamento acusticamente controlado, quando as orelhas não apresentarem limiares auditivos simétricos. O teste de padrão de frequência melódico (TPF) e teste de padrão de duração melódico (TPD) de Taborga-Lizarro, contidos na bateria de Pereira e Schochat, avaliam sequências aleatórias de três ou quatro sons, respectivamente, com frequências de 440 Hz ("grosso") e 493 Hz ("fino") e com duração de 500 ms ("curto") e 2000 ms ("longo"). O indivíduo avaliado imita ou nomeia a sequência de sons. Nestes testes, o reconhecimento do padrão global é tarefa do hemisfério direito, enquanto o hemisfério esquerdo nomeia e ordena a sequência de estímulos. O TPF é considerado difícil em virtude da proximidade das frequências avaliadas. Também deve

ser avaliado o limiar audiométrico nesta faixa de frequências e se há audibilidade suficiente para a realização do teste. O TPD é considerado um teste fácil em razão da grande diferença da duração dos sons utilizados. Existem outros testes semelhantes, fora desta bateria, com diferentes frequências e durações dos estímulos, podendo ser utilizados em casos onde haja necessidade de adequação dos desafios ou impossibilidade de utilização destes testes.

Além dos testes desta bateria, é sugerido o uso do RGDT (*Randow Gap Detection Test*), que é um teste de resolução temporal, onde há a discriminação do intervalo entre dois estímulos sonoros, que variam de zero a 40 ms, apresentados em ordem aleatória. Ele é considerado como uma tarefa cortical, associada ao processamento fonológico, à discriminação auditiva, à linguagem receptiva e à leitura. Indivíduos que conseguem identificar intervalos de silêncio até 20 ms possuem, por exemplo, a capacidade de discriminar /p/ e /b/, pois esta é a diferença de duração entre os sons destes fonemas. Os idosos apresentam dificuldade com variações acústicas rápidas, que caracterizam as consoantes. Apresentam dificuldade na identificação do VOT[*] (*voice onset time*) e na percepção da fala no ruído, que necessitam de uma boa resolução temporal.

A avaliação do fechamento auditivo em idosos é importante, pois normalmente há redução da riqueza de pistas acústicas (*bottom-up*) por danos cocleares com exigência de remontagem da mensagem original, apesar da pobre informação de entrada a ser recuperada por meio da cognição (*top-down*). Geralmente os idosos se queixam de falta de compreensão ou muito esforço para entender em ambiente com competição sonora. Neste processo, o processamento temporal e a atenção são imprescindíveis. Quanto menor a relação sinal/ruído, mais reserva cognitiva será exigida. A avaliação da habilidade de fechamento com o teste de fala com ruído, nesta população, se torna difícil, pois o material de fala utilizado (monossílabos associados, monotonicamente, a ruído branco) reduz uma informação que não é significativa para evocar a memória auditiva da palavra original. Para o idoso, com entrada da informação auditiva empobrecida, isto se torna muito difícil. Sugere-se o uso do teste lista de sentenças em português. Para avaliar os limiares de reconhecimento no silêncio e no ruído. Como as sentenças foneticamente balanceadas gravadas possuem maior significado intrínseco, esta avaliação nos daria uma melhor ideia do desempenho da discriminação do idoso nas situações de fala no silêncio e com ruído competitivo com as quais ele se depara no mundo real.

Na avaliação cognitiva, o Miniexame do Estado Mental (MEEM) é o mais utilizado mundialmente, possibilitando a avaliação da orientação, atenção, cálculo, linguagem, memória imediata e de evocação e habilidades visuoespaciais. Apresenta sensibilidade de 20 a 50% para detecção de Comprometimento Cognitivo Leve (CCL) e de 75 a 80% para demência. Destaca-se a importância da avaliação cognitiva no idoso de forma quantitativa e objetiva em razão da grande variabilidade biopsicossocial apresentada por estes indivíduos e pela falta de percepção destas alterações em uma parcela dessa população. É aconselhável associar este instrumento ao teste do desenho do relógio e o teste de fluência verbal, que avaliam funções executivas.

No teste do desenho do relógio solicita-se ao paciente desenhar o mostrador de um relógio analógico com os números. Em seguida, pede-se para que sejam adicionados os ponteiros do relógio, de horas e minutos com um horário específico, sendo verificado o formato do círculo, a posição correta dos ponteiros e a posição e/ou falta dos números. Permite avaliar aspectos verbais e não verbais da função temporofrontoparietal: compreensão do comando verbal, planejamento, memória visual, habilidade visuoespacial, programação e execução motora, conhecimento numéricos e pensamento abstrato. Sofre influência da escolaridade. Tem baixa sensibilidade para CCL.

O teste de fluência verbal-semântica, como descrito por Brucki *et al.*, avalia a linguagem, a memória semântica, o acesso lexical e as funções executivas por meio da fala, em 1 minuto, do maior número possível de animais.

O *Montreal Cognitive Assessment* – versão brasileira (MoCA), é um instrumento de rastreio cognitivo que avalia habilidades visuoespaciais e de função executiva, memória, atenção, concentração e memória de trabalho, linguagem e orientação, tendo maior valor preditivo para diferenciar demência de Alzheimer (DA), CCL e normalidade (sensibilidade de 90% para CCL, 82% para DA e especificidade de 92% para DA).

A função emocional deve ser investigada tanto para uma abordagem reabilitadora adequada como para o diagnóstico diferencial. A Escala de Depressão Geriátrica de Yesavage (*Geriatric Depression Scale-GDS*), proposta em 1982, assim como sua versão reduzida, que é composta de 15 perguntas sobre a percepção das próprias emoções, permite triar casos que requeiram uma abordagem específica.

O equilíbrio e a mobilidade devem ser avaliados e monitorados, pois interferem diretamente na

---

[*] VOT – na fonética, o tempo de início da voz é uma característica da produção de consoantes oclusivas. É definido como o tempo decorrido entre a liberação de uma consoante oclusiva e o início da vocalização, a vibração das pregas vocais ou, de acordo com outros autores, a periodicidade.

independência e capacidade funcional. A avaliação rotineira para o equilíbrio (*bedside tests*) realizada em uma consulta otorrinolaringológica deve ser realizada. Principalmente nos quadros onde há mudança súbita do equilíbrio, a execução de testes provocativos como os HINTS (**H**ead **I**mpulse Test, **N**istagmo Semiespontâneo, **T**este do **S**kew Deviation) podem identificar precocemente o envolvimento do sistema nervoso central, principalmente relacionados com infartos cerebelares e em tronco cerebral. A mobilidade e equilíbrio funcional, principalmente enfocando alterações musculoesqueléticas em membros inferiores que interferem na marcha, instabilidade postural e predispõe a quedas, geralmente é avaliada pelo *Timed Up and Go Test*. Neste teste, a tarefa consiste em levantar de uma cadeira com apoio em torno de 46 cm de altura e braços de 65 cm de altura, caminhar 3 metros, virar em direção à mesma cadeira, voltar e sentar-se novamente. O tempo deve ser cronometrado, sendo considerado normalidade 10 segundos para adultos e 12 segundos para idosos. Outros testes, avaliando aspectos funcionais diferentes da mobilidade podem ser utilizados, como a Escala de Equilíbrio de Berg, o teste de Alcance Funcional Anterior e a Escala de Tinetti, porém, apresentam uma execução mais demorada.

O estado nutricional destes pacientes deve ser observado, pois está associado a maiores riscos de morbidade e mortalidade. Fatores relacionados como alterações sensoriais e digestivas, polifarmacologia, perda de dentes, próteses mal-adaptadas, inapetência, depressão, isolamento, perda do papel social, uso de sondas rígidas e de grande volume, imobilidade, posicionamento e local de alimentação inadequados podem causar ou acentuar alterações nutricionais. Queixas de disfagia, perda de peso sem dieta restritiva associada, redução da mobilidade, pneumonias, índice de massa corporal reduzido (menor que 23) e sintomas psicológicos ou neurológicos devem ser investigados por equipe transdisciplinar.

As condições ambientais devem ser consideradas, pois ambientes impróprios promovem dependência, incapacidades funcionais e riscos físicos. Orientações sobre iluminação do ambiente, redução do ruído ambiental nos ambientes comunicativos, uso de pisos antiderrapantes em banheiros e cozinha, uso de calçados adequados pelos idosos, instalação de apoiadores no banheiro e retirada de tapetes devem ser realizadas visando melhora na comunicação e segurança destes indivíduos.

A funcionalidade para as AVD de forma independente está diretamente relacionada com sua cognição, estado emocional, possibilidade de comunicação e mobilidade. Sua avaliação qualitativa e quantitativa permite intervenções na prevenção, reabilitação e aconselhamento familiar visando otimizar a qualidade de vida deste paciente. Podemos utilizar o índice de Katz para avaliar as atividades básicas da vida diária, ou seja, o grau de independência para realizar tarefas de autocuidado e a escala de Lawton, para avaliar as atividades instrumentais da vida diária, ou seja, o grau de independência para realizar tarefas de administração do ambiente.

O suporte familiar e social deve ser observado, pois interfere na saúde física, emocional e funcional do idoso. Observar, na avaliação e exame físico, a presença de lesões corporais, como está a higiene pessoal, histórias de demora na busca de cuidados médicos, situações de falhas na execução das orientações, a presença de acompanhante nas consultas podem ser úteis na intervenção e proteção desta pessoa. Saber com quem o idoso pode contar quando precisa de ajuda, a periodicidade de contato com parentes próximos, a convivência com os amigos e como é sua espiritualidade nos dá subsídios para avaliar e orientar modificações que torne mais segura e de qualidade sua existência.

A partir do resultado proporcionado por esta avaliação, associado à percepção dos outros membros que compõem a equipe de atendimento deste idoso, podemos estabelecer diretrizes para reabilitar as funções que se encontram deficitárias, melhorando a capacidade funcional e a qualidade de vida do paciente.

BIBLIOGRAFIA

American Speech-Language-Hearing Association (Asha). Roles of speech-language pathologists in swallowing and feeding disorders: Technical report. Dysphagia document review and revision working group; 2001.

Bertolucci PH, Brucki SM, Campacci SR, Juliano Y. O mini-exame do estado mental em uma população geral: impacto da escolaridade. *Arq Neuropsiquiatr* 1994;52(1):1-7.

Brandão L, Parente MAMP. Os estudos de linguagem no idoso neste último século. *Estud Interdiscip Envelhec* 2001;3:37-53.

Carrau RL, Murry T, Howell RJ. *Comprehensive management of swallowing disorders.* 2nd ed. San Diego: Plural Publishing Inc; 2016.

Gorzoni ML, Fabbri RMA. *Livro de bolso de geriatria.* São Paulo: Editora Atheneu; 2013.

Howarth A, Shone GR. Ageing and the auditory system. *Postgrad Med J* 2006;82(965):166-71.

Instituto Brasileiro de Geografia e Estatística. *Síntese de indicadores sociais: uma análise das condições de vida da população brasileira: 2015.* Rio de Janeiro: IBGE; 2015. p. 137.

Isquierdo I. *Memória.* Porto Alegre: Artmed; 2011.

Karuka AH, Silva JAMG, Navega, MT. Análise da concordância entre instrumentos de avaliação do equilíbrio corporal em idosos. *Rev Bras Fisioter* 2011;15(6):460-6.

Kattah JC, Talkad AV, Wang DZ *et al*. HINTS to diagnose stroke in the acute vestibular syndrome three-step bedside oculomotor examination more sensitive than early MRI diffusion-weighted imaging. *Stroke* 2009;40(11):3504-10.

Lamas MC, Paúl CO. O envelhecimento do sistema sensorial: implicações na funcionalidade e na qualidade de vida. *Actas de Gerontologia* 2013;1(1):1-11.

Langmore SE. History of fiberoptic endoscopic evaluation of swallowing for evaluation and management of pharyngeal dysphagia: changes over the years. *Dysphagia* 2017;32(1):27-38.

Ministério da Saúde. *Atenção à Saúde do Idoso - Instabilidade postura e queda.* Caderno 4. Brasília: Editora MS; 1999. p. 40.

Ministério da Saúde. *Estatuto do idoso.* 3. ed. Brasília: Editora MS; 2013.

Monego ET, Costa EFA. Avaliação geriátrica ampla. *Revista da UFG* 2003;5(2):11-5.

Morais AA, Rocha-Muniz CN, Schochat E. Efficacy of auditory training in elderly subjects. *Front Aging Neurosci* 2015;7:78.

Organização Mundial da Saúde. *Relatório mundial de envelhecimento e saúde.* Genebra: OMS; 2015.

Pereira AMVB, Schneider RH, Schwanke CHA. *Geriatria, uma especialidade centenária.* Porto Alegre: Scientia Medica; 2009;19(4):154-161.

Puyuelo M, Rondal JA. *Manual de desenvolvimento e alterações da linguagem na criança e no adulto.* Porto Alegre: Artmed; 2007.

Queiroga BAM, Gomes AOC, Silva HJ. *Desenvolvimento da comunicação humana nos diferentes ciclos de vida. Parte 5. Quinto ciclo de vida: senescência.* Barueri, SP: Pró-Fono; 2015. p. 199-277.

DEFICIÊNCIA INTELECTUAL E PARALISIA CEREBRAL

Luciene Mayumi Sato
Gilberto Bolivar Ferlin Filho

DEFICIÊNCIA INTELECTUAL

Deficiência foi definida pela convenção sobre as pessoas com deficiência em 2007, da qual participaram 196 países, como um "Impedimento de natureza física, intelectual ou sensorial que, interagindo com diversas barreiras, pode obstruir sua participação plena e efetiva na sociedade com as demais pessoas", tendo sido promulgada em nosso país em 2009.

A questão de inclusão da deficiência intelectual (DI) tem contrastado com a história. Na antiguidade, o deficiente intelectual tinha poucas chances de sobrevivência no ambiente. Entre as primeiras sociedades, não era permitido ao deficiente ocupar um lugar sendo, nas sociedades mais complacentes, marginalizado. Talvez os egípcios tenham sido uma das poucas sociedades ocidentais onde os deficientes tenham sido relatados e mostrados em pinturas. Na idade média, na Europa, há registros que mostram os deficientes como seres "possuídos" e permeados por histórias de bruxaria sendo, eventualmente, sacrificados. Já neste último século, em especial na sua segunda metade, tem-se construído um ambiente inclusivo onde as potencialidades individuais são mais bem aproveitadas.

Dados da OMS apontam que 1% da população mundial apresenta deficiência intelectual, sendo a proporção para deficiência intelectual grave estimada em 6:1.000.

Não existe denominação socialmente estabelecida para a deficiência intelectual, chamada, muitas vezes, de retardo mental ou, ainda, doença mental. Entende-se por doença mental o conjunto de alterações que mudam o comportamento e o humor da pessoa, podendo prejudicar seu desempenho em várias esferas.

Ao longo do último século, diversos autores tentaram definir inteligência. David Wechler definiu como "a capacidade global do indivíduo para agir de modo intencional, pensar racionalmente e relacionar-se, de maneira eficaz, com seu ambiente". Elaborou escalas de avaliação tanto para adultos (*Wechsler Adult Intelligence Scale* – WAIS) como para a população infantil (*Wechsler Intelligence Scale for Children* – WISC). Vale lembrar que o padrão de normalidade estabelecido por esta forma de avaliação baseia-se em um conceito estatístico onde definiu-se que o quociente de inteligência (QI) (média = 100 ± 15).

Além das escalas Wechler, existem distintas formas de avaliação de inteligência como testes psicológicos, os testes não verbais, as escalas de comportamento adaptativo, entre outros.

Na última década, a *American Association on Intellectual and Developmental Disabilities* (AAIDD) propôs o termo DI para referir-se à deficiência caracterizada por limitações significativas em ambos os campos que são responsáveis pelo desempenho das habilidades sociais e práticas diárias, a saber: o funcionamento intelectual e o comportamento adaptativo. Além disso "a deficiência deve originar-se antes dos 18 anos de idade".

Por funcionamento intelectual entende-se a capacidade mental geral do indivíduo envolvendo a aprendizagem, o raciocínio e a resolução de problemas. A avaliação dessas habilidades pode ser realizada por meio dos testes de QI.

O comportamento adaptativo compreende o conjunto de habilidades apreendidas e utilizadas pela pessoa em sua vida cotidiana, envolvendo áreas conceituais, sociais e práticas. As limitações do comportamento adaptativo podem ser avaliadas por testes padronizados.

A Figura 21-1, adaptada da AAIDD, explicita as atividades envolvidas em cada habilidade do comportamento adaptativo.

Devem ser considerados: ambiente cultural da comunidade em que o indivíduo está inserido, a diversidade linguística e as diferenças culturais na forma como as pessoas se comunicam, se movimentam e se comportam.

A avaliação precisa sempre considerar que os impedimentos do indivíduo frequentemente coexistem com pontos fortes e que os níveis de funcionamento da vida do indivíduo podem melhorar se houver suporte personalizado oferecido por um período sustentado.

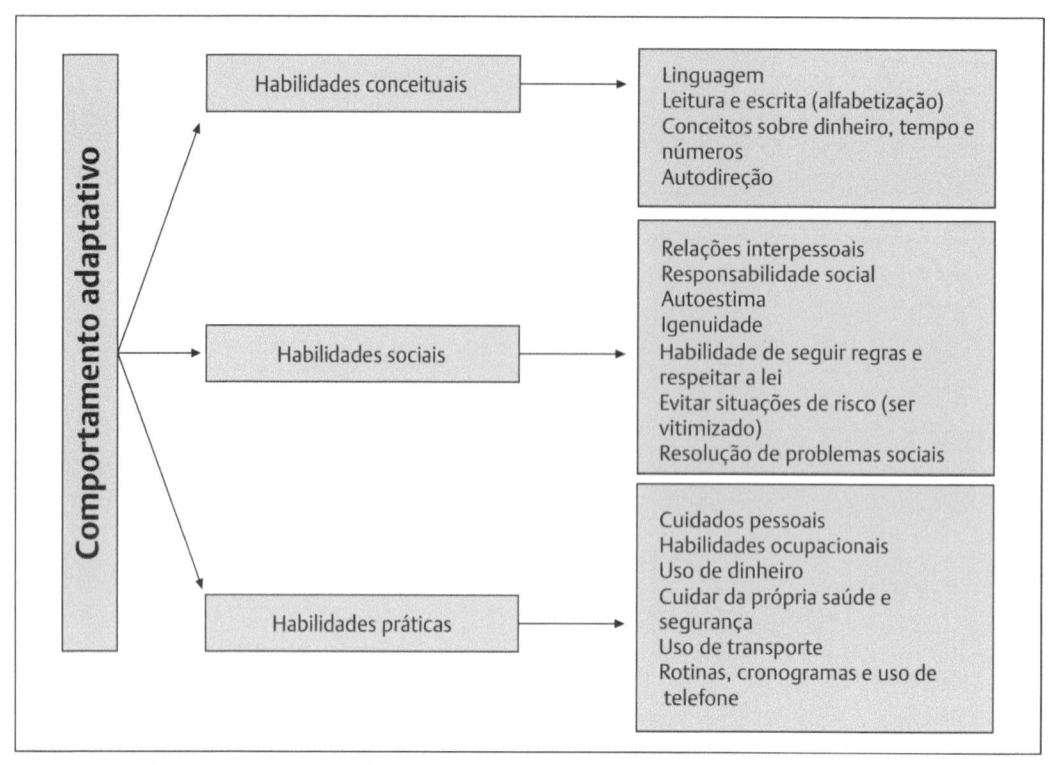

```
Comportamento adaptativo
├── Habilidades conceituais → Linguagem
│                              Leitura e escrita (alfabetização)
│                              Conceitos sobre dinheiro, tempo e números
│                              Autodireção
│
├── Habilidades sociais → Relações interpessoais
│                         Responsabilidade social
│                         Autoestima
│                         Igenuidade
│                         Habilidade de seguir regras e respeitar a lei
│                         Evitar situações de risco (ser vitimizado)
│                         Resolução de problemas sociais
│
└── Habilidades práticas → Cuidados pessoais
                           Habilidades ocupacionais
                           Uso de dinheiro
                           Cuidar da própria saúde e segurança
                           Uso de transporte
                           Rotinas, cronogramas e uso de telefone
```

Fig. 21-1. Atividades envolvidas nas habilidades do comportamento adaptativo. (Adaptada de American Association on Intellectual and Developmental Disabilities. Intellectual disability: definition, classification and systems of supports. Washington, DC: AAIDD, 2010.)

Howard Gardner, no final do século passado, propôs a teoria das inteligências múltiplas apresentando-as, inicialmente, como oito tipos distintos, sendo depois ampliados.

Gardner distingue as inteligências por ele propostas dos então denominados talentos individuais por meio de alguns critérios, como a capacidade de isolamento potencial por lesão cerebral; história de desenvolvimento distintas e um conjunto definível de desempenhos peritos de estados finais; existência de prodígios e outros indivíduos excepcionais; história evolutiva e uma plausibilidade evolutiva; apoio de achados psicométricos; apoio de tarefas psicológicas experimentais; uma operação ou um conjunto de operações centrais identificáveis e a suscetibilidade à codificação em um sistema simbólico.

As sete inteligências inicialmente propostas em seu livro mais famoso, "Estruturas da mente", editado em 1983 em língua inglesa ("*Frames of mind*"), são resumidamente descritas como a seguir:

1. *Linguística:* capacidade de usar palavras de forma efetiva (oral e escrita).
2. *Lógico-matemática:* capacidade de usar números de forma efetiva e como ferramenta do raciocínio.
3. *Espacial:* capacidade de perceber, com precisão, o mundo visuoespacial e de realizar transformações.
4. *Corporal-cinestésico:* perícia no uso corporal para expressar ideias e sentimentos. Habilidade manual inata para produzir ou transformar objetos.
5. *Musical:* capacidade de perceber, discriminar, transformar e expressar formas musicais (ritmo, tom, melodia, timbre).
6. *Interpessoal:* capacidade de perceber e fazer distinções no humor, intensão, motivação e sentimento de outra pessoa.
7. *Intrapessoal:* autoconhecimento e capacidade de agir de maneira a adaptar-se. Possui imagem precisa de si, suas limitações e forças.

Propôs depois, em "Inteligência, um conceito reformulado" ("*Intelligence reframed*"), de 1999, duas novas dimensões de inteligência:

8. *Inteligência naturalista:* habilidade para reconhecer e categorizar plantas, animais e outros elementos da natureza.
9. *Inteligência existencialista:* sensibilidade capacidade para lidar com questões profundas em torno da existência humana, como o significado da vida.

Como a própria deficiência intelectual em suas inúmeras faces, as causas da DI podem ser abordadas para fins didáticos, nas secundárias à alteração anatômica (lesões) ou nos assim ditos, defeitos de funcionamento do SNC. Ambos os grupos sofrem influências de fatores ambientais e genéticos.

Os transtornos genéticos podem ocorrer por alterações no número (polissomias) ou estrutura dos genes (mutações, deleções ou translocações), ou serem originadas por mutação individuais dos genes, podendo estar presente em apenas um dos cromossomos do par de alelos ou em ambos.

Fatores genéticos estão associados aos quadros de DI pré-natal, sendo as síndromes mais frequentes: Síndrome de Down (polissomia) e a síndrome do X frágil (mutação). Ainda de origem gênica, pode ocorrer alguns erros inatos do metabolismo como a fenilcetonúria, a galactosemia, o hipotireoidismo congênito, dentre outras.

Algumas doenças raras (afetam até 65 pessoas em cada 100 mil indivíduos, ou seja, 1,3 para cada 2 mil pessoas) podem cursar com deficiência intelectual. O número exato de doenças raras não é conhecido.

Quadro 21-1. Fatores Pré-Natais

↓ P parcial de O_2

↓ [Hb]

↓ Superfície placentária

Alterações da circulação materna

Tumores uterinos

Nó de cordão

Malformações de cordão

Prolapso e pinçamento de cordão

Infecções e parasitoses (LUES, rubéola, toxoplasmose, citomegalovírus, HIV)

Intoxicações (drogas, álcool, tabaco)

Radiações (diagnósticas ou terapêuticas)

Traumatismos (direto no abdome ou queda sentada da gestante)

Fatores maternos (doenças crônicas, anemia grave, desnutrição, mãe idosa)

Fonte: Rotta NT. Cerebral palsy, new therapeutic possibilities. *J Pediatr.* 2002;78(1):S48-S54.

Estima-se que existam de 6.000 a 8.000 tipos de doenças raras em todo o mundo, sendo 80% delas decorrentes de fatores genéticos. As demais decorrem de fatores infeciosos, imunológicos, ambientais, entre outras. Elas acometem um percentual significativo da população, devendo ser consideradas.

Os principais fatores externos de risco estão listados nos Quadros 21-1 a 21-3.

Eventualmente, podem apresentar etiologias idiopáticas para deficiência intelectual.

A avaliação multidisciplinar, especialmente para os casos limítrofes, é essencial e nem sempre simples, sendo o foniatra requisitado para o diagnóstico diferencial dos distúrbios da comunicação por meio das avaliações práxicas e perceptivo-auditivas e visuais, emprego de propedêutica armada e avaliação sucinta de fatores ambientais onde o indivíduo está inserido.

A "Classificação Internacional de Doenças" (CID), que em sua 10ª edição classificava a deficiência intelectual denominando-a "retardo mental", alinha-se, em sua 11ª edição, com a "Classificação Internacional de Funcionalidade" (CIF) e com o "manual diagnóstico e estatístico de transtornos mentais", 5ª edição (DSM-V), passando a adotar o termo "Distúrbio do desenvolvimento intelectual".

Além destas classificações, no contexto da reabilitação, a Classificação Internacional de Funcionalidade (CIF) é uma boa ferramenta, ainda que sua aplicação não seja tão convidativa por sua complexidade. Baseia-se em um modelo biopsicossocial e não leva em consideração as razões para a deficiência do indivíduo, classificando pela presença ou ausência de limitações e permitindo que as deficiências sejam comparadas independente da etiologia, usando uma medida comum. Apresenta-se, desta forma, como uma escala de saúde e incapacidade mundialmente válida. Sob sua visão a incapacidade é sempre o resultado da interação entre os atributos da pessoa e os atributos do contexto geral em que a pessoa vive.

Quadro 21-2. Fatores Perinatais

Fatores maternos	Fatores fetais	Fatores de parto
Idade da mãe	Primogenidade	Parto instrumental
Desproporção cefalopélvica	Prematuridade/Dismaturidade	Anomalias de posição
Anomalias da placenta, do cordão	Gemelaridade	Duração de trabalho de parto
Anomalias de contração uterina	Malformações fetais	Parto cesáreo/prematuro/ domiciliar
Narcose e anestesia	Macrossomia fetal	
	Anoxia	
	Hiberbilirrubinemia	

Fonte: Rotta NT. Cerebral palsy, new therapeutic possibilities. *J Pediatr.* 2002;78(1):S48-S54.

Quadro 21-3. Fatores Pós-Natais

Anoxia anêmica

Anoxia por estase

Anoxia anoxêmica

Anoxia histotóxica

Distúrbios metabólicos (hipoglicemia, hipocalcemia, hipomagnesemia)

Infecções (meningites)

Encefalites pós-infecciosas e pós-vacinais

Traumatismos craniencefálicos

Intoxicações (produtos químicos, drogas)

Processos vasculares (tromboflebites, embolias ou hemorragias)

Desnutrição

Fonte: Rotta NT. Cerebral palsy, new therapeutic possibilities. *J Pediatr.* 2002;78(1):S48-S54.

PARALISIA CEREBRAL

A Paralisia Cerebral (PC) é definida como uma disfunção neuromotora caracterizada por lesão encefálica não progressiva do SNC ainda imaturo, de caráter persistente, mas não invariável e existindo desde a primeira infância. É caracterizada por um comprometimento global do desenvolvimento sensório-motor, levando a alterações, principalmente da postura, dos movimentos e do tônus. Faz parte de um grupo heterogêneo e seu quadro clínico é diretamente secundário a esta lesão não evolutiva do encéfalo e, também, à influência que tal lesão exerce na maturação neurológica.

A PC foi descrita, pela primeira vez, em 1843, pelo ortopedista Willian John Little, sendo definida como patologia de diferentes etiologias, apresentando-se, especialmente, por rigidez muscular. Em 1897, Freud sugeriu a expressão paralisia cerebral, sendo consagrada, posteriormente, por Phelps, que utilizou o termo para se referir a um grupo de crianças com transtornos motores decorrentes de lesão do sistema nervoso central (SNC). Em 1959, ocorreu o Simpósio de Oxford e o termo PC foi atualizado para encefalopatia crônica não evolutiva (ECNE), sendo esta a terminologia utilizada atualmente.

A desordem motora da ECNE pode vir acompanhada de outras alterações como distúrbios de cognição, de comunicação, alterações comportamentais, crises epilépticas, distúrbios perceptivos, respiratórios e nutricionais.

Conforme estudo realizado em 2013, a prevalência de ECNE é de 2 em cada 1.000 crianças. Outros estudos apontam que a ECNE é a forma mais comum de incapacidade na infância, com prevalência de 1,5 a 3,8 a cada 1.000 nascidos vivos em diferentes áreas da Europa e dos Estados Unidos. Na Europa, a prevalência é de aproximadamente 0,43 a cada 1.000 nascidos vivos. Nos países desenvolvidos, a prevalência encontrada varia de 1,5 a 5,9/1.000 nascidos vivos. Estima-se que a incidência de PC nos países em desenvolvimento seja de 7 por 1.000 nascidos vivos. Uma das explicações para a diferença de prevalência entre estes dois grupos de países pode ser atribuída às más condições de cuidados pré-natais e ao atendimento primário às gestantes, dificuldades de acesso ao pré-natal nos países em desenvolvimento.

As taxas variam não apenas conforme a localização geográfica, mas também conforme parâmetros como peso ao nascer ou idade gestacional, apresentando altas taxas de prevalência em crianças nascidas pré-termo ou com baixo peso.

Quanto à expectativa de vida, evidências sugerem que adultos com ECNE que possuem alto nível funcional apresentam expectativa de vida pouco menor do que a população geral.

A etiologia é bastante variável, sendo resultado da associação da predisposição genética e de fatores ambientais intra e extrauterinos (Fig. 21-2).

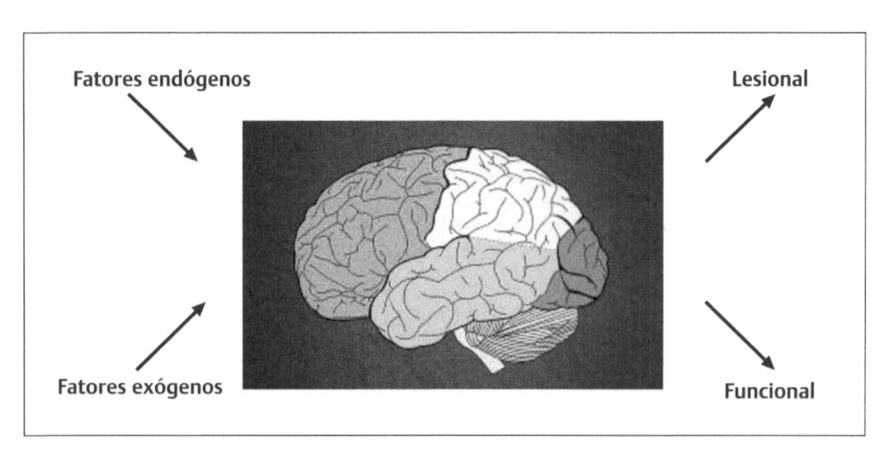

Fig. 21-2. Etiologia da ECNE e suas consequências.

Os principais fatores de risco são semelhantes ao DI e podem ser revistos nos Quadros 21-1, 21-2 e 21-3.

A causa mais frequente é a asfixia pré e perinatal, representando o maior contingente de comprometimento cerebral do recém-nascido (RN), sendo também a primeira causa de morbidade neurológica neonatal. Em seguida estão a prematuridade, o estado de mal convulsivo, infecções congênitas e infecções do SNC.

O grau de asfixia aguda pelas condições vitais do RN está relacionado com o índice Apgar. É considerado asfixiado RN com índice Apgar menor que 5 no primeiro minuto, e menor do que 7 no quinto minuto. Sabe-se que 95% das crianças com Apgar 3 no 5º minuto desenvolvem ECNE. A asfixia crônica está ligada à insuficiência placentária, que pode ocorrer em fetos pequenos ou dismaturos. O comprometimento cerebral pela diminuição de oxigênio pode ocorrer de duas formas, por hipóxia ou por isquemia. A hipoxemia está relacionada com a diminuição da concentração de oxigênio no sangue e a isquemia ocorre em decorrência da diminuição da perfusão de sangue no cérebro, sendo esta a mais importante forma de privação de oxigênio.

Quanto à idade gestacional (IG), diversos autores apontam que 36% das crianças com IG menor que 28 semanas têm ECNE. Em prematuros entre 28 a 32 semanas, esse índice é de 25%. Nas crianças com IG entre 32 a 38 semanas esse valor cai para 2,5%. Porém, na IG entre 38 a 40 semanas, o índice volta a crescer e chega a 32%. Portanto, a ECNE ocorre, principalmente, em prematuros e nascidos a termo.

O quadro clínico é variável, os sinais clínicos envolvem as alterações de tônus e presença de movimentos atípicos conforme a distribuição topográfica do comprometimento. O grau de comprometimento depende de fatores como a extensão da lesão e localização, natureza da lesão, período em que ocorreu, forma como a criança é estimulada e tratada ao longo do seu desenvolvimento e período de início dessa terapia. A severidade de comprometimentos da paralisia cerebral está associada às limitações das atividades e à presença de comorbidades. Os principais sinais e sintomas podem ser observados no Quadro 21-4.

A ECNE pode ser classificada de acordo com a característica mais dominante clínica (tipo de movimento) em: piramidal/espástica; discinética/coreoatetoica; atáxica. Podem, ainda, ser mistas com apresentação combinada destas formas. Pode, também, ser classificada quanto à distribuição anatômica em unilateral (que engloba as anteriormente classificadas como monoplégicas e hemiplégicas) e bilateral (que engloba as anteriormente classificadas com: diplégicas, triplégicas, quadri/tetraplégicas e com dupla hemiplegia), esta última mais frequente.

Quadro 21-4. Principais Sinais e Sintomas

Flacidez ao nascimento

Déficit de desenvolvimento neuropsicomotor (atraso ou alteração)

Pouco uso de mãos

Dificuldades de alimentação via oral

Dificuldades para cuidar do bebê

Bebê irritável, chora muito

Dificuldades de comunicação

Distúrbios cognitivos

Epilepsia, convulsões

Alterações de comportamento, mudanças de humor

Hiper-responsividade

Reflexos anormais

Movimentos assimétricos dos segmentos

Ausência de movimentos irrequietos

Movimentos recorrentes de extensão da perna

Movimentos repetitivos de abertura e fechamento da boca

Protrusão repetitiva de língua

Incapacidade de manter a cabeça em linha média

Postura corporal assimétrica

Persistência de resposta tônica cervical assimétrica (RTCA)

Punho cerrado

Braços e pernas em extensão

Existem outras formas de classificação, dentre elas está o *Gross Motor Function Classification System* (GMFCS) – Sistema de classificação da função motora grossa - que auxilia diferenciar por níveis de mobilidade funcional e discriminar a severidade da disfunção do movimento. Ela se baseia no movimento iniciado voluntariamente, com ênfase no sentar, transferências e mobilidade, sendo classificado de I (nenhuma ou mínima disfunção) até V, quando há total dependência requerendo assistência para mobilidade.

A *Manual Ability Classification System* (MACS) – Sistema de Classificação da Habilidade Manual - avalia a função manual de crianças e adolescentes com ECNE de 4 a 18 anos, conforme o desempenho bimanual durante as atividades de vida diária em sua casa, na escola ou na comunidade. Também possui cinco níveis, variando do I (indivíduos que manipulam objetos facilmente) até o nível V (indivíduos que não manipulam objetos e têm habilidade severamente limitada para desempenhar até mesmo ações simples).

Em relação à comunicação, há o Sistema de Classificação da Função de Comunicação (CFCS) para Indivíduos com Paralisia Cerebral que classifica o desempenho da comunicação diária do paciente. Essa classificação apresenta cinco níveis, levando em consideração o desempenho de funções como emissor e receptor, ritmo da comunicação, tipo de parceiro na conversação. Todas as formas de comunicação são consideradas: uso da fala, gestos, comportamentos, olhar fixo, expressões faciais e a comunicação suplementar e alternativa (CSA).

Assim como a DI, a ECNE pode ser classificada pela CIF de acordo com o grau de funcionalidade, sendo está classificação bastante utilizada.

AVALIAÇÃO FONIÁTRICA

Anamnese

A anamnese foniátrica nos casos de DI E ECNE segue os mesmos parâmetros utilizados na avaliação de crianças com outros distúrbios ou transtornos de comunicação, sendo realizada por meio de entrevista semiaberta.

A partir da suspeita iniciam-se os procedimentos para investigação diagnóstica. Vale destacar que em muitos casos de ambas as patologias a suspeita pode ser atrasada por não reconhecimento dos sinais pouco evidentes ao nascimento, devendo o profissional de saúde manter vigilância aos sinais clínicos e aos exames de triagem já bem estabelecidos. Excetuando os casos mais evidentes, não é infrequente a suspeita vir pelo responsável cuidador da criança que, em situação de fragilidade, procura profissionais de saúde que estejam ao seu alcance para dirimir suas preocupações iniciais.

Nos casos de DI, os atrasos no desenvolvimento motor da criança, sendo estes mais evidentes, levantam mais precocemente as suspeitas. A situação mais frequente no contexto da comunicação ocorre por falha na triagem auditiva neonatal e no atraso de fala, muitas vezes precedidos por outros sinais mais discretos. A suspeita de deficiência intelectual pode sobrevir, também, quando do aumento da demanda para os pequenos alunos já no início da idade escolar, evidenciado por dificuldades no aprendizado. Na ECNE, a procura frequentemente está relacionada com o atraso na fala.

Os dados do histórico gestacional, como idade gestacional, peso ao nascimento, índice Apgar, condições associadas de pré-natal, parto; intercorrências pós-natais podem dar pistas sobre a presença de algum comprometimento cerebral e possível diagnóstico de ECNE e DI, que podem coexistir. O DI e a ECNE comumente cursam com alterações no desenvolvimento neuropsicomotor (DNPM), portanto, é essencial avaliar os marcos do desenvolvimento destes pacientes. Outro aspecto importante é a investigação das comorbidades associadas. Pacientes tanto com ECNE como com DI podem apresentar diversas condições associadas como crises convulsivas, alterações auditivas, visuais, cognitivas, emocionais, respiratórias e nutricionais.

A epilepsia na ECNE pode surgir em qualquer época da vida, novos episódios podem alterar o quadro atual. O uso de algumas drogas para o tratamento das crises pode influenciar no ritmo de sono-vigília destas crianças, na parte cognitiva e também no quadro respiratório, por aumento de secreção pulmonar e sialorreia. Nestes casos é importante saber quais as medicações utilizadas.

Outro aspecto a ser levantado é sobre a alimentação e possíveis quadros de dificuldades na alimentação. Sabe-se que 19 a 99% dos pacientes com ECNE apresentam dificuldades para se alimentar, em diversos graus de comprometimento, estando intimamente ligado ao grau de comprometimento motor. É comum apresentarem algum grau de disfagia. Lesões corticais e subcorticais podem explicar transtornos da fase oral e faríngea da deglutição, respectivamente. As dificuldades de alimentação mais comuns são: comprometimento da fase motora oral, engasgo, tosse, náusea, dificuldade de transporte do bolo alimentar, refeições prolongadas ou interrompidas e refluxo gastroesofágico. Estes pacientes têm maior risco de quadros de infecção respiratória: pelo refluxo gastroesofágico e disfagia. Podem apresentar sialorreia importante e aspiração de saliva.

Os distúrbios do sono podem estar presentes nos pacientes com DI e ECNE. As alterações no sono podem levar a dificuldades de concentração, memória e problemas de aprendizagem. Nos pacientes com ECNE podem ser decorrentes de obstrução das vias aéreas por glossoptose, fraqueza da musculatura faríngea, hipertrofia de amígdalas ou adenoide. Além disso, as disfunções encefálicas podem comprometer o controle respiratório e cardíaco, assim como o ritmo de vigília/sono e o nível de alerta durante a vigília.

O comprometimento cerebral pode levar à alteração cognitiva de diversos graus. Deficiência intelectual pode ser comórbida à ECNE.

Muitos dos fatores de risco para DI e ECNE são comuns a outras alterações como perda auditiva, visual e outras alterações. Estes fatores devem servir como um alerta para investigação de possíveis associações a outras patologias.

Crianças com ECNE podem apresentar uma frequência maior de otites médias pelo posicionamento para alimentação e alteração postural. Além disso, pacientes com DI e ECNE podem apresentar perdas neurossensoriais e alterações no processamento das informações e habilidades auditivas.

É importante lembrar que a visão, assim como a audição, também é um canal sensorial importantíssimo, sendo essencial para troca de olhar entre mãe e filho e, consequentemente, na construção do vínculo entre eles. Auxilia na coordenação visuomotora, orientação espaço-temporal (no sistema vestibular e proprioceptivo), comunicação, linguagem, aprendizado e memória. Pacientes devem passar por avaliação oftalmológica regular para descartar alterações. Crianças com paralisia cerebral são encaminhadas tardiamente para uma avaliação oftalmológica, o que diminuiu as possibilidades de desenvolvimento visual em período adequado, da mesma forma que o atraso no diagnóstico de perdas auditivas.

O desenvolvimento perceptivo ocorre pela integração da visão e audição, as disposições psicomotoras, sendo, consequentemente, dependentes da integridade sensorial, da estimulação ambiental e da maturação do sistema nervoso central. Essas alterações perceptuais interferem na capacidade da criança em responder aos estímulos ambientais, diminuindo a participação nas atividades diárias, nas trocas afetiva, pelo olhar entre mãe e bebê, e no desenvolvimento motor e cognitivo.

Os distúrbios primários ou secundários a limitações neuromotoras presentes na ECNE limitam as experiências da criança e, por consequência, o processo de aprendizagem.

Brincar desenvolve/exercita a flexibilidade do pensamento, a adaptabilidade, a aprendizagem, a resolução de problemas, a integração de informações do meio ambiente, além de promover o desenvolvimento de habilidades sociais, intelectuais, emocionais e físicas. As possíveis dificuldades na comunicação existentes nos quadros de DI e ECNE comprometem a interação com a família, colegas, podendo gerar problemas emocionais e comportamentais. É importante investigar sobre os fatores socioeconômico e educacionais, destacando-se o nível educacional materno. Além disso, é válido questionar sobre como é o estímulo dos pais e da escola, a quantidade de recursos disponibilizados para a criança brincar, assim como o convívio com outras crianças.

A comunicação é necessária nas relações sociais. A ausência da expressão e a restrição da mobilidade reduzem suas manifestações e minimiza-se o seu universo. O indivíduo com problemas na comunicação tem maior propensão a ficar restrito e individualizado, não tendo como explorar o mundo ao seu redor, socializar-se e buscar novas experiências. A perda de oportunidades concretas pode resultar em lacunas nas áreas perceptiva, cognitiva, linguística e social.

Os distúrbios da comunicação na ECNE podem variar de 31 a 88%. Estimativas de um grande estudo de crianças europeias com ECNE indicam que 60% apresentam algum tipo de dificuldade de comunicação. Estudo atual aponta a prevalência de desordens motoras severas na fala e prejuízos na comunicação em crianças com ECNE variando entre 46 a 55%.

Além disso, há frequente comorbidade entre desordens motoras de fala severa, prejuízos de comunicação e alteração cognitiva: 94% das crianças com prejuízos motores severos (GMFCS IV-V) têm prejuízos na comunicação e 70% têm desordens motoras severas na fala. Os aspectos pragmáticos também poderão estar prejudicados pelo transtorno motor, principalmente quando houver prejuízo cognitivo associado. A dificuldade em experimentar ambientes sociais limita o desenvolvimento e o uso da linguagem.

O distúrbio de fala na ECNE frequentemente está associado a distúrbios motores subjacentes; aproximadamente 35% destes jovens apresentam disartria. Nesses casos são frequentes os prejuízos em todos os aspectos da produção da fala (respiração, fonação, ressonância, articulação e prosódia), reduzindo a inteligibilidade da expressão oral da criança, dificultando sua comunicação.

Pacientes com DI podem, eventualmente, não apresentar alterações na comunicação expressiva (fala), porém, com frequência, demonstram ter dificuldades na linguagem receptiva, conteúdo e comportamentos aquém de sua faixa etária. A linguagem expressiva costuma apresentar simplificações em sua estrutura sintática e vocabulário limitado. O comportamento pode ser infantilizado e haver preferência pela companhia de crianças menores em vez de seus pares.

Pode ocorrer dificuldade de alfabetização e de aprendizagem, que podem estar associadas à cognição não verbal, deficiências de fala e memória de trabalho. Muitos quadros mais leves de DI só são diagnosticados após a investigação de dificuldades de aprendizagem que surgem quando se inicia a escola.

O grau de independência e autonomia para atividades diárias da rotina dos pacientes deve ser investigado. Por fim, é importante deixar que pais ou cuidadores façam um pequeno relato livre sobre o paciente e as principais dificuldades no cuidado com o paciente, reforçando o vínculo entre examinador, paciente e a família.

EXAME FONIÁTRICO

O exame foniátrico nas crianças com DI e ECNE é o mesmo realizado em outras crianças, porém, deve ser individualizado para cada caso, considerando a variedade do quadro clínico que podemos encontrar. Deve ser realizado conforme a idade.

Alguns testes como avaliação de coordenação apendicular, equilíbrio e praxias podem estar dificultados ou comprometidos pelas limitações motoras apresentadas pelos pacientes com ECNE. No caso de grande comprometimento motor, realizar apenas os testes possíveis. A hipotonia, ainda que discreta, associada aos quadros de DI, podem interferir na execução destas provas e devem ser diferenciados de alterações de origem práxica. Crianças com ECNE que possuem alteração motora leve e que apresentam cognição preservada conseguem realizar todos os testes. É importante realizar a avaliação da motricidade oral, avaliação de praxias orais que podem dar pistas sobre os quadros de alteração de fala e de alimentação.

A avaliação da linguagem nas crianças pequenas é realizada por brincadeiras. Deve ser avaliada em situações espontâneas, sendo importante avaliar como a criança explora o ambiente ao seu redor, se há limitações nessa exploração pelo quadro motor. Neste momento é possível avaliar se a criança brinca simbolicamente com os objetos, se é mais concreta e como ela manipula os brinquedos que tem à sua disposição.

Aos poucos, pode-se avaliar como ela interage com o examinador e a forma de comunicação. A criança pode ter comprometimentos na comunicação receptiva e/ou na fala expressiva; pode-se comunicar por gestos, mas ter dificuldades em realizá-los segundo a presença de possíveis déficits motores. Algumas crianças com ECNE podem apresentar boa compreensão e ter dificuldades na expressão, chegando a limitar-se apenas ao piscar de olhos. A avaliação da comunicação inclui avaliar se há intenção comunicativa, se faz contato visual, como é a fala, se inteligível ou não, se a expressão se dá por meio de palavras isoladas, uso de frases ou outras formas; se o conteúdo do diálogo está adequado.

No exame físico, pode ser possível notar que crianças com ECNE, mesmo adequadamente nutridas, podem ser menores que as crianças sem deficiências em decorrência de inatividade física, forças mecânicas sobre ossos, articulações e musculatura, fatores endócrinos, altas prevalências de prematuridade e baixo peso ao nascer.

Os testes auditivos e visuais podem ser realizados se em idade adequada, e crianças maiores podem ser avaliadas quanto a leitura, escrita, conforme suas possibilidades.

O exame otorrinolaringológico deve ser realizado antes ou no final da consulta, conforme a situação mais confortável para o examinador. Na oroscopia, é importante avaliar a dentição, tônus muscular da região, realizar a palpação do palato e avaliar se há presença de fissuras labiopalatinas ou sinais de fissuras ocultas.

A solicitação de exames complementares como audiometria, impedanciometria, potenciais evocados auditivos do tronco encefálico (PEATE), otoemissões acústicas, nasofibrolaringoscopia, avaliação de processamento auditivo central e processamento visual, avaliação neuropsicológica, avaliação de deglutição, polissonografia deve ser realizada conforme indicação, considerando a idade e limitação das crianças, e podem auxiliar na elucidação diagnóstica ou no diagnóstico de comorbidades associadas ao quadro.

Diagnóstico DI e PC

O DSM-V apresenta os critérios para o diagnóstico e os aponta como transtornos com início no período do desenvolvimento que inclui déficits funcionais, tanto intelectuais quanto adaptativos, nos domínios conceitual, social e prático. Para o diagnóstico de DI devem ser preenchidos os três critérios:

A. Déficits em funções intelectuais como raciocínio, solução de problemas, planejamento, pensamento abstrato, juízo, aprendizagem acadêmica e aprendizagem pela experiência confirmados tanto pela avaliação clínica quanto por testes de inteligência padronizados e individualizados.

B. Déficits em funções adaptativas que resultam em fracasso para atingir padrões de desenvolvimento e socioculturais em relação à independência pessoal e responsabilidade social. Sem apoio continuado, os déficits de adaptação limitam o funcionamento em uma ou mais atividades diárias, como comunicação, participação social e vida independente, e em múltiplos ambientes, como em casa, na escola, no local de trabalho e na comunidade.

C. Início dos déficits intelectuais e adaptativos durante o período do desenvolvimento.

Utilizando por base graduações dos déficits nos domínios conceitual, social e prático, o DSM-V classifica quanto à gravidade as deficiências intelectuais em leve, moderada, grave e profunda.

O diagnóstico da ECNE é clínico e, muitas vezes, é consolidado por volta dos 24 meses de idade, principalmente em casos de gravidade leve, em razão do aparecimento de distonias transitórias, sinais neurológicos que aparecem, mas não se mantêm.

Diagnóstico Diferencial

O diagnóstico diferencial das deficiências intelectuais pode ser feito com os transtornos da comunicação, transtorno específico da aprendizagem, transtorno de espectro autista (TEA), entre outros.

Dentre os transtornos da comunicação encontramos os transtornos de linguagem, de fala, de fluência e da comunicação social.

Os transtornos de linguagem apresentam dificuldades na aquisição e no uso da linguagem por déficits na compreensão ou na produção de vocabulário, na estrutura das frases e no discurso. Podem ser percebidos tanto na comunicação falada como escrita e mesmo na linguagem de sinais. Devem ser avaliadas as modalidades receptivas e expressivas de maneira independente uma vez que a aprendizagem e o uso da linguagem dependem dessas duas habilidades.

Nos transtornos da fala evidencia-se dificuldade no reconhecimento fonológico ou na capacidade de coordenar os movimentos para falar, nos mais variados graus, incluindo tanto o transtorno fonológico como o transtorno da articulação.

As disfluências apresentam-se como perturbação na fluência normal e no padrão temporal da fala inapropriada à idade do indivíduo.

O distúrbio da comunicação social (distúrbios da pragmática) apresenta-se como dificuldade primária com o uso social da linguagem e da comunicação, evidenciado por déficits em compreender e seguir regras sociais de comunicação verbal e não verbal em diversos contextos, adaptar a linguagem conforme as necessidades do ouvinte ou da situação e seguir as regras para conversar e contar histórias.

Outro diagnóstico diferencial das deficiências intelectuais são os transtornos específicos da aprendizagem que podem apresentar prejuízo na leitura, na expressão escrita ou, ainda, na matemática. Esses transtornos não exibem déficits no comportamento intelectual e adaptativo e podem ser comórbidos com deficiência intelectual. Ambos os diagnósticos são feitos se a totalidade dos critérios para deficiência intelectual e para transtorno da comunicação ou específico da aprendizagem for preenchida.

Os transtornos neurocognitivos maiores e leves caracterizam-se por perda do funcionamento cognitivo, portanto, diferente da deficiência intelectual que é definida como um transtorno do neurodesenvolvimento. Pode ocorrer, concomitantemente, com deficiência intelectual como, por exemplo, no caso de um indivíduo com deficiência intelectual apresentar piora de sua capacidade cognitiva após sofrer um traumatismo craniencefálico. Nesse caso, diagnósticos coocorrentes de deficiência intelectual e transtorno neurocognitivo podem ser feitos.

Deficiência intelectual é comum entre pessoas com transtorno do espectro autista. Sua investigação pode ser complicada por déficits sociocomunicacionais e comportamentais, inerentes ao TEA, que podem interferir na compreensão e no engajamento nos procedimentos dos testes.

Sendo assim, investigação adequada da função intelectual no TEA é fundamental, com reavaliação ao longo do período do desenvolvimento, uma vez que escores do QI no TEA podem ser instáveis, particularmente na primeira infância.

As ECNE devem ser diferenciadas das encefalopatias progressivas.

É importante ressaltar que a realização dos diagnósticos diferencias pode ser difícil visto que muitas destas patologias podem coexistir e, por se tratar de transtornos do neurodesenvolvimento, o quadro pode alterar conforme o desenvolvimento destas crianças.

COMUNICAÇÃO SUPLEMENTAR E ALTERNATIVA (CSA)

Conforme o DSM-V, a comunicação pode ser definida como todo comportamento verbal ou não verbal, intencional ou não, que influencia o comportamento, ideias e atitudes do outro indivíduo. Envolve troca de mensagens entre um emissor e um receptor.

Comunicação suplementar e alternativa tem sua definição proposta em 1991, pela *American Speech and Hearing Association* (ASHA), como a área da prática clínica que tenta compensar e facilitar os prejuízos, as incapacidades dos indivíduos com severos distúrbios da comunicação expressiva e/ou receptiva, seja temporária ou permanentemente. Ainda segundo ASHA, abrange todas as formas de comunicação alternativas à fala, sendo usadas para expressar pensamentos, necessidades, pedidos e ideias de pessoas com necessidades comunicativas complexas. É importante para desenvolver os relacionamentos e ampliar a participação social destes pacientes.

O objetivo da CSA é aumentar a competência comunicativa e facilitar o desenvolvimento das habilidades de linguagem, favorecendo a interação e a inserção sociais. É multimodal e pode ser utilizada para diversas patologias que cursam com dificuldade de expressão, dentre elas alguns casos de DI e ECNE.

Há diversos termos utilizados para se referir a esse tipo de comunicação (Comunicação Alternativa, Comunicação Ampliada, Comunicação Alternativa e Ampliada, Comunicação Aumentativa e Alternativa, Comunicação Alternativa e Facilitadora, dentre outras nomenclaturas), porém, o termo utilizado internacionalmente é *Augmentative and Alternative Communication* (AAC). Fala-se em comunicação alternativa quando o indivíduo não apresenta outra forma de comunicação, e em ampliada quando o indivíduo possui alguma forma de comunicação, mas essa não é suficiente para manter elos comunicativos e estabelecer trocas sociais adequadas.

A CSA abrange outras formas de comunicação além da modalidade oral, como o uso de gestos, língua de sinais, expressões faciais, o uso de pranchas de alfabeto, símbolos pictográficos, uso de sistemas sofisticados de computador com voz sintetizada, dentre outros.

A CSA pode ser classificada quanto ao aspecto funcional em:

- *Meio de expressão:* compreendem pacientes com linguagem oral, tendo dificuldades na fala por apresentarem problemas fonoarticulatórios.
- *Linguagem de apoio:* pacientes com presença de fala e alterações de sintaxe, discurso e outras alterações, podendo utilizar-se de recursos

alternativos de comunicação temporariamente, apenas para alcançarem-na.
- *Linguagem alternativa:* engloba indivíduos com grande defasagem na comunicação, necessitando de recurso de forma permanente.

A comunicação pode, ainda, ser classificada conforme o uso de símbolos em assistida (com ajuda) e não assistida (sem ajuda). Na não assistida, apenas o corpo do indivíduo é utilizado para expressão do pensamento, não sendo necessário o uso de símbolos. Fazem parte: uso de gestos comuns, código gestuais não linguísticos, sistema de sinais manuais, movimentos de cabeça, piscar de olhos, sorriso e vocalização. Na assistida, o indivíduo necessita utilizar algum tipo de assistência externa, instrumentos ou ajuda técnica, como objetos, miniaturas, palavras escritas, fotografias, alfabetos, símbolos gráficos para se comunicar, sendo estática e permanente.

O sistema de CSA é caracterizado pela integração dos seguintes componentes: símbolos, recursos, técnicas e estratégias.

O símbolo é a representação visual, auditiva e/ou tátil de conceitos convencionais. Eles podem ser acústicos, gráficos, gestuais, expressões faciais, movimentos corporais e táteis. Os símbolos possuem iconicidade e outros aspectos como distinção perceptual, tamanho, grau de ambiguidade e restrição quanto ao alcance da mensagem a ser formulada. Podem ser translúcidos, transparentes ou opacos. Os símbolos translúcidos se relacionam com conceitos ou referentes específicos e são colocados na forma de símbolos pictográficos. Os transparentes são aqueles em forma de miniaturas de objetos, fotografias, tendo semelhança física com o objeto que se referem. Os símbolos opacos, por sua vez, são os que necessitam ser ensinados, não são claros, podendo ser representados por convenção social.

Símbolos gráficos podem ser: pictográficos, aqueles que têm relação conceitual ou lógica com aquilo que representam; arbitrários, que obedecem convenções preestabelecidas.

Os recursos são equipamentos utilizados para transmitir a mensagem, são variados e a escolha dependerá da avaliação das habilidades e de potencial de uso. Podem ser de baixa tecnologia, envolvendo materiais confeccionados de modo caseiro como pranchas criadas com letras de revistas, figuras, fotos, desenhos; ou de alta tecnologia, que abrange uso de computadores, dispositivos portáteis (celulares e *tablets*), *softwares* (programas de comunicação alternativa, ampliadores e leitores de tela), *hardwares* (equipamentos como *mouses* especiais, ponteiras de boca e cabeça, telas sensíveis ao toque), voz sintetizada, vocalizadores; sistemas combinados.

As técnicas são as formas como as mensagens são transmitidas. O acesso pode ser direto, quando o próprio indivíduo aponta ou toca os símbolos com o corpo ou por meio de dispositivos auxiliares como, por exemplo, a ponteira (tocar, apontar, olhar). O acesso indireto ocorre nos casos em que há grave comprometimento motor. Neste caso se dá pelo piscar de olhos, balançar da cabeça e o interlocutor acessa por varredura, os símbolos dispostos na prancha.

Estratégias estão relacionadas com a forma de utilização dos recursos. Efetua-se a comunicação por gestos, expressões faciais, pranchas de comunicação. As estratégias podem ser: realização de perguntas fechadas para direcionar a conversa, retornar o comando verbal, utilizar gestos e expressões faciais para reforçar a expressão comunicativa. Na escola, podem ser utilizadas agendas com desenhos ou símbolos da rotina do aluno. Há diferentes técnicas e estratégias abordadas na introdução e uso da CSA. Algumas focam no uso pragmático da linguagem por meio de contextualização de atividades significativas para o usuário. Outra abordagem envolve o aporte em conceitos cognitivistas. A abordagem interacionista e psicanalítica cria atividades dentro do contexto de interesse do paciente. Outra abordagem ainda bastante utilizada é a de Troca de Figuras (*Picture Exchange Communication System*), que tem sua aplicação fundamentada na Análise do Comportamento Aplicada (ABA). As estratégias devem ser pensadas a partir do conhecimento e peculiaridade de cada um desses ambientes.

Os sistemas alternativos de comunicação constituem condição necessária, mas não suficiente para que as pessoas não verbais possam atingir uma interação comunicacional. É necessário que a CSA esteja adaptada para os contextos sociais, necessidades e preferências dos usuários e que seja apropriada ao perfil cultural e de linguagem do paciente. Necessita ser de fácil aprendizagem e ser eficiente para família e outros interlocutores. A construção deve ser personalizada conforme aptidões de cada paciente e conforme a demanda comunicativa.

É importante considerar que as necessidades comunicativas variam nos diferentes ambientes. Além disso, a parceria dos profissionais com cuidadores e professores é necessária para o sucesso da implementação da CSA. Seja qual for a técnica utilizada, a CSA tem efeitos positivos na comunicação funcional, transformando comportamentos e as habilidades receptivas e expressivas do usuário, promovendo a autonomia e a independência destes pacientes e viabilizando uma mudança de atitude do usuário frente ao mundo.

O terapeuta, a escola e a família atuam como mediadores da CSA. Portanto, é necessário que o interlocutor conheça e domine o CSA. Fatores como a acessibilidade dos ambientes, assistência pessoal, disponibilidade de serviços, apoio legal dos direitos, cultura da inclusão, sustentação de financiamentos interferem neste processo.

TRATAMENTO

O objetivo da intervenção terapêutica é melhorar a funcionalidade da criança e favorecer seu desenvolvimento global para que tenha qualidade de vida.

A ECNE se caracteriza por lesão persistente e não progressiva em que as deficiências e habilidades podem mudar conforme o desenvolvimento. Pode haver melhora em decorrência da maturação de regiões do sistema nervoso que permaneceram intactas. O paciente com DI também pode ter seu quadro alterado conforme o desenvolvimento de suas potencialidades.

É importante considerar o fenômeno da neuroplasticidade associado ao tempo de início da estimulação e do trabalho terapêutico multidisciplinar. Quanto mais precoce o início da estimulação, maior será o aproveitamento da plasticidade cerebral e menor o atraso do desenvolvimento.

Pacientes com perdas auditivas associadas devem ser encaminhadas à adaptação de aparelhos de amplificação sonora individualizado (AASI) e implante coclear, conforme a indicação. Da mesma forma, pacientes com perdas visuais devem ser encaminhadas ao especialista para adaptação de lentes corretivas ou uso de artifícios adequados às suas necessidades, bem como orientações e adaptação de estratégias que tragam benefícios à função visual. Para os quadros de disfagia, além dos tratamentos específicos, é importante realizar a correção da postura da cabeça e adequar a consistência dos alimentos, sendo o tratamento individualizado para cada caso. Outras comorbidades também devem ser encaminhadas para terapias específicas.

Nos casos indicados, a CSA pode auxiliar na melhora da comunicação destes pacientes. A CSA, além da função comunicativa, auxilia no desenvolvimento de outras habilidades, como motoras, cognitivas (memória, percepção, atenção, raciocínio e alfabetização) e afetivas, além de oferecer estimulação multissensorial. Contribui para melhora de autoestima por possibilitar a inclusão e a participação nas atividades sociais e educativas.

Há necessidade de consultas periódicas com os especialistas e equipe multidisciplinar para monitoramento e acompanhamento da evolução das aquisições dos marcos neuropsicomotores e linguísticos, das funções cognitivas e habilidades socioafetivas.

Para tanto, a família contribui sobremaneira para o desenvolvimento. A família é o primeiro espaço social do indivíduo, onde se inicia a interação com o meio e com a sociedade. Após o diagnóstico de DI e ECNE, a família se torna fragilizada e necessita de atenção para readequar seus planos e enfrentar as incertezas que se impõem na vida do bebê e da própria família. As preocupações mais comuns encontradas dizem respeito à segurança e à exclusão social sublinhada na adolescência. Antever e preparar a família para superar crises e adquirir autonomia deve ser preocupação constante da equipe que assiste ao paciente nestas condições. As conquistas terminam por fortalecer a família para etapas seguintes da vida do indivíduo, que passa a ser visto como pessoa integral plena de significado, surgindo a possibilidade de ação, ganho de desempenho e melhora o desenvolvimento global. Conquistas trazem oportunidades que levam os pacientes cada vez mais perto de autonomia e independência, uma vez que etapas vencidas fazem surgir novas descobertas e outras oportunidades.

Quanto à educação, assistimos, no último século, importantes mudanças. Após a lei brasileira da inclusão (número 13.146) de 2015, passamos a viver diante de uma perspectiva inclusiva potencializando o desenvolvimento pleno, tanto do indivíduo incluído como também da sociedade que o inclui. Busca-se, assim, permitir o desenvolvimento das capacidades individuais que tornam o indivíduo singular, independente, se possível, bem-adaptado ao meio onde vive e trabalhando ao máximo suas habilidades. Isso beneficia, evidentemente, o deficiente, mas não apenas. São cada vez mais claros os benefícios sociais para os indivíduos que convivem direta ou indiretamente com eles.

LEITURAS SUGERIDAS

American Association on Intellectual and Developmental Disabilities. *Intellectual disability: definition, classification and systems of supports.* Washington, DC: AAIDD; 2010.

American Speech-Language-Hearing Association. *Augmentative and Alternative Communication (AAC).* (Acesso em 16/07/2019). Disponível em: https://www.asha.org/public/speech/disorders/AAC/

Associação Brasileira de Paralisia Cerebral. *GMFCS – E & R Sistema de Classificação da Função Motora Grossa Ampliado e Revisto.* (Acesso em 16/07/2019). Disponível em: https://paralisiacerebral.org.br/

Associação Brasileira de Paralisia Cerebral. *MACS - Manual Ability Classification System (Sistema de Classificação da Habilidade Manual para crianças com paralisia cerebral 4-18 anos.* (Acesso em 16/07/2019). Disponível em: https://paralisiacerebral.org.br/

Associação Brasileira de Paralisia Cerebral. *Sistema de Classificação da Função de Comunicação (CFCS) para Indivíduos com Paralisia Cerebral.* (Acesso em 16/07/2019). Disponível em: https://paralisiacerebral.org.br/

Bax M, Tydeman C, Flodmark O. Clinical and MRI correlates of cerebral palsy: The European Cerebral Palsy Study. *JAMA.* 2006;296(13):1602-8.

Cans C, Dolk H, Platt M et al. Recommendations from the SCPE collaborative group for defining and classifying cerebral palsy. *Dev Med Child Neurol.* 2007;49:35-38, Supplement 109.

Cesa CC, Mota HB. Comunicação suplementar alternativa: da formação a atuação clínica fonoaudiológica. *Rev CEFAC.* 2017;19(4):529-38.

Compagnone E, Maniglio J, Camposeo S *et al.* Functional classifications for cerebral palsy: Correlations between the gross motor function classification system (GMFCS), the manual ability classification system (MACS) and the communication function classification system (CFCS). *Res Dev Disabil.* 2014;35(11):2651-7.

Davis K, Christodoulou J, Seider S, Gardner H. *The Theory of multiple Intelligences. In: Sternberg RJ, Kaufman SB. Cambridge Handbook of Intelligence.* New York: Cambridge University Press; 2011. p. 485-503.

Deliberato D. *Seleção, Adequação e Implementação de recursos alternativos e/ou suplementares de comunicação.* (Acesso em 16/07/2019). Disponível em: http://www.unesp.br/prograd/PDFNE2003/Selecao,%20adequacao.pdf

DSM-5/American Psychiatric Association; tradução: Maria Inês Corrêa Nascimento ... et al.]; revisão técnica: Aristides Volpato Cordioli ... [et al.]. *Manual diagnóstico e estatístico de transtornos mentais,* 5. ed. Porto Alegre: Artmed; 2014.

Erasmus CE, van Hulst K, Rotteveel JJ *et al.* Clinical practice: swallowing problems in cerebral palsy. *Eur J Pediatr.* 2012;171(3):409-14.

Estatuto da Pessoa com Deficiência. Lei Brasileira de Inclusão nº 13.146, de 6 de julho de 2015.

Farias N, Buchalla CM. A classificação internacional de funcionalidade, incapacidade e saúde da organização mundial da saúde: conceitos, usos e perspectivas. *Rev Bras Epidemiol.* 2005;8(2):187-93.

Flehmig I. *Desenvolvimento Normal e seus Desvios no Lactente: Diagnóstico e tratamento precoce do nascimento até o 18º mês.* Rio de Janeiro: Ed. Atheneu; 1987.

Gato MITP, Teixeira E, Pereira KMCP, Gagliardo HGRG. Atenção à saúde ocular de crianças com alterações neurológicas: relevância da avaliação oftalmológica. *Temas Desenvolv.* 2008;16(93):100-3.

Hidecker MJC, Paneth N, Rosenbaum PL *et al.* Developing and validating the Communication Function Classification System for individuals with cerebral palsy. *Dev Med Child Neurol.* 2011;53(8):704-10.

Hustad KC, Oakes A, Mcfadd E, Allison KM. Alignment of classification paradigms for communication abilities in children with cerebral palsy. *Dev Med Child Neurol.* 2016;58(6):597-604.

Kirby RS, Wingate MS, Van Naarden Braun K *et al.* Prevalence and functioning of children with cerebral palsy in four areas of the United States in 2006: a report from the Autism and Developmental Disabilities Monitoring Network. *Res Dev Disabil.* 2011;32(2):462-9.

Larsson M, Sandberg AD. Memory ability of children with complex communication needs. *Augment Altern Commun.* 2008;24(2):139-48.

Levitt S. *O tratamento da paralisia cerebral e do retardo motor,* 3.ed. São Paulo: Ed Manole, 2001.

Ministério da Saúde. Secretaria de Atenção à Saúde. Departamento de Ações Programáticas Estratégicas. Diretrizes de atenção à pessoa com paralisia cerebral. Brasília: Ministério da Saúde; 2013.

Oskoui M, Coutinho F, Dykeman J *et al.* An update on the prevalence of cerebral palsy: A systematic review and meta-analysis. *Dev Med Child Neurol.* 2013;55(6):509-19.

Parkes J, Hill N, Platt MJ, Donnelly C. Oromotor dysfunction and communication impairments in children with cerebral palsy: a register study. *Dev Med Child Neurol.* 2010;52(12):1113-9.

Passerino LM, Bez MR, Pereira ACC, Peres A. *Comunicar para Incluir.* Porto Alegre: CRBF; 2013.

Peeters M, Verhoeven L, de Moor J, van Balkom H. Importance of speech production for phonological awareness and word decoding: the case of children with cerebral palsy. *Res Dev Disabil.* 2009;30(4):712-6.

Pennington L, Goldbart J, Marshall J. Speech and language therapy to improve the communication skills of children with cerebral palsy (Review). *Cochrane Database Syst Rev.* 2004;(2):CD003466.

Rotta NT, Bridi Filho CA, Bridi FRS. *Neurologia e aprendizagem abordagem multidisciplinar.* Porto Alegre: Ed Artmed; 2016.

Rotta NT. Cerebral palsy, new therapeutic possibilities. *J Pediatr.* 2002;78(1):S48-S54.

Ryan JM, Cassidy EE, Noorduyn SG, O'Connell NE. Exercise interventions for cerebral palsy. *Cochrane Database Syst Rev.* 2017;6:CD011660.

Sandberg AD. Reading and spelling abilities in children with severe speech impairments and cerebral palsy at 6, 9 and 12 years of age in relation to cognitive development: a longitudinal study. *Dev Med Child Neurol.* 2006;48(8):629-34.

Santos RM, Massi G, Carnevale LB *et al.* Crianças e adolescentes com paralisia cerebral na perspectiva de cuidadores familiares. *Rev CEFAC.* 2017;19(6):821-30.

Scope. Prevalence and characteristics of children with cerebral palsy in Europe. *Dev Med Child Neurol.* 2002;44(9):633-40. [PUBMED: 12227618]

Secretaria Especial dos Direitos Humanos. Coordenadoria Nacional para Integração da Pessoa Portadora de Deficiência. A Convenção sobre Direitos das Pessoas com Deficiência Comentada. Coordenação de Ana Paula Crosara Resende e Flavia Maria de Paiva Vital. Brasília, 2008.

Smith AL, Hustad KC. AAC and early intervention for children with cerebral palsy: parent perceptions and child risk factors. *Augment Altern Commun.* 2015;31(4):336-50.

Smith M, Sandberg AD, Larsson M. Reading and spelling in children with severe speech and physical impairments: a comparative study. *Int J Lang Commun Disord.* 2009;44(6):864-82.

Soto G, Clarke MT. Effects of a Conversation-Based Intervention on the Linguistic Skills of Children With Motor Speech Disorders Who Use Augmentative and Alternative Communication. *J Speech Lang Hear Res.* 2017;60(7):1980-98.

Tegler H, Pless M, Johansson MB, Sonnander K. Caregivers', teachers', and assistant's use and learning of partner strategies in communication using high-tech speech- generating devices with children with severe cerebral palsy. Assist Technol 2019 Mar. 7;1-9.

Von Tetzchner S, Martinsen H. *Introdução a comunicação aumentativa e alternativa,* 2.ed. Porto, Portugal: Porto Editora; 2000.

Watson RM, Pennington L. Assessment and management of the communication difficulties of children with cerebral palsy: a UK survey of SLT practice. *Int J Lang Commun Disord*. 2015;50(2):241-59.

Wechsler D. *WISC-III: Escala de Inteligência Wechsler para Crianças: Manual,* 3.ed. São Paulo: Casa do Psicólogo, 2002.

Zanini G, Cemin NF, Peralles SN. Paralisia Cerebral: causas e prevalências. *Fisioter Mov.* 2009;22(3):375-81.

Zaporoszenko A, Alencar GAR. *Comunicação Alternativa e Paralisia Cerebral: recursos didáticos e de expressão.* Caderno Pedagógico – Série: Educação Especial. Secretaria do Estado da Educação, Superintendência da Educação, Universidade Estadual de Maringá. Programa de Desenvolvimento Educacional; 2008.

Zhang JY, Oskoui M, Shevell M. A population-based study of communication impairment in cerebral palsy. *J Child Neorol*. 2015;30(3):277-84.

DISFLUÊNCIAS DA FALA

Alfredo Tabith Junior
Mônica Elisabeth Simons Guerra

Disfluência representa uma falha na organização sequencial dos eventos articulatórios da fala. Há uma dificuldade no fluxo normal e fácil da fala. Vários dos chamados distúrbios da comunicação podem afetar a fluência da fala, entre os quais estão a disartria, a dispraxia e a surdez.

Algumas alterações de natureza psiquiátrica e ao estar submetido a fortes emoções, também, podem afetar a fluência da fala. Por outro lado, a disfluência é característica da fala da criança em desenvolvimento. Alguns autores usam o termo "disfluência" quando está em jogo a gagueira, e o termo "não fluência" quando descrevem os aspectos da fala da criança em desenvolvimento ou as interrupções naturais da fala do adulto.

DISFLUÊNCIA NORMAL OU DISFLUÊNCIA DE DESENVOLVIMENTO DA FALA

São interrupções do fluxo normal da emissão que ocorrem na fala de crianças pequenas que estão em desenvolvimento. Caracteriza-se pela presença de repetições de palavras e curtas frases, revisões das emissões e interjeições. Podem ocorrer repetições de sílabas ou mesmo prolongamentos, mas estes são mais raros, enquanto na gagueira ocorrem em quantidades excessivas. A não fluência normal da fala é episódica, com longos períodos de remissão e não há reações de consciência do evento. Tende a desaparecer com o processo de evolução da linguagem.

Johnson[1] foi o primeiro profissional a estabelecer uma possível relação entre a não fluência normal da fala e a gagueira. Ele considerava que a causa direta da gagueira era o efeito negativo (estressante) da reação dos pais à não fluência normal. Afirmava que os pais eram perfeccionistas e altamente exigentes em relação à produção de fala da criança. Como resultado desta ação dos pais as crianças tomam consciência dos eventos da fala, reagem negativamente com vários sentimentos e desenvolvem a gagueira. Esta proposição passou a ser denominada como teoria estimativa ou diagnosogênica da gagueira.

O diagnóstico diferencial entre a não fluência normal de fala e a gagueira é de crucial importância, pelo menos por duas razões fundamentais: exacerbação da condição ou, até mesmo, originar a gagueira e um certo número de gagos iniciais que desenvolve fluência normal sem qualquer tratamento.[2] Este diagnóstico diferencial demanda a dedicação do profissional em colher uma cuidadosa história clínica, junto aos pais, e uma cuidadosa avaliação clínica da criança em situações lúdicas e, muitas vezes, em várias sessões de atendimento.

Costa & Kroll[3] descrevem alguns tipos de disfluência normal da fala em pré-escolares:

- Repetições vocais:
  - Quebra de palavras (le... leite).
  - Palavras monossilábicas (Eu... Eu quero).
  - Palavras polissilábicas (quero... quero ver).
  - Frases (Eu vou ... eu vou passear)
- Interjeições (Nós fomos ao... ah... colégio).
- Revisões-frases incompletas (eu não quero ... onde papai vai).
- Prolongamentos (meu nome é AAAAAlice)
- Pausas tensas (lábios ocluídos, nenhuma produção sonora).

Existem oito tipos de disfluências descritas na literatura:

1. Interjeições ("ah", "bem").
2. Repetições de parte da palavra (bo... bo... bola).
3. Repetições de palavras (eu ... eu... eu).
4. Repetições de frases (eu quero... eu quero).
5. Revisões (eu estava... eu estou).
6. Frases incompletas (eu quero... ele devia ter).
7. Quebras de palavras (eu queria a b... ola).
8. Prolongamentos de sons (fffffaca).

Repetições de parte da palavra são mais frequentemente percebidas como não fluência do que revisões, prolongamentos e hesitações. Prolongamentos e quebras de palavras são mais identificados como gagueira do que interjeições, repetições de palavras e revisões. De acordo com Hedge & Hartmann[4] mesmo a não fluência normal pode ser identificada como gagueira se suas frequência, severidade e duração forem muito significativas.

Wall & Myers[5] sugerem a investigação de alguns aspectos psicossociais na avaliação de crianças portadoras de disfluência que estão descritos a seguir:

1. Procure observar se a criança é consciente do problema – a criança pré-escolar pode demonstrar ou verbalizar sobre as dificuldades de fala ou pode dar sinais muito sutis, como leve evitação de olhar no momento da ocorrência do problema. Várias reações podem ser encontradas na criança na fase escolar. Enquanto algumas discutem sobre suas reações à gagueira de forma bastante madura, outras negam a existência de problemas acentuados.
2. Explore as reações dos pais à gagueira e outros aspectos a respeito de como a criança usa a fala. Observe se a criança evita a fala reduzindo as estruturas linguísticas, fazendo uso de circunlóquios ou substituindo palavras, casos em que haverá interferência com aspectos pragmáticos da linguagem.
3. Explore como os pais se referem ao problema, se usam a palavra gagueira e como lidam com os momentos de disfluência da criança.
4. Obtenha informações dos ajustamentos da criança à fala e às noções do outro.

Decisões terapêuticas devem ser tomadas quando se tem uma completa avaliação diagnóstica do "problema". Se a criança apresenta uma não fluência normal, deve ser indicada uma orientação aos pais e familiares, no sentido de levá-los a entender as características do desenvolvimento da linguagem e da fluência da criança, para adequar as expectativas em relação ao filho. Quando a criança está nos limites entre a não fluência e a gagueira inicial, há indicação de orientações à família e, eventualmente, trabalho com a criança. Terapia fonoaudiológica deve ser instituída para este tipo de criança na vigência de atraso da fala e linguagem, história familiar de gagueira, fatores desencadeadores de gagueira no meio ambiente ou grande ansiedade da família em relação à fala. Quando não for feita indicação de atendimento fonoaudiológico, é importante que se faça um acompanhamento da evolução da criança para futuras indicações ou alta.

GAGUEIRA

Fala que é caracterizada por frequente repetição ou prolongamento de sons, sílabas ou palavras, ou por frequentes hesitações ou pausas que rompem o fluxo rítmico da fala. Disritmias menores desse tipo são muito comuns como uma fase transitória no início da infância ou como um aspecto menor, mas persistente da fala da criança mais velha e na vida adulta. Elas devem ser classificadas como um transtorno somente se sua gravidade for tão marcante a ponto de prejudicar a fluência da fala. Pode haver movimentos associados da face e/ou outras partes do corpo, que coincidem no tempo com as repetições, prolongamentos ou pausas no fluxo da fala.[6]

É uma interrupção no ritmo normal da fala de tal frequência e intensidade que atrai a atenção, interfere na comunicação ou causa cansaço ao gago ou à sua audiência. Ele sabe, precisamente, o que quer dizer, mas, no momento, é incapaz de fazê-lo facilmente por causa da ocorrência involuntária de repetições, prolongamentos e bloqueios.[7]

Gagueira é sintoma de uma condição psicopatológica classificada como neurose de conversão pré-genital.[8]

Gagueira é uma psiconeurose causada pela persistência, em idades mais avançadas, de componentes sádico-orais e sádico-anais.[9]

Gagueira é uma dificuldade psicológica que deve ser diagnosticada, descrita e tratada como uma morbidade da consciência social, uma hipersensibilidade das atitudes sociais, uma resposta social patológica.[10]

O termo gagueira significa: 1. (a) Rupturas na fluência da expressão verbal, que é caracterizada por repetições ou prolongamentos involuntários, audíveis ou silenciosos, na emissão de pequenos elementos da fala, principalmente sons, sílabas ou palavras de uma sílaba; (b) estas rupturas ocorrem com frequência e não são facilmente controláveis. 2. Às vezes as rupturas acompanham-se de atividades que envolvem o aparelho da fala, estruturas corporais relacionadas ou não com a fala, ou emissões estereotipadas que indicam a presença de luta relacionada com a fala. 3. Ocorrem, com certa frequência, indicações ou relatos da presença de um estado emocional que varia de uma condição geral de excitamento ou tensão até a presença de emoções mais específicas de natureza negativa, como medo, perturbação ou irritação. A fonte imediata da gagueira é uma certa incoordenação do mecanismo periférico da fala e a causa última é, atualmente, desconhecida e pode ser complexa.[11]

Interrupções na fluência da fala das pessoas acompanhadas de tensão muscular, medo e estresse, que são a expressão visível da interação de determinados fatores biológicos, psicológicos e sociais que constituem o processo de fala da pessoa gaga.[12]

CRITÉRIOS DIAGNÓSTICO DE TRANSTORNO DA FLUÊNCIA COM INÍCIO NA INFÂNCIA (GAGUEIRA)[13]

A) Perturbações na fluência normal e no padrão temporal da fala inapropriadas para a idade e para as habilidades linguísticas do indivíduo, persistentes e caracterizadas por ocorrências

frequentes e marcantes de um (ou mais) entre os seguintes:
- Repetições de sons e sílabas.
- Prolongamentos sonoros das consoantes e das vogais.
- Palavras interrompidas (p. ex., pausas em uma palavra).
- Bloqueio audível ou silencioso (pausas preenchidas ou não preenchidas na fala).
- Circunlocuções (substituições de palavras para evitar palavras problemáticas).
- Palavras produzidas com excesso de tensão física.
- Repetições de palavras monossilábicas (p. ex., "Eu-eu-eu-eu vejo").

B) A perturbação causa ansiedade em relação à fala ou limitações na comunicação efetiva, na participação social ou no desempenho acadêmico ou profissional, individualmente ou em qualquer combinação.

C) O início dos sintomas ocorre precocemente no período do desenvolvimento. Nota: Casos de início tardio são diagnosticados como 307.0 (F98.5) transtorno da fluência com início na idade adulta.

D) A perturbação não é passível de ser atribuída a um déficit motor da fala ou sensorial, a disfluência é associada à lesão neurológica (p. ex., acidente vascular encefálico, tumor, trauma) ou a outra condição médica, não sendo mais bem explicada por outro transtorno mental.

ASPECTOS DESCRITIVOS

Gagueira de desenvolvimento (GD) é a forma mais comum, e inclui todos os casos com início gradual na infância e que não sejam decorrentes de lesão cerebral adquirida. Estima-se que 50 a 80% das crianças com GD terão recuperação, com ou sem tratamento, geralmente antes da puberdade.[14] Considera-se, tradicionalmente, que 1% dos adultos apresentem gagueira; a relação sexo masculino e feminino é de 3 para 1.

Gagueira adquirida (GA) em sujeitos previamente fluentes pode ser neurogênica, como resultado de lesão cerebral por acidente vascular encefálico ou traumatismo, doença de Alzheimer, doença de Parkinson e paralisia supranuclear progressiva.[15] GA também pode ser de natureza psicogênica, que ocorre após trauma emocional.

A GD pode ser diferenciada da GA pela leitura repetida do mesmo material. Quando o indivíduo com GD lê um texto curto de modo repetitivo, há aumento gradativo da fluência a cada leitura sucessiva. Por volta da 10ª ou 15ª leitura ele poderá estar totalmente fluente. É o efeito de adaptação que **não** ocorre na GA[16] (Quadro 22-1).

DESENVOLVIMENTO DA GAGUEIRA

Ao estudar o desenvolvimento da gagueira em um grupo de 418 sujeitos, com idades entre 2 e 16 anos, Bloodstein[7] descreveu várias fases.

- *Fase I:* repetições de sons, sílabas e palavras e alguns prolongamentos, com períodos longos de remissão. Palavras com menor conteúdo semântico. Não reage como gago, pouca consciência, fala em todas as situações.
- *Fase II:* disfluência aumenta em momentos de excitação ou quando fala depressa e em palavras com maior conteúdo semântico. Ocorre alguma preocupação com a fala, mas ainda pode falar livremente. Repetições e prolongamentos são mais rápidos, irregulares e frequentes.
- *Fase III:* aparecem bloqueios e há menor número de repetições. Maior dificuldade em certas situações de fala e presença de mecanismos de evitação (temor de fonemas e palavras). Não há muita evitação de situações de fala.
- *Fase IV:* antecipação está presente; há temor de fonemas, palavras e situações de comunicação. Comportamento de evitação de fala é comum. Bloqueios e repetições tensas, disparadores e adiadores são encontrados.

Quadro 22-1. Descritivo dos Tipos de Gagueira[3]

Tipos de gagueira	Definições e características
Gagueira de desenvolvimento	Início gradual na infância como distúrbio na fluência normal e padrão temporal da fala
Gagueira adquirida	Ocorre mais ou menos abruptamente em indivíduos previamente fluentes ■ **Neurogênica:** repetições, prolongamentos e bloqueios • Ausência de movimentos corporais associados e ansiedade social ■ **Psicogênica:** início súbito após trauma emocional • Repetição de sílaba inicial ou tônica • Indiferença pela disfluência • Disfluência sem variações

FATORES QUE MODIFICAM A GAGUEIRA

A severidade da gagueira se reduz em várias situações:

- Quando se reduz a responsabilidade de comunicação, como ao desempenhar uma função falando com animais ou crianças, falando sozinho.
- Condições em que as reações do ouvinte são reduzidas, como falando com o cônjuge ou filhos.
- Mudanças no padrão rítmico da emissão – cantar, falar em voz cantada, marcar compasso com metrônomo, ler em uníssono – mudanças na qualidade da voz ou da entonação.
- Medo excessivo ou raiva, uso de algumas drogas, mascaramento auditivo, leitura sucessiva do mesmo material, sugestão pós-hipnótica.

EFEITO DE ADAPTAÇÃO

Descreve o decréscimo progressivo na frequência da gagueira que ocorre com a leitura sucessiva do mesmo texto. O maior decréscimo ocorre a partir da segunda leitura e na quinta leitura consecutiva terá, em geral, ocorrido uma redução de 50%. O efeito de adaptação diminui quando o intervalo entre as leituras é aumentado e a reversão espontânea do efeito ocorre em 24 horas. Investigações do nível variável de ansiedade durante a adaptação, por meio da medida do suor das palmas das mãos, mostraram um decréscimo da ansiedade paralelamente ao efeito de adaptação.[17]

FEEDBACK AUDITIVO E GAGUEIRA

Lee[18] descobriu, acidentalmente, a influência do *feedback* auditivo sobre a fala. Ao gravar a própria fala observou que, sob certas circunstâncias, o retorno de sua fala provocava certa disfluência. Quando retardava o *feedback* auditivo em um décimo de segundo, em falantes normais, as vogais eram mais prolongadas e ocorriam repetições. Cherry & Sayers[19] demonstraram uma redução da gagueira quando o *feedback* auditivo era retardado. A mesma redução pode ser obtida com o uso de mascaramento e da técnica de sombreamento, ou seja, transferência da atenção para outro estímulo de fala. Soderberg[20] ao analisar estes dados afirma que, do ponto de vista teórico, podemos considerar que a gagueira decorre de um distúrbio da percepção auditiva, um distúrbio central da audição. Este aspecto não se confirma em estudos posteriores do processamento auditivo central em gagos.[21]

GAGUEIRA E FUNÇÃO CEREBRAL

Ao longo do tempo a gagueira tem sido relacionada com alterações estruturais e funcionais do cérebro. Alguns modelos orgânicos consideram que a gagueira estaria relacionada com a lateralização incompleta ou anormalidade na dominância cerebral. Estes sugerem que os hemisférios cerebrais têm ações diferentes e opostas na geração de sintomas de gagueira. Enquanto a ativação de algumas áreas do HD relaciona-se com a produção de fala com gagueira, a ativação de áreas do hemisfério direito provocaria uma redução dos sintomas da gagueira.[22]

Outra abordagem orgânica compara a gagueira com a síndrome de Tourette, considerando que há sintomas obsessivo-compulsivos em intensidade semelhante nas duas condições, além de alguns sintomas motores decorrentes de comprometimento extrapiramidal.[23] Considerando a efetividade do tratamento de pacientes obsessivo-compulsivos e melhora destes mesmos sintomas em portadores de síndrome de Tourette (sem efeito sobre os *tics*), com a utilização de bloqueadores da recaptação da serotonina, tem sido aventada a hipótese da participação dos sistemas serotoninérgicos na gagueira.

Casos de GA podem ocorrer após lesões penetrantes da cabeça que, em geral, desaparecem em alguns meses. Ludlow *et al.*[24] descrevem 10 casos de GA em lesões penetrantes da cabeça, unilaterais, envolvendo o sistema extrapiramidal (partes dos núcleos da base) com a duração de 10 a 15 anos. Melhora da GA com a estimulação da porção centromedial do tálamo indica que mecanismos subcorticais podem ter algum papel na gagueira.[25]

É preciso considerar que na GA por lesão cerebral as disfluências mostram-se consistentes, não são influenciadas por situações específicas de comunicação, **estão** ausentes ou são pouco intensas algumas reações típicas que fazem parte do conceito de GD, entre as quais estão a aflição, a ansiedade durante a fala, a antecipação, a evitação de contato visual.

Estudo sobre fluxo sanguíneo cerebral regional de 20 gagos adultos com tomografia computadorizada por emissão de "fótons" usando "xênon" 133, mostrou redução do fluxo sanguíneo cerebral absoluto quando comparado com controles. Foram observadas, também, assimetrias relativas de fluxo em várias regiões cerebrais nos gagos, entre elas na parte posterior do giro do cíngulo e nos lobos temporais medial e superior, regiões importantes para a fala.[26]

Ingham[27] sumariza os resultados obtidos em suas pesquisas realizadas com a utilização de PET funcional com utilização de $H_2^{15}O$ da seguinte maneira – quando os sujeitos estão em silêncio, nenhuma diferença no fluxo sanguíneo cerebral dos gagos e não gagos foi encontrada e estes dados não corroboram a ideia de que a GD esteja, necessariamente, associada a alterações neurofisiológicas. Em lugar disso, a fisiologia cerebral de gagos parece ser diferente somente durante a atividade de fala e, talvez, quando imaginam que estão falando. É evidente que esta ausência de diferenças neurofisiológicas não pode ser interpretada como significado de ausência de diferenças anatômicas.

GAGUEIRA E MODELO PRÉ-MOTOR DUPLO

Alguns trabalhos têm relacionado a gagueira com distúrbios no funcionamento dos núcleos da base.[24,28] A importância desta estrutura foi revisada e ampliada por Alm[29,30] considerando o modelo pré-motor duplo. Os circuitos dos núcleos da base são organizados em duas vias que atuam em sinergia para modular a atividade do córtex frontal, por inibição da atividade cortical (via indireta) e ativação focal da ação desejada (via direta), dominadas por diferentes tipos de receptores de dopamina. As pistas de temporalização fornecidas à área motora suplementar podem ser distorcidas e o resultado pode ser uma dificuldade na iniciação dos movimentos da fala, ou então liberação de movimentos involuntários e dificuldade na liberação de movimentos voluntários, condições que têm a ver com os sintomas da gagueira.

ASPECTOS FARMACOLÓGICOS

Partindo da consideração que a gagueira é uma alteração da fala decorrente de uma disfunção neuromotora central, que desorganiza o tempo exato necessário para a obtenção de fala fluente, tem sido proposto o uso de drogas para o tratamento da gagueira refratária à terapia fonoaudiológica.

O uso de haloperidol, bloqueador específico de receptor D_2 (dopamina), mostrou efetividade no tratamento da GD, principalmente no que diz respeito aos movimentos associados. Todavia, os efeitos colaterais da droga levaram à descontinuidade do tratamento.

Estudos com PET utilizando 6-fluorodopa (6FDOPA) como marcador da atividade dopaminérgica pré-sináptica mostraram captação significativamente maior em pacientes com GD moderada e severa do que em controles não gagos, em córtex pré-frontal, orbital profunda e insular, estendendo-se à amígdala auditiva e cauda do núcleo caudado. Captação elevada de 6FDOPA nas regiões cortical límbica ventral e subcortical é compatível com a hipótese de que a GD está associada à certa hiperatividade do sistema pré-sináptico dopaminérgico em regiões cerebrais que modulam a verbalização.[3]

Participação de sistemas serotoninérgicos tem sido proposta na GD a partir dos resultados obtidos com bloqueadores da recaptação da serotonina no tratamento de sintomas obsessivo-compulsivos, inclusive em pacientes com síndrome de Tourette.

Costa & Kroll[3] afirmam que drogas antidopaminérgicas podem ser viáveis para utilização no tratamento da GD pelos seguintes aspectos: similaridade dos sintomas tipo "tic", vistos na síndrome de Tourette e GD, experiência terapêutica na GD e Tourette com haloperidol, uso recente de neurolépticos atípicos nas duas condições e estudos com neuroimagem que mostram atividade dopaminérgica pré-sináptica em pessoas com GD.

Brady[16] fez uma revisão da literatura sobre gagueira induzida pelo uso de drogas e afirmou que uma grande variedade delas tem sido considerada como indutoras de gagueira, entre as quais os antidepressivos tricíclicos, estimulantes adrenérgicos, antiepiléticos e antidepressivos serotoninérgicos. Nesses estudos a proporção numérica de masculinos e femininos induzidos foi de 9 para 6, muito inferior ao esperado na GD de 5 para 1. Alguns agentes farmacológicos redutores da gagueira, em algumas pessoas, induzem em outras. A partir destes achados afirma que vários sistemas neurotransmissores podem estar envolvidos na indução da gagueira e, talvez, de maneira interativa.

ESTUDOS GENÉTICOS

Presença de componente genético na determinação da GD tem sido proposto por meio de estudos de famílias, gêmeos e segregação. Os dados existentes sugerem que há um componente genético na GD e que a recuperação espontânea e a cronicidade são influenciadas por fatores genéticos. Interação entre fatores genéticos e ambientais está possivelmente envolvida e não foi demonstrado, até hoje, um modelo mendeliano de transmissão.[3]

Apesar da crescente importância das pesquisas genéticas no campo da audição e linguagem, na gagueira são experimentais e quantitativas. Além disso, preocupação com um diagnóstico mais elaborado não aparece nas pesquisas, uma vez que os sujeitos são selecionados a partir do DSM-IV e, nas pesquisas genéticas, o diagnóstico baseia-se em informação de terceiros, familiares ou clínicos.[31]

Alguns estudos em gêmeos que mostram uma taxa de concordância entre monozigóticos e dizigóticos em torno de 5 para 1 relacionam a ocorrência familiar com fatores genéticos, além dos aspectos ambientais. Segundo Mellon et al.,[32] alguns dados já indicavam que a GD poderia ser mais bem estudada por meio de técnicas moleculares para a identificação de genes envolvidos em sua transmissão.

Estudos em gêmeos têm servido para a compreensão da influência genética na gagueira. Há maior possibilidade de ocorrência da gagueira quando se trata de gêmeos idênticos, que compartilham 100% da carga genética, do que em gêmeos fraternos que compartilham apenas 50% da mesma. No entanto, a concordância inferior a 100% em gêmeos idênticos significa que outros fatores, não genéticos, têm importância na determinação neta predisposição. Estudos moleculares já identificaram os genes GNPTAB, GNPTG, NAGPA e AP4E1 associados à gagueira, nos cromossomos 3, 12 e 16.[33]

GAGUEIRA, PSICOLOGIA E PSICANÁLISE

As abordagens médicas e comportamentais não aceitam a participação de aspectos emocionais na gênese da GD. Embora a GD possa piorar em situações estressantes, não há evidências que ansiedade e conflitos possam causar a gagueira.[3]

Freud,[34] em *Estudos sobre a Histeria*, relata o material clínico do caso de Frau Emmy, em que há uma relação entre gagueira e conflitos relativos às diferentes fases do desenvolvimento psicossexual e corresponde a uma manifestação somática resultante da tentativa de resolução de um conflito do psiquismo. Embora evitando entrar no campo polêmico da etiologia da gagueira, Cunha[35] afirma que, do ponto de vista psicanalítico, ela é considerada uma neurose. Completa, ainda, que a neurose é uma *"afecção psicogenética em que os sintomas são a expressão simbólica de um conflito psíquico que tem suas raízes na história infantil do indivíduo e constitui compromisso entre desejo e defesa"*.[36]

Os recalques podem estar referidos nas fases oral, anal e sexual do desenvolvimento psicossexual. Travis[37] considera que o gago é aquele que ainda está preso no conflito entre a necessidade reprimida de sugar, comer, evacuar e explorar prazeres sexuais e a inibição relutantemente aceita, e induzida pelos pais, destas necessidades proibidas. Spinelli[38] relata, em sua experiência clínica, a presença de traços orais em alguns casos, e características sádico-anais em outros.

Sheehan,[39] levando em conta a teoria do conflito de Dollard e Miller, considera a gagueira como um duplo conflito de aproximação e evitação em que as repetições e prolongamentos representam o equilíbrio precário entre duas direções – falar e silenciar. O conflito pode ocorrer em vários níveis – da palavra, da situação, expressão de emoções antagonistas e relações interpessoais. Estes níveis geram ansiedade e a gagueira é mantida pela redução da ansiedade, uma vez que ocorrida a gagueira o medo persiste.

Wischner[40] considera que a gagueira começa quando a criança, por atitudes de desaprovação dos pais ou outras penalidades começa a reagir à disfluência normal com tensão, ansiedade e evitação. Em oposição a Johnson, afirma que a criança não está tentando evitar o atual comportamento não fluente, mas evita as consequências originais que geraram a fixação da disfluência – ansiedade, vergonha, entre outros.

A partir da experiência clínica e do interesse pela compreensão e tratamento da GD, Van Riper[2] considera a importância de uma série de sentimentos ou componentes internos da gagueira, que são mentais, percebidos por meio dos comportamentos do sujeito ou verificáveis pelos relatos do paciente. Estes seriam os chamados sintomas encobertos (*"cover symptoms"*), em contraposição aos sintomas claramente observáveis na relação com o gago, ou seja, as repetições, prolongamentos e bloqueios (*over symptoms*).

TRATAMENTO

O tratamento essencial e mais importante é a terapia fonoaudiológica. Terapeutas americanos, principalmente de gagos adultos, costumam tratar a GD por meio de duas abordagens principais. Uma delas utiliza várias técnicas de aconselhamento para o desenvolvimento da autoestima, mudanças de atitudes e redução das atitudes de evitação. A outra baseia-se diretamente na manipulação e modificação da resposta gaguejante aos sons fluentes da fala, por meio da utilização sistemática das ações e das regras dos mecanismos da fala. Esta terapia comportamental procura reconstruir as praxias respiratória, fonatória e articulatória, utilizadas na produção da fala. A GD assim abordada é vista como conduta modificável.[3]

Estudo clínico controlado e randomizado de 3 tipos de terapia de fala de gagos, de 9 a 14 anos, mostrou que os tratamentos mostraram resultados após 1 ano para 70% dos sujeitos. Os resultados se mantiveram após acompanhamento de 5 anos, mantendo-se a intensidade da disfluência semelhante à observada após 1 ano de tratamento.[41]

Para a psicanálise, a gagueira é um sintoma neurótico que significa o retorno do recalcado na forma de sintoma. Assim sendo, não é o sintoma, especificamente, que será o alvo do terapeuta, mas ele procura obter uma compreensão das vicissitudes vividas pelo sujeito, durante o desenvolvimento dos complexos, uma compreensão das dinâmicas dos conflitos que se exteriorizam por meio dos sintomas.

TRATAMENTO FARMACOLÓGICO

Vários medicamentos têm sido propostos para o tratamento da gagueira em casos que não obtiveram resultados com a terapia de fala. Fundamentam-se em resultados obtidos com o uso de algumas drogas, em comparação com o uso de placebo. Nestes estudos há uma redução estatisticamente significativa na porcentagem média de sílabas gaguejadas após o uso do medicamento. Apesar dos possíveis efeitos colaterais, os estudos mostram que estas drogas são, em geral, bem toleradas pelos pacientes. São citados o uso de risperidona, paroxetina e sertralina.

REFERÊNCIAS BIBLIOGRÁFICAS

1. Johnson W. A study of the onset and development of stuttering. *J Speech Hear Dis* 1942;7:251-7.
2. Van Riper C. *The nature of stuttering*. Englewood Cliffs, NJ: Prentice-Hall; 1971.
3. Costa D, Kroll R. Stuttering: an update for physicians. *CMAJ* 2000;162(13):1849-55.

4. Hedge MN, Hartman DE. Factors affecting judgements of fluency: I interjection. *J Fluency Dis* 1979;4:1-11.
5. Wall NJ, Myers FL. *Clinical management of childhood stuttering.* Baltimore: University Park Press; 1984.
6. Organização Mundial da Saúde (Coord). *Classificação de transtornos mentais e de comportamento da CID-10: descrições clínicas e diretrizes diagnósticas.* Porto Alegre: Artmed; 1993.
7. Bloodstein O. *A handbook on stuttering.* Chicago, US: National Easter Seal Society for Crippled Children and Adults; 1981.
8. Glauber IP. The psychoanalisis of stuttering. In: Eisenson J (Ed.). *"Stuttering" a symposium.* New York: Harper and Brothers; 1958. p. 71-119.
9. Coriat IH. Psychoanalitic conception of stammering. *The Nervous Child* 1943;2:167-71.
10. Fletcher JM. A predisposing cause of stuttering. *Q J Speech* 1943;29(4):480-3.
11. Wingate ME. *Stuttering: theory and treatment.* New York: Irvington; 1976.
12. Rodrigues PR. O tratamento do gago adulto. In: Friedman S, Cunha MC (Orgs.). *Gagueira e subjetividade.* São Paulo: Artmed; 2001. p. 115-32.
13. American Psychiatric Association (APA). 315.35 (F80.81) Transtorno da Fluência com Início na Infância. In: *Manual Diagnóstico e Estatístico de Transtornos Mentais - DSM-5.* 5. ed. Porto Alegre: Artmed; 2015. p. 45-7.
14. Finn P. Stablishing the validity of recovery from stuttering without formal treatment. *J Speech Hear Res* 1996;39:1171-81.
15. Heuer RJ, Sataloff RT, Mandel S, Travers N. Neurogenic stuttering: further corroboration of site of lesion. *Ear Nose Throat J* 1996;75(3):161-8.
16. Brady JP. Drug-induced stuttering: a review of the literature. *J Clin Psychopharmacol* 1988;18(1):50-4.
17. Brutten GJ. Stuttering: topography, assessment and behavior change strategies. In: Eisenson J (Ed.). *Stuttering: a Second Symposium.* New York: Harper & Row; 1975. p. 201-62.
18. Lee BS. Effects of delayed speech feedback. *J Acoust Soc Am* 1950;22:824-6.
19. Cherry C, Sayers BM. Experiments upon the total inhibition of stammering by external control and some clinical results. *J Psychosom Res* 1956;1(4):233-46.
20. Soderberg GA. Delayed auditory feedback and stuttering. *J Speech Hear Dis* 1968;33(3):260-7.
21. Rosenfield D, Jerger J. Stuttering and auditory function. In: Curler RF, Perkins WH (Eds.). *Nature and treatment of stuttering: new directions.* San Diego: College-Hill; 1984.
22. Braun AR, Vargas M, Stager S et al. Altered patterns of cerebral activity during speech and language production in developmental stuttering. A H2(15)O positron emission tomography. *Brain* 1997;120(pt5):761-84.
23. Abwender DA, Trinidad KS, Jones KR et al. Features resembling Tourette's Syndrome in developmental stutterers. *Brain Lang* 1988;62:455-64.
24. Ludlow CL, Rosemberg J, Salazar A et al. Site of penetrating brain lesions causing chronic acquired stuttering. *Ann Neurol* 1987;22:60-6.
25. Bathanagar SC, Andy DI. Alleviation of acquired stuttering with human centremedian thalamic stimulation. *J Neurol Neurosurg Psych* 1989;52:1182-4.
26. Pool KD, Devous MD, Freeman FJ et al. Regional cerebral blood flow in developmental stutters. *Arch Neurol* 1991;48:509-12.
27. Ingham RJ. Brain imaging studies of developmental stuttering. *J Commun Disord* 2001;34:493-516.
28. Rosemberger PB. Dopaminergic systems and speech fluency. *J Fluency Dis* 1980;5:255-67.
29. Alm PA. Stuttering and the basal ganglia circuits: a critical review of possible relations. *J Commun Disord* 2004;37(4):325-69.
30. Alm PA. *On the causal mechanisms of stuttering.* [Doctoral Dissertation] Sweden: Lund University, Department of Clinical Neroscience; 2005.
31. Spinelli M. Gagueira: análise de pesquisa e casos clínicos. In: Friedman S, Cunha CM (Orgs.). *Gagueira e subjetividade: possibilidades de tratamento.* Porto Alegre: Artmed; 2001. p. 15-32.
32. Mellon CD, Umar F, Hanson ML. Stuttering as a phenotype for behavioral genetics research. *Am J Med Genet* 1993;48(4):179-83.
33. Frigerio-Domingues C, Drayna D. Genetic contributions to stuttering: the current evidence. *Mol Genet Genomic Med* 2017;5:95-102.
34. Freud S. *Obras psicológicas completas.* Rio de Janeiro: Imago; 1980. v. II.
35. Cunha MC. Gagueira: qual o alvo desses estilhaços de palavras? In: Friedman S, Cunha MC (Orgs.). *Gagueira e subjetividade.* São Paulo: Artmed; 2001. p. 95-104.
36. Laplanche J, Pontalis JB. *Vocabulário de psicanálise.* São Paulo: Martins Fontes; 1986.
37. Travis CE. *Handbook of speech pathology and audiology.* New York: Appleton-Century Crofts; 1971.
38. Spinelli M. Gagueira e psicanálise. *Dist Com* 1986;1:129-32.
39. Sheehan JG. *Stuttering: research and therapy.* New York: Harper and Row; 1970.
40. Wischner GJ. Stuttering behavior and learning: a preliminary theoretical formulation. *J Speech Hear Dis* 1950;15:324-35.
41. Craig A, Hancock K, Chang E et al. A controlled clinical trial for stuttering persons aged 9-14 years. *J Speech Hear Res* 1996;39:808-26.

ATUALIZAÇÃO EM GAGUEIRA E OUTROS DISTÚRBIOS DA FLUÊNCIA

Ignês Maia Ribeiro
Mirela Pollini Caputo

FLUÊNCIA

A fluência da fala é uma habilidade gradualmente adquirida e seu desenvolvimento está relacionado com características pessoais. Entre essas estão a integridade do sistema nervoso central e do processamento auditivo, as habilidades linguísticas e motoras do falante. As características individuais interagem com fatores ambientais como a qualidade das interações comunicativas, a demanda linguística, a pressão do tempo e a velocidade de fala do interlocutor. Dessa forma temos que a fluência depende de características individuais e ambientais.

Para uma pessoa ser considerada fluente é preciso que haja harmonia entre os parâmetros de continuidade, suavidade, taxa de elocução verbal (velocidade da fala) e ritmo da fala. É importante que o falante tenha a prontidão da fala e naturalidade ao se expressar. Espera-se, também, que a taxa de elocução verbal seja confortável para o ouvinte e para o falante e que as possíveis disfluências sejam suaves e não ultrapassem a frequência esperada para o gênero e a idade.

Dessa forma temos que, para a produção da fala fluente, é necessária minuciosa coordenação entre os processamentos motor, linguístico e auditivo, e dos mecanismos sensoriais que supervisionam a produção da fala. Essa sincronia depende de atividades neuronais com padrões temporais previamente definidos:[1]

- *Processamento do léxico*: ~ 200 milissegundos (ms).
- *Processamento da gramática*: ~ 320 ms.
- *Processamento fonológico*: ~ 450 ms.

DISFLUÊNCIAS

Disfluências são rupturas que ocorrem, de maneira involuntária, no discurso de todos os falantes. As disfluências da fala estão subdivididas em dois grandes grupos com significativas diferenças entre eles. Internacionalmente, as disfluências são definidas como **Disfluências Típicas da Gagueira** (DTG) e **Outras Disfluências** (OD).[2] As OD também podem ser denominadas **Disfluências Comuns** (DC) e assim serão citadas neste capítulo, conforme descritas no Quadro 23-1.

As DC estão, predominantemente, relacionadas com questões linguísticas, como a habilidade gramatical e a semântica. São frequentes na época de aquisição da língua e, na medida em que a pessoa vai se apropriando da linguagem, menos disfluências ocorrem. Segundo Sawyer e Yairi,[5] é esperado que o falante considerado fluente apresente até 10% de disfluências totais, o que significa a somatória das DC e das DTG. Dessa forma temos que pessoas

Quadro 23-1. Tipologia das Disfluências Segundo Yairi e Ambrose,[2] Yairi[3] e Oliveira et al.[4]

Disfluências comuns (DC) ou outras disfluências (OD)	Disfluências típicas da gagueira (DTG)
- Repetição de palavras não monossilábicas (porque-porque) - Repetição de segmento (eu vou-eu vou) - Repetição de frase (ontem dormi cedo-ontem dormi cedo) - Revisão (eu - ele saiu) - Hesitação silenciosa de 1 a 2 s ou preenchida (ãh, hummm, eh) - Interjeição (então, né, tipo) - Palavra incompleta – quando há desistência (eu quero um ca-livro)	- Palavras rompidas – interrupção entre sílabas de uma palavra (fa ca) - Repetição de palavra monossilábica (eu-eu-eu-eu) - Repetição de parte de palavra (bo-bo-bola) // (escola-la) - Repetição de som (c-c-c-casa) - Prolongamento (ssssofá) - Bloqueio – postura articulatória fixa, oral ou laríngea, com duração de tempo variável (/pato) - Pausa – silêncio superior a 2 s - Intrusão – sons, verbais ou não verbais, intrusos ao discurso (meu nome é RRRRR Paulo)

consideradas fluentes também podem apresentar DTG; porém, estas não devem ultrapassar a porcentagem de 2% do discurso de adultos e 3% da fala das crianças.

As DTG interferem na suavidade, continuidade, sequencialização e podem alterar a velocidade e o ritmo da fala.

Nos falantes considerados fluentes, as disfluências duram menos de um segundo e os sistemas de programação e produção da fala se restabelecem rapidamente, não causando impacto na comunicação. Nas pessoas com distúrbios de fluência, embora as estratégias de autocorreção estejam altamente presentes, estas parecem menos eficientes, portanto a recuperação requer mais tempo e pode provocar outras alterações na fala.[6]

Muitas vezes, nas DTG, é possível observar alterações do tônus muscular durante a produção da fala, ou antes mesmo de ela ocorrer, deixando o falante com postura articulatória tensa e/ou fixa de forma bem visível. Há, contudo, tensões que não são facilmente detectadas pelo ouvinte comum, e requerem uma análise minuciosa, por intermédio de avaliação do fonoaudiólogo especialista em fluência.

Nos episódios de DTG também podem ocorrer alterações na dinâmica da musculatura intrínseca do trato vocal. Em exame clínico, tais alterações podem ser detectadas por:

- Mudança na intensidade e/ou na frequência da voz.
- Força com que as unidades fonológicas são expressas.
- Demora na emissão sonora.
- Apresentação de voz soprosa ou fala na expiração durante a disfluência.
- Presença de rupturas/silêncios fora dos marcadores linguísticos.

Um recurso importante nos casos não facilmente detectáveis é o exame de nasofibrolaringoscopia que deve ser feito por otorrinolaringologistas conhecedor do quadro de gagueira, realizado em parceria com fonoaudiólogo especialista em fluência. Autores relatam que pessoas com gagueira apresentam dinâmica do trato vocal diferente da encontrada em pessoas fluentes tanto durante a sua fala gaguejada como durante a sua fala fluente.[7,8] Este tema será abordado em maior profundidade adiante, no tópico *Gagueira e Trato Vocal*.

DISTÚRBIOS DA FLUÊNCIA: DIAGNÓSTICO DIFERENCIAL

Diversos são os quadros de alteração da fluência: taquilalia, taquifemia, pseudogagueira (gagueira psicogênica), gagueira por lesão detectável (gagueira neurogênica) e gagueira (esta última frequentemente nomeada como gagueira do desenvolvimento).

Taquilalia

A pessoa com taquilalia tem taxa de elocução aumentada, sua fala é acelerada e há diminuição da inteligibilidade/compreensão da fala, acarretando prejuízo nas relações de comunicação. A fala é muito rápida e a articulação não é precisa. Não há excesso de DC ou das DTG, como também não está relacionada com dificuldades de aprendizado.[6]

Taquifemia

O indivíduo com taquifemia apresenta alta frequência de DC, como repetições de palavras e segmentos, hesitações e revisões. A velocidade da fala pode ser acelerada ou irregular (ora rápida, ora devagar, ora dentro do esperado), com excesso de pausas silenciosas durante o discurso. É bastante comum que a pessoa com taquifemia apresente dificuldades de linguagem oral e de aprendizagem associadas, assim como Transtorno de Déficit de Atenção e Hiperatividade (TDAH). Em geral o quadro agrava-se com o tempo e pode haver concomitância com gagueira.[6] Se apresentar tensões na fala, é indício de que a gagueira também está presente.

Pseudogagueira ou Gagueira Psicogênica

A pseudogagueira resulta de um quadro psiquiátrico denominado **reação de conversão** e pelo código internacional de doenças recebe a classificação CID 10 F44.

É a forma mais rara de gagueira (menos de 8% dos casos de gagueira). Acomete adultos e, mais raramente, adolescentes. Apresentam histórico anterior de alterações psiquiátricas, contudo, não há história anterior de gagueira ou outro distúrbio de fluência. Este quadro é decorrente de problemas psiquiátricos. Tem surgimento abrupto a partir de forte trauma psíquico, somatização de estresse intenso ou pode ocorrer por simulação voluntária. Uma minuciosa anamnese e uma avaliação multidisciplinar podem captar dados de alteração da saúde física ou mental e orientarão o profissional para o tratamento mais adequado e eficaz.

Na gagueira psicogênica há, em geral, a omissão de artigos e preposições tornando a fala telegráfica. Não há picos de fala fluente nem mesmo em situações indutoras de fluência, como falar em coro e fala seriada (contagem de números, dias da semana, meses do ano). A pessoa com gagueira psicogênica não demonstra preocupação com as disfluências ou com os movimentos associados.[6,9]

Gagueira Neurogênica ou Gagueira por Lesão Detectável

A gagueira neurogênica por lesão detectável pode ocorrer em qualquer fase da vida, sendo, contudo, mais frequente na fase adulta. Pode estar relacionada com episódios de acidente vascular encefálico, traumatismos cranioencefálicos, tumores cerebrais, doença de Parkinson, alcoolismo, abuso de drogas entre outros. Este tipo de gagueira pode ser o único sintoma aparente ou pode, também estar associado à afasia, disartria e apraxia de fala. Tem surgimento abrupto, raramente há presença de movimentos associados e as disfluências também estão presentes no canto e na fala seriada.

Os sintomas apresentados na gagueira neurogênica podem ser transitórios ou permanentes e o fonoaudiólogo especialista em fluência pode contribuir tanto no diagnóstico como no processo terapêutico. Acompanhamento neurológico é imprescindível.[6,9]

Gagueira

O *Diagnostic and Statistical Manual of Mental Disorders* (DSM 5)[10] descreve a gagueira na seção de distúrbios neurodesenvolvimentais e a denomina como um distúrbio da fluência iniciado na infância. Portanto, a gagueira é considerada um distúrbio de base neurológica que não faz parte do desenvolvimento típico da fala e da linguagem da criança. Se há gagueira, há alteração de base orgânica. A nomenclatura historicamente utilizada como **gagueira fisiológica** há muito caiu em desuso uma vez que "fisiológico" implica em uma função esperada do organismo, ou que tem uma funcionalidade a ser cumprida, o que não é o caso das rupturas encontradas na gagueira.

A nomenclatura "**gagueira do desenvolvimento**" também tem sido questionada, e tem-se subtraído a palavra desenvolvimento para evitar, como dito acima, interpretações errôneas de que a gagueira faça parte do desenvolvimento infantil, dessa forma a terminologia mais utilizada é "gagueira" ou "gagueira persistente com início na infância".

A gagueira é citada em todo o mundo, nas mais diferentes comunidades, desde os mais remotos tempos. É o mais frequente distúrbio da fluência. Surge na infância e tem alta porcentagem de recuperação espontânea. Acredita-se que a alta taxa de remissão tem contribuído para que muitos ainda pensem que a gagueira sempre "desaparece voluntariamente" antes dos 6 anos de idade. O que, em nenhuma hipótese, corresponde à realidade.

A exata natureza das disfluências típicas da gagueira ainda é motivo de estudo, entretanto sabe-se que inclui aspectos neurobiológicos, linguísticos, auditivos e cognitivos que podem ter consequências psicossociais.

A gagueira apresentada na infância pode ser transitória ou persistente. É classificada como transitória quando se apresenta por curto período tempo, e persistente quando ocorre sua cronificação. Quanto mais próxima do surgimento dos sintomas ocorrer a intervenção fonoaudiológica, menores as chances de cronificação da gagueira.

É frequente encontrar o dado de que a gagueira incide em cerca de 5% das crianças em todo o mundo e aproximadamente 1% da população adulta persiste gaguejando de forma crônica. Contudo Reilly, Onslow, Packaman *et al.*[11] fizeram ampla pesquisa e chegaram a um resultado com números bem maiores. Apontaram que, até a idade de 4 anos, a incidência da gagueira foi de 11,2%. Yairi,[12] numa revisão sobre os estudos de incidência e prevalência, afirma sua concordância com tais resultados.

Na época do surgimento da gagueira, 50% são meninos e 50% são meninas, contudo as meninas apresentam maior número de recuperação. Desta forma, na fase adulta, observa-se predominância no gênero masculino de 4 homens para 1 mulher com gagueira persistente.[13]

Diversos são os fatores considerados de alto risco para a cronificação da gagueira. Segundo Ainsworth e Fraser;[14] Bohnen e Ribeiro,[15] são considerados de "alto risco para a cronificação da gagueira" os seguintes fatores:

1. *Histórico familiar positivo para gagueira ou para fala rápida*: ter um parente próximo ou distante que gagueja ou gaguejou em alguma fase da vida. Quanto mais próximo o grau de parentesco, maior o risco de cronificação.
2. *Gênero*: os meninos apresentam menores condições neurológicas centrais para a recuperação espontânea.
3. *Apresentar no discurso porcentagem igual ou maior de 3% de disfluências típicas da gagueira*: bloqueios; repetições de sons, sílabas e/ou palavras monossilábicas; prolongamentos, intrusões de sons. Ou que também apresentem sinais visíveis de esforço durante a fala, desistência de palavras, ideias ou de situações comunicativas, entre outros.
4. *Alteração de fala:* como distúrbios fonético-fonológicos associados ou anterior ao aparecimento da gagueira.
5. *Linguagem oral:* abaixo ou acima do esperado para a idade.
6. *Tipo de surgimento:* sendo considerado risco consecutivamente crescente para surgimento abrupto, intermitente e gradual.
7. *Tempo desde o surgimento das primeiras manifestações:* a gagueira transitória tende a estar presente na fala da criança por cerca de 2 a 3 meses. Após 1 ano, desde as primeiras rupturas, aumenta significativamente o risco de cronificação.
8. *Idade da criança na época do surgimento:* quanto mais cedo surgir, menor o risco de cronificação.
9. *Fatores ambientais:* como ambiente comunicativo extremamente competitivo, falas rápidas e sobrepostas, pouco tempo de escuta.

A gagueira é, por natureza, **individual, involuntária, incontrolável, intermitente** e, de certa forma, **imprevisível**.

A gagueira manifesta-se de forma **individual**. Varia quanto à tipologia das disfluências, a intensidade e a frequência com que aparecem na fala de cada pessoa. Não há duas pessoas que gaguejam da mesma forma.

Kalinowsky e Saltuklaroglu[16] colocam que a gagueira é **involuntária** e que as rupturas que a caracterizam são manifestações **intermitentes** (momentos de gagueira intercalados com momentos de fluência) de um comportamento **oscilatório incontrolável**. Sua intermitência ocorre em todos os graus de manifestação da gagueira, desde os mais leves até os mais severos, sendo que há momentos em que a fala da pessoa que gagueja pode ser tão fluente quanto a fala de quem não gagueja.[17] Essa variação do grau de fluência pode ser observada dentro do mesmo mês, da mesma semana e até mesmo de um único dia.[18]

Para Smith, Sadagopan, Walsha e Weber-Fox,[19] o sintoma mais intrigante da gagueira é a falha intermitente do sistema nervoso na geração dos sinais para os comandos apropriados aos músculos cuja atividade deve ser controlada dinamicamente para que a fala seja produzida fluentemente.

É de extrema importância a compreensão de que a pessoa que gagueja, independentemente da idade ou tempo de fala gaguejada, apresenta períodos de fluência intercalado com períodos de gagueira, contudo, quanto mais severa a gagueira, menos períodos de fluência serão observados. Portanto, temos que a intermitência é uma característica presente na fala de todas as pessoas que gaguejam e tem como causa questões neurológicas e não emocionais, como é referido pelo senso comum. Sabemos, também, que a emoção, a pressão e o tipo de linguagem impactam a fluência de todas as pessoas, e é bastante perceptível em portadores de distúrbios da fluência.

Muitos estudos na neurociência funcional comprovam que cérebro das pessoas que gaguejam funciona de maneira diferente das pessoas fluentes. O que as pesquisas nos apontam é que a vivência da fala gaguejada pode ser geradora de nervosismo ou ansiedade, e não o contrário.

GRAUS DE SEVERIDADE DA GAGUEIRA

Riley[20] classifica a gagueira em cinco graus: muito leve, leve, moderado, severo e muito severo. Essa classificação é feita segundo a frequência e a duração das disfluências típicas da gagueira, assim como a intensidade dos concomitantes físicos, que são movimentos orofaciais, de partes do corpo ou intrusões de sons. A autoavaliação quanto à severidade da gagueira e o impacto dela nas relações sociais também auxiliam na compreensão da individualidade da gagueira.

GAGUEIRA E GENÉTICA

A base genética da gagueira tem sido demonstrada por diversos autores,[21-26] e apontada como responsável pela grande maioria dos casos de gagueira.

Kang et al.[24] encontraram mutações nos genes GNPTAB, GNPTG (localizados no braço longo do cromossomo 12) e NAGPA (localizado no braço curto do cromossomo 16) em adultos com gagueira persistente. Estas alterações estão relacionadas com descompensação no armazenamento e reciclagem de enzimas lisossômicas. Entretanto, as mutações encontradas na gagueira não são de deleção ou de truncamento dos alelos (como na Mucolipidose tipo I ou II) e, portanto, teriam efeitos menos impactantes sobre a função proteica. Raza et al.[26] acreditam que as mutações encontradas no cromossomo 12 são responsáveis por grande parte das gagueiras observadas na América do Norte, em países da Europa e no Brasil. Pesquisas realizadas na população brasileira por Domingues et al.[27] encontraram alterações no cromossomo 10. Outros estudos genéticos estão sendo conduzidos e, provavelmente, em breve, obteremos maiores conhecimentos sobre genética e gagueira.

GAGUEIRA E NEUROCIÊNCIA

As neurociências têm avançado significativamente no conhecimento sobre as bases neurobiológicas da gagueira. Pesquisas que utilizam neuroimagens demonstraram diferenças anatômicas e funcionais no cérebro de crianças e adultos com gagueira quando comparadas a pessoas fluentes.

Segundo Salmelin et al.[28] e Sahin et al.,[1] nas alterações da fluência há indícios de distúrbio na área temporal envolvendo a preparação e a execução da fala, o que dificulta o planejamento fonológico. Esses autores também relatam que na gagueira os comandos para a execução dos movimentos da fala parecem vir antes que sua programação esteja finalizada, invertendo assim a ordem esperada.

Samelin et al.,[28] em seus estudos com magnetoencefalografia, nos quais os sujeitos leram palavras silenciosamente e as repetiram em voz alta, verificaram que, nos primeiros 400 milissegundos após ver a palavra, o processamento em falantes fluentes evoluiu do córtex frontal anterior esquerdo (programação articulatória) para o sulco central lateral esquerdo e córtex pré-motor dorsal (preparação motora). Essa sequência foi oposta nos sujeitos com gagueira, que apresentaram antecipação da ativação do córtex motor esquerdo, seguida por sinal atrasado no córtex motor esquerdo. Os sujeitos com gagueira, aparentemente, iniciaram a preparação motora antes da programação do código articulatório.

Os dados encontrados por Sommer et al.[29] indicam haver diferenças estruturais em áreas cerebrais relacionadas com a fala de adultos com gagueira.

Mais especificamente observaram sinais de desconexão na substância branca imediatamente abaixo da representação sensório-motora da laringe e da língua no córtex esquerdo.

Chang *et al.*[30] observaram significativa redução em feixes de matéria branca que interligam estruturas auditivas e motoras, corpo caloso, áreas corticais e subcorticais em crianças com gagueira, entre 3 e 10 anos de idade. Estas alterações estão relacionadas com o processo de mielinização.

Essas descobertas são fundamentais para o entendimento das causas da gagueira porque distanciam o senso comum de que a gagueira tem origem psicoemocional, por conduta inadequada dos pais ou ansiedade.

GAGUEIRA E NEUROQUÍMICA

Há sinais de que haja alterações neuroquímicas em pessoas com gagueira. Maguire *et al.*[31] apontam haver excesso de dopamina nos núcleos da base em pessoas com gagueira, o que altera a regulação temporal dos movimentos da fala. Lan *et al.*[23] observaram correlação entre genes dopaminérgicos e gagueira em uma população chinesa.

Desta forma, a gagueira aproxima-se da síndrome de Tourette, pois ambas apresentam alteração dopaminérgica e possuem muitos sintomas em comum,[31] como movimentos involuntários e tiques vocais. Em ambos os quadros há, frequentemente, a presença de sintomas obsessivo-compulsivos.

GAGUEIRA E TRATO VOCAL

Estudos mostram que o trato vocal de pessoas com gagueira comporta-se de forma diferente das pessoas fluentes. Bohnen[7] analisou o comportamento laríngeo de adultos com gagueira por meio da nasofibrolaringoscopia e observou adução das pregas vocais e tremores na supraglote na pré-fonação. Durante a fonação observou espasmos na laringe, constrições na faringe e posteriorização da língua. Caputo[8] analisou a dinâmica do trato vocal durante a fala fluente e gaguejada de adultos com diferentes graus de severidade da gagueira. Observou que nas pessoas que gaguejam, mesmo durante a fala fluente, há constrições laterolaterais e anteroposteriores da faringe e supraglote e que, durante a fala gaguejada, há posteriorização da base de língua, elevação ou abaixamento da laringe, constrições laterolaterais e anteroposteriores da faringe e supraglote. A autora concluiu que quanto mais severa a gagueira, maior o número de alterações observadas principalmente na supraglote, na faringe e na mobilidade vertical da laringe, durante a fala gaguejada.

TIPOS DE SURGIMENTO E PROGNÓSTICO

Os primeiros sintomas de gagueira incidem, geralmente, entre os 2 e os 5 anos de idade, com maior pico de incidência por volta dos 3 anos. Embora menos frequente, a gagueira pode-se manifestar até os 12 anos, que parece ser a idade limite para o surgimento da gagueira. Sabe-se que quanto mais tarde o surgimento, maior o risco de cronificar.

A gagueira pode ter início abrupto, intermitente ou com agravamento gradual. O tipo de surgimento também tem relação com o risco de cronificação do distúrbio.

O início pode ser abrupto, com diferentes graus de severidade. Esse tipo de surgimento não é raro e corresponde àqueles relatados pela família "que a criança foi para escola fluente e voltou gaguejando" ou "foi dormir fluente e acordou gaguejando" e apesar de ser de grande impacto para os familiares e, às vezes, também para a criança, é a gagueira que apresenta maior chance de ser superada.

Os primeiros sintomas também podem surgir de maneira intermitente. Após o surgimento da gagueira a pessoa pode ter períodos de fluência por alguns dias, semanas ou meses e voltar a gaguejar posteriormente. Esses períodos sem gagueira sugerem tentativas de recuperação das áreas afetadas, contudo de forma incompleta e, por isso, a criança volta a gaguejar.

O surgimento gradual, quando os sintomas vão se intensificando com o passar do tempo, é considerado como o de maior risco para cronificação.

De fato, o maior risco para a cronificação é a não intervenção especializada no momento mais próximo do início das manifestações. Ou seja, recomenda-se que a intervenção com fonoaudiólogo especialista em fluência seja feita o mais cedo possível.

Maguire *et al.*[32] relataram um estudo de caso pioneiro em que a gagueira teria sido um distúrbio neuropsiquiátrico autoimune associado à infecção causada por estreptococos do tipo A (PANDAS - *Pediatric Autoimmune Neuropsychiatric Disorders Associated with Streptococcal infection*).

Outras alterações com sintomas similares aos apresentados na gagueira também foram relacionados com PANDAS como o surgimento de tiques, sintomas obsessivos compulsivos[33] e síndrome de Tourette.[34] Dessa forma, é fundamental que o médico diante de crianças com gagueira e/ou infecções repetidas por estreptococos do tipo A, solicite exame específico para evitar não só a cronificação da gagueira, mas outros problemas importantes de saúde.

DISTÚRBIOS DA FLUÊNCIA E COMORBIDADES

Não raro encontramos na prática clínica comorbidades entre os Distúrbios da Fluência, Transtornos de Déficit de Atenção, Hiperatividade e Impulsividade, síndrome de Down, síndrome de Gilles de la

Tourette, Tiques Motores, Transtornos do Espectro Autístico, entre outros.

AVALIAÇÃO E CONDUTA FONOAUDIOLÓGICA

A avaliação fonoaudiológica específica da fluência, é realizada a partir de filmagens de amostras de fala autoexpressivas (espontâneas ou semidirigidas). Nessas amostras são analisadas a frequência das DTG e das DC, a duração dessas rupturas, a taxa de elocução verbal e a presença de concomitantes físicos.

É importante considerar a natureza intermitente da gagueira. Portanto, é recomendável pedir ao paciente ou à sua família fazer filmagens de momentos de fala espontânea no seu cotidiano, para complementar a avaliação realizada no consultório fonoaudiológico.

Além da avaliação específica da fluência, outros testes são realizados com a finalidade de avaliar a linguagem em sua compreensão e expressão, envolvendo o sistema fonético-fonológico, o sistema estomatognático, a voz e, se necessário, a leitura e escrita. Uma criança que gagueja não está imune a outros distúrbios da comunicação associados, lembrando que o atraso de fala e linguagem é considerado fator de risco para a gagueira.

Em crianças, após a avaliação com o fonoaudiólogo especialista em fluência, a decisão da conduta terapêutica depende da presença dos fatores de risco para cronificação, citados anteriormente. Entre eles estão: o gênero, o histórico familiar positivo para distúrbio de fluência, o tempo de surgimento dos primeiros sintomas, a idade da criança na época do surgimento, a severidade da gagueira apresentada, a presença de movimentos concomitantes e o impacto gerado para a criança e sua família.

Crianças que apresentem disfluências típicas da gagueira por mais de 8 semanas[35] devem ser avaliadas por fonoaudiólogo especialista em fluência, sua família deve ser orientada quanto a posturas comunicativas que promovem fluência e, se for necessário, iniciar terapia fonoaudiológica.

Quando a criança apresenta gagueira severa, com disfluências longas, tensas ou presença de concomitantes físicos, indica-se orientação da família com início imediato de fonoterapia especializada em fluência, ainda que os sintomas tenham surgido há poucos dias.

Fatores psíquicos da criança e da família também devem ser considerados uma vez que a gagueira frequentemente traz angústia e sofrimento para quem gagueja e para seus familiares. Se a criança evita situações de fala, desiste de falar ou pede ajuda aos pais diante das rupturas do fluxo da fala, também é indicado início imediato do tratamento fonoterápico.

A intervenção precoce aumenta significativamente as chances da gagueira não se tornar crônica. Uma criança tratada o mais próximo da data do surgimento da gagueira tem de 98 a 100% de chances de superar a gagueira.[36]

À medida que o tempo de fala gaguejada aumenta, diminuem as chances da remissão total da gagueira. Para muitos autores a intervenção deve ocorrer antes de um ano de início da fala gaguejada.

Para adolescentes e adultos, o objetivo terapêutico não será a superação total dos sintomas da gagueira, mas a reabilitação neurológica funcional. O tratamento com fonoaudiólogo especialista em fluência instrumentaliza o falante a utilizar estratégias de promoção de fluência e/ou de modificação da gagueira, quando necessário.

TRATAMENTO FONOAUDIOLÓGICO

O processo terapêutico com crianças é realizado com estratégias lúdicas com atividades promotoras da fluência em sessões semanais de 45 minutos e, sempre que possível, na presença dos pais. Caso a gagueira se manifeste de maneira muito intensa, poderão ser realizadas mais que uma sessão terapêutica por semana e até mesmo um atendimento intensivo pode ser indicado.

Para crianças em idade escolar a fonoterapia inclui, além de estratégias de promoção da fluência, técnicas de modificação da gagueira.

O trabalho do fonoaudiólogo sempre ocorre em parceria com a família, escola e outros profissionais que estejam acompanhando a criança.

No trabalho fonoterapêutico com adolescentes, além das técnicas de promoção e modificação da fluência, há também atenção e cuidado para com os conflitos próprios da idade, que podem ser agravados com a vivência de uma fala gaguejada. Pais, adolescentes, escola e outros profissionais formam uma equipe em favor dos propósitos terapêuticos.

No caso do adulto que gagueja, todo o processo é voltado no sentido de aplicar estratégias buscando minimizar a gagueira o mais possível, assim como trabalhar com os aspectos subjetivos do impacto da gagueira em sua vida.

Em um ano de terapia espera-se que, no mínimo, se tenha obtido a diminuição de um grau de severidade da gagueira. Muitas vezes outros atendimentos conjuntos podem corroborar para a melhora da fluência e dos desconfortos e conflitos que uma vida de fala gaguejada possa lhe ter causado ou que ainda causa. Os tratamentos medicamentosos têm sido grandes aliados nesse processo.

Mesmo quando a gagueira já tenha se cronificado, o processo fonoterapêutico pode obter resultados muito bons, como a diminuição da frequência e da intensidade da gagueira, melhora da coordenação pneumofonoarticulatória, da articulação, da velocidade, da prosódia, entre outros.

A pessoa que gagueja poderá atingir a fluência controlada, na qual consegue utilizar as estratégias aprendidas de maneira eficiente, ou até mesmo a fluência natural, em que a maior parte do tempo a pessoa é fluente e, em alguns momentos, as rupturas poderão surgir, só que de forma mais branda e facilmente manejada.

Há, contudo, gagueiras pouco manejáveis que não melhoram com as estratégias fonoterapêuticas, medicamentos, ou outros tratamentos. Esses casos são os mais raros.

MITOS E VERDADES SOBRE GAGUEIRA

Os oito mitos descritos abaixo foram baseados nas publicações do Instituto Brasileiro de Fluência e da *Stuttering Foundation of America*.[37,38]

1. **Mito:** A criança gagueja para chamar a atenção dos pais.
   Realidade: A gagueira é um comportamento involuntário. A criança não tem o controle voluntário da sua fluência.
2. **Mito:** Se a criança começar a gaguejar, é melhor não demonstrar que você percebeu. É só esperar que passa.
   Realidade: Sabe-se hoje que a maioria das crianças percebe muito rapidamente que sua fala não está correspondendo à sua intenção comunicativa. Muitas vezes falar abertamente com criança que sua "fala está difícil" ajuda a criança a se sentir acolhida e apoiada pelos pais. A conspiração do silêncio sobre a gagueira pode ser muito prejudicial à medida que a criança sente sua dificuldade e não tem com quem compartilhar. Esperar é a atitude mais prejudicial. Quanto mais rápido a criança receber atendimento adequado, menores as chances de cronificação da gagueira.
3. **Mito:** A criança gagueja em decorrência do excesso de cobrança dos pais, que impõem uma educação repressora e exigente.
   Realidade: A causa da gagueira é orgânica (alterações neurológicas centrais) e seu surgimento não está diretamente relacionado com o comportamento dos pais. Famílias bem estruturadas também podem ter filhos que gaguejam.
4. **Mito:** A pessoa gagueja porque pensa mais rápido do que fala.
   Realidade: A velocidade do pensamento não difere entre pessoas que gaguejam e fluentes. Contudo, em pessoas que gaguejam o processamento da fala em alguns momentos não ocorre no tempo esperado, alterando ou impedindo o gesto articulatório.
5. **Mito:** A pessoa gagueja por imitação e/ou por ouvindo outra pessoa gaguejar.
   Realidade: A gagueira não ocorre por imitação ou convívio. A gagueira, necessariamente, tem base neurológica. Pode ser causada por transmissão genética ou lesional. O ambiente da criança, incluindo a dinâmica familiar, pode desempenhar papel importante no surgimento e manutenção da gagueira apenas em quem tem predisposição orgânica para desenvolvê-la.
6. **Mito:** Pessoas que gaguejam têm dificuldades cognitivas.
   Realidade: Não há relação entre gagueira e inteligência. Existem pessoas que gaguejam que falam menos ou evitam expressar suas opiniões oralmente, mas isto não significa que a pessoa seja mais ou menos inteligente.
7. **Mito:** Nervosismo, ansiedade, insegurança, timidez ou estresse causam gagueira.
   Realidade: Fatores psicológicos não são a causa da gagueira, entretanto podem agravá-la. Também se sabe que a vivência com a fala gaguejada pode acarretar emoções negativas e comportamentos evitativos da comunicação.
8. **Mito:** Dizer frases como "respire antes de falar", "pense primeiro sobre o que você vai dizer" ou "respire e recomece" ajudam a pessoa que gagueja.
   Realidade: Esses conselhos não auxiliam e, ao contrário, podem prejudicar ainda mais a pessoa que gagueja. A gagueira é involuntária e intermitente e tais conselhos podem impactar de maneira negativa o falante. O melhor que o ouvinte tem a fazer é ouvir pacientemente e modelar seu próprio discurso para uma fala mais lenta e clara.

REFERÊNCIAS BIBLIOGRÁFICAS

1. Sahin NT, Pinker S, Cash SS, *et al*. Sequential processing of lexical, grammatical, and phonological information within Broca's area. *Science* 2009;326:445-9.
2. Yairi E, Ambrose NG. A longitudinal study of stuttering in children: a preliminary report. *J Speech Lang Hear Res* 1992;35(4):755-60.
3. Yairi E. Disfluencies of normally speaking two-year-old children. *J Speech Lang Hear Res* 1981;24(4):490-5.
4. Oliveira CMC, Correia DV, Di Ninno CQMS. Avaliação da fluência. In: Lamônica DAC, Britto DBO. *Tratado de linguagem: perspectivas contemporâneas.* Ribeirão Preto: Book Toy; 2017. p. 107-14.
5. Sawyer J, Yairi E. The effect of sample size on the assessment of stuttering severity. *Am J Speech Lang Path* 2006;15(1):36-44.
6. Oliveira CMC, Bohnen AJ. Diagnóstico diferencial dos distúrbios da fluência. In: Lamônica DAC, Britto DBO. *Tratado de linguagem: perspectivas contemporâneas.* Ribeirão Preto: Book Toy; 2017. p. 107-14.
7. Bohnen AJ. Laryngeal movements during stuttering. IFA Proceedings of the 2015 International Fluency Congress; Lisbon, Portugal. Disponível em: http://www.theifa.org/index.php/ifacong2015.
8. Caputo MP. *Gagueira: relação entre grau de severidade com características vocais e configuração*

do trato vocal. [Dissertação de Mestrado] São Paulo: Pontifícia Universidade Católica de São Paulo; 2017.
9. Andrade CRF (org). *Adolescentes e adultos com gagueira: fundamentos e aplicações clínicas*. Barueri: Pró-Fono; 2017.
10. American Psychiatric Association (APA). *Diagnostic and Statistical Manual of Mental Disorders - DSM 5*. 5th ed. Washington: American Psychiatric Association, 2013. Disponível em: https://dsm.psychiatryonline.org/doi/book/10.1176/appi.books.9780890425596
11. Reilly S, Onslow M, Packman A et al. Natural History of Stuttering to 4 Year of Age: A Prospective Community-Based Study. *Pediatrics* 2013;36:460-7.
12. Yairi E. *First year of stuttering. Stuttering foundation of america, 2014*. Disponível em https://www.stutteringhelp.org/first-year-stuttering.
13. Yairi E, Ambrose N. Epidemiology of stuttering: 21st century advances. *J Fluency Disord* 2013;38(2):66-87.
14. Ainsworth S, Fraser J. *If your child stutters: a guide for parents*. 8th ed. Stuttering Foundation of America; 2012.
15. Bohnen AJ, Ribeiro IM. Atualidades sobre a gagueira. In: Cesar AM, Maksud SS. *Fundamentos e práticas em fonoaudiologia*. Rio de Janeiro: Editora Revinter; 2016. c. 5. v. 2.
16. Kalinowski JS, Slatuklaroglu T. *Stuttering*. San Diego: Plural Publishing Inc; 2006.
17. Bohnen AJ. *Estudo das palavras gaguejadas por crianças e adultos: caracterizando a gagueira como um distúrbio de linguagem*. [Tese de Doutorado]. Porto Alegre, RS: Universidade Federal do Rio Grande do Sul; 2009.
18. Ribeiro IM. *Conhecimentos essenciais para atender bem a pessoa com gagueira. Coleção CEFAC*. 2. ed. São José dos Campos: Ed. Pulso; 2005.
19. Smith A, Sadagopan N, Walsh B, Weber-Fox C. Phonological complexity affects speech motor dynamics in adults who stutter. *J Fluency Disord* 2010;35(1):1-18.
20. Riley G. *Stuttering severity instrument (SSI-4)*. 4th ed. Austin: Pro-Ed; 2009.
21. Shugart YY, Mundorff J, Kilshaw J et al. Results of a genome-wide linkage scan for stuttering. *Am J Med Genet A* 2004;124A(2):133-5.
22. Suresh R, Ambrose N, Roe C et al. New complexities in the genetics of stuttering: significant sex-specific linkage signals. *Am J Hum Genet* 2006;78:554-63.
23. Lan J, Song M, Pan C et al. Association between dopaminergic genes (SLC6A3 and DRD2) and stuttering among Han Chinese. *J Hum Genet* 2009;54(8):457-60.
24. Kang C, Riazuddin S, Mundorff J et al. Mutations in the lysosomal enzyme–targeting pathway and persistent stuttering. *N Engl J Med* 2010;362(8):677-85.
25. Lee W-S, Kang C, Drayna D, Kornfeld S. Analysis of Mannose 6-Phosphate Uncovering Enzyme Mutations Associated with Persistent Stuttering. *J Biol Chem* 2011;286(46):39786-93.
26. Raza MH, Domingues CE, Webster R et al. Mucolipidosis types II and III and non-syndromic stuttering are associated with different variants in the same genes. *Eur J Hum Genet* 2016;24(4):529-34. Epub 2015.
27. Domingues CE, Olivera CM, Oliveira BV et al. A genetic linkage study in Brazil identifies a new locus for persistent developmental stuttering on chromosome 10. *Gen Mol Res* 2014;13(1):2094-101.
28. Salmelin R, Schnitzler A, Schmitz F, Freund HJ. Single word reading in developmental stutterers and fluent speakers. *Brain* 2000;123(6):1184-202.
29. Sommer M, Koch MA, Paulus W et al. Disconnection of speech-relevant brain areas in persistent developmental stuttering. *Lancet* 2002;360(9330):380-3.
30. Chang SE, Zhu DC, Choo AL, Angstadt M. White matter neuroanatomical differences in young children who stutter. *Brain* 2015:138(3);694–711.
31. Maguire GA, Yeh CY, Ito BS. Overview of the Diagnosis and Treatment of Stuttering. *J Exp Clin Med* 2012:4(2):92-7.
32. Maguire GA, Viele SN, Agarwal S et al. Stuttering onset associated with streptococcal infection: A case suggesting stuttering as PANDAS. *Ann Clin Psychiatry* 2010;22(4):283-4.
33. Kurlan R, Kaplan EL. The Pediatric Autoimmune Neuropsychiatric Disorders Associated With Streptococcal Infection (PANDAS) Etiology for Tics and Obsessive-Compulsive Symptoms: Hypothesis or Entity? Practical Considerations for the Clinician. *Pediatrics* 2004;113(4):883-6.
34. Church AJ, Dale RC, Lees AJ et al. Tourette's syndrome: a cross sectional study to examine the PANDAS hypothesis. *J Neurol Neurosurg Psychiatry* 2003;74:602-7.
35. Bohnen AJ, Ribeiro IM, Ferreira AMM. Processos de intervenção nos distúrbios da fluência. In: Lamônica DAC, Oliveira e Britto DB. *Tratado de linguagem: perspectivas contemporâneas*. Rio de Janeiro: Book Toy; 2017. c. 23.
36. Conture EG. Treatment efficacy: stuttering. *J Speech Hear Res* 1996;39:S18-S26.
37. Merlo S, Silva H. *25 mitos sobre gagueira*. Instituto Brasileiro de Fluência – IBF. Disponível em http://www.gagueira.org.br/conteudo.asp?id_conteudo=74.
38. Stuttering Foundation of America. Five Myths About Stuttering. 2009. Disponível em https://www.stutteringhelp.org/sites/default/files/Migrate/stuttering_myths.pdf.

LEITURAS SUGERIDAS

Abaixo estão duas sugestões de leitura direcionadas para educadores, publicadas no *site* do Instituto Brasileiro de Fluência.

Gagueira: Conversa com os professores. Livreto elaborado pela fonoaudióloga Eliana Nigro Rocha. Instituto Brasileiro de Fluência - IBF. Disponível em http://www.gagueira.org.br/arquivos/livreto_para_professores.pdf

Orientações aos professores: a criança que gagueja na escola. Disponível em http://www.gagueira.org.br/conteudo.asp?id_conteudo=118

DISFAGIA NA INFÂNCIA

Eliézia Helena de Lima Alvarenga
Giovana Piovesan Dal Oglio
Natalia de Aguiar Brasileiro Saunders do Vale

Disfagia é a dificuldade para deglutir que pode se manifestar em qualquer fase da vida, mas geralmente ocorre simultaneamente a alguns quadros clínicos. Na infância, estas desordens da deglutição incluem alterações desde a contenção da saliva ou do bolo alimentar na cavidade oral, deglutição da própria saliva e sucção, incluindo alterações da coordenação entre a deglutição e a respiração, assim como os componentes neurossensoriais que coordenam estas funções. Dificuldades de se alimentar relacionadas com alterações volitivas, como a aversão alimentar, também podem ser caracterizadas como disfagia de origem comportamental, sendo um diagnóstico de exclusão, sem aparente causa física, mas podem coexistir com outras causas. Devemos, assim, afastar a hipersensibilidade oral, experiências aversivas como alimentação por sonda nasoenteral e múltiplas aspirações de vias aéreas.

A alimentação envolve um processo de interações neurológicas sensório-motoras sequenciais, de reflexos e comportamentos que facilitam a deglutição. Essas vias neurossensoriais e neuromotoras são influenciadas por patologias durante eventos perinatais, prematuridade, estados inflamatórios e condições médicas e cirúrgicas coexistentes.

Tosse, engasgos, alterações comportamentais (criança não aceita determinado alimento e/ou consistência de alimento, não aceita a utilização de utensílios apropriados para alimentação em determinada idade, ou pela incapacidade para alimentar-se), perda ponderal, atraso no desenvolvimento físico e mental são alguns dos sinais e sintomas da disfagia.

Os cuidados com a criança disfágica requerem diferentes profissionais da saúde, para avaliação compreensiva e reabilitação; portanto, uma equipe multidisciplinar (pediatra, foniatra, fonoaudióloga, fisioterapeuta, neurologista, gastroenterologista, pneumologista, cardiologista, neurocirurgião, nutricionista, terapeuta ocupacional, psicólogo etc.) é necessária para conduzi-la, em razão de sua complexidade, mas é de suma importância o envolvimento dos familiares e dos cuidadores.

DEGLUTIÇÃO NORMAL

O processo da deglutição é complexo, envolvendo o transporte de saliva e/ou alimento da cavidade oral ao estômago, requerendo uma sincronização entre respiração/deglutição e a reconfiguração estrutural e funcional do trato aerodigestório, que atuam estrategicamente protegendo a via aérea evitando aspiração. No recém-nascido e na primeira infância, torna-se ainda mais complexo por depender da maturação neurossensorial e coordenação de seus reflexos como discutiremos a seguir.

O mecanismo normal de deglutição neonatal é caracterizado por três fases: oral, faríngea e esofágica. Os reflexos orais garantem a alimentação do recém-nascido desde o nascimento, pois a sensibilidade sensorial e resposta motora do reflexo de deglutição e peristaltismo esofágico já são observadas intraútero, com a deglutição do líquido amniótico e seu transporte pelo esôfago fetal; as fases faríngea e esofágica mantém o padrão adulto definido desde a fase fetal, e a fase oral é mais complexa e requer maturação. Por volta da 17ª e 20ª semanas de gestação, observa-se o reflexo da deglutição e da sucção, respectivamente, mas o amadurecimento destes reflexos e a coordenação entre eles torna-se funcional entre a 32ª e 34ª semanas, sendo por volta da 35ª semana que ocorre a coordenação entre sucção, deglutição e respiração.

Os reflexos orais são divididos didaticamente em:

1. Reflexos de alimentação:
   a) Reflexo de procura: presente do nascimento até o 3º e 4º mês.
   b) Reflexo de sucção: presente intraútero.
   c) Reflexo de deglutição: presente intraútero.

Estes reflexos tornam-se voluntários por volta do quarto mês de idade, quando há aperfeiçoa-

mento da coordenação entre a sucção, deglutição e a respiração.
2. Reflexos de proteção à alimentação: presentes desde o nascimento.
   a) Reflexo de vômito: modificação do sítio de sensibilidade, sendo mais anterior na língua tornando-se mais posterior até o sétimo mês.
   b) Reflexo de mordida: percebido pelo toque do rebordo gengival e desaparece por volta do sétimo mês com o desenvolvimento da mastigação.

Como peculiaridade do recém-nascido, a deglutição é totalmente reflexiva e involuntária, e, na fase de sucção, apenas a consistência líquida é ingerida. A mobilidade da língua é unidirecional e a sucção é mediada pelo tronco cerebral, utilizando o padrão gerador central.

Com a maturidade da criança a fase oral passa a ser voluntária.

Entre o 3º e 6º mês de vida, as fases oral e orofaríngea tornam-se semelhantes às do adulto em decorrência das modificações anatomofuncionais da cavidade oral e faringe, didaticamente citadas abaixo:

1. A mandíbula estende-se distalmente, há reabsorção das bolsas de gorduras e aumento do espaço intraoral; a língua passa a ocupar a cavidade bucal.
2. O osso hioide e a laringe posicionam-se relativamente mais altos que no adulto, de modo que a laringe se eleva menos a cada fase faríngea da deglutição.
3. A epiglote frequentemente parece ligada à base da língua, e pode manter contato com o palato mole durante a deglutição normal.
4. A laringe infantil está no nível de C1 e C3 vertebral junto com o osso hioide, quase diretamente abaixo da base da língua, e esta relação está sujeita a mudanças em decorrência do constante crescimento da criança.

Acredita-se que por volta do quarto ao sexto mês de idade, instabilidade respiratória pode ocorrer por mudanças na relação anatômica entre a mandíbula, língua e palato, ou em razão do desenvolvimento neuromuscular que aumenta a atividade da língua. Neste período ocorre a supressão do reflexo de amamentação e a sucção torna-se voluntária.

A maior estimulação sensorial desta fase desencadeia a coordenação da deglutição envolvendo o processo cognitivo cortical. O fechamento labial e a musculatura intrínseca da língua tornam-se mais efetivos, a mobilidade da língua torna-se multidirecional e há elaboração do processo mastigatório, o que propicia a possibilidade de ofertar consistências variadas de alimentos. Geralmente aceita-se que, por volta dos 2 ou 3 anos de vida, a reconfiguração do trato aerodigestório e a sincronização respiração-deglutição tornam-se mais definidas e demandadas, daí a possibilidade de ocorrência de aspiração tornar-se maior, seja por falta de controle oral do bolo, pela incoordenação faríngea ou não fechamento glótico efetivo.

A deglutição infantil difere-se da deglutição adulta em termos de movimento epiglótico, mobilidade e força de língua, amplitude diminuída da contração faríngea e pressão do esfíncter superior do esôfago.

De forma didática, a deglutição é dividida em (Fig. 24-1):

1. *Fase de preparação oral:* o bolo alimentar ou líquido é preparado na cavidade oral, incluindo a sucção, a manipulação de alimentos pastosos e a mastigação do alimento sólido.
2. *Fase oral:* o bolo alimentar é propelido posteriormente em direção à faringe.
3. *Fase faríngea:* considerada o desencadeamento do reflexo da deglutição, o bolo alimentar é transportado na faringe em direção ao esôfago.
4. *Fase esofágica:* o bolo alimentar segue pelo peristaltismo do esôfago em direção ao estômago.

O desenvolvimento da habilidade motora oral ocorre em paralelo ao desenvolvimento físico motor global, e a habilidade de deglutição adequada requer da criança bom controle do tronco e cabeça, alinhamento e coordenação da musculatura das estruturas orais, assim como o reflexo oral intacto, permitindo que estruturas orofaríngeas e faciais se movam independente do resto do corpo. A criança com desenvolvimento neuromotor anormal frequentemente exibe atraso em muitas áreas, inclusive dificuldades para deglutição, por manter reflexos primitivos e posturais com desequilíbrio tonal afetando a face e a orofaringe.

O desenvolvimento oral anormal frequentemente é detectado de modo precoce. A inabilidade para sucção promove incoordenação entre sucção, deglutição e respiração, e, em geral, é o primeiro sinal de alterações no desenvolvimento neuromuscular. Uma criança com reflexos primitivos apresenta desalinhamento corporal, o que afeta a função orofaríngea; escape oral (babação), incoordenação respiratória, inabilidade para iniciar e manter o padrão oral de deglutição. E, por outro lado, na criança com flutuação de tônus muscular, a assimetria interfere no fechamento labial, na coordenação e movimento da língua durante a mastigação e deglutição.

A estabilidade da cabeça e do pescoço facilita a fase oral da deglutição. A falta de controle de cabeça e pescoço frequentemente resulta em compensação dos ombros, que tendem a se elevar e posicionar-se anteriormente, o que, por sua vez, interfere com o alongamento cervical, que ocorre pela flexão da cabeça simultânea à extensão cervical. A mobilidade

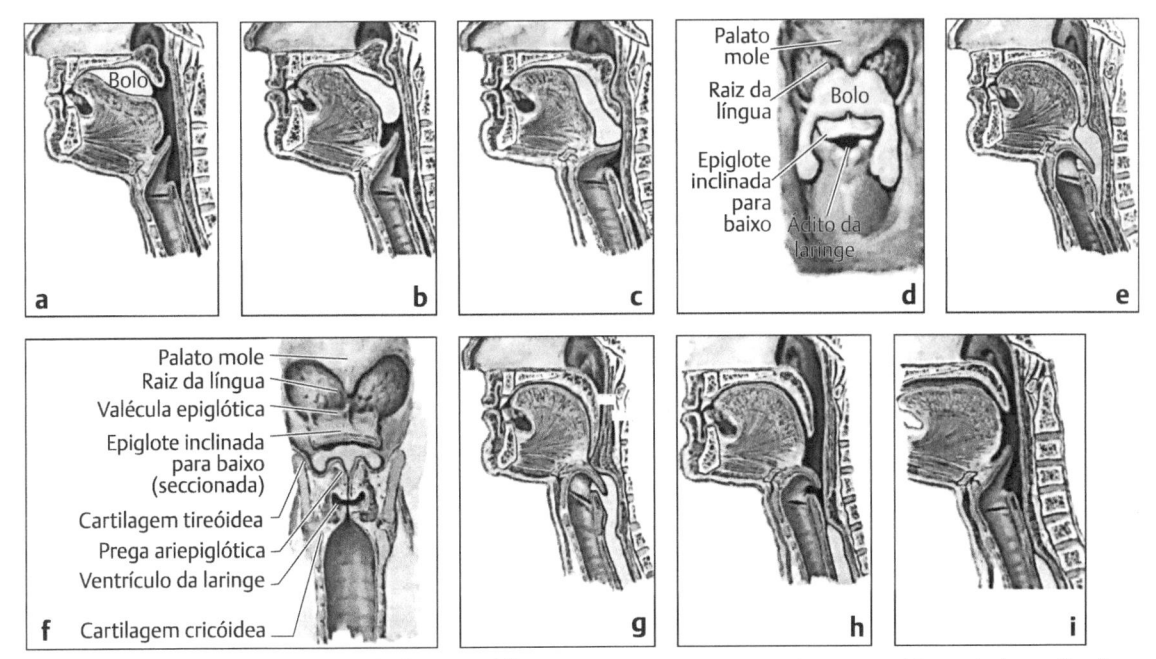

Fig. 24-1. Desenhos esquemáticos da deglutição: (**a**) língua entra em contato com palato e propulsiona o bolo em direção posterior; (**b**) bolo chega em orofaringe por meio da propulsão lingual; (**c**) bolo encontra a valécula, laringe se eleva e anterioriza, e a epiglote é empurrada para baixo; (**d**) fechamento do ádito laríngeo; (**e**) orofaringe fechada pelos músculos constritores superiores com relaxamento do cricofaríngeo e constritor inferior para passagem do bolo para o esôfago; (**f**) fechamento do vestíbulo laríngeo; (**g**) bolo atinge o esôfago; (**h**) epiglote retorna para cima e abre, novamente, comunicação com a nasofaringe; (**i**) todas as estruturas da faringe voltam à posição de repouso e onda peristáltica segue com o bolo pelo esôfago. (Norton N. *Netter Atlas de Cabeça e Pescoço*. 2. ed. Rio de Janeiro: Elsevier; 2012.)

pélvica diminuída interfere no alongamento cervical, por diminuir a movimentação anterior do tronco. O encurtamento anormal do pescoço tende a estar associado a um posicionamento anteriorizado do queixo, uma rotação posterior e uma inclinação posterior da pelve quando a criança está sentada. Se as escápulas são aduzidas, os ombros são puxados para trás, causando posicionamento retraído que pode hiperestender o pescoço e causar uma retração de língua, lábios e mandíbula. A criança também terá dificuldade em levar as mãos à boca. Se os ombros são posicionados em abdução, isso também influencia o posicionamento do pescoço e altera os padrões orofaríngeos; por sua vez, a pelve é rodada numa direção posterior, requerendo que a criança estenda o pescoço para elevar a face para receber o alimento. Essa abdução dos ombros também cria uma tonicidade muscular excessiva que afeta a mordida, a sucção e a deglutição.

As inter-relações neurológicas, respiratórias e digestivas são importantes para a alimentação bem-sucedida durante a infância. As dificuldades de alimentação neonatal englobam um grupo heterogêneo de distúrbios neurológicos, pulmonares e aerodigestivos que se apresentam sob diferentes quadros clínicos, muitas vezes imbricados entre si.

Os recém-nascidos doentes ou prematuros que sobrevivem após múltiplas intervenções respiratórias, cardíacas e/ou do sistema digestório, que requerem intubação oro ou nasotraqueal prolongada, ventilação mecânica, dependência de oxigênio, alimentação por sonda nasoenteral (SNG) ou gastrostomia (GTT), a maturação dos subsistemas aerodigestório e o controle neuromotor (tanto via vagal como supranuclear) muitas vezes são prejudicados.

COORDENAÇÃO DA RESPIRAÇÃO E DEGLUTIÇÃO

O esôfago e as vias aéreas compartilham a inervação pelo nervo vago e a interação das vias neuronais aferentes e eferentes por reflexos periféricos que modulam a função sensório-motora, e seus centros reguladores supranucleares garantem a deglutição segura e a proteção das vias aéreas (Figs. 24-2 e 24-3).

Os seguintes reflexos são de interesse nos lactentes:

a) Reflexo esofágico da deglutição.
b) Reflexos peristálticos secundários.
c) Reflexos de contração do esfíncter superior do esôfago (EES).
d) Reflexo de relaxamento do esfíncter inferior do esôfago (EEI).
e) Reflexo faríngeo da deglutição.
f) Reflexo de fechamento faringoglótico.
g) Reflexo de fechamento esofagoglótico.

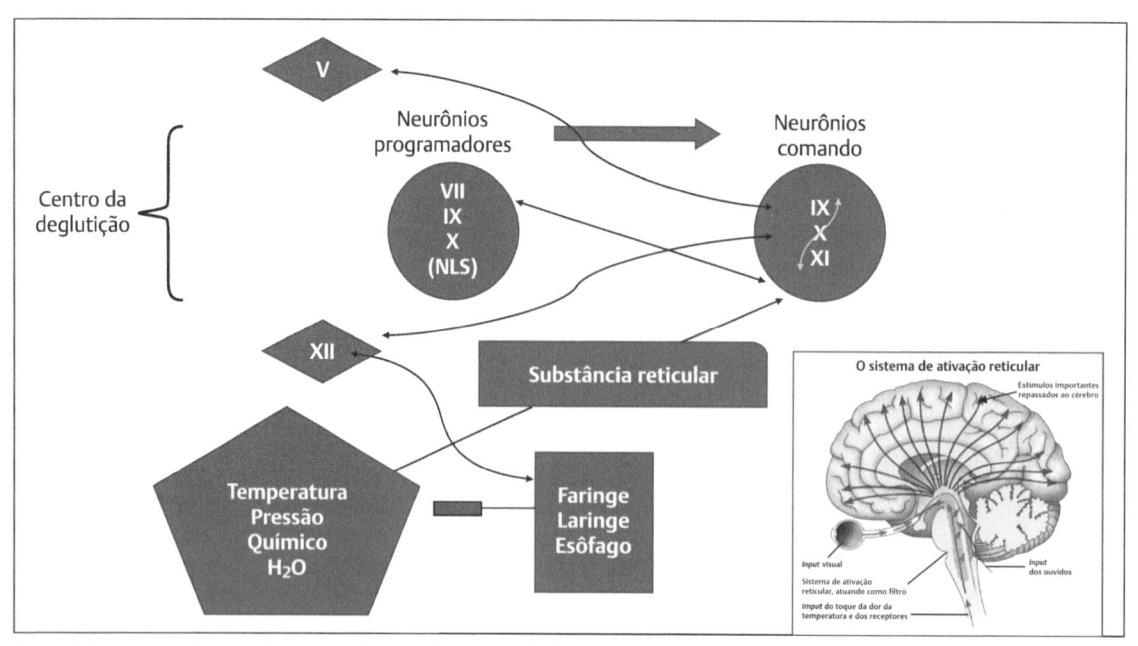

Fig. 24-2. Esquema ilustrando o controle neurológico da deglutição: desde captação de estímulos por quimo e termorreceptores, na faringe, captados por nervos periféricos e levados até o nível cortical para enviar uma resposta, ativando movimentos musculares a nível de faringe, laringe e esôfago necessários ao processo da deglutição.

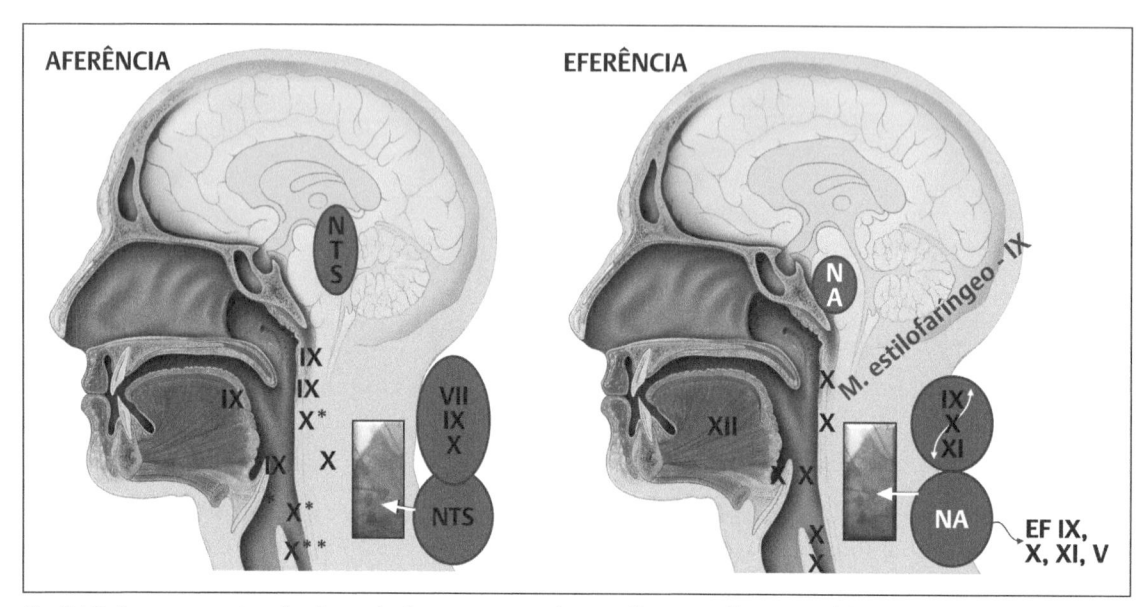

Fig. 24-3. Esquema mostrando a interrelação entre o controle neurológico periférico a nível de nervos cranianos (nervos V, VII, IX, X, XI e XII) e o controle neural central (núcleo talâmico solitário (NTS) e núcleo ambíguo (NA).

Com a maturação, as propriedades sensório-motoras desses reflexos, principalmente as características do estímulo esofágico e os reflexos induzidos pelo estímulo faríngeo, rápido início do reflexo de tosse e fechamento glótico, refletem a hipersensibilidade da via aérea. Associados, evitam refluxo do bolo alimentar e favorecem a propulsão descendente, facilitando a propulsão esofágica e aumentando a proteção da via aérea. Como parte da função de proteção aerodigestiva, a prevenção da aspiração pulmonar é uma função importante do esôfago.

A aspiração pulmonar pode ocorrer durante as fases orofaríngeas e/ou esofágicas da deglutição (aspiração anterógrada) ou durante eventos retrógrados de refluxo gastroesofágico (aspiração retrógrada) e é potencial causa de morbimortalidade em crianças convalescentes hospitalizadas, principalmente em unidade de terapia intensiva neonatal

(UTIN). Alterações estruturais e/ou funcionais dos aparelhos aerodigestórios e neuromusculares predispõem ao desenvolvimento de dificuldades alimentares e distúrbios aerodigestivos.

Modificações biomecânicas envolvendo os músculos labiais, faciais, lingual, faríngeos, laríngeos e esofágicos são ativas durante o ciclo respiração-deglutição, assegurando o transporte seguro do bolo alimentar, assim como a patência e proteção da via aérea para que a deglutição ocorra durante a fase expiratória.

O sinal aferente para iniciar a deglutição é uma mistura de informações sensoriais periféricas, provenientes das vias aferentes da orofaringe e do controle dos centros neurais da deglutição e respiração corticais, regulados pelo tronco cerebral, demonstrando multifuncionalidade no controle dos diferentes comportamentos do trato aerodigestório, que se reconfigura de acordo com a sua função durante o ciclo respiratório, de modo coordenado, respeitando a relação temporal (Fig. 24-4).

Na fase oral ocorre a elevação posterior da língua com abertura da junção glossopalatal que propulsiona o bolo alimentar, desencadeia contração da faringe por ação dos músculos constritores, cuja transmissão contrátil ocorre dos constritores superiores aos inferiores, numa velocidade de aproximadamente 15 cm/s, removendo praticamente todos os resíduos que podem parar na oro e hipofaringe, com exceção de traços deles que podem ficar nas valéculas ou nos recessos piriformes. Após o clareamento do bolo alimentar há reconfiguração faríngea, que reassume a configuração respiratória com a descida da laringe, marcada por curta expiração.

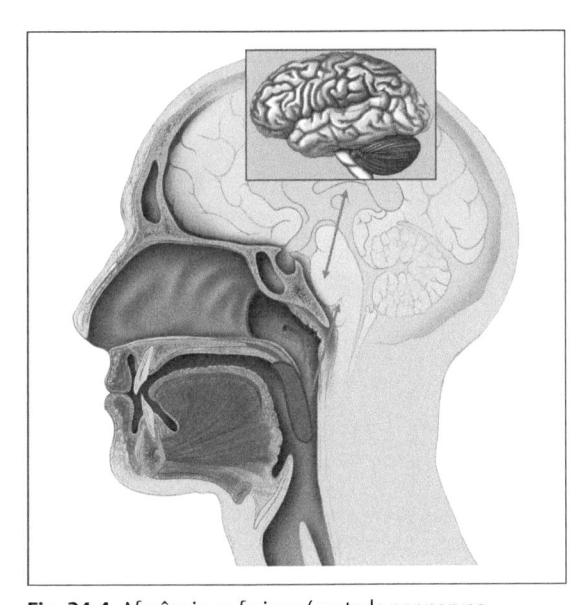

Fig. 24-4. Aferência na faringe (captada por nervos cranianos) enviando estímulos para tronco cerebral, deste para o giro cingulado e daí para a região do córtex de controle da deglutição.

Durante a fase faríngea da deglutição ocorre o fechamento nasofaríngeo pela retração e elevação do véu palatino e do músculo constritor faríngeo superior, seguido pelo fechamento da via aérea superior por meio da elevação e anteriorização da laringe, determinados pela tração dos músculos supra-hióideos concomitante com a adução reflexa das pregas vocais e vestibulares e aproximação das aritenoides à base da epiglote, que desce fechando o vestíbulo supraglótico. Durante a pausa respiratória involuntária (apneia da deglutição), que dura de 1 a 1,5 s (variável com a consistência do bolo), que ocorre na fase expiratória antes e durante a fase faríngea da deglutição, os músculos respiratórios são centralmente inibidos e a via aérea fecha seguida pela expiração.

O peristaltismo esofágico primário é desencadeado na fase faríngea da deglutição e propaga-se distalmente para o estômago e está associado à apneia da deglutição. O peristaltismo secundário pode ocorrer independentemente da deglutição, podendo ser desencadeado pela distensão esofágica, estimulação química ou osmótica do esôfago. Combinadas, essas funções peristálticas do esôfago participam da propulsão do bolo apresentado durante a alimentação e deglutição, e também durante os eventos de refluxo gastroesofágico (RGE), com função de proteção aerodigestiva, responsável pela segurança da alimentação, coordenação e defesas antirrefluxo. Esta atividade peristáltica é gerada pela coordenação com a fase faríngea da deglutição, relaxamento sequencial apropriado do EES seguido de peristaltismo sequencial esofágico e relaxamento coordenado do esfíncter esofageano inferior (EEI), e manutenção do tônus de repouso adequado.

Influências de outras vias, como o eixo neuroendócrino (fome, saciedade, olfato, paladar e sede) ou situações inflamatórias (infecções, alterações nociceptivas e ação de drogas), contribuem para os mecanismos funcionais ou disfuncionais de deglutição.

Estas alterações, estrutural e funcional, do trato aerodigestório, que lhe garantem a reconfiguração e o sincronismo entre respiração e deglutição, são consideradas mecanismos protetores da via aérea, evitando disfagia e aspiração.

INCIDÊNCIA DA DISFAGIA

Os indivíduos adultos neurologicamente normais podem aspirar; cerca de 45% deles apresentam aspiração detectável durante o sono. A aspiração de pequenos volumes (0,01-0,2 mL) tem baixo risco de complicações, decorrente dos mecanismos de defesa que os protegem.

Por outro lado, a incidência de aspiração entre os bebês com disfunção da deglutição é variável e cerca de 85% das crianças que apresentam penetração laríngea eventualmente aspiram, no entanto, os volumes aspirados por neonatos e lactentes não são definidos, nem há marcadores confiáveis e facilmente testáveis para diagnosticar a aspiração.

Entre todas as crianças nascidas vivas, 3,5% tem algum problema para se alimentar, e esta incidência aumenta para 10% dentre aquelas nascidas com menos de 37 semanas de gestação, e para 26% dentre os prematuros com menos de 28 semanas de gestação e extremo baixo peso, cursando com significativo atraso para conseguir a introdução da via oral plena.

Por volta de 31% das crianças com menos de 1 ano de idade com displasia broncopulmonar apresentam alterações em vias aerodigestórias. Crianças com algum transtorno neurológico apresentam disfagia entre 20 a 80%.

CLASSIFICAÇÃO

As dificuldades de alimentação e deglutição podem ser classificadas de acordo com suas causas:

1. *Neurológicas/neuromusculares:* paralisia cerebral, paralisia bulbar, miastenia grave, malformação Arnold-Chiari, poliomielite, distrofia muscular, discinesia tardia.
2. *Inflamatórias:* refluxo laringofaríngeo e gastroesofágico, injeção cáustica, infecções, epiglotite, esofagite, adenoamigdalites, faringites.
3. *Estruturais anatômicas/congênitas:* fenda palatina, labial, laringomalacia, estenose subglótica, fístula traqueoesofágica, estenose esofágica, tumor esofágico, síndrome de Pierre-Robin, taquipneia (> 60 respirações/minuto), estenose da abertura piriforme, atresia de coana.
4. *Comportamental:* depressão, aversão paladar e oral, disfagia condicionada e autismo.

As considerações fisiopatológicas durante a fase orofaríngea da alimentação podem ser devidas à alteração da motricidade oral, estase oral, atraso no disparo do reflexo da deglutição oral e orofaríngeo, eventos cardiovasculares, penetração, aspiração, sintomas da via aérea e aversão oral, regurgitação nasofaríngea, falha peristáltica, engasgos, irritabilidade, e arqueamento posterior da cabeça, pescoço e tronco.

Essas manifestações anormais levam a problemas de deglutição neonatal na fase orofaríngea e/ou na fase faringoesofágica. As razões por trás desses sintomas incluem problemas de bloqueio relacionados com a aposição dos lábios e da língua com o mamilo, atraso na sucção, falta de ritmo biológico e movimento propulsivo lingual e pouca sucção.

AVALIAÇÃO CLÍNICA

O otorrinolaringologista foniatra é responsável pela avaliação clínica para determinar se há disfagia e determinar a segurança da alimentação oral como também estimar o risco de broncoaspiração. Muitas vezes a avaliação se dá em conjunto com a avaliação fonoaudiológica, se complementando para definir estratégias de condução de cada caso em particular.

Nesta primeira avaliação, tenta-se definir o estado geral e mental da criança. Incluindo a revisão do prontuário médico ou anamnese com a família, interessando os antecedentes pré e perinatais. Numa fase inicial interessa a observação de estabilidade clínica e conforto respiratório.

Ressaltamos, de modo geral, os hábitos relacionados com alimentação, hidratação e deglutição, respiração, estado de alerta e postural, manejo do alimento e das secreções como a saliva, o uso de medicações e a higiene oral.

Em seguida realizamos avaliação geral do desenvolvimento físico, social, comportamental e comunicativo; incluímos a observação da criança comendo ou sendo alimentada de forma usual por um familiar ou cuidador, com os seus próprios utensílios. Procuramos apurar as preferências alimentares da criança.

A avaliação otorrinolaringológica estrutural de face, mandíbula, lábios, língua, palato duro e mole, orofaringe; e avaliação funcional dos músculos e estruturas utilizadas na deglutição, incluindo simetria, sensibilidade, força, motricidade e coordenação do movimento também é realizada.

Consideramos, ainda, o aspecto desenvolvimental, como o controle da cabeça e do pescoço, postura, reflexos posturais e orais apropriados para a idade, e presença de movimentos involuntários.

A avaliação funcional da capacidade de deglutição em crianças menores, incluindo a amamentação e sucção em lactentes, e, em crianças maiores, a mastigação, contenção oral e manipulação do bolo alimentar; como também o controle de secreções (escape oral e babação), visa avaliar a capacidade de deglutir (se ocorrem deglutições espontâneas), a adequação das vias aéreas e a coordenação da respiração e da deglutição, a presença ou não de fadiga e desconforto respiratório associado à alimentação.

Entre os fatores comportamentais, observamos a aceitação de chupeta, mamadeiras, colher e xícara, e variabilidade e textura de alimentos apropriados para a idade e se líquidos são tolerados.

Avaliação Clínica para Bebês (do Nascimento até 1 Ano de Idade, Incluindo Aqueles das UTIN)

Os parâmetros mais importantes são: estabilidade clínica, se há ou não modificações do estado fisiológico, e a capacidade de sucção não nutritiva. De acordo com a idade, avaliamos o comportamento diante da oferta alimentar apropriada para a idade e deglutição (sucção nutritiva), a sucção/deglutição e repercussão sobre a respiração.

Procuramos identificar se existe distúrbios adicionais que afetam a alimentação e a deglutição, e nesta avaliação, se possível associada à avaliação fonoaudiológica, determinaremos a melhor forma de oferta alimentar, como também a consistência e o volume a ser ofertado de forma segura. A duração da alimentação deve ser considerada, como também a avaliação do comportamento dos pais e cuidadores em relação ao bebê para alimentação e comunicação.

Complementamos a avaliação clínica com a avaliação instrumental.

Avaliação Clínica para Crianças acima de 1 Ano, Crianças Pré-Escolares/Escolares

Devemos reavaliar o diagnóstico, como também as estratégias terapêuticas utilizadas até este momento, considerando as habilidades e limitações atuais, se a criança é participativa, e seu grau de independência, se há necessidade de supervisão e assistência. Junto com a fonoaudióloga procurar identificar estratégias que possam melhorar a deglutição.

Avaliação da Possibilidade da Introdução do Alimento por Via Oral

Não existe nenhum protocolo com critérios definidos em relação à introdução da alimentação oral do bebê, nem na tomada de decisão para se tentar esta conduta. Na UTIN geralmente é uma decisão unilateral por parte do neonatologista; em outras unidades partem das fonoaudiólogas, ou ainda discussão multidisciplinar entre enfermagem, fonoaudióloga e equipe médica. A decisão é com base nas habilidades individuais de cada criança.

Os principais critérios para determinar se há condições para alimentação incluem:

- Estabilidade dos parâmetros fisiológicos (p. ex., digestivo, respiratório, frequência cardíaca e saturação de oxigênio).
- Estabilidade motora: tônus muscular, movimentos de flexão e linha média.
- Paciente mantendo alerta e estabilidade no estado comportamental.

Toda tomada de decisão leva em consideração os hábitos familiares, procurando a concordância com os desejos da família e as recomendações da equipe médica e terapêutica, para determinar o momento mais apropriado para iniciar a alimentação oral.

A avaliação clínica serve como ferramenta na identificação da apresentação clínica da disfagia, e determina a necessidade da complementação do estudo da deglutição por meio da avaliação instrumental.

Às vezes, a avaliação clínica constitui apenas a base para o gerenciamento e recomendações sobre a disfagia. Com base na avaliação instrumental, as recomendações dietéticas podem ser mais assertivas, o uso de estratégias terapêuticas, como manobras, pode ser avaliado, assim como a identificação daquelas crianças com aspiração silenciosa.

Avaliação Instrumental

As duas principais avaliações instrumentais utilizadas na criança são a videofluoroscopia da deglutição (VFD) e a videoendoscopia da deglutição (VED). Estes são procedimentos que avaliam a dinâmica da deglutição em condições que simulam a alimentação.

Durante a avaliação instrumental da deglutição, o médico pode usar o monitoramento cardíaco, respiratório e oximetria de pulso para determinar as alterações na condição fisiológica ou comportamental. Outros sinais a serem monitorados incluem a presença de cianose, batimentos da asa nasal e modificações dos padrões de sucção/deglutição/respiração.

Realizamos a VED de modo rotineiro, com o intuito de avaliar a segurança da alimentação e o risco de broncoaspiração. Durante avaliação instrumental procuramos observar a fase oral como aceitação e recepção do bolo alimentar e, muitas vezes, procuramos avaliar as estratégias para reabilitação ou compensação para a deglutição.

Quando possível, procuramos classificar o distúrbio de alimentação/deglutição conforme os sinais em:

1. *Funcional:* desordens médicas, com comprometimento de sistemas neurológicos, craniofaciais, gastroenterológicos, pulmonares e metabólicos. Esses distúrbios podem ser temporários, crônicos ou de natureza progressiva.
2. *Desenvolvimental:* associados à incapacidade de desenvolver habilidades da deglutição esperada para cada faixa etária, associada à privação da via oral por determinado tempo, atrasando a aquisição das habilidades relacionadas com deglutição, ou um efeito secundário de um transtorno funcional e/ou comportamental de deglutição e alimentação.
3. *Comportamental:* envolve a motivação para comer e/ou participar de outras atividades adequadas de alimentação/deglutição e os aspectos sociais e interativos do envolvimento em atividades de alimentação. Esta categoria inclui comportamentos associados à recusa de envolvimento, bem como comportamentos autoabusivos, agressivos, disruptivos ou outros comportamentos inadaptados. Problemas sensoriais podem desempenhar um papel em algumas respostas comportamentais.

A criança que será submetida à avaliação instrumental deve ser esclarecida sobre o procedimento quando for capaz de compreender. Para melhor aceitação, devemos instruir a família a programar a dieta da criança, a fim de que no momento do exame esteja com fome e, assim, aceite melhor a oferta. Se a criança estiver com restrição total da via oral (nada por boca), devemos esperar que desenvolva habilidade para aceitar e deglutir o bolo, e devemos individualizar cada procedimento à necessidade e dificuldades próprias de cada caso, como utensílios (chupeta, mamadeira, colher, copo etc.) e até mesmo o posicionamento que a família, usualmente, utiliza para alimentar a criança, como o uso de cadeira especial, correção de postura com auxílio de manobras que, intuitivamente, a família vem utilizando, ou que tenha aprendido no decorrer das terapias, para avaliarmos e otimizarmos a deglutição.

Crianças são respiradores nasais e a colocação do fibroscópio em uma narina enquanto na outra há uma SNG, pode comprometer a via aérea. Podemos tentar passar pela mesma narina e, na impossibilidade, devemos remover temporariamente a SNG durante a avaliação da deglutição.

A VED em crianças clinicamente estáveis na UTIN que são ventilador-dependente e requerem traqueostomia é importante para definirmos a segurança e o momento adequado para reintrodução da via oral.

As recomendações são feitas para compensar alterações estruturais e funcionais, otimizando a deglutição e priorizando a proteção da via aérea, levando em consideração a diminuição ou ausência da sensibilidade laríngea que favorece o quadro de pneumonia aspirativa associados à aspiração silenciosa.

VIDEOFLUOROSCOPIA DA DEGLUTIÇÃO

A VFD é um procedimento radiológico que fornece uma visão dinâmica da função oral, faríngea e esofágica superior, realizado em conjunto com a fonoaudióloga, seguindo um protocolo com oferta de diferentes consistências alimentares contrastados com bário.

Este estudo biomecânico da deglutição permite avaliar os padrões de motilidade do bolo e alguns parâmetros como: captação oral do alimento, tempo para o disparo do reflexo da deglutição, mobilidade (lingual, mandibular, palatal, hióidea, faríngea, laríngea, abertura e fechamento dos esfíncteres esofágicos), refluxo nasofaríngeo, clareamento faríngeo, penetração e aspiração laríngea, e trânsito esofágico (Figs. 24-5 e 24-6). E o uso das estratégias de reabilitação como as manobras posturais que facilitam o fluxo do bolo alimentar, técnicas de estimulação sensorial com o uso de diferentes sabores, temperatura, volume e viscosidade, e até mesmo estimulação tátil como pressão sobre a língua. Pode-se testar, também, diferentes utensílios que facilitem a captação oral e mesmo o disparo de deglutição.

Entre os fatores limitantes da VFD, citamos a necessidade de o paciente ter condições clínicas para ser encaminhado ao setor de radiologia e estar apto a testar a via oral; a exposição à radiação é baixa, porém a gravidez da cuidadora ou mãe que irá ofertar o alimento poderá ser um fator impeditivo; não é um bom exame para avaliar estase de saliva.

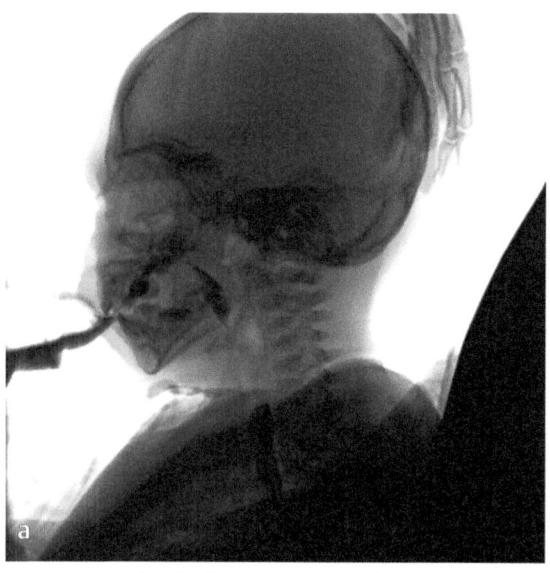

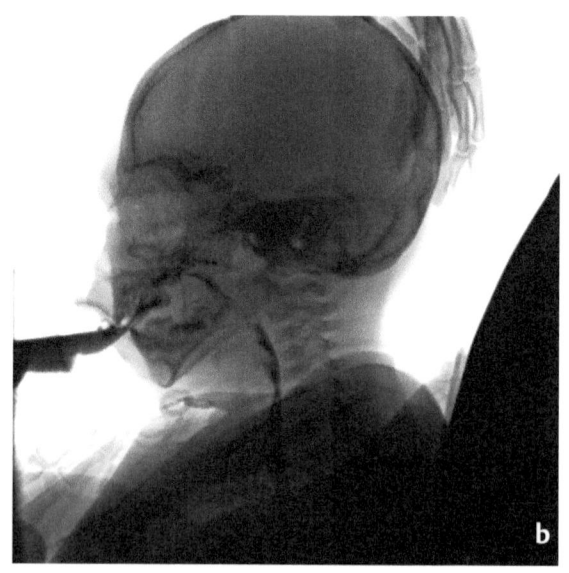

Fig. 24-5. (a, b) Videofluoroscopia (visão lateral) realizada em lactente, mostrando o contraste descendo pela cavidade oral, faringe e esôfago. (Imagens cedidas pelo Serviço de Fonoaudiologia da Clínica Coris Medicina Avançada/Florianópolis-SC.)

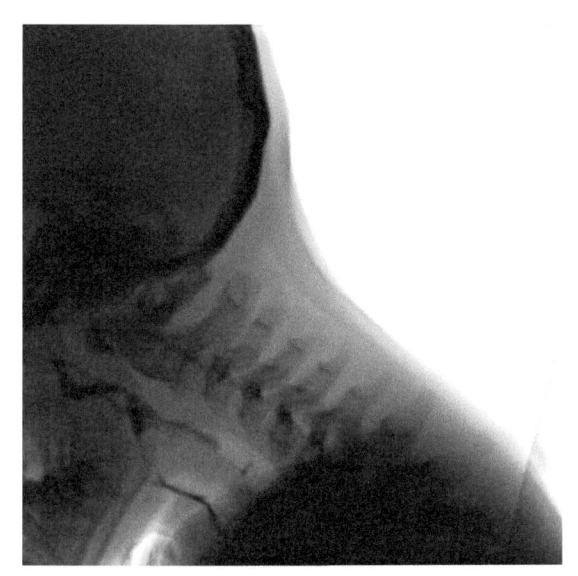

Fig. 24-6. Videofluoroscopia (visão lateral) que evidencia o contraste em trato respiratório, indicando que houve uma aspiração. (Imagem cedida pelo Serviço de Fonoaudiologia da Clínica Coris Medicina Avançada/Florianópolis-SC).

VIDEOENDOSCOPIA DA DEGLUTIÇÃO

A endoscopia da deglutição é realizada pelo otorrinolaringologista foniatra introduzindo-se o endoscópio flexível pelo nariz, permitindo a visualização direta das estruturas, assim como a visão dinâmica do trânsito orofaríngeo, e com a oferta de alimentos (diferentes volumes e consistências) corados com corante alimentar (azul ou verde), avaliando-se o trânsito faringoesofágico da deglutição. Permite-nos uma avaliação anatomofuncional da faringe, hipofaringe e laringe, e detecta-se a presença e a localização de estase salivar (Fig. 24-7). A deglutição da saliva pode ser avaliada na ausência de ingestão alimentar. Avaliamos a sensibilidade laríngea tocando as cartilagens aritenóideas com a ponta do fibroscópio; espera-se desencadear o reflexo de tosse ou adução das pregas vocais como resposta, e a sua ausência infere risco sobre a segurança da alimentação.

Durante a avaliação endoscópica da criança com doença pulmonar, arritmia cardíaca, distúrbios convulsivos e outras comorbidades, devemos mantê-la monitorada.

Avaliamos parâmetros como o escape oral, regurgitação nasofaríngea, escape precoce para orofaringe e em qual momento que o reflexo da deglutição é desencadeado (quando o alimento atinge base de língua, valéculas, ou hipofaringe, espera-se que este reflexo seja desencadeado, mas às vezes percebemos um atraso). Observamos, ainda, se o alimento está ficando na hipofaringe, ocupando os seios piriformes, região retrocricóidea, ou mesmo na fenda glótica, sem que haja reflexos da deglutição e de proteção da via aérea. E avaliamos a deglutição espontânea, se há resíduos faríngeos e sua capacidade para clareá-los, se há penetração (resíduo atinge a região acima das pregas vocais) ou aspiração (resíduo atinge a região abaixo das pregas vocais) (Fig. 24-8).

Ainda podemos analisar se há reflexo de tosse na tentativa de eliminar o resíduo alimentar penetrado e/ou aspirado, ou se estamos diante de um quadro silencioso. Observamos se há mudança do padrão respiratório, cardíaco, sinais de voz molhada, descoordenação do EES e faringe, com eventual refluxo do alimento, e, diante desta situação, muitas vezes a criança descoordena e não sabe se engole,

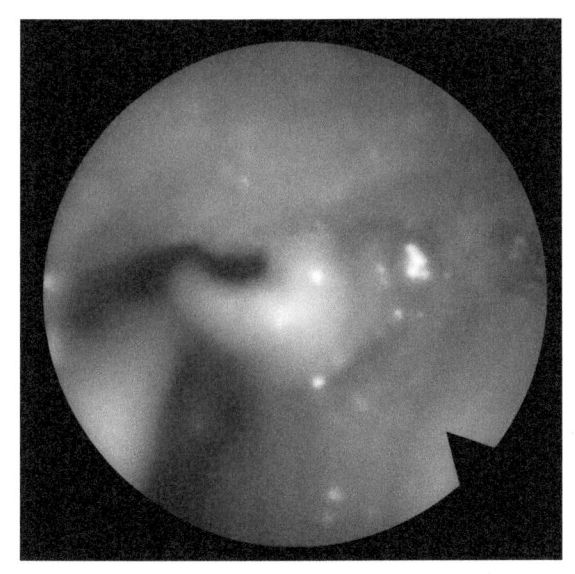

Fig. 24-7. Videoendoscopia da deglutição evidenciando estase salivar em região de hipofaringe. (Ver Prancha em Cores.)

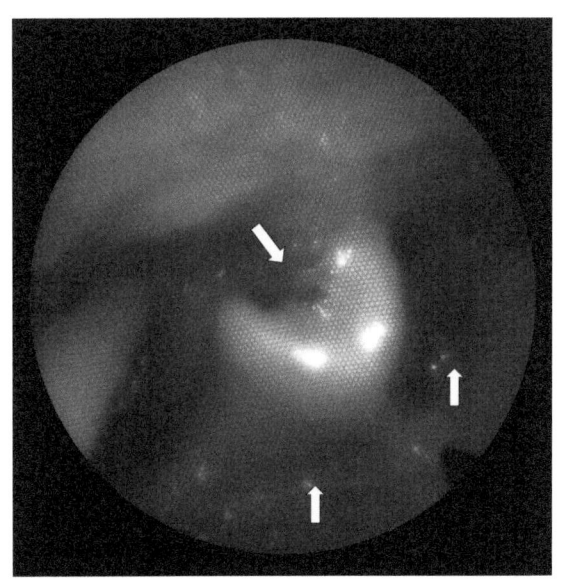

Fig. 24-8. Videoendoscopia da deglutição mostrando penetração de alimento em região supraglótica e resíduos alimentares em valéculas (setas brancas). (Ver Prancha em Cores.)

ou se respira, podendo ocorrer aspiração por encurtar a apneia.

Outros exames podem ser úteis na complementação da avaliação da criança disfágica, como: exames por imagem (tomografia computadorizada e/ou ressonância magnética) do encéfalo, tronco cerebral, coluna vertebral para afastar alterações da base de crânio e coluna vertebral; tomografia computadorizada de tórax e prova de função pulmonar para pacientes com manifestações pulmonares; endoscopia digestiva alta, manometria esofágica, pHmetria para avaliar o trato digestório; cintilografia para pesquisa de RGE, lavado brônquico com pesquisa de macrófagos contendo lipídios.

TRATAMENTO

Da mesma forma complexa que se apresenta a disfagia na infância, pode ser o manejo destas crianças, envolvendo toda a equipe multidisciplinar.

O tratamento da disfagia pode envolver:

1. *Mudanças posturais e comportamentais:* relacionadas com o modo de oferta (volume e consistências), com diferentes utensílios utilizados na terapia e alimentação da criança, como: colheres de várias formas e tamanhos, chupetas e bicos de mamadeiras com diferentes formatos.
2. *Mudanças dietéticas:* o uso do espessante do nascimento até 1 ano de idade deve ser, preferencialmente, com espessantes naturais, principalmente cereais, e deverá ser amplamente discutido com os pais e pediatras pelos riscos dietético-nutricionais, disfunção gastrointestinal e distúrbios metabólicos a curto e longo prazos. Se for inevitável o uso de espessante artificial, que seja temporário.
3. *Fonoterapia:* aplicando estratégias posturais e/ou manobras compensatórias, como também o uso da estimulação elétrica neuromuscular cervical.
4. *Tratamento protético:* para deficiências palatais, estimulação sensorial.
5. *Injeção de toxina botulínica:* em glândulas salivares guiada pela ultrassonografia, para controle temporário da sialorreia, com baixa evidência no controle da microaspiração de saliva e pneumonias aspirativas.
6. *Submandibulectomia e ligadura dos ductos parotídeos (Stensen) bilateral:* para controle definitivo da sialorreia, por atrofia funcional da glândula, indicada em crianças sem prognóstico de recuperação do quadro disfágico, principalmente em crianças neurológicas. Parece ter eficácia superior à injeção de toxina botulínica e comparável à separação laringotraqueal em pacientes com disfagia grave e aspiração de saliva.
7. *Separação (ou desconexão) laringotraqueal:* promove a separação das vias aereodigestivas, cujo coto proximal da traqueia é suturado em fundo cego, e o distal realiza-se no traqueostoma, com controle da aspiração de saliva nas crianças disfágicas graves com complicações pulmonares, entretanto, há comprometimento da vocalização.
8. *Traqueostomia:* geralmente é evitada ao máximo, pois há possibilidade de piora da disfagia pela alteração da sensibilidade, por dificultar a anteriorização e a elevação laríngea, e também pela compressão contínua do esôfago. Mas quando indicada é pela necessidade permanente de manter a via aérea, e facilitar o *clearance* pulmonar, e discutimos a válvula de fonação para propiciar a comunicação.

BIBLIOGRAFIA

Chinnapongse R, Gullo K, Nemeth P et al. Safety and efficacy of botulinum toxin type B for treatment of sialorrhea in Parkinson's disease: a prospective double-blind trial. *Mov Disord* 2012;27(2):219-26.

Crelin E. *Functional anatomy of the newborn*. New Haven, CT: Yale University Press; 1973.

Foley N, Teasell R, Salter K et al. Dysphagia treatment post stroke: a systematic review of randomized controlled trials. *Age Ageing* 2008;37(3):258-64.

Gerber ME, Gaugler MD, Myer CM 3rd, Cotton RT. Chronic aspiration in children. When are bilateral submandibular gland excision and parotid duct ligation indicated? *Arch Otolaryngol Head Neck Surg* 1996;122(12):1368-71.

Jadcherla SR. Advances with neonatal aerodigestive science in the pursuit of safe swallowingin infants: invited review. *Dysphagia* 2017;32(1):15-26.

Klem C, Mair EA. Four-duct ligation: a simple and effective treatment for chronic aspiration from sialorrhea. *Arch Otolaryngol Head Neck Surg* 1999;125(7):796-800.

Langmore SE, Schatz K, Olsen N. Fiberoptic endoscopic examination of swallowing safety: a new procedure. *Dysphagia* 1988;2(4):216-9.

Logemann JA. Evaluation and treatment of swallowing disorders. *NSSLHA J* 1984;12(1):38-50.

Mizuno K, Ueda A. The maturation and coordination of sucking, swallowing, and respiration in preterm infants. *J Pediatr* 2003;142(1):36-40.

Pena AH, Cahill AM, Gonzalez L et al. Botulinum toxin A injection of salivary glands in children with drooling and chronic aspiration. *J Vasc Interv Radiol* 2009;20(3):368-73.

Raval TH, Elliott CA. Botulinum toxin injection to the salivary glands for the treatment of sialorrhea with chronic aspiration. *Ann Otol Rhinol Laryngol* 2008;117(2):118-22.

Vieira EG, Alvarenga EHL, Tomazelli MFGG, Paes Junior AJO. Videofluoroscopia e Estudo da Deglutição. In: Paes Junior AJO, Haetinger RG. *CBR - Cabeça e Pescoço*. Rio de Janeiro: Elsevier; 2017. p. 733-45.

Wu KP, Ke JY, Chen CY et al. Botulinum toxin type A on oral health in treating sialorrhea in children with cerebral palsy: a randomized, double-blind, placebo-controlled study. *J Child Neurol* 2011;26(7):838-43.

INÍCIO DO TRATAMENTO FONOAUDIOLÓGICO – REFLEXÕES SOBRE A AVALIAÇÃO

CAPÍTULO 25

Ana Clélia de Oliveira Rocha
Marta Gonçalves Gimenez Baptista

A criança que demora a falar, que hesita, que erra, que troca sons, que não consegue aprender a ler, que tem dificuldades na codificação e decodificação do código gráfico, que apresenta trocas grafêmicas, que não compreende os textos, que não arma narrativa na linguagem oral e/ou escrita, que apresenta questões auditivas, é a que pode comparecer à nossa clínica. Os adultos com alterações da musculatura facial, com problemas de voz, com perda auditiva, com dificuldades de articulação, entre tantas outras questões, também procuram por tratamento.

São muitos e diferentes os pacientes que comparecem à clínica e, não é sem fundamento, que a Fonoaudiologia tem especialidades.[*]

Por isto, ao tratar da avaliação fonoaudiológica, há mudanças radicais de procedimentos a partir da queixa inicial, por exemplo: a intervenção numa criança com atraso de fala é bastante distinta da de um adulto com problemas de voz.

Nos casos de pacientes com atraso de fala temos que considerar se a diversidade que as crianças apresentam está relacionada com as aquisições na infância: a descoberta de novas palavras, como articular diferentes sons, e como se representar pelo discurso oral diante do outro. Há diversos motivos para que uma criança não fale.

Também já sabemos que o desenvolvimento de uma criança não é linear, que pequenas mudanças (alterações de rotina, da alimentação, dos cuidadores, do ambiente) podem interferir nesse processo. Portanto, patologizar uma criança, precipitada ou erroneamente, pode desencadear uma série de efeitos sobre ela e sua família, muitas vezes irreversíveis. Nestes casos o terapeuta, o médico, o educador terá um trabalho de desmonte, de desconstrução do diagnóstico, o que nem sempre é possível e estes equívocos podem marcar seriamente a vida desta família. Por isso, este momento inicial de atendimento é tão importante.

Existem também outras diferenças a serem consideradas no campo clínico: há diversas concepções de clínica, sujeito e terapêutica, portanto, mesmo em cada subárea do campo fonoaudiológico, encontramos posições e atuações distintas.

Este capítulo pretende abordar a questão da avaliação fonoaudiológica considerando tais diferenças. Primeiramente enfocaremos o que há de comum nas avaliações, em seguida, a importância da avaliação, isto é, seu papel inicial terapêutico e de que forma isto repercute na conduta clínica a ser adotada e no prognóstico.

AVALIAÇÃO – INÍCIO DO ATENDIMENTO FONOAUDIOLÓGICO

A avaliação fonoaudiológica inicia-se com a primeira entrevista: no caso de crianças, esta acontece com os pais (pelo menos um deles) ou com o responsável e, quando adulto, com o próprio paciente.

Neste momento o terapeuta pode optar por uma intervenção mais diretiva, cujo enfoque principal é o motivo da queixa que o paciente apresentou para marcação da consulta ou por uma entrevista aberta, onde os pais/responsável ou o próprio sujeito coloca suas queixas, dúvidas e o profissional, a partir desta fala, pontua e/ou aprofunda, conduzindo esta entrevista para os pontos que foram considerados relevantes na compreensão das questões que se apresentam nesta primeira sessão. Outros profissionais optam por uma entrevista semidirigida, onde há espaço para perguntas preestabelecidas diante da queixa e também possibilidade de aprofundar sobre assuntos relacionados com o sofrimento.

Neste primeiro momento, em qualquer dos modelos adotados acima, quase sempre se estabelece os procedimentos da avaliação: número de sessões com a criança ou com o adulto, devolutiva etc.

É importante indagar se há tratamentos simultâneos que se relacionam com o trabalho fonoaudiológico: por exemplo, se uma criança faz tratamento com otorrino por otites frequentes, é fundamental

---

[*] Audiologia, linguagem, motricidade orofacial, saúde coletiva, disfagia, fonoaudiologia educacional, voz, gerontologia, neuropsicologia, fonoaudiologia neurofuncional, fonoaudiologia do trabalho (CFFa).

que o fonoaudiólogo entre em contato com este médico e considere tal tratamento em sua intervenção. Este contato pode ocorrer, também, com os ortodontistas, com psicólogos etc., enfim, com outras especialidades que atendem e interferem diretamente no sintoma que envolve nossa intervenção e, muitas vezes, é peça chave para compreendermos as questões que se manifestam no campo fonoaudiológico.

As sessões de avaliação propriamente ditas são marcadas com o paciente e/ou família, a duração e o que será usado como material nestes encontros também está de acordo com a abordagem que é empregada em cada prática e com a concepção de linguagem que o fonoaudiólogo adota. O material utilizado nestes momentos deve ser esclarecido pelo clínico para cada sujeito/paciente e ou família para que compreendam como será o processo.

Em nossa prática consideramos que o momento de avaliação fonoaudiológica não é único, mas a porta de entrada do sujeito no espaço terapêutico. A avaliação inicial pode nos dar diretrizes de como prosseguir com o caso: atendimento semanal, reavaliações periódicas, constatação de que não há nada relevante que justifique qualquer intervenção imediata, enfim, são caminhos que só podemos tomar a partir deste primeiro momento.

O momento inicial de avaliação fonoaudiológica se encerra com a "devolutiva". Tal procedimento também é definido de acordo com toda abordagem clínica adotada durante este processo: os resultados podem ser apresentados considerando se são compatíveis com a normalidade e, a partir daí, indicar ao paciente a condução a ser adotada ou, em função dos dados deste primeiro e – não determinante – momento clínico, apontar as hipóteses que podemos construir e a direção clínica a seguir, considerando que as colocações do paciente e/ou sua família/responsável também são essenciais ao caminho a ser delineado.

Vinhetas Clínicas

Paciente I: M. Menino, 3 Anos e 9 Meses de Idade

A queixa trazida pelos pais era que o filho *"não fala o /k/ e tem uma fala restrita"*. A escola solicitou o encaminhamento para o fonoaudiólogo, pois o garoto apresentava *"questões de linguagem e comportamentais"*.

Na entrevista inicial, os pais relataram que a gravidez foi normal, nascimento sem intercorrência. O filho ficava constantemente gripado. A alimentação era restrita, sendo que na escola *"não comia nada"* e *"que está começando a experimentar alimentos diferentes"*.

Entrou na escola com 1 ano e 6 meses, teve uma adaptação muito difícil que durou quase todo o primeiro ano escolar: *"tinha um déficit de entrosamento"*, eles contam: *"ficava no mundo dele, nas coisas dele"*. A babá permanecia com ele na escola, pois chorava muito e só parava quando faziam o que ele queria. *"Atualmente está melhor, mas permanece a dificuldade de entrosamento."*

A dificuldade com a alimentação era grande: apesar de permanecer na escola o dia todo, tinha uma alimentação restrita: não come frutas nem legumes, macarrão apenas com requeijão e adora arroz, feijão, carne e farofa (comida todos os dias). Segundo os pais, o menino ainda não experimenta nada: *"nem sorvete, nem chocolate, nem pizza..."*

Relatam que o filho é uma criança alegre, brinca bem sozinho; tem alguns medos específicos (médico e pessoas fantasiadas, por exemplo). Na escola continua tendo um relacionamento mais difícil com as crianças da mesma idade. É um garoto inteligente, estabelece relações entre os fatos.

Dados da Avaliação

Na primeira sessão, M. veio acompanhado de seus pais. Ele manteve contato visual e interagiu prontamente com a terapeuta. Queria ver todos os brinquedos, o que havia na sala, mas não permanecia por muito tempo em qualquer brincadeira proposta. Bastante falante e curioso sobre os objetos da sala.

Na segunda sessão permaneceu apenas com a terapeuta sem apresentar resistência. Lembrava-se do local e a sessão iniciou com a retomada da história do Lobo Mau com a qual havia encerrado a última. Ele contou que almoça na escola, que a avó estava *"lá embaixo"* (na sala de espera). Falava muito rápido e bastante, o que dificultava a compreensão de seus relatos.

Nas duas sessões foram constantes algumas questões relativas à linguagem oral que mereciam atenção, mesmo considerando que ele estava em desenvolvimento de fala:

- Trocas articulatórias: troca do /k/ e /G/ por /t/.
- Um ritmo de fala mais acelerado, o que comprometia a inteligibilidade.
- Uma tendência a estabelecer relações imediatas com a palavra dita pelo adulto quebrando a interação dialógica, sendo que o adulto tinha que retomar o assunto para que a interação pudesse prosseguir. Por exemplo: numa situação de brincadeira a terapeuta pegava o boneco do "lobo" e ele, falava *"Lobo, Pedro e o Lobo, Três porquinhos..."*; e a terapeuta continuava: *"Ah! O lobo está nestas histórias e na nossa também... ele está na floresta..."*.
- Momentos de disfluência na fala sempre relacionados com rapidez e ansiedade.

Contato com a Escola

Referem que M. é uma criança inteligente. Estabelece boa relação com os adultos, mas apresenta dificuldade no contato com os pares. É uma criança menos participativa nas situações de grupo, sendo que esta era a grande preocupação, pois, muitas vezes, ele prefere ficar sozinho a brincar ou participar das atividades em grupo. A questão alimentar precisou de uma atenção especial desde a sua entrada na escola, mostrando-se bastante resistente à apresentação de novos alimentos.

Resultados e Conduta

M. apresentava um atraso na aquisição da linguagem oral e a necessidade de tratamento fonoaudiológico. Porém, em decorrência de questões comportamentais e da dificuldade de estabelecer relações com os pares, uma avaliação psicológica foi indicada para definir as prioridades de atendimento naquele momento.

Continuidade

M. permaneceu em terapia psicológica. O contato foi estreito entre a psicóloga e a fonoaudióloga neste período. As questões de linguagem e alimentação estavam praticamente sanadas e não precisaram ser tratadas na clínica fonoaudiológica.

Paciente II: H. Menino, 3 Anos e 11 Meses

Os pais de H. procuraram atendimento fonoaudiológico porque o filho com 3 anos e 11 meses apresentava um atraso de fala e também alterações articulatórias que comprometiam suas poucas emissões.

Em relação à alimentação, os pais referiam que era "farta", mas que ele mastigava pouco.

Nas sessões de avaliação, H. apresentou pouca concentração e atenção: ficava pouco tempo numa mesma atividade, querendo logo um novo brinquedo. Em relação à fala, sua narrativa era restrita, usando palavras como: *"pega"*, *"caiu"*, *"eu asei"* (achei)".

Também aparece, neste início, uma alteração articulatória associada à dificuldade na execução do movimento fonoarticulatório. Apresentava uma hipotonia de língua que o impedia de executar certos movimentos como elevação de ponta de língua (não conseguia emitir o /L/ como consequência, por exemplo).

Algumas trocas eram bastante evidentes e sistemáticas:

- do /K/ e do /G/ pelo /T/: /tasa/ *para casa*.
- /J/ por /Z/: /za/ *para já*.
- /X/ por /S/: /asei/ *para achei*.
- O /L/ ele normalmente omitia ou trocava pelo /i/.

Também apresentava as seguintes omissões:

- /R/ inicial: /ato/ *para rato*.
- /r/ brando: omitia ou trocava pelo /i/ *boboeita/borboleta, pea/pera*.
- cRv por CV*: *preto/peto.*
- cvR por cv: *porta/pota.*
- cvS por Cv: *pasta/pata.*
- cLv por cv: *flauta/fauta.*

Neste momento optou-se por um trabalho inicial a ser feito pelos pais com o objetivo de aumentar o tempo de concentração dele em jogos e brincadeiras, ajudando-o na elaboração das narrativas onde o adulto teria o papel fundamental de estruturá-las usando as perguntas chaves: Quem? Onde? Como? Quando? Por quê? Quanto?; realizando mudanças na alimentação em relação à mastigação, priorizando alimentos mais consistentes. Os pais foram orientados sobre alguns exercícios fonoarticulatórios que poderiam ser realizados em casa.

Reavaliação após 4 Meses

H. apresentava maior controle corporal e muita vontade de comunicar-se: fazia perguntas, convocava a terapeuta para brincar com ele, mostrava-se curioso sobre os materiais.

Estava com um machucado na mão e, quando a terapeuta perguntou o que era, ele respondeu imediatamente: *"é a pitada dipeniongo"* (é a picada de pernilongo).

Os pais contaram que ele está melhor, que na escola estava mais tranquilo, que a concentração ainda era pequena e que solicitava sempre a presença do adulto.

As questões articulatórias persistiam: a grande diferença é que ele estava mais falante apresentando frases mais estruturadas: *"o que é ito?* (o que é isso?), *"queuoetiinquedo"* (quero esse brinquedo).

A indicação foi de dar início ao processo terapêutico com a frequência de duas sessões semanais.

Continuidade

H. permaneceu em terapia fonoaudiológica por aproximadamente 2 anos, quando teve alta.

Paciente III: J. Menino, 3 anos

Os pais de J. foram encaminhados pela escola, pois o filho não falava. Relataram que a gravidez foi normal, nascimento sem intercorrências. A mãe o amamentou por dois meses e meio e até os 5 meses ele tomou, exclusivamente, mamadeira. Demorou a engatinhar e, segundo a mãe, andou com 1 ano e 7 meses.

Em relação à fala contaram que ele usava apenas gestos para pedir e mostrar o que queria. Estava na escola, bem-adaptado, mas fazia birras quando não era atendido. A mãe retornou ao trabalho quando ele era tinha 2 meses e ele ficou aos cuidados de uma funcionária que o deixava muito sozinho ou vendo TV.

___
* C: consoante; V: vogal.

Tanto os pais quanto a escola relataram que ele era uma criança bastante agitada.

Dados da Avaliação

Na primeira sessão, J. veio acompanhado de seu pai. Ele manteve contato visual poucas vezes tanto com a terapeuta quanto com o pai. Queria ver todos os brinquedos que havia na sala, mas não permanecia por muito tempo em nenhuma brincadeira; os brinquedos serviam para ele pegar, bater, rodar, não realizando atividades simbólicas.

Durante a sessão, sua boca permanecia muitas vezes aberta, chegando a babar.

Na sessão seguinte permaneceu sozinho com a terapeuta durante o atendimento sem resistência. Estava mais sonoro, emitindo sons e algumas palavras, isoladamente, por exemplo: /bou/ (acabou), /vião/ (avião) e /teis/ (três). Apontava para o que queria brincar.

A agitação manteve-se intensa neste dia também, não permanecendo por muito tempo com o mesmo brinquedo. Ao ver um pote de letras e números sorriu e ficou falando corretamente o nome de cada letra e dos números (0 a 9).

Apareceu um momento de imitação: a terapeuta passou o carrinho no seu corpo, ele a olhou, pegou o carrinho e o passou na perna dela também.

Contato com a Escola

As preocupações colocadas pela orientadora e pela professora eram: o atraso de fala, a agitação e as birras, quando contrariado. Estavam também receosas com a adaptação na nova escola, pois ele iria mudar no ano seguinte.

Resultados e Indicações

J. apresentava importante atraso de fala com questões comportamentais a serem observadas e avaliadas.

Era fundamental iniciar o tratamento fonoaudiológico e realizar uma consulta com médico foniatra para diagnóstico mais específico das questões de fala e desenvolvimento.

Avaliação Foniátrica

Reproduzimos a conclusão do relatório médico:

"Atraso de linguagem expressiva em criança com desenvolvimento neurológico adequado para a idade. Há alterações comportamentais em muitos momentos durante a brincadeira e quando contrariado, não caracterizando, ainda, nenhum quadro específico de alteração do desenvolvimento psíquico".

"Oriento a mãe sobre questões de dinâmica familiar e sobre o excesso de mídias eletrônicas. Sugiro manutenção da terapia fonoaudiológica duas vezes por semana e reavaliação em 4 meses. No retorno solicitarei avaliação auditiva psicoacústica."

Continuidade

J. permaneceu em terapia fonoaudiológica. Apresentou grande avanço em relação ao desenvolvimento motor e cognitivo; é um aluno de destaque na escola. As dificuldades de linguagem são ainda muito fortes, atualmente constrói narrativas, porém, com grande esforço. Os exames auditivos estão dentro da normalidade e o diagnóstico foniátrico encaminhou-se para um distúrbio específico de linguagem (TDL).

ANÁLISE DAS VINHETAS

Todos os casos narrados são exemplares de como as questões que comparecem na clínica fonoaudiológica, mesmo com queixas relativamente parecidas ("fala pouco"), na mesma faixa etária, mesmo sexo (meninos, 3 anos) podem revelar condutas tão distintas: o primeiro garoto foi encaminhado para avaliação psicológica e posterior tratamento fonoaudiológico; o segundo, num primeiro momento, os pais receberam orientação e apenas após uma reavaliação fonoaudiológica, no ano seguinte, ele iniciou terapia fonoaudiológica com bons resultados; o terceiro foi encaminhado para o médico foniatra, pois mostrou-se evidente a dificuldade central de linguagem, sendo que este encaminhamento seguido de trabalho conjunto foi fundamental para definir o diagnóstico.

Desta forma, pensar a questão da criança, a partir da escuta da queixa declarada por cada família é, como afirma Baptista, o início do percurso de avaliação e apresenta-se como forte elemento nos casos clínicos.

Nestas vinhetas podemos constatar como a mesma queixa foi traduzida de modo ímpar, também próprio a cada criança e sua família dentro de um contexto.

O procedimento avaliativo também foi distinto: mesma terapeuta, cenas desiguais. Cada criança exige do profissional, neste momento, um olhar para aquilo que ela pode produzir (a fala manifesta), em que condição, como se atém ao conhecido e ao novo, tanto linguisticamente quanto com os materiais usados (brinquedos elegidos). Enfim, neste momento é como afirma Andrade L: "O terapeuta se confronta com a tensão entre os polos da singularidade e da universalidade. Espera-se que ele possa reconhecer e sustentar esta tensão para impedir que os aparatos teórico-metodológicos utilizados acabem por submeter e apagar a singularidade que se apresenta no *setting* clínico."

Nos quadros que envolvem questões do desenvolvimento, a definição de um diagnóstico pode não ser linear, ou seja, não deve apenas considerar causa e efeito, é necessário estar atento aos aspectos familiares e sociais, pois podem interferir na relação da criança com o outro, com o mundo e com o tempo. Em nossa prática, a avaliação permite, num momento inicial de trabalho na clínica fonoaudiológica, levantar "hipóteses diagnósticas", o que expande para uma reflexão contínua no tratamento com o sujeito. Neste sentido o terapeuta assume um papel também de investigador, levando à cena clínica, questionamentos e reflexões ao longo de todo o atendimento.

Quando se trata, especialmente, das crianças pequenas, este trabalho deve seguir articulado com os demais profissionais (escola/médico/terapeutas) que cuidam da criança, com os pais e/ou responsáveis colocando esta hipótese como norteadora e não como limite da ação clínica e, consequentemente, da possibilidade deste pequeno sujeito constituir-se como falante.

BIBLIOGRAFIA

Andrade CRF, Befi-Lopes DM, Fernandes FDM, Wertzner HF. *ABFW Teste de linguagem infantil nas áreas de Fluência, Vocabulário, Pragmática e Fonologia.* São Paulo: Pró-Fono; 2000.

Arantes L. Sobre a instância diagnóstica na clínica de linguagem. In: Lier-De-Vito MF, Arantes L (Orgs.). *Aquisição, patologias e clínica de linguagem.* São Paulo: Ed. Fapesp/PUC-SP; 2006. p. 315-29.

Andrade L. Procedimentos de avaliação de linguagem na clínica fonoaudiológica: entre o singular e o universal. In: Lier-De-Vito MF, Arantes L (Orgs.). *Aquisição, patologias e clínica de linguagem.* São Paulo: Ed. Fapesp/PUC-SP; 2006. p. 340-59.

Baptista MGG. *Interdisciplinaridade no processo de diagnóstico e conduta em crianças com distúrbios de linguagem.* Curitiba: Ed. CRV; 2017.

Conselho Federal de Fonoaudiologia (CFFa). *Especialidades em Fonoaudiologia.* Disponível em: http://www.fonoaudiologia.org.br.

Marchesan IQ, Berrentin-Félix G, Genaro KF. MBGR – Protocolo de avaliação em motricidade orofacial com escores. In: Tessitore A, Marchesan IQ, Justino H, Berrentin-Félix G. *Práticas clínicas em motricidade orofacial.* Pinhais, PR: Editora Melo; 2014. p. 97.

Pastorello L. Diagnóstico e posição clínica. In: Baptista MGG, Rocha ACO (Orgs.). *A criança e a palavra – a linguagem e suas articulações.* Curitiba: Ed. CRV; 2018. p. 73-84.

CRIANÇAS QUE NÃO FALAM – UM PERCURSO SINGULAR NA CLÍNICA FONOAUDIOLÓGICA

Ana Clélia de Oliveira Rocha
Marta Gonçalves Gimenez Baptista

"Eu sou maior do que era antes
Estou melhor do que era ontem
Eu sou filho do mistério e do silêncio
Somente o tempo vai me revelar quem sou"
Dany Black

INTRODUÇÃO

As crianças que falam pouco, que nada falam, que não armam narrativas, que repetem a fala do outro incessantemente trazem muitas interrogações para a clínica fonoaudiológica.

O fonoaudiólogo é convocado num momento em que a criança se encontra em pleno desenvolvimento: há um organismo funcionando com aquisições novas e uma fala que não comparece. Pensar, então, a demora na aquisição desta fala já nos coloca numa relação com pares; com a Medicina: há algum fator orgânico que interfere nesta aquisição? Com a psicologia: há componentes da estrutura psíquica intervindo nestes quadros? Com a área da Educação: frequenta a escola, relaciona-se com outras crianças? São tantas perguntas: Ouve? Como ouve? Como está socialmente? Brinca? Anda com independência?

Para o campo da fonoaudiologia, como aponta Rocha, *"esses pacientes pequenos atribuem-nos, assim, uma responsabilidade imensa, e trazem uma questão extremamente delicada para a clínica, uma vez que aqui estamos diante de uma criança em pleno processo de aquisição de fala, um processo nada fácil e tranquilo de definir, especialmente em casos ditos patológicos."*[1]

Na maioria dos casos, os pais procuram por ajuda para seus filhos numa faixa etária entre 2 e 4 anos, idade onde o processo de aquisição da fala ocorre nas crianças, e é neste momento que a criança e sua família se deparam com uma trama às vezes complicada e rígida, em que o "fora do tempo" é lido ou compreendido como fora da norma.

Neste sentido, para as famílias, quando os fatores orgânicos passíveis de visibilidade médica são descartados, torna-se impossível não dialogar com outras clínicas como a fonoaudiológica, a psicológica...

No Capítulo 25: Início do Tratamento Fonoaudiológico – Reflexões sobre a Avaliação, ao abordarmos a questão da avaliação na clínica fonoaudiológica, elencamos três casos de crianças com idade aproximada de 3 anos e a mesma queixa – **fala tardia** – como exemplo e, a partir deles, as condutas adotadas que retomamos aqui.

PRIMEIRA CONDUTA

Constata-se que o sujeito não precisa de Fonoaudiologia, que se tratava apenas de uma dúvida com relação ao desenvolvimento da criança ou que precisava ser avaliado por outra área como ORL, psicologia, neurologia etc. É bastante comum, na atualidade, onde as exigências e urgências se impõem, que os pais de crianças pequenas se encontrem preocupados e até angustiados em razão de alguma manifestação que seu filho apresenta como, por exemplo, quando não mantém a fluência na fala. Momento este quando a criança está em aquisição de um discurso próprio e esse exercício perante o interlocutor é uma tarefa difícil. Ter que manifestar pela oralidade o que se está pensando pode ser um ato bastante trabalhoso, especificamente, se considerarmos que a criança está em plena descoberta do caminho para deixar de ser um bebê; tempo de acertar a articulação e explorar novos fonemas coordenando com o pensamento e o que se quer dizer.

Os pais chegam com queixas como: *"Meu filho fala pouco... não como os demais de sua classe"*. *"A fala do meu filho está atrasada, conversei com o pediatra que me orientou a procurar um fonoaudiólogo"*.

Após o momento inicial de avaliação fonoaudiológica, os pais, muitas vezes, se surpreendem quando a criança não é recebida para fonoterapia. É preciso trabalhar com eles sobre o momento que a criança percorre, quando, após avaliação, foi possível identificar que a criança está em plena aquisição de linguagem e avançará naturalmente a seu tempo. Muitas vezes o desconhecimento sobre o desenvolvimento infantil e ansiedade em perceber o filho falando bem, em saber o que é possível para uma criança emitir naquela idade ocasiona esta dúvida inicial e acaba gerando uma apreensão nos pais.

Às vezes os pais precisam ouvir de um profissional que a criança pode começar falando bem, mas também pode apresentar trocas, omissões, ou tropeços na fala. É um momento de muitas descobertas e organizar tudo isso em forma de discurso, para o pequeno falante, dá trabalho e exige um tempo de constituição da fala que é peculiar a cada um.

SEGUNDA CONDUTA

Nem sempre uma criança que apresenta atraso de fala inicia um tratamento semanal em Fonoaudiologia. O trabalho com crianças na área terapêutica inclui a participação dos pais. Sendo assim, em alguns casos, antes que a criança inicie um atendimento, é preciso discutir e refletir com os pais sobre questões do cotidiano, sobre a rotina da criança e da família, as exigências, as expectativas, enfim, tudo que está relacionado com as possibilidades de esta criança ser vista como um falante mesmo quando está em silêncio.

Quando a família procura um fonoaudiólogo na tentativa de resolver as "alterações" de fala da criança, há a expectativa que aconteça alguma intervenção rápida, ou até momentânea, na esperança de que o processo seja semelhante a uma consulta médica em que é indicada uma medicação para o paciente e, após o término desse tratamento, o problema esteja sanado.

Sabemos que no processo de aquisição de fala nem tudo é linear. Para tanto há que se trabalhar com os pais no entendimento do que isso representa. Colocar uma criança em interlocução parte da suposição que ali há um sujeito que pode se constituir e representar pela linguagem, seja por gestos, expressões, pela prosódia que usa ao demandar algo.

É necessário compartilhar com os pais e/ou responsáveis e cuidadores que estão diretamente participando deste início de vida da criança, a ideia que o desenvolvimento da linguagem não é único, tampouco linear. *"Reconhecer que as mudanças que a fala da criança dá a ver não se qualificam nem como acúmulo nem como construção de conhecimento."*[2]

O que a criança demanda pode ser entendido para além do que ela deseja, como provocação, convocação ao outro na interação dialógica, da maneira como ela possa, nesse momento, mesmo sem a articulação de palavras. Ela pode se comunicar de muitas maneiras: pelo corpo, pelo choro, pelos gritos, olhares e atos que esteja conseguindo realizar.

Uma das indicações mais usuais para crianças pequenas, por exemplo, que ainda não estão na escola, é que iniciem no espaço coletivo entre pares, compartilhando brincadeiras.[3]

Algumas vezes recebemos crianças que já estão matriculadas, porém, frequentam muito pouco a escola, ou quando vão permanecem lá um tempo reduzido; chegam mais tarde, saem mais cedo... As justificativas são várias: *"está sempre doente"*, *"pegou virose"*, *"dormiu mal"*, *"está com coriza constantemente"*, *"não se alimenta bem"* etc. Observa-se que há dificuldade por parte dos pais e da própria criança em se separar, o que pode não permitir que ela estabeleça outros laços, novos vínculos.

Procura-se trabalhar, nesse momento, sobre as situações cotidianas da criança, como se relaciona com o outro e o assunto dos brinquedos e brincadeiras, ressalta-se quando estas questões entram em pauta. Do que brinca a criança? Qual seu brinquedo ou brincadeira preferida? Como ela brinca? Com quem brinca?[4] E, muitas vezes, somos informados que elas brincam bastante com eletrônicos (*Ipads*, computadores, celulares e TVs – telas) tão valorizados na atualidade utilizados, em alguns casos, como única forma de entretenimento possível e aceitável pela criança, que chega a usar, apesar de tão pequena, mais de um eletrônico ao mesmo tempo (Jerusalinsky, 2017).[5]

TERCEIRA CONDUTA

A criança inicia fonoterapia semanal quando há importante indício de atraso na aquisição de linguagem ou em quadros onde há necessidade de intervenção na área miofuncional, por estar com déficit para as funções que interferem na fala (articulação, mais precisamente) e alimentação (sucção, mastigação, deglutição), e também nos quadros onde a audição está prejudicada (casos de deficiência auditiva, síndromes, neuropatias, déficit no processamento auditivo, entre outros).

Em todas estas situações o tempo nos indica que há urgência na intervenção a ser realizada porque tais manifestações exigem uma atuação clínica imediata e precisa. Considerando a importância da primeira infância para o desenvolvimento de uma criança, não há tempo a perder, pois a idade aqui é um fator preponderante.

Nos casos das crianças que se encontram em descompasso na aquisição de fala – silenciosas e/ou com emissões restritas – a direção do tratamento visa sua constituição como ser falante para que possa se apropriar da fala, manifestando-se como interlocutor com ideias próprias, desejos e opiniões articuladas oralmente, o que a coloca numa relação plena com o outro.

A criança que recebemos neste momento inicial e tenso, sem conseguir se fazer escutar pela palavra, muitas vezes, então, coloca o corpo em cena, por isso a queixa em relação à fala tardia vem acompanhada de problemas quanto ao comportamento: *"ele bate, morde, chuta, usa muitos gestos, nos leva pela mão para pedir o que quer"*, refere, por exemplo, a mãe de uma criança de 3 anos.

Uma criança em aquisição de fala percorre um caminho em que o início pode ser pela imitação do outro: nos gestos, na entonação, no vocabulário, na emissão das primeiras frases. Ela *faz tentativas*, ação necessária para constituir-se como falante: copia, evoca uma prosódia similar à do outro adulto, mesmo sem um vocabulário adequado ainda, empregando um "jargão" para se apropriar de seu discurso. Os pais chegam a referir que parece que o filho está falando em sua "*própria língua*". Esse momento – o da especularidade – é fundamental para a aquisição da linguagem e, repeti-lo, depende de uma escuta que o signifique, daí o papel também importante do outro neste processo.

Para De Lemos, a linguagem é constituinte, a criança se constitui na e pela linguagem. "é a linguagem, ou melhor, *le language* – e nela está incluído o outro enquanto semelhante e, na sua diferença, enquanto "outro" – que precede e determina a transição da criança do estado de *infans* para o de falante."[6]

Para a autora há três posições em cena nas atividades dialógicas: "especularidade (identificação entre os sinais dos dois interlocutores); complementaridade (incorporação de parte ou de todo o enunciado, ou gesto, do interlocutor e complementação criativa); e reversibilidade de papéis (assumir o papel do outro e instituir o outro como interlocutor)."[7]

De Lemos enfatiza que estas posições não são sucessivas, e que compareçam na fala adulta, não se apagam. "Não há superação de nenhuma das três posições. Essa estrutura é a mesma em que se move o adulto (que é também o outro da criança), enquanto sujeito falante, também submetido ao funcionamento da língua".[2]

UM EXEMPLO DA CLÍNICA

Trata-se de uma menina de 2 anos e 4 meses de idade encaminhada pelo médico foniatra por atraso de fala e comportamento "estranho" para a idade. Não olhava para o outro, apresentava muita dificuldade de relacionamento e era bastante apegada aos pais. Manifestava, também, dificuldades para alimentação, só tomava água na colher de chá e leite na mamadeira.

No encaminhamento havia o pedido de seguirmos com um trabalho conjunto, com o médico foniatra, a partir da terapia diagnóstica, para que com mais dados longitudinais da clínica pudéssemos discutir sobre a hipótese diagnóstica e contribuir com a conduta para o caso. Também foi indicado, pelo pediatra e pelo foniatra, que a menina fosse matriculada na escola para compartilhar de um espaço coletivo com outras crianças na direção de ajudá-la na separação dos pais.

Relatam os pais numa primeira entrevista que a filha nasceu prematura (32 semanas) e permaneceu na UTI neonatal por 45 dias. Não conseguia mamar. Foi necessária a retirada (parto cesárea) do bebê que não recebia irrigação adequada pela placenta. Também foi diagnosticada catarata congênita (mãe também teve e tem baixa visão) e fez a cirurgia próxima aos 2 meses de idade. Realizou outras cirurgias oftálmicas de correção, usou tampão e ficou com boa visão, portanto, não necessita de óculos.

A mãe de Aline descobriu câncer de mama quando estava em tratamento para engravidar dessa filha. O casal decidiu continuar com a ideia de ter filhos e depois foi diagnosticado metástase no fígado que a mãe continuou tratando após o nascimento da menina.

A mãe refere que Aline viveu os primeiros tempos de vida com a mãe se ausentando para o tratamento médico necessário com idas e vindas do hospital e nada era dito sobre o assunto para a criança, "*para poupá-la*", relatou a mãe.

Ainda na primeira entrevista apareceram outros dados também muito importantes como: os avós maternos, que moravam no interior, se mudaram para o apartamento da filha para ajudar com a neta; a menina dormia no quarto e na mesma cama com os pais que justificavam não se sentirem seguros em deixá-la no outro quarto. Tomava três mamadeiras por dia (aproximadamente 300 mL cada), não comia sozinha sendo entretida com *tablets* ou celulares para que se alimentasse um pouquinho.

A cada virose a família fazia de tudo para que comesse, relatavam os pais. Os avós nunca a contrariavam. Seu desenvolvimento motor ocorreu dentro do esperado e aos 8 meses fez avaliação audiológica com resultados dentro da normalidade no hospital que realizava o acompanhamento por ter nascido prematura.

Segundo os pais a filha falava poucas palavras como: "*água, mamãe, dadai* (para papai), *bobô* (para vovô), *bobó* (para vovó) *e zá*", sílaba que usava para representar as demais palavras.

Quando Aline compareceu à primeira sessão estava muito assustada, agarrada à mãe, manifestando medo de algo. Foi se acalmando à medida que a mãe e o pai iam conversando com ela. Olhava muito desconfiada, não levantando à cabeça completamente. Qualquer barulho que um brinquedo fazia ela respondia como se levasse um susto, saía correndo para perto dos pais. Não olhava para a fonoaudióloga e chorava para qualquer movimento que considerasse estranho como quando se abria a porta de correr do armário de brinquedos.

Ficou claro desde o início que se tratava de um quadro para além das dificuldades de fala, mas para essa família com tanto sofrimento compartilhar e rever toda a história foi um movimento bastante delicado e que envolvia muitas pessoas: Aline, os pais, os avós maternos e paternos.

Declararam, nas primeiras entrevistas, sobre a incapacidade de ocuparem o lugar de pais, cedendo aos pedidos da menina, percebendo o quanto ela era voluntariosa, tornando-se muito difícil o relacionamento com outros e em frequentar lugares públicos, onde ela fazia escândalos ao trocar uma fralda, por exemplo. Estavam confinados a ficar em casa atendendo às necessidades da filha ou saindo para o hospital para o tratamento da mãe!

Diante de tanto sofrimento e na tentativa de iniciar um vínculo com essa família, a fonoaudióloga teve que ser muito tolerante para agendar os horários e contar com a possibilidade da família dividir a criança com mais alguém.

Iniciou na escola como pode. Algumas horas por dia, mas durante a adaptação, queriam todos – pai, mãe, avó – ficar na escola. A escola foi, aos poucos, mostrando que isso não ajudaria a criança a conhecer e relacionar-se com os outros e poder sentir-se segurança nesse novo espaço.

Ao mesmo tempo que a escola disse **não**, disse **sim** para os pais, que foram atendidos em muitas conversas sobre o trabalho que a escola realizava com as crianças mostrando com transparência e com regras como funciona um espaço coletivo para crianças.

A partir desse primeiro **não**, a família começa a refletir sobre o manejo com a criança. Momento fundamental de primeira intervenção no caso Aline.

Quando saía muito cansada da escola, não ia para as sessões, e aos poucos foram cuidando para que ela nunca perdesse a fonoterapia acompanhando, de perto, os desdobramentos que o tratamento refletia na filha.

Logo Aline estabeleceu confiança, passando a olhar para a terapeuta e demais adultos do entorno. Começou a descobrir novos brinquedos e copiar pequenas brincadeiras. Passou a "enxergar" o que havia à sua volta, aproveitando a fala do outro e, tomando como sua, foi avançando na linguagem.

Tais descobertas que a criança faz no percurso de aquisição da linguagem não atendem a etapas, mas a construções realizadas a experimentadas na fala, na conversa com o outro, e que se sobrepõem e manifestam no discurso da criança de formas diversas. Às vezes se alternando, às vezes ao mesmo tempo, de forma a expandir as possibilidades do sujeito se manifestar no diálogo.

Das invenções de escorregar bonecos pelo telhado na casinha contando "1,2,3 já", as comidinhas criadas para os pais e oferecidas na sala de espera, local onde eles deveriam ficar, as sessões foram avançando. Aos poucos, A. foi-se representando pela fala e deixando de se apresentar como aquele bebê frágil, assustado e amedrontado que gritava de tanto sofrimento.

Os pais ainda tinham muitas dúvidas e receios no manejo com a filha, já bastante transferenciados com a fonoaudióloga, e por isso foi possível encaminhar os pais e a criança à psicanalista infantil.

Os avanços no espaço escolar foram acontecendo, o que fortaleceu nos pais a ideia da importância para a filha, o que fez com que ela cumprisse os horários, participasse de eventos e passeios, enfim, estivesse na escola. Tirou as fraldas, diminuiu a mamadeira, passou a dormir em seu quarto e aos poucos foi modificando os hábitos de alimentação.

Aline, mais falante e com intenção comunicativa, mais autônoma, sorri, procura o outro, brinca, pergunta, escolhe livros, aprende, arma pequenas narrativas e assusta os outros gritando: "Surpresa!".

A criança percorreu um longo caminho para ser dona de sua língua, ou seja, para se representar usando relatos, narrativas, histórias... Momento trabalhoso que as crianças precisam atravessar e que não acontece sozinho, pois em plena constituição a criança passa pelo percurso de muitas aquisições que se entrelaçam. Tomemos as brincadeiras como tema. Fundamental ferramenta usada neste momento, da primeira infância, para vivenciar, experimentar e descobrir movimentos, vocabulário, sentimentos, invenções entre tantas outras possibilidades.

Momento onde a criança parte da imitação do outro, para também completar e criar em primeira pessoa. Por isso nos deparamos com pequenos birrentos, muitas vezes frustrados por tentativas e erros no trilhar o caminho do desenvolvimento infantil e passar do corpo a palavra.

A possibilidade de se representar pela oralidade pode manifestar outros sintomas denunciados pela fala. Podemos atender crianças que apresentam uma fala com trocas ou outras dificuldades articulatórias que não se explicam pelos problemas miofuncionais, muito menos pelas dificuldades auditivas, mas que denunciam o enfrentamento que a criança precisa fazer para crescer, porque crescer dá trabalho!

A menina passou a ser acompanhada em reavaliações pela fonoaudióloga, pelo foniatra, seguiu com a psicanalista e continua na mesma escola onde deverá ampliar os horários para estar entre pares.

Esse foi um cuidadoso trabalho entre médico, terapeutas e escola na delicadeza do manejo com Aline em decorrência do grave quadro da criança e sua família, onde foram estabelecidas prioridades, cada qual a seu tempo, num atento trabalho interdisciplinar.

CONCLUSÃO

Todo tratamento com crianças envolve os pais/responsáveis, pois são participantes do momento que a criança atravessa, fazendo parte da interlocução com a criança que alcança novas aquisições diariamente e a possibilidade de estabelecer transferência é o eixo que conduz ao caminho do encontro no tratamento.

O terapeuta que trabalha com a infância e tem uma abordagem interdisciplinar pode compreender desde outro lugar o porquê a fala dessa criança se apresenta de tal modo. A pequena criança que se manifesta como pode, muitas vezes pelo corpo, pois não tem outros recursos ainda, pode promover algum entrelaçamento entre áreas, pois não deixa claro a que campo sua dificuldade pertence.[8] Essa postura pode ajudar no entendimento e conduta para tais casos, poder pensar se há necessidade de outro encaminhamento para um trabalho conjunto, ou se há necessidade de interlocução com outra área. Tal posicionamento nos permite observar, por meio de uma escuta atenciosa, o que a criança nos mostra para além da fala.

Como não olhar para criança sem considerar as diversas áreas que estão ali em cena nessa constituição? Para o terapeuta que parte de uma abordagem e posicionamento clínico onde a interdisciplinaridade é a base para a compreensão dos casos clínicos, esse entendimento é precioso para que o tratamento aconteça. O clínico precisa admitir e reconhecer seus limites e só a partir dessa posição é possível dar oportunidade para que outras intervenções sejam feitas.

Consideramos que os primeiros anos de vida são preciosos para a criança que se depara com muitas aquisições, experimentações e, portanto, se encontra em constituição. **Apropriar-se da fala é constituir-se como sujeito.**

REFERÊNCIAS BIBLIOGRÁFICAS

1. Rocha ACO. *(N)Os Compassos do silêncio.* Tese de doutorado em Linguística. UNICAMP; 2007. p. 10.
2. De Lemos CTG. Sobre o Paralelismo, sua extensão e a disparidade de seus efeitos. In: Lier De Vitto MF, Arantes L (Orgs.). *Aquisição, Patologias e Clínica de Linguagem.* São Paulo: EDUC FAPESP; 2006. p. 98-107.
3. Rezende T, Gabay de Sá V. Impasses escolares diante de uma criança que tropeça na fala. In: Baptista MGG, Rocha ACO. *A criança e a palavra – a linguagem e suas articulações.* Curitiba: Ed. CRV; 2018. p. 21-32.
4. Gueller A, Rocha ACO, Jerusalinsky J. A maquinaria de transformar: o brincar na clínica interdisciplinar com crianças. In: Oliveira BSA, Baptista MGG. *Linguagem e saúde mental na infância – uma experiência de parcerias.* Curitiba: Ed CRV; 2010. p. 47-59.
5. Jerusalinsky J. As crianças entre os laços familiares e as janelas virtuais. In: Baptista A, Jerusalinsky J (Orgs.). *Intoxicações eletrônicas – o sujeito na era das relações virtuais.* Salvador: Ed. Ágalma; 2017. p. 39-55.
6. De Lemos CTG. Uma crítica (radical) à noção de desenvolvimento na aquisição da linguagem. In: Lier de Vitto MF, Arantes L (Orgs.). *Aquisição, Patologias e Clínica de Linguagem.* São Paulo: EDUC FAPESP; 2006. p. 21-32.
7. Scarpa EM. Aquisição de linguagem. In: Mussalin F, Bentes AC (Orgs.). *Introdução a Linguística: domínios e fronteiras.* São Paulo: Cortez Editora; 2000. p. 241-71.
8. Gueller A, Rocha ACO, Baptista MGG. A clínica interdisciplinar em crianças com desordens na fala. In: Gueller A. *Atendimento psicanalítico de crianças.* São Paulo: Ed. Zagodoni; 2011. p. 86-104.

AVALIAÇÃO NEUROPSICOLÓGICA NOS TRANSTORNOS DE LINGUAGEM

CAPÍTULO 27

Graziela Magalhães
Mirian Akiko Furutani de Oliveira

O QUE É AVALIAÇÃO NEUROPSICOLÓGICA E COMO ELA PODE AUXILIAR NOS CASOS DE ALTERAÇÕES DE LINGUAGEM?
Avaliação Neuropsicológica Infantil

"Para bem julgar não basta sempre ver, é necessário olhar; nem basta ouvir, é conveniente escutar."

Marques de Maricá.

A neuropsicologia é uma modalidade dentro das neurociências que tem a finalidade de compreender o funcionamento cognitivo por meio de sua expressão comportamental. Na prática clínica, auxilia no diagnóstico, especialmente, dos casos em que há dúvidas em relação ao funcionamento cognitivo do avaliado. Esta modalidade possui, também, como característica, a multidisciplinariedade, apesar de ter sido reconhecida como especialidade pelo Conselho Federal de Psicologia em 2004, ainda é um campo de atuação "multi", que possui diversas contribuições como da pedagogia, terapia ocupacional, fonoaudiologia, fisioterapia, entre outras (Resolução do Conselho Federal de Psicologia 002/2004). Por sua característica multiprofissional, a avaliação neuropsicológica pode ser realizada por outros profissionais de áreas afins, no entanto, o uso de instrumentos psicológicos para avaliação é de exclusividade do psicólogo conforme resolução: "Art. 1º. Os testes psicológicos são instrumentos de avaliação ou mensuração de características psicológicas, constituindo-se um método ou técnica de uso privativo do psicólogo, em decorrência do que dispõe o § 1º do Art. 13 da Lei nº 4.119/62" (Resolução do Conselho Federal de Psicologia 005/2012). Neste sentido, processos de avaliação neuropsicológica que envolvem testes psicológicos são realizados, prioritariamente, por psicólogos que possuam experiência e manejo desse material.

Por definição, Donders e Hunter colocam a neuropsicologia como: "a ciência e a prática da avaliação e compreensão das relações comportamentais cerebrais e do fornecimento de recomendações para a intervenção que podem ser implementadas no cotidiano de pessoas quando uma disfunção cerebral compromete o funcionamento em casa ou na escola, no trabalho ou na comunidade em geral. Os comportamentos e habilidades-alvo associados podem variar de habilidades cognitivas específicas ao funcionamento emocional e psicossocial"; contendo vários propósitos, entre eles a finalidade clínica e a científica.

No campo da neuropsicologia infantil, a avaliação neuropsicológica tem-se destacado tanto no auxílio diagnóstico quanto como ferramenta, subsidiando intervenções junto às crianças que possuem algum prejuízo cognitivo, especialmente relacionadas com o desenvolvimento, na medida que o processo de avaliação aponta tanto as potencialidades da criança avaliada quanto suas funções, cujas alterações podem impactar sua funcionalidade. Vale ressaltar que todo processo de avaliação estadia um funcionamento atual quando o assunto é criança. Pressupõe-se desenvolvimento dinâmico de habilidades que ainda não foram adquiridas, o que significa dizer que o acompanhamento da evolução desses desfechos cognitivos torna-se imprescindível.

A avaliação neuropsicológica é um processo estruturado, sistematizado de exame das principais funções cognitivas. Como processo, possui uma estrutura que geralmente é definida de acordo com as queixas ou demandas apresentadas pela família, escola, ou equipe de saúde, no caso da avaliação infantil. Para cada tipo de população que solicita o processo de avaliação infantil é delineado um plano de avaliação. Na avaliação neuropsicológica infantil é imprescindível, entretanto, que se colete informações de todos estes contextos em que a criança transita.

Quando falamos de desenvolvimento infantil, uma série de variáveis estão atuando para que ocorra de forma adequada. Temos desde variáveis ambientais, como falta de estimulação, ambiente escolar inadequado, falta de acesso a recursos de saúde e da comunidade, bem como variáveis de ordem afetiva e alterações comportamentais. O universo infantil é dotado de interdependência entre o desenvolvimento adequado do seu aparato biológico e o suporte fornecido, especialmente, pela família, comunidade, escola, equipe de saúde. Por este motivo, seria inadequado que a avaliação infantil não contemplasse essa dinâmica. A garantia mínima de desenvolvimento adequado e ideal deveria, desta forma, se dar em todos esses ambientes dos quais a criança faz parte.

Principais Demandas

As principais demandas infantis para avaliação neuropsicológica concentram-se em demandas relacionadas com o neurodesenvolvimento com acometimento neurológico ou não. Dentre os quadros neurológicos podemos destacar as condições associadas a síndromes genéticas (p. ex., síndrome de Down, síndrome de Prader-Willi, síndrome de Algeman, síndromes epilépticas, entre outras). Destacam-se também as malformações do sistema nervoso central (SNC) e condições clínicas que podem influenciar o funcionamento cognitivo como cardiopatias, prematuridade, transtornos de desenvolvimento de linguagem, transtornos de aprendizagem. As demandas referenciadas no funcionamento do atendimento realizado no ambulatório de Foniatria do Hospital das Clínicas (HCFMUSP) serão explicadas mais adiante. É importante ressaltar que existem demandas que podem estar associadas a um quadro neurológico incipiente, bem como demandas que não possuam relação direta com tais neuropatologias. Nestes casos, o papel da avaliação neuropsicológica infantil tem como finalidade acompanhar o neurodesenvolvimento dessas crianças para que intervenções e estimulações adequadas possam facilitar o desenvolvimento de habilidades cognitivas típicas, esperadas para determinadas idades, especialmente no que diz respeito aos transtornos de aprendizagem, transtornos do espectro autista e deficiência intelectual.

Quando Fazer Encaminhamento para Avaliação Neuropsicológica

A população infantil pode apresentar diversos problemas no decorrer do seu desenvolvimento, tanto cognitivo quanto comportamental ou emocional. Em muitas situações o profissional da saúde encontra dificuldades no encaminhamento adequado para avaliação neuropsicológica. Questões frequentes relacionadas com o encaminhamento: "Em quais situações a avaliação neuropsicológica seria importante? Quando referenciar uma criança, juntamente com sua família para avaliação neuropsicológica?"

As respostas para estas questões giram em torno de um tópico central que cabe ao coordenador do caso, em muitas ocasiões o próprio médico, responder: "Como saber se o funcionamento cognitivo dessa criança me auxiliará na conduta a ser tomada e nas orientações a fornecer à família?" Essa resposta deve ser discutida juntamente com o profissional da neuropsicologia. Em muitos casos, fazendo-se breve triagem do caso, pode-se estabelecer que a variável interferente no funcionamento cognitivo da criança está mais associada ou a fatores ambientais (falta de estimulação, briga entre os pais, mudança de professor e/ou de escola etc.) ou a fatores emocionais (depressão, estresse, ansiedade etc.) que podem ser manejados com intervenções pontuais, não necessitando, todavia, de submeter a criança a longo processo de avaliação.

O trabalho da neuropsicologia, juntamente com a equipe de saúde, é um trabalho apoiado na interdisciplinaridade, por este motivo é muito importante manter o canal de comunicação entre os profissionais envolvidos no caso.

PERFIL NEUROPSICOLÓGICO DAS PRINCIPAIS DEMANDAS DE ALTERAÇÕES DA COMUNICAÇÃO

O ato de comunicar-se, para além dos aparatos motores e orofaríngeos que propulsionam a articulação da expressão vocal, também necessita do acionamento e interconexão de diversos circuitos cerebrais para a produção e desenvolvimento da fala. Pode-se dizer, portanto, que comunicar-se é um ato complexo, pois depende de um aparato motor, cognitivo e de um meio social que favoreça a aquisição e o desenvolvimento de competências linguísticas, cognitivas e pragmáticas.

A partir das competências linguísticas (verbais ou não verbais) é que se organiza a linguagem – um conjunto de sistema de sinais simbólicos utilizados para o comunicar-se. Luria, psicólogo soviético e um dos principais precursores da neuropsicologia, explicita o conceito de "fala como uma forma complexa e especificamente organizada de atividade consciente que formula a expressão falada e a do indivíduo que a recebe". Desta forma, concebe-se que, a partir da linguagem, todas as demais funções corticais superiores (atenção, memória, raciocínio) se organizam em conjunto em prol da expressão linguística.

Para esse autor, a "fala expressiva" (ou comunicação expressiva) inicia-se, primeiramente, através da necessidade de explicitar uma ideia ou informação geral. Feito isso, esse conteúdo é "codificado" para uma estrutura de fala e "convertido" em uma narrativa ancorada por uma estrutura gramatical idiomática. Após essa expressão do conteúdo resultante desse processo, surge a "fala impressiva" (ou comunicação receptiva) que se origina de modo inverso, pois depende da percepção, identificação e decodificação de conteúdo de uma comunicação expressiva.

Nos transtornos de comunicação podem ser identificados prejuízos nos domínios da fala, linguagem e comunicação. Concebe-se que o domínio da fala se refere ao mecanismo de expressão, em que se inclui a articulação dos sons, a fluência e a qualidade da ressonância vocal; já a linguagem, esta é delimitada pela forma, função e uso de símbolos (palavras faladas, linguagem de sinais, palavras escritas, figuras etc.) regidos por um conjunto de regras; e, por fim, a comunicação abarca os comportamentos verbais e não verbais (sendo estes intencionais ou não) e que agem ativamente sobre o comportamento, as ideias ou atitudes do interlocutor.

Na prática clínica foniátrica do Ambulatório de Foniatria do Hospital das Clínicas da Faculdade de Medicina da Universidade de São Paulo (HCFMUSP), muitos casos são encaminhados para avaliação neuropsicológica com o objetivo de favorecer a realização de um diagnóstico diferencial por meio da avaliação interdisciplinar. Diante dos casos atendidos pela equipe de profissionais, as principais hipóteses diagnósticas atendidas com queixa de alterações de comunicação são: Transtorno de Linguagem; Transtorno da Transtorno do Espectro Autista; Transtorno Específico de Aprendizagem; e Deficiência Intelectual (Transtorno do Desenvolvimento Intelectual).

Transtorno da Linguagem

Observa-se, inicialmente, a presença de atraso no processo de aquisição e no uso da linguagem*. Posteriormente, notam-se dificuldades que acabam por restringir o convívio social, o desempenho acadêmico e o profissional. Vale destacar que tais prejuízos não são atribuídos a uma deficiência auditiva ou a qualquer outro tipo de disfunção sensorial, motora ou neurológica e nem mesmo por uma condição cognitiva intelectual deficitária; também pode ocorrer uma disparidade de comprometimento entre os domínios de comunicação expressiva e receptiva. Tais prejuízos podem ser identificados tanto na comunicação verbal como na escrita e também na linguagem de sinais.

Crianças com transtorno de linguagem apresentam, frequentemente, vínculos pessoais restritos. Geralmente, permanecem vinculadas apenas às pessoas de maior convívio familiar, pois os demais sentem muitas dificuldades de compreender as suas formas de expressão (palavras soltas, sem a presença de uma estrutura gramatical e/ou gestos associativos inconstantes e unicamente estabelecidos por ela mesma). Por conta dessa dificuldade de relacionar-se, essas crianças tendem a ser mais isoladas, possuem poucos amigos, preferem brincar sozinha e podem apresentar apatia. É comum encontrar, entre os familiares de maior convívio, um que se destaca no modo de compreender a criança e que acaba atuando como um "tradutor" daquilo que está sendo expresso. Há casos, também, em que podem ser notados a presença de comportamentos agressivos e/ou autolesivos e choro frequente, justamente pela dificuldade de se fazer ser compreendida pelo outro. Tais condições necessitam ser muito bem avaliadas, pois essas características podem ser confundidas com a sintomatologia de um quadro de Transtorno do Espectro Autista ou de Transtorno Depressivo.

Transtorno do Espectro Autista (TEA)

Caracterizado por prejuízos significativos na comunicação e interação social, além da apresentação de padrões restritos e repetitivos do comportamento, interesses ou atividades desde o início da infância que limitam ou prejudicam a funcionalidade do indivíduo. O comprometimento funcional dependerá da condição autista, do nível de desenvolvimento e da idade cronológica. Já a gravidade, esta depende da intensidade dos prejuízos da comunicação social e dos comportamentos restritivos ou repetitivos, podendo apresentar como comorbidade comprometimentos intelectuais e/ou de linguagem.

Indivíduos que possuem algum tipo de surdez podem ser confundidos com TEA e necessitam ser amplamente investigados. Em geral, a surdez acaba sendo descartada. A partir do segundo ano de vida, comportamentos estranhos e repetitivos tornam-se mais evidentes e que necessitam ser avaliados quanto à intensidade e à frequência. Quanto maiores forem os prejuízos funcionais, maiores serão as capacidades de desenvolver independência na vida adulto. Quando adultos e com menor grau de comprometimento funcional, esses indivíduos podem desenvolver estratégias compensatórias e mecanismos de enfrentamento para mascarar suas dificuldades em público, no entanto, tal esforço pode gerar o estresse na tentativa de manter uma relação sociável aceitável. Estima-se que cerca de 1% da população possui TEA.

Transtorno Específico de Aprendizagem

De origem neurobiológica, este transtorno refere-se a uma associação entre alterações cognitivas e comportamentais, influenciados pela interação de fatores genéticos, epigenéticos e ambientais que interferem na capacidade de o cérebro perceber ou processar informações verbais e não verbais de forma adequada, sendo estes de forma persistente e não transitória desde a infância. Esse transtorno é mais comumente evidenciado e diagnosticado durante os primeiros anos de escolarização formal, pois caracteriza-se pela dificuldade persistente de adquirir as habilidades acadêmicas fundamentais – leitura, escrita e raciocínio matemático – de modo isolado

---
* Parâmetro clínico com base nas referências de marcos do desenvolvimento neuropsicomotor (DNPM) previsto pela Organização Mundial de Saúde (OMS).

ou combinadas, e que podem ser, quanto a intensidade, leve, moderada ou grande de prejuízo funcional.

O desempenho funcional destes indivíduos é abaixo da média populacional, e não pode ser consequente à falta de oportunidade de aprendizagem ou de inadequação curricular e não pode ter atribuída a uma deficiência intelectual (QI acima de 70), a um atraso global do desenvolvimento, a deficiências auditivas ou visuais ou alterações neurológicas ou motoras. Ressalta-se que este transtorno pode ser identificado em indivíduos com algumas habilidades extraordinárias, mas que apresentam dificuldades acadêmicas e podem fazer uso de estratégias compensatórias ou outras formas de apoio para diminuir os impactos dos déficits. A incidência deste transtorno é de aproximadamente 5 a 15% entre crianças em idade escolar e 4% em adultos, sendo mais prevalente no sexo masculino, cerca de 2:1 à 3:1.

Deficiência Intelectual (Transtorno do Desenvolvimento Intelectual)

Evidencia-se pela presença de um conjunto de déficits funcionais das habilidades intelectuais e da capacidade de adaptação frente às demandas exigidas pelo meio em que vive e que requerem autonomia, comunicação e socialização adequados e compatíveis com a idade cronológica, gênero e fatores socioculturais do sujeito e que variam em diferentes níveis de gravidade. A gravidade do comprometimento funcional, que pode ser leve ou moderado ou grave, é baseado nos parâmetros de mensuração do funcionamento adaptativo do indivíduo e não em escores do quociente de inteligência (QI). Cerca de 1% da população possui DI e a prevalência da condição mais grave é de 6 a cada 1.000 indivíduos. Indivíduos com deficiência intelectual, geralmente, apresentam funcionamento adaptativo abaixo do esperado para a idade cronológica e os escores referentes ao desempenho intelectual prevalecem em torno de dois desvios-padrão ou mais abaixo da média populacional. Em testes que possuem um desvio-padrão de 15, tendo a média como sendo 100, significaria um escore de 65-75 (70 ± 5). Tais escores representam uma amostra da dimensão das capacidades do indivíduo e que podem ser insuficientes para o fechamento do diagnóstico. Pois, de acordo com a American Psychiatry Association, um sujeito com um QI acima de 70, por exemplo, pode apresentar graves prejuízos em seu comportamento adaptativo, sendo comparado com o funcionamento de um indivíduo com um QI mais abaixo do resultado real obtido. Portanto, os parâmetros para a realização de um diagnóstico correto necessitam ser investigados por profissionais habilitados e capacitados, pois necessita-se da avaliação do funcionamento intelectual e adaptativo de modo global.

O QUE ESPERAR DO RELATÓRIO NEUROPSICOLÓGICO

Para ilustrar como uma avaliação neuropsicológica infantil acontece dentro de um contexto hospitalar e atendendo uma demanda do ambulatório de foniatria do Hospital das Clínicas, segue o caso:

Apresentação Geral do Caso: "Oi Minha Senhora"

Atendimento no Ambulatório de Foniatria

Luana (nome fictício) é uma criança de 9 anos de idade que chegou para atendimento no ambulatório, acompanhada de sua genitora, de modo muito espontâneo e cativante. Durante o atendimento ambulatorial, realizado de modo interdisciplinar e tendo a presença de profissionais da área médica (otorrinolaringologia, pediatria), como também da fonoaudiologia, psicologia e neuropsicologia, Luana disse que estava no terceiro ano do ensino fundamental e que adorava ler e estudar, mas que tinha dificuldades para aprender. A genitora também comentou sobre as várias trocas fonêmicas que a filha tinha, sua irritabilidade frente às dificuldades que encontra na escola e sua persistência em casa, que sempre quer aprender – Luana disse que gostaria de ser professora. A partir desse início de entrevista, uma ampla investigação clínica e interdisciplinar sobre os motivos que fizeram com que a paciente fosse encaminhada para o ambulatório, seu histórico clínico (desenvolvimento desde a gestação até o presente momento) e suas dificuldades mais proeminentes; foi realizada pela equipe. Após ouvir todas as questões, que serão explicitadas detalhadamente na descrição da anamnese; foi referenciada a avaliação neuropsicológica, por causa de todas as dificuldades apresentadas por Luana, bem como seu baixo rendimento escolar e a forma como isto a impactava emocionalmente. A equipe, juntamente com as considerações pontuadas pela profissional da neuropsicologia, considerou que seria importante para Luana passar por uma avaliação neuropsicológica para melhor compreensão sobre as condições do seu funcionamento cognitivo e possíveis estratégias compensatórias que possam contribuir para minimizar o impacto sofrido pela paciente em seu desempenho escolar.

Atendimento Neuropsicológico – Sessão de Anamnese

Em data e horário previamente marcados, Luana e a sua genitora chegaram para a primeira sessão de avaliação neuropsicológica. O atendimento iniciou-se a partir de uma entrevista de anamnese no primeiro dia, e nos demais foram realizados aplicação dos instrumentos e testes psicológicos e neuropsicológicos para a avaliação do desempenho cognitivo de Luana.

Em entrevista de anamnese com a genitora, mencionou que Luana nasceu com aproximadamente 39 semanas de gestação, via parto natural e com circular de cordão. Não chorou e no primeiro minuto de nascimento obteve Apgar 2. Após o nascimento permaneceu internada na UTI Neonatal por 17 dias – durante esse período apresentou crises convulsivas. Em decorrência das crises fez uso de Fenobarbital até os 4 meses de idade. Como consequência das intercorrências ocorridas no parto, Luana foi diagnosticada com paralisia cerebral, condição esta que proporcionou atraso para andar (2 anos e 6 meses). Quanto à comunicação verbal, apesar de o desenvolvimento ter sido iniciado dentro do marco esperado, a evolução não ocorreu da mesma maneira. Luana começou a apresentar dificuldades de construção de frases completas e as trocas fonêmicas permaneceram mesmo após atingir idade em que não seria mais esperado. Luana faz acompanhamento multiprofissional em instituição especializada no tratamento de paralisia cerebral, no entanto, nunca havia realizado avaliação neuropsicológica. Nesta instituição, Luana também realizava terapia fonoaudiológica, pedagógica e psicológica.

Quanto ao desempenho escolar, sua principal queixa, a genitora mencionou que a filha nunca repetiu de ano apesar das suas dificuldades leitura, escrita, compreensão de texto, planejamento, raciocínio para resolução de problemas e pensamento abstrato.

Atendimento Neuropsicológico – Sessões de Aplicação dos Instrumentos e Avaliação

A sessão de Luana começou com o estabelecimento de um *rapport*, em que foi explicado o porquê de ela estar passando por aquela avaliação e quais atividades ela iria precisar desenvolver. A avaliação foi iniciada pela aplicação da Escala Wechsler de Inteligência (WISC-IV), que tem por objetivo avaliar o quociente de inteligência. Durante a execução das tarefas, Luana apresentou dificuldades em seguir as regras e orientações dadas no contexto da avaliação, seu maior interesse era poder realizar desenhos livres no qual ela desenhava alguns personagens com balões. Luana perseverava nos desenhos e no diálogo que ela criava para as personagens, sempre iniciando o diálogo entre as personagens com *"Oi minha senhora"* (sic). Mesmo após intervenção para retomar as atividades da avaliação, Luana não conseguia inibir suas vontades, levantava da cadeira e andava pela sala com frequência.

Percebendo o interesse por desenho, a próxima atividade aplicada foi a execução de cópia da Figura Complexa de Rey. Esta primeira etapa do teste busca avaliar a capacidade de visuoespacialidade, habilidade esta necessária para execução motora e organização da escrita. Após 3 minutos de intervalo, solicita-se a evocação da figura que foi copiada de modo espontâneo e sem apoio do estímulo visual, para avaliar a condição na capacidade de absorção e recrutamento da memória episódica de longo prazo a partir de estímulo visual. Também foi aplicado o Teste de Desempenho Acadêmico, que objetiva avaliar e verificar se o desempenho acadêmico está compatível com a série frequentada pela criança, por meio de ditado de palavras, realização de cálculos matemáticos e leitura de palavras.

Em meio à execução das atividades propostas, Luana perdia o foco atencional e voltava a querer conversar sobre os desenhos e a história que ela havia criado. Para avaliar a atenção foi aplicada a Bateria Psicológica de Atenção (BPA), que avalia a capacidade de manutenção de atenção concentrada, dividida e alternada.

Na avaliação de Luana, os instrumentos apresentaram os resultados descritos no Quadro 27-1.

Quadro 27-1. Resultados para Avaliação de Luana

Função cognitiva	Instrumento	Percentil	Classificação
Quociente de Inteligência (QI 67)	WISC-IV	1	Deficitário
Compreensão verbal	WISC-IV	2	Deficitário
Organização perceptual	WISC-IV	2	Deficitário
Memória operacional	WISC-IV	13	Média inferior
Velocidade de processamento	WISC-IV	6	Limítrofe
Atenção concentrada	BPA (AC)	16	Média inferior
Atenção dividida	BPA (AD)	12	Média inferior
Atenção alternada	BPA (AA)	34	Média
Visuoespacialidade	Figura Complexa Rey	< 1	Deficitário
Memória visual	Figura Complexa Rey	< 1	Deficitário

Hipótese Diagnóstica

Diante dos resultados apresentando por Luana, considera-se que a paciente tenha apresentado critérios que contemplam a Deficiência Intelectual e que esta é secundária ao quadro neurológico (paralisia cerebral).

BIBLIOGRAFIA

American Psychiatry Association (APA). Transtornos da comunicação. In: *Manual diagnóstico e estatístico de transtornos mentais (DSM-5)*. 5. ed. Porto Alegre: Artmed; 2014. p. 41-9.

Luria AR. Fala. In: Luria AR. *Fundamentos da Neuropsicologia*. São Paulo: Editora da Universidade de São Paulo; 1981. v. 12. p. 266-83.

Donders J, Hunter SJ (Eds.). *Principles and practice of lifespan developmental neuropsychology*. New York, NY: Cambridge University Press; 2010.

Oliveira CR, Rodrigues JC, Fonseca RP. O uso de instrumentos neuropsicológicos na avaliação de dificuldades de aprendizagem. *Rev Psicopedag* (São Paulo) 2009;26(79):65-76.

Oliveira MS, Rigoni MS. *Figuras Complexas de Rey: teste de cópia e de reprodução de memória de figuras geométricas complexas.* São Paulo: Casa do Psicólogo; 2010.

Rueda FJM. *Bateria psicológica para avaliação da atenção (BPA)*. São Paulo: Vetor; 2013.

Wechsler D. *Escala de Inteligência para Adultos - WAIS-III: Manual Técnico*. 3. ed. São Paulo: Casa do Psicólogo; 2011.

Wechsler D. *Escala de Inteligência para Crianças - WISC-IV: Manual Técnico*. 4. ed. São Paulo: Casa do Psicólogo; 2013.

Wechsler D. *The measurement of adult intelligence,* 3rd ed. Baltimore: Williams & Wilkins; 1944.

CONTRIBUIÇÕES DA PSICANÁLISE À CLÍNICA DE CRIANÇAS COM ATRASOS DA FALA – ENTRE O JUSTO TEMPO DE TOMAR A PALAVRA E A ESTRUTURA DA LINGUAGEM

CAPÍTULO 28

Adela Stoppel de Gueller
Julieta Jerusalinsky

Quando consideramos a chegada para tratamento de pequenas crianças, em torno dos 3 anos de idade, é muito frequente a preocupação de pais, educadores ou pediatras com atrasos de fala.

Diante de tais casos, certamente é preciso descartar os aspectos orgânicos que possam estar implicados, mais prontamente relativos a dificuldades auditivas, não apenas congênitas, mas também decorrentes de quadros infecciosos ou alérgicos que possam ocasionar diminuições na acuidade de recepção do som de forma permanente ou transitória, além, é claro, de ficarmos atentos na evolução clínica ao possível diagnóstico diferencial de quadros mais complexos de linguagem com afecções do processamento central.

Mas, na avaliação, também é preciso interrogar se as pessoas do entorno da criança falam com ela, se tomam suas produções como um dizer e se nos cuidados que lhe dirigem cotidianamente na organização dos hábitos – como alimentação, vestimenta, circulação pelos espaços – sustentam a estrutura de um diálogo. Isto porque, tomar a criança na posição de interlocutora, mesmo antes que ela saiba falar, é uma antecipação lógica absolutamente imprescindível para que esta possa vir a ser falante.

As contribuições da psicanálise, no contexto da clínica interdisciplinar dos problemas na infância, apontam que cuidar desses dois aspectos clínicos com o mesmo rigor e importância é imprescindível dado que as aquisições que fazem parte do desenvolvimento, por um lado, se apoiam nas características orgânicas, mas, por outro, dependem da constituição psíquica e, portanto, da relação que se estabelece entre a criança e aqueles que sustentam seus cuidados. Por isso, igualmente tão importante quanto avaliar se os órgãos que suportam as funções são ou não hígidos, é considerar como essa função é posta em funcionamento na relação com os demais. Como aponta Bergès, podemos facilmente esquecer a articulação entre o que é da ordem da maturação das estruturas biológicas, que sustentam a função da linguagem, e o modo em que a mesma é posta em funcionamento na realização da função, e que supõe uma dinâmica pela qual a criança terá que vir a engajar-se discursivamente no ato de fala.[1]

A estrutura da linguagem é o que antecede o nascimento do bebê, é o que já está dado. Por sua vez, a constituição desse bebê como sujeito é o que ainda está por se produzir e dependerá do modo em que este implicará, em ato, sua fala e sua produção numa precipitação.[2] Há, nesse sentido, uma *ligação própria do ser humano com o tempo, com o carro do tempo, que está aí, a esporeá-lo por detrás. É aí que a fala se situa e que não se situa a linguagem que dispõe de todo o tempo.*[3]

Por isso, ao tratar-se da linguagem devemos considerar, com especial atenção, a dimensão do endereçamento ao outro de modo que as mensagens sejam recebidas e compreendidas.[4] Essa dimensão de troca, que implica os diversos fatores que criam e constituem o campo da palavra e da linguagem, é fundamental para conceituar os retardos da linguagem.[1]

PRODUÇÃO DO BEBÊ: ENTRE O ESTRANHAMENTO E O ENIGMA

Nos primeiros tempos em que o infante ainda não fala, é preciso que seus pais e demais cuidadores sustentem na relação com ele uma *tradução de ação por linguagem e de linguagem por ação*[5] desde que aquilo que o bebê *dá a ver* corporalmente possa ser tomado como um enigma. Essa dimensão enigmática que o Outro* atribui à produção manifesta do bebê põe em movimento o diálogo. O Outro primordial, movido por essa interrogação, busca decifrar e interpretar o que se passaria com o bebê. Desse modo, a significação das produções dadas a ver pelo

---

* O Outro pode ser considerado como aquilo que, sendo anterior e exterior ao sujeito, o determina em sua constituição. De forma ampla, podemos situar aí a linguagem. No entanto, para entrar na linguagem, é preciso um agente que, desde o seu singular desejo, estabeleça um lugar nessa trama simbólica para o bebê. Assim, o agente materno (considerado como quem exerce esta função) é quem primeiramente ocupa o lugar de Outro primordial.[7-9]

bebê assumem um sentido porque são lidas no contexto relacional. O choro, o olhar, o gesto, a postura, o apetite ou a recusa alimentar, entre tantas outras produções, não têm sentidos fixos, mas decantam, a cada momento, da articulação dialógica e da trama simbólica em que se manifestam, sendo lidas pelos pais e demais cuidadores nesse contexto.[6]

Mas, quando a produção dada a ver pelo bebê, em lugar de assumir o estatuto de um enigma, suscita um estranhamento aos pais e demais cuidadores, produz-se uma irrupção que sidera pela falta de sentido ou que se fixa como uma significação unívoca diante da qual se rompe a possibilidade de dar sequência à articulação dialógica. Nesses casos, em lugar de que o dado a ver pelo bebê opere como significante – isto é, como produção cuja significação vai decantando do contexto simbólico, sempre por advir na tessitura que sustenta a trama relacional do bebê com seu Outro (familiar, escolar, social) –, passa a ser sancionado como a um signo, como manifestação isolada de uma insígnia patológica que petrifica de antemão qualquer possível desdobramento do sentido. Rompe-se aí o movimento pendular entre o exercício de saber dos pais (que lhes permite ir atribuindo sentidos que deslizam à produção do filho) e a suposição de um saber no bebê (pelo qual os demais aguardam suas respostas, considerando que sabem, mas que não sabem tudo de antemão). Essa fratura da identificação entre a criança e o Outro tem como consequência, na linguagem, a interrupção da articulação do diálogo que permeia os cuidados do bebê.

Nesse contexto, é frequente que os pais, preocupados que estão, passem a correlacionar, não sem o atravessamento dos diagnósticos por *check-list* disponíveis na atualidade via internet, a produção do filho com "sinais de risco" de quadros da maior gravidade, como suspeita de transtorno do espectro autista. Desse modo, inconscientemente, passam a buscar ativamente a verificação de signos patológicos, recortando na produção da pequena criança as cenas fragmentárias que estabeleceriam tal correspondência.

É nessa condição que chegam Pedro e seus pais a atendimento, quando ele tinha 1 ano e 8 meses. Os pais chamavam-no, insistentemente, pelo nome a fim de verificar se ele atendia quando chamado. Tratava-se de uma demanda vazia que tinha como objetivo não a possibilidade de efetivamente entrar em relação com ele e estender o diálogo, e sim a verificação de um suposto indicador de patologia extraído de protocolo da internet, segundo o qual não responder a esse chamado seria da ordem do autismo. Assim, a cena se repetia uma e outra vez, causando nos pais grande angústia e estranhamento, pois, diante disso, o menino não respondia (realizando, portanto, o que os pais buscavam!). No início da sessão, ele havia entrado de mãos dadas com os pais, pedido autorização para eles, por meio do olhar, antes de se sentar para brincar. Diante da oferta da terapeuta, havia tocado no pianinho e cantado conjuntamente algumas músicas infantis, rindo e olhando-a e, quando esta se retirou da brincadeira com ele, dizendo-lhe que iria conversar com seus pais, ele a olhou e lhe disse "tchau". Depois de algum tempo, durante o qual a terapeuta conversava com seus pais, ele lhe deu as costas, virou um carro e passou a girar as suas rodas. Esse comportamento fez os pais, mais uma vez, apontarem o que consideravam uma estereotipia. No entanto, a terapeuta, dirigindo-se ao menino, lhe disse: "Pê (apelido), precisa de um martelo para arrumar a roda desse carro?" Ele prontamente se virou, parou de girar a roda, pegou sorridente a ferramenta que lhe foi oferecida e ambos começaram a brincar juntos de mecânicos, lançando depois o carro concertado para o pai, em um ir e vir cheio de festejos, tal como é de se esperar nos jogos constituintes de pequenas crianças.

A partir dessa cena, os pais puderam mudar a leitura do que Pedro fazia, passando a se questionar: "Claro, fica muito solitário enquanto os outros da casa estão ocupados e, nessa solidão, faz o que pode com os objetos, nem que seja girá-los... mesmo que ache estar com os outros mais interessante". Evidentemente, ponderar que ele faz tal produção porque está muito só e pensar o que eles podem fazer desde a relação, não equivale a considerar que o filho exclui ativamente os outros, como uma criança com suspeita de transtorno autista faria.

Nesse momento crítico e decisivo, essa intervenção clínica permitiu reconstruir a matriz desde a qual os pais puderam passar a supor um saber nesse menino e desde a qual a sua produção voltou a assumir a dimensão de um enigma a ser decifrado na relação com os demais. Desse modo, a função da linguagem foi posta a operar numa posição muito diferente à do estranhamento inicial e à sua correlação unívoca com signos patológicos considerados de forma isolada do contexto de vida em que compareciam.

Enquanto *o* dado a ver pelo filho desliza discursivamente para os pais da condição de signo patológico a de um enigma na relação, a produção do bebê desliza da possível fixação estereotipada à sequência do brincar simbolicamente articulado e compartilhado com o Outro.[10]

Mesmo diante de casos mais radicais, em que, efetivamente, já encontramos a presença de estereotipias e siderações sensoriais, pelos quais uma pequena criança fica predominantemente fora do campo da palavra, se o clínico centra sua intervenção, exclusivamente, em conhecer os signos da patologia, perde de foco as brechas existentes desde as quais poderia se operar o reconhecimento das produções da criança como incipientes atos de enunciação.

QUANDO ENTENDER EQUIVALE A SATISFAZER: A PALAVRA SEM ALTERIDADE

Há casos nos quais a pequena criança sim está na linguagem e se endereça aos outros solicitando o que quer, no entanto, parece que tal endereçamento parte do suposto de que cabe apenas ao outro compreendê-la e satisfazê-la incondicionalmente.

Em alguns desses casos, percebe-se uma acomodação da criança sobre formas de comunicação gestual que somente são entendidas por aqueles que fazem parte do ambiente doméstico e impedem a passagem para a legalidade compartilhada da língua.

Em outros casos, trata-se da frustação excessiva (com reações de fúria, birra, esquiva ou desinteresse) que a criança experimenta ao não ser prontamente atendida diante de seus pedidos – como se exigisse que o outro soubesse, de antemão, o que ela quer e a atendesse sem intervalo para além de seu ato de comunicação.

Esses casos levantam no clínico preocupações que tornam necessária uma avaliação e intervenção interdisciplinar e requerem uma escuta atenta de todos os que lidam com a criança.

Se o que salta à vista pode ser inicialmente considerado como um atraso da fala, ao realizarmos uma avaliação clínica detida, encontramos, em muitos desses casos, quadros que revelam dificuldades muito mais amplas, não só relativas à expressão oral da criança, mas à sua compreensão do que é dito, assim como sua possibilidade de sustentar uma estrutura dialógica com os demais. Como diz Mauro Spinelli, o atraso de linguagem "é um conceito puramente sintomático e de expressão simplificada, uma vez que, em verdade, frequentemente o que se vê são distúrbios de comunicação em sentido amplo, verbal e não verbal".[11]

Tais quadros, para além dos atrasos de fala, revelam dificuldades na inserção da criança como sujeito psíquico na linguagem, com todos os aspectos de simbolização que ela implica: a relação com os demais mediada pela linguagem (com seus equívocos, polissemias, modulações), a sustentação de um brincar ficcional (em que a extensão da linguagem permita uma construção fantasiosa que se diferencie da realidade), o interesse pelo desenho e pelas narrativas (como modos de representação que produzem transposições de registro em relação aos objetos reais que nos cercam).

Em tais casos a condição da passagem do *infans* (aquele que ainda não é capaz de uma fala própria) para a condição de tornar-se um *falasser* (sujeito do desejo que sustenta seu ato de enunciação) encontra obstáculos. A complexidade de muitos desses quadros faz com que o trabalho de diagnose não possa ocorrer sem o transcurso de um extenso período de intervenção e tratamento. Só depois de sustentar junto à criança, seus familiares e educadores, durante um tempo que pode ser muito variável, as operações constituintes do sujeito, é que o diagnóstico poderá ser feito.

Junto à criança, tornam-se decisivas intervenções que sustentem a possibilidade de que ela possa se servir da palavra para se representar, por meio do brincar, do desenho, das histórias infantis. Nas intervenções junto àqueles que sustentam as funções parentais, torna-se fundamental que não se fique em posição de fazer suplência à criança, suprimindo a brecha em que sua palavra poderia advir, já que, desse modo, se recobrem, antecipadamente, os intervalos que o diálogo requer e a angústia que revela o vazio, ali onde a palavra da criança poderia vir a faltar. Isso resulta em uma infantilização em todos os cuidados dirigidos à criança que destitui a aposta necessária para fazer lugar ao sujeito da enunciação.

Por outro lado, a exigência ou a insistência para que a criança "fale direitinho", repetindo palavras, enunciando na entrada ou na saída os devidos cumprimentos ou sendo solicitada a complementar frases dos demais, suprime seu lugar como sujeito da enunciação, impondo uma rigidez que pode ter efeito inibitório.

Dar a palavra a alguém, implica, acima de tudo, dar lugar ao imprevisível. Dar a brecha para que uma criança fale implica supor-lhe um saber e, nesse sentido, estar disposto a surpreender-se. Se, por um lado, convocamos a criança a atrelar-se a uma legalidade, por outro, não deixam de resultar-nos fascinantes os erros que as crianças cometem ao regularizarem os verbos ou a substantivarem os adjetivos ou, ainda, ao inventarem por aproximação termos (neologismos) inexistentes. Nisso se revela uma agressividade petulante do pequeno ser no encontro com a língua que, em certa medida, coloca uma subversão necessária para que ela encontre o seu lugar como falante dentro dessa lei coletiva e compartilhada. Falar deve permitir à criança sustentar subjetivamente um saber possível, tecido diante dos enigmas que o desconhecido apresenta, como borda do saber do Outro e como enigma acerca de seu próprio desejo.

QUANDO O OUTRO É ELETRÔNICO

Na atualidade, temos recebido um número significativo de pequenas crianças que chegam ao consultório porque não falam, mas que arrastam ícones com seus indicadores nos *gadgets* eletrônicos. Seus choros frequentemente se apresentam, não como um chamado dirigido aos demais, mas como um intenso desprazer especialmente quando a tela dos aparelhos é desligada.

Trata-se das primeiras gerações de crianças que nasceram na era da conexão de internet por *wi-fi* em aparelhos portáteis, que circulam pela cidade em carrinhos de bebês com *tablets* acoplados e que permanecem quietinhos em lugares públicos (sem deslocar-se fisicamente, dirigir o olhar ou a palavra aos demais), sem "incomodar". Os pais, muitas vezes, se surpreendem com a habilidade dos filhos diante desses eletrônicos, considerando que alguns joguinhos de cores ou formas geométricas que a criança faz, repetindo de modo ecolálico fragmentos de uma língua estrangeira, seriam uma prova irrefutável de inteligência, já que, para eles mesmos, navegar pelos ícones foram aprendizagens tardias.

Enquanto, na maioria dos aplicativos e joguinhos para pequenas crianças, predomina uma lógica binária (*on-off*), na conversa e no brincar funcionamos em uma lógica em rede sujeita à polissemia (da língua), ao mal-entendido (na relação com o outro) e aos equívocos (do sujeito que rompe com a lógica racional fazendo emergir o inconsciente).[12]

Recolhemos nisso as consequências de que o Outro da criança seja, predominantemente, o aparelho eletrônico. Se, por um artifício, esse aparelho parece falar é, no entanto, uma emissão sonora destituída de desejo e de endereçamento, portanto, acaba por engendrar a lógica de uma repetição esvaziada de subjetividade quando é a esse *gadget* que a criança fica referida primordialmente. Nesses casos, em lugar de que opere uma identificação com o semelhante pelo qual se dá lugar a um diálogo permeado por uma mútua suposição de saber em que o eu-tu se intercalam em uma matriz dialógica, se estabelece uma colagem ao idêntico em que a criança reitera, pelo seu gesto, olhar e ocasional palavra, em um eco que busca perpetuar o espetáculo sensorial.

UMA ALIANÇA ESPECULAR À REVELIA DA PALAVRA

Em razão do aumento das fertilizações assistidas, também temos recebido, com mais frequência, gêmeos, entre os quais há casos de atrasos de fala.[13] Vários estudos relacionam tais atrasos ao encapsulamento produzido na gemelaridade entre os irmãos, que muitas vezes passa desapercebido aos adultos do entorno e que também produz efeitos na socialização dessas crianças.[14-16] A dupla de irmãos parece bastar-se e pouco deixar-se afetar pela presença ou pela ausência da mãe, já que o outro do par gemelar está lá, sempre presente. Nesses casos, temos observado que se opera um apagamento (*fading*) do adulto do lugar de saber, que correlacionamos com a autoexclusão da relação dialógica do adulto encarregado dos cuidados. Tudo indica que, o que desse modo falha na função materna, é suplementado pela função fraterna. Contudo, o gêmeo se mostra mais frágil que o agente dos cuidados para a sustentação simbólica do sujeito. Essa configuração compareceu no caso de uma menina gêmea que apresentava significativo atraso de linguagem.

Laura tinha 4 anos quando chegou para atendimento junto com a mãe e a irmã gêmea. Ao solicitarmos para que a menina nos acompanhasse ao consultório, ela não reagiu. A mãe lhe repetiu o convite, e ela permaneceu imóvel. A seguir, sua irmã Mariana interveio, indicando que ela devia pegar sua mochilinha e acompanhar-nos. Como num passe de mágica, Laura se dispôs a entrar na sala. Essa cena indicava que Mariana estava situada no lugar do Outro para Laura. Nesse caso, em particular, os lugares não eram intercambiáveis. Laura não estava fora da linguagem, mas a evolução do tratamento nos mostrou que Mariana não tinha como oferecer o tesouro dos significantes para irmã, do que resultava que a fala de Laura e as interlocuções com os outros ficavam empobrecidas. Por se tratar de uma criança em pleno processo de aquisição, Mariana dispunha apenas de rudimentos da linguagem. Assim, uma das gêmeas do par ficava numa defasagem significativa para assumir a posição de falante, enquanto a outra, que tinha se voltado em direção ao adulto, tinha se constituído de maneira mais próxima a uma criança única.[17]

A COMPLEXIDADE DA DIAGNOSE EM QUADROS DE ATRASO DE FALA

Caminhando a partir de tal referencial, encontramos casos de atrasos de fala em que a evolução clínica revela que as dificuldades psíquicas e de relação com os outros se sobrepuseram a quadros de afasias, disartrias ou dispraxias. Nesses casos, como consequência da intervenção clínica, há grande melhora na relação com os demais, interesse de diálogo, diversificação das produções simbólicas do desenho, do brincar e da compreensão, embora possam permanecer dificuldades importantes de fala.

Por outro lado, há casos de atrasos de fala de difícil evolução em que a suspeita inicial era de que pudesse estar em jogo um quadro específico de linguagem, mas que evidenciaram, ao longo da intervenção clínica em equipe interdisciplinar, a possibilidade de um reposicionamento psíquico da criança que descartou, *a posteriori*, a suspeita inicial.[18]

Para avançarmos nas questões propostas e considerarmos a complexidade clínica presente nesses quadros, traremos, a seguir, recortes clínicos de três meninas que foram encaminhadas a tratamento psicanalítico com 4 anos de idade e que, na ocasião, já estavam em tratamento fonoaudiológico por queixa inicial de atraso de fala. Apesar de essa sintomatologia inicial ser muito semelhante, a evolução desses três casos foi se diferenciando ao longo do tempo. Pela sua posição no discurso, podia-se levantar a hipótese de serem casos de psicoses infantis. Elas começaram a falar bem mais tarde que o considerado habitual, prolongando, portanto, sua condição de *infans*; além disso, apresentavam dislalias, comunicavam-se por meio da fala, embora com dificuldades, mas não conseguiam organizar um relato com começo meio e fim. Podia-se dizer que tinham algum domínio do jogo simbólico, ou seja, montavam cenas de faz de conta com objetos, embora a estrutura narrativa do jogo fosse precária em função das dificuldades que tinham para armar uma história, fosse pela omissão de palavras, pela precariedade das formações verbais e dos marcadores adverbiais e, obviamente, pela posição que ocupavam, como falantes, no campo da linguagem.

Após quatro anos de tratamento psicanalítico e fonoaudiológico, ou seja, quando elas tinham por volta de 8 anos de idade, as diferenças tornaram-se evidentes. Podia-se pensar que Ana tinha-se estruturado, pouco a pouco, na direção da neurose; Bianca parecia permanecer em numa posição que poderia fechar-se na psicose; e as questões de fala de Cláudia encaminhavam-nos a pensar em disfasia, sem que ainda fosse possível delinear em que direção se encaminhava sua estruturação psíquica. Persistiam nas três algumas dislalias, mas, no jogo simbólico, desenho e narrativas, produções fundamentais para construir as possibilidades de simbolização do mundo e a representação de si, podiam, agora, ser lidas diferenças importantes.

Ana conseguia organizar relatos com começo, meio e fim, embora o fim da história fosse sempre o ponto mais difícil de ser estabelecido, porque ela insistia em agregar um "e também...". Ela inicia sua análise dizendo que na casinha de brinquedos estão faltando quartos para as crianças e, após dizer isso, começa a entulhar bonequinhos em um dos quartos. "Quantos filhos há nessa família?", lhe perguntou a psicanalista. Como resposta, Ana continuava a acrescentar bonecos, +1, +1, +1... Na sua última sessão, após quatro anos de tratamento, ela contou que tinha perdido um bebê bem pequeno; um que havia sido levado um tempo antes do consultório para sua casa. A psicanalista lhe disse que não precisava ficar preocupada com isso, porque parecia ser importante que o bebê (*infans*) pudesse se perder. Ana, então, desenhou uma "mansão" com "muitos quartos" e desenhou a si mesma no centro. Em cada quarto havia diferentes objetos e num deles havia prateleiras vazias. Essas prateleiras, ela explicou, eram para colocar os livros que ela iria ler nos próximos anos. E com isso se despediu.

Na brincadeira de casinha, Bianca se fazia representar por um criado-mudo que brincava com outros bonequinhos. O criado-mudo foi um significante que a psicanalista lhe ofereceu um dia, ao tomar esse objeto e fazer de conta que falava com sua babá. Mais tarde, quando ela pôde brincar de escolinha, no ato de escrever precisava segurar um bonequinho junto com o lápis. Desse modo, embora "alguém" pudesse escrever com esse objeto, não era "ela" quem escrevia. Não se podia afirmar que não houvesse fala. Por meio do criado-mudo e na posição de bonequeira, havia um dizer, no entanto, apesar do deslocamento que se tinha operado, o lugar em que ela colocava ambos os objetos – o criado-mudo e o bonequinho – pareciam obturar sua assunção da fala na primeira pessoa do singular. No último encontro, após várias sessões em que a psicanalista explicou que se tratava de um encerramento do tratamento por decisão de seus pais, ela pegou uma Barbie, passou uma corda pelo seu pescoço, e falou para a psicanalista: "olha". Enforcou a boneca e, sem dizer mais nada, se despediu.

No caso de Cláudia parecia que faltava o meio da história. A narrativa não conseguia se desenrolar, contava sempre com poucos elementos, geralmente os mesmos, e raramente um elemento novo podia ser acrescentado. A psicanalista proporcionava significantes próximos ao contexto da cena que montavam juntas e, geralmente, quando um significante era aceito por Cláudia, entrava na cadeia para ficar, e ela solicitava que a terapeuta o reintroduzisse exatamente da mesma forma nas sessões seguintes, de modo semelhante ao que acontece quando as crianças pequenas pedem para o adulto "me conta igual, outra vez...". Em reiteradas ocasiões Cláudia dizia "Para!" fazendo a analista recuar. Escutávamos ali uma demanda de que se respeitasse seu tempo de constituição subjetiva, uma indicação de que a insistência ou a pressa do Outro adquiririam para ela o significado de intrusões irruptivas. Assim, o trabalho nas sessões geralmente consistia, literalmente, em montar a cena, porque se tratava de fazer uma construção: repetidamente, um "brinquedão" do tipo daqueles que tem passarelas e escorregadores. Uma vez montado, ela fazia com que os bonequinhos subissem e pulassem, uma e outra vez. Podemos pensar que o objeto que juntas construíam no jogo era um equivalente simbólico da função que o psicanalista tem nesses casos, ajudando a instaurar conexões, como as que faltam na linguagem, por meio das quais as palavras ganham alguma extensão significante e as cenas podem articular-se como uma narração.

A novidade surgiu um dia em que Cláudia perguntou a que horas fechava o "brinquedão". E ela mesma pôde introduzir um guarda que, do lado de fora, dizia para as crianças o que elas podiam ou não podiam fazer. Mais tarde, começou a cometer lapsos com o nome da psicanalista e, ao se dar conta do equívoco, ela pedia "dicupa". Desse modo víamos surgir o sujeito da enunciação dividido diante do seu dito, entre a intenção e o desejo do inconsciente, revelando que ela já podia posicionar-se como sujeito no ato da fala, ainda que sua dificuldade específica na linguagem a fizesse claudicar, embora ainda lhe faltassem palavras e conectivos para articular seu discurso sem o apoio de um outro que a ajudasse a sustentar-se.

Inicialmente, havia semelhanças entre os três casos. As diferenças só puderam ser estabelecidas depois de um longo caminhar e, fundamentalmente, podemos dizer, a partir do que umas tinham podido ir, passo a passo, encadeando a partir das intervenções clínicas, ao ampliar as suas cadeias associativas, ao ir constituindo narrativas e construindo cenas de brincar. Desde o aspecto fonoaudiológico, isso implicava a possibilidade de construir enunciados mais complexos do ponto de vista léxico e gramatical. E, desde o aspecto psíquico, ia se delineando uma posição discursiva em seus modos de tomar a palavra para se representar.

CONCLUSÕES

Há casos nos quais uma intervenção precoce, antes dos 3 anos, pode mudar o rumo da constituição psíquica. Junto ao discurso dos pais isso é possível, fazendo deslizar, como enigma a ser decifrado, o que antes se fixava univocamente como um signo patológico. E, junto à produção do bebê, possibilitando que o que era recortado como o fragmento de uma estereotipia, possa articular-se de forma significante por meio do brincar.

Quando as crianças chegam com 3 ou 4 anos ou ainda mais tarde, há casos nos quais, iniciando-se um tratamento psicanalítico, passa a ser necessária a inclusão de uma intervenção conjunta em fonoaudiologia. E há casos nos quais a difícil evolução do tratamento fonoaudiológico requer, também, considerar oportuna a intervenção conjunta com um psicanalista para que possam se sustentar aspectos relativos à constituição psíquica da criança.

Os quadros específicos de linguagem introduzem obstáculos à constituição psíquica, na medida em que geram dificuldades para que a criança possa situar-se, como sujeito, em relação ao que os demais lhe dizem. Para que essas crianças possam fazer valer a sua palavra, sem sofrer uma permanente destituição de saber, o que pode levar os outros a procurarem evitar-lhe o trabalho de tentar articular sua fala, suprimindo a brecha temporal e espacial em que ela poderá advir como *falasser*, é necessário que seus interlocutores sustentem intervalos dialógicos que mantenham a significação em aberto.

Por sua vez, as dificuldades na constituição psíquica também têm consequências no modo e no tempo da criança engajar-se como sujeito da enunciação, por isso, é preciso escutar o contexto de relação em que o sintoma de linguagem emerge.

Assim, a diversidade de quadros clínicos aos quais os atrasos de fala podem estar relacionados, aponta a importância de considerarmos o diagnóstico dentro da complexidade da clínica interdisciplinar. É também nesse contexto que se torna necessário discutir, em cada caso, quais serão as intervenções terapêuticas prioritárias para favorecer a evolução ao longo do tratamento, a fim de não criar uma sobrecarga desorganizadora que não permita à criança apropriar-se, subjetivamente, das funções de linguagem. A experiência clínica tem-nos mostrado que o diálogo entre os profissionais e a reflexão conjunta e articulada do tratamento é mais eficaz do que a multiplicação de intervenções.

REFERÊNCIAS BIBLIOGRÁFICAS

1. Bergès J. Retardo de linguagem e afetividade. *Revista Escritos da Criança nº 2. Doze textos de Jean Bergès.* Porto Alegre: Centro Lidia Coriat; 1998.
2. Jerusalinsky J. *Enquanto o futuro não vem – a psicanálise na clínica interdisciplinar com bebês.* Salvador, BA: Ágalma; 2002. p. 296.
3. Lacan J. *1954-1955, Seminário 2.* Rio de Janeiro: Jorge Zahar; 1987. p. 363.
4. Gueller AS. Quem interpreta o brincar: a criança, seus pais e o psicanalista. In: Rocha AC, Baptista MGG (Orgs.). *A criança e a palavra: a linguagem e suas articulações.* Curitiba: Ed. CRV; 2018. p. 62.
5. Jerusalinsky A. *Psicanálise do autismo.* Porto Alegre: Artes Médicas; 1984. p. 39.
6. Jerusalinsky J. *A criação da criança – brincar, gozo e fala entre a mãe e o bebê.* Salvador: Ágalma; 2011. p. 49-50.
7. Gueller AS. Demanda e transferência no tratamento psicanalítico de crianças In: Gueller AS *et al. Atendimento psicanalítico de crianças.* São Paulo: Zagodoni; 2011. p. 16-55.
8. Jerusalinsky J. O lugar do "estímulo" na clínica com bebês a partir do corte epistemológico da psicanálise. In: *Enquanto o futuro não vem – a psicanálise na clínica interdisciplinar com bebês.* Salvador, BA: Ágalma; 2002. p. 58.
9. Lacan J. *Escritos 2. Subversión del sujeto y dialéctica del deseo en el inconsciente freudiano. (1960).* Edición corregida y aumentada. Buenos Aires, Argentina: Siglo Veintiuno; 1985. p. 785.
10. Gueller AS, Rocha AC, Jerusalinsky J. A maquinaria de transformar: o brincar na clínica interdisciplinar com crianças. In: Oliveira BSA, Baptista MG (Orgs.). *Linguagem e saúde mental na infância.* Curitiba: CVR; 2010. v. 1. p. 54-5.
11. Spinelli M. Fatores emocionais na origem do retardo de linguagem. *R Dist Comun* (São Paulo) 1986;1(4):169-78.
12. Jerusalinsky J. A criança entre os laços familiares e as janelas virtuais. In: Baptista A, Jerusalinsky J. *Intoxicações eletrônicas, o sujeito na era das relações virtuais.* Salvador: Ágalma; 2018. p. 39-55.
13. Morgenstern A, Gueller AJS. Do trabalho suplementar na constituição subjetiva dos gêmeos. IV Congresso Internacional de Psicopatologia Fundamental. Apresentação oral. Curitiba, 2010.
14. Luria AR, Yudovich FI. *Linguagem e desenvolvimento intelectual na criança.* Porto Alegre: Artes Médicas; 1985.

15. Mogford K. Desenvolvimento da linguagem em gêmeos. In: Bishop D, Mogford K. *Desenvolvimento da linguagem em circunstâncias excepcionais.* Rio de Janeiro: Revinter; 2002. p. 99-122.
16. Zazzo R. Genesis and peculiarities of the personality of twins. In: Nance WE, Allen G, Parisi P (Eds). *Twin research: progress in clinical and biological research: psychology and methodology.* New York: Alan R Liss; 1978.
17. Gueller AS. Par ou ímpar. In: Gueller AS, Morgenstern A (Orgs.). *Atendimento psicanalítico de gêmeos.* São Paulo: Ed. Zagodoni; 2018. p. 83.
18. Gueller AS. *Vestígios do tempo. Paradoxos sobre a atemporalidade no pensamento freudiano.* São Paulo: Ed. Arte e Ciência; 2005. p. 100-6.

PROCESSAMENTO VISUAL

Paulo Ricardo Souza Sampaio
Fabiana Maria Gomes Lamas

A avaliação multiprofissional completa para os Distúrbios de Aprendizagem precisa incluir o exame do Processamento Visual.

Ele é dividido em três partes, a saber:

- Decodificação.
- Codificação.
- Organização.

DECODIFICAÇÃO

Nesta fase é realizado o exame básico da clínica oftalmológica geral. Exame externo, acuidade visual, refração, biomicroscopia, exame de motilidade ocular extrínseca, fundoscopia, tonometria. Se o paciente com problemas de aprendizagem mostrar qualquer alteração nesta fase do exame todas as outras provas (inclusive psicológicas, psicopedagógicas, fonoaudiológicas, fisiátricas etc.) são suspensas até que o problema esteja solucionado.

Nossa experiência mostra que 18% dos avaliados necessitavam de correção óptica e negavam-se a usá-la. Os motivos mais frequentes foram o de ordem estética e para não ouvirem chacotas por parte dos colegas. Este tema é estudado há muitos anos em nosso país[1] e a causa mais frequentemente relatada nas produções científicas pesquisadas sempre foi a da dificuldade de acesso das crianças oriundas de famílias de baixa renda a avaliação médica ocular.[2] É interessante perceber que pouco mais da metade destes indivíduos que precisavam e não usavam a correção óptica contavam com o apoio dos pais, quer por conveniência ("cansei de chamar atenção"), quer por acharem que óculos viciam e não devem ser constantemente utilizados.

Ainda no grupo que necessitava correção óptica e não usava 3% dos indivíduos tinham diagnóstico de dislexia do desenvolvimento, firmado em outros serviços da capital e de outros estados e, após a correção óptica, mostraram padrões de leitura e compreensão adequados a idade e escolarização.

A insuficiência de convergência também foi fator frequente entre os nossos avaliados no período estudado e confirma estudo de outros autores nacionais.[3] Entre os estudiosos este exame mostra resultados conflitantes.[4,5]

CODIFICAÇÃO

Neste momento nossa equipe avalia os movimentos sacádicos dos olhos, por meio de exame de rastreamento dos movimentos oculares (*eye tracker*),[5-8] as simultanagnosias[9-12] e as alterações de campo visual. Outras respostas pré-corticais e corticais superiores, como os acompanhamentos de descrição durante a estoriação da cena,[13] a capacidade de percepção de detalhes, figura fundo, são observadas nesta fase.

No estudo dos movimentos oculares (sacádicos de fixação e de leitura) existem variações observáveis em razão da área cerebral afetada. Observamos determinados padrões que se repetem quando estudamos, comparativamente, a latência dos sacádicos, o desempenho de leitura e escrita e a tomografia computadorizada de emissão de fóton único (SPECT = *Single photon emission computed tomography*). Este último exame é uma modalidade de imagem que permite a avaliação funcional do cérebro.

Outra observação que merece ser descrita é a confusão diagnóstica entre a dislexia, a desatenção e a simultanagnosia, em especial quando esta última manifesta-se como uma negligência de um dos lados da cena. Uma considerável parcela das crianças com este sinal apresentou, inclusive, referência cruzada sensório-motora. São indivíduos que relatam alteração na qualidade da escrita, matemática e na cópia direta da lousa.

Hoje, diante destes dados, temos tomado o cuidado de avaliar a simultanagnosia antes da realização de testes psicométricos, em especial o WISC, para evitar conclusões de limítrofes cognitivos em indivíduos com alteração na habilidade sensorial.

Alterações de campo visual não devem ser esquecidas. Dois adolescentes glaucomatosos recebiam tratamento com drogas estimulantes (metilfenidato) por terem recebido diagnóstico de desatenção, dislexia e hiperatividade quando, na realidade, estavam com campo visual tubular em ambos os olhos. A acuidade visual de 20/20 foi considerada suficiente para as equipes multiprofissionais anteriores à nossa considerarem o aluno como "visão normal".

ORGANIZAÇÃO

É o momento de integrar as informações recebidas dos diversos sistemas sensoriais. Envolve os sentidos exteroceptivos e os introceptivos, desde o reconhecimento do próprio corpo, as relações entre as partes que o constituem e ao espaço que o cerca, até situações mais elaboradas como leitura, escrita, praticar esporte e realizar atividades motoras e intelectuais complexas. É a hora de avaliar o processamento da visão como parte da integração sensorial.

A integração sensorial pode ser compreendida como a capacidade de organizar informações sensoriais do próprio corpo e do ambiente de forma a ser possível o uso eficiente do corpo no ambiente.

Alguns autores[14] demonstraram que o córtex parietoccipital, área neurovisual por excelência, está envolvido com processos de atenção e tem participação em estratégias cognitivas. Os estudiosos em integração sensorial tentam descobrir a participação desta região do cérebro nos distúrbios de aprendizagem, perceptivos e de comportamento.[15,16]

Graças à integração sensorial e motora é possível que uma criança aprenda a escrever, inicialmente, olhando para a ponta do lápis e a seguir aumentando o campo de visão e a força muscular necessária para este ato motor. Também que ela aprenda a ler usando a ponta do dedo como referencial. Adultos necessitam do treino visual-auditivo-proprioceptivo para dirigir veículos automotivos. Sem este treinamento o motorista não será capaz, por exemplo, de movimentar os pés nos pedais enquanto olha para o lado de fora do carro para a rua.

Com a maturação visual e vestibular a criança experimenta o andar nos primeiros passos chamados de "pisar do recém-nascido", que se caracteriza em seres humanos, como na maioria dos nossos antepassados mamíferos, por um reforço digitígrado – em que os dedos do pé atingem o chão primeiro. A partir daí os movimentos complexos, programados e iniciados no sistema nervoso central, passam a ser adaptados pela integração dos sistemas proprioceptivo, visual e vestibular e a criança, em poucas semanas, adquire o andar do adulto.[17]

Para Sherrigton *apud* Gomes,[18] "entre o olho que olha o objeto e a mão que o pega, não há qualquer similitude de órgão. Entre a impressão visual e as contrações musculares, há sistemas complexos de conexões nervosas. Longos meses são necessários para que a criança disponha deles. A maturação orgânica dos centros nervosos e da aprendizagem têm de se completar, etapa por etapa. Assim, a criança que pula fases ou as que não as vivenciam de maneira positiva podem vir a apresentar distúrbios de aprendizagem futuramente. Não existe uma regra. Pode ser que haja crianças que passem sem apresentar distúrbios, mas há a chance de uma criança que não tenha vivenciado estas fases e apresentem alguma dificuldade na escola ser decorrente de uma disfunção de integração sensorial.

A importância das áreas visuais no processo de integração sensorial em indivíduos leitores normais pode ser observada nos trabalhos de ressonância nuclear magnética funcional que mostram ativação intensa do córtex parietoccipital esquerdo.[19]

É neste ponto que as alterações posturais interferem no desenvolvimento normal da aprendizagem. Se analisarmos a evolução ocorrida nas escolas brasileiras dos anos 60 para cá perceberemos que os alunos atuais não recebem orientações posturais adequadas dos professores, são, em geral, mais obesos e sentam-se em carteiras inapropriadas para o estudo.

De Vitta *et al*[20] informam que no Brasil, os escolares utilizam à postura sentada por, no mínimo, 8 anos, além de realizarem atividades sedentárias nessa postura em seu dia a dia. Tal postura, realizada incorretamente, pode gerar alterações nas estruturas musculoesqueléticas da coluna lombar, reduz a circulação de retorno dos membros inferiores e promove desconfortos no pescoço e membros superiores. As maneiras de diminuir essas alterações são o planejamento do ambiente físico das escolas, das tarefas e os procedimentos educacionais. A relevância de estudos sobre educação e saúde em escolares está em conformidade com os Parâmetros Nacionais em Ação de Saúde, que propõem que haja uma relação integradora entre as duas áreas, de maneira a desenvolver ações de prevenção e promoção da saúde.

Aleixo *et al.*[21] descrevem que a postura adequada está associada ao equilíbrio das estruturas musculoesqueléticas, garantindo ao corpo menor propensão para o desenvolvimento de lesões e deformidades. A preocupação em adequar a postura está sendo cada vez mais discutida nos programas de prevenção e intervenção fisioterapêutica, com o objetivo de evitar alterações posturais. Com base nisso, é necessária uma atenção especial aos escolares que adotam posturas inadequadas. Agravadas, muitas vezes, pelos longos períodos de tempo durante a realização de suas atividades de vida diária, como permanecer na frente da TV, do videogame, do computador, além do excesso de peso da mochila escolar e do sedentarismo, levando a esforços desproporcionais em diferentes partes do corpo. Em sua estatística os autores encontraram que dos 368 escolares avaliados, 123 (33%) apresentaram protrusão de cabeça, 34 (9%) inclinação de cabeça, 154 (42%) protrusão de ombros, 178 (48%) diferença da altura de ombros, 68 (18%) hipercifose torácica, 147 (40%) hiperlordose lombar, 100 (27%) hiperextensão de joelhos, 40 (11%) diferença da altura de fossas poplíteas, 41 (11%) valgo de joelho, 35 (9,5%) varo de joelho e 146 (40%) pés planos.

Os mesmos autores, em outra pesquisa,[22] relacionam os aspectos posturais à obesidade. Eles dizem que a obesidade é uma doença multifatorial que ocorre pela associação de fatores genéticos, ambientais e comportamentais.

O excesso de massa corporal, na criança obesa ou com sobrepeso, pode acarretar diminuição da estabilidade, alterações na postura e na praxia global. Eles encontraram dentre os 34 escolares selecionados 32,35% apresentaram-se com sobrepeso e 67,65% com obesidade. Quanto às alterações posturais observou-se que 63,6% dos escolares com sobrepeso apresentavam protrusão de cabeça, 63,6% protrusão de ombro, 72,7% diferença de altura de ombros, 54,5% hiperlordose lombar, e, 54,5% diferença de altura da fossa poplítea. No grupo com obesidade, 82,6% apresentavam diferença na altura de ombros, 65,2% hiperlordose lombar, 47,8% hiperextensão de joelhos, 86,9% diferença de altura da fossa poplítea, 65,2% joelhos valgos, 78,3% protrusão de abdome, e, 47,8% anteversão pélvica. O equilíbrio estático não apresentou diferença estatisticamente significativa. No equilíbrio dinâmico houve diferença significativa caracterizando o grupo sobrepeso com perfil psicomotor hiperpráxico, enquanto os obesos mostraram-se eupráxicos. Na avaliação da praxia global houve diferença significativa entre os grupos em três subfatores: coordenação oculopedal ($p = 0,022$); dissociação de membros superiores ($p = 0,042$) e de membros inferiores ($p = 0,045$). Quanto à dissociação de membros inferiores e superiores verificou-se perfil psicomotor eupráxico no grupo com sobrepeso e dispráxico nos obesos. E, quanto à coordenação oculopedal ambos mostraram-se dispráxicos.

Kapoula & Bucci[23] estudaram os efeitos oculares das alterações posturais tanto em leitores normais como em disléxicos através da vídeo-oculografia. Eles descrevem alterações de vergência, estabilidade na movimentação do olhar e atenção visual nos dois grupos com piores resultados nas crianças disléxicas.

A proposta de uso de lentes prismáticas com o objetivo de melhorar o desempenho da leitura, tem por fim modificar a integração sensorial da criança não só por atuar na via proprioceptiva, mas também por modificar o movimento sacádico de foveolização durante a leitura. Este pensamento encontra suporte em trabalhos que mostram as alterações positivas encontradas nos movimentos oculares, nas funções relacionadas com o cerebelo, tálamo (atenção) e hipotálamo (memória).[24-28] Ainda há de se considerar que Rochelle et al.[29] associam a agitação encontrada em alguns disléxicos a alterações no equilíbrio provocadas pelas alterações posturais. Conlon et al.[30] encontraram também déficit no processamento motor global em disléxicos.

Em nosso grupo observamos melhora em 4 vezes na *performance* de leitura de palavras comuns e em 3,3 vezes na leitura de palavras desconhecidas (ou inexistentes) em pacientes comprovadamente disléxicos, usando lentes prismáticas de baixa potência. Os parâmetros de prescrição são os mesmos propostos por Alves da Silva et al.[31,32]

REFERÊNCIAS BIBLIOGRÁFICAS

1. Kara-José N, Holzchuh N, Temporini ER. Vícios de refração em escolares da cidade de São Paulo: Brasil. *Bol Oficina Sanit Panam* 1984;96(4):326-33.
2. Nobre MIRS, Temporini ERJ, Kara-José N, Montilha RCI. Deficiência visual de escolares: percepções de mães. *Temas Desenvolv* 2001;10(55):24-7.
3. Castro SM, Salgado CA, Andrade FP et al. Visual control in children with developmental dyslexia. *Arq Bras Oftalmol* 2008;71(6):837-40.
4. Palomo-Alvarez C, Puell MC. Binocular function in school children with reading difficulties. *Graefes Arch Clin Exp Ophthalmol* 2010;248(6):885-92.
5. Bucci MP, Bremond-Gignac D, Kapoula Z. Latency of saccades and vergence eye movements in dyslexic children. *Exp Brain Res* 2008;188(1):1-12.
6. Liddle E, Chou YJ, Jackson S. Perisaccadic mislocalization in dyslexia. *Neuropsychologia* 2009;47(1):77-82.
7. Powers M, Grisham D, Riles P. Saccadic tracking skills of poor readers in high school. *Optometry* 2008;79(5):228-34.
8. Johnson RL, Rayner K. Top-down and bottom-up effects in pure alexia: evidence from eye movements. *Neuropsychologia* 2007;45(10):2246-57.
9. Damasio AR. Disorders of complex visual processing: agnosia, achromatopsia, Balint's syndrome, and related difficulties of orientation and construction. In: Mesulam MM. *Principles of behavioral neurology*. Philadelphia: Davis; 1985. p. 259-88.
10. Rizzo M, Hurtig R. Looking but not seeing: attention, perception, and eye movements in simultanagnosia. *Neurology* 1987;37:1642-8.
11. Baylis GC, Driver J, Baylis LL, Rafal RD. Reading of letters and words in a patient with Balint's syndrome. *Neuropsychologia* 1994;32(10):1273-86.
12. Gillen JA, Dutton GN. Balint's syndrome in a 10-year-old male. *Dev Med Child Neurol* 2003;45(5):349-52.
13. Li XH, Jing J, Zou XB et al. Picture perception in Chinese dyslexic children: an eye-movement study. *Chin Med J* 2009;122(3):267-71.
14. Velasques B, Machado S, Portella CE et al. Cortical asymmetry: catching an object in free fall. *Arq Neuropsiquiatr* 2007;65(3A):623-7.
15. Davies PL, Gavin WJ. Validating the diagnosis of sensory processing disorders using EEG technology. *Am J Occup Ther* 2007;61(2):176-89.
16. Mon-Williams M, Wann JP, Pascal E. Visual-proprioceptive mapping in children with developmental coordination disorder. *Dev Med Child Neurol* 1999;41(4):247-54.
17. Dietz V. Proprioception and locomotor disorders. *Nat Rev Neurosci* 2002;3(10):781-90.
18. Gomes JM. Aprendizado, desenvolvimento e o comportamento da criança pequena na aula

de música. Cadernos do Colóquio (Online) 2009;10(2):64-77. Acesso em 20/06/2011. Disponível em http://www.seer.unirio.br/index.php/coloquio/article/viewFile/556/568.
19. Rimrodt SL, Clements-Stephens AM, Pugh KR et al. Functional MRI of sentence comprehension in children with dyslexia: beyond word recognition. Cereb Cortex 2009;19(2):402-13.
20. De Vitta A, Simeão SFAP, Martinez MG, Vitta FCF. Educação postural em escolares do ensino fundamental: investigando o papel dos jogos educativos e pais. In: Anais do II Congresso Internacional de Saúde da Criança e do Adolescente. São Paulo. Rev Bras Crescimento Desenvolv Hum 2010;(1):17.
21. Aleixo AA, Cardoso LP, Lopes ES et al. Alterações posturais em escolares de seis a doze anos. Anais do II Congresso Internacional de Saúde da Criança e do Adolescente. Rev Bras Crescimento Desenvolv Hum 2010;20(2):371-623.
22. Aleixo AA, Cardoso LP, Lopes ES et al. Postura, praxia global e equilíbrio de escolares com sobrepeso e obesidade. Anais do II Congresso Internacional de Saúde da Criança e do Adolescente. Rev Bras Crescimento Desenvolv Hum 2010;20(2):371-623.
23. Kapoula Z, Bucci MP. Postural control in dyslexic and non-dyslexic children. J Neurol 2007;254(9):1174-83.
24. Brookes RL, Nicolson RI, Fawcett AJ. Prisms throw light on developmental disorders. Neuropsychologia 2007;45(8):1921-30.
25. Angeli V, Benassi MG, Làdavas E. Recovery of oculo-motor bias in neglect patients after prism adaptation. Neuropsychologia 2004;42(9):1223-34.
26. Farnè A, Rossetti Y, Toniolo S, Làdavas E. Ameliorating neglect with prism adaptation: visuo-manual and visuo-verbal measures. Neuropsychologia 2002;40(7):718-29.
27. Stavis M, Murray M, Jenkins P et al. Objective improvement from base-in prisms for reading discomfort associated with mini-convergence insufficiency type exophoria in school children. Binocul Vis Strabismus Q 2002;17(2):135-42.
28. Vente PE, Bos JE, de Wit G. Motion sickness amelioration induced by prism spectacles. Brain Res Bull 1998;47(5):503-5.
29. Rochelle KS, Witton C, Talcott JB. Symptoms of hyperactivity and inattention can mediate deficits of postural stability in developmental dyslexia. Exp Brain Res 2009;192(4):627-33.
30. Conlon EG, Sanders MA, Wright CM. Relationships between global motion and global form processing, practice, cognitive and visual processing in adults with dyslexia or visual discomfort. Neuropsychologia 2009;47(3):907-15.
31. Sampaio PRS, Lamas FMG, da Silva JUA. Lentes prismáticas e dislexia do desenvolvimento. Pediatria (São Paulo) 2009;31(4):227-33.
32. Alves da Silva O, Quércia P, Robichon F. Dislexia de evolução e propriocepção. Abordagem clínica e terapêutica. Lisboa: Minerva Comercial Sintrense; 2004.

ÍNDICE REMISSIVO

Entradas acompanhadas por um *f* ou *q* itálico indicam figuras e quadros, respectivamente.

A
AASI (Aparelho de Amplificação Sonora Individual), 45, 47, 74
AFI (Apraxia de Fala na Infância), 116
 diagnóstico, 117
Alça
 fonológica, 25
 visuoespacial, 25
Alteração(ões)
 da comunicação, 232
  principais demandas de, 232
  perfil
   neuropsicológico das, 232
 da voz, 167
  fissuras labiopalatinas e, 167
 de linguagem, 231
  avaliação
   neuropsicológica nas, 231
   como pode auxiliar, 231
   o que é, 231
 práxicas, 132
Anamnese
 na avaliação foniátrica, 184
  da DI, 184
  da PC, 182
 na consulta foniátrica, 119
  antecedentes, 119, 120
   familiares, 120
   pessoais, 119
  audição, 120
  comportamento, 120
  linguagem, 120
  questões otorrinolaringológicas, 120
Angelman
 síndrome de, 128
ANSI (*American National Standards Institute*), 46
Ansiedade
 transtorno de, 155
  TEA e, 155
Antecedente(s)
 na consulta foniátrica, 119, 120
  familiares, 120
  pessoais, 119
Apraxia
 o que é, 115

Aprendizado
 impacto das perdas no, 103-111
  temporárias, 103-111
   OM e, 107
  unilaterais, 103-111
   recomendações para pais, 110
Aprendizagem
 o que é, 137
 como processo, 137*f*
  decorrente de fatores, 137*f*
   neurobiológicos, 137*f*
   psicoemocionais, 137*f*
   socioculturais, 137*f*
 transtornos de, 137-148, 233
  aprendizado, 139
   da escrita, 139
   da leitura, 139
  classificação dos, 143
   no CID-10, 144*q*
  diagnóstico dos, 145
  dificuldade *versus*, 141
   distúrbios, 142
    do sono, 142
    vestibulares, 142
   TDAH, 141
  dislexia do desenvolvimento, 144
  específico, 233
   perfil neuropsicológico do, 233
  fatores de risco, 145
  intervenção, 147
  neuroanatomia da, 138
  prognóstico, 148
Área(s)
 anatômicas, 17*f*
  da linguagem, 17*f*
 cerebrais, 16, 20
  de aprendizado, 20
  de todas as línguas, 20
  envolvidas na linguagem, 16
   tratos nervosos, 18, 19
    dorsais, 19
    ventrais, 19
ASL (*American Sign Language*), 43
Atenção
 linguagem e, 133
 processos de, 69
  potenciais evocados e, 69
   auditivos, 69
Audição
 na consulta foniátrica, 120

Audiometria
 na DENA, 94
 tonal, 94
 vocal, 94
AUNA (Afecção Autossômica Dominante da Neuropatia Auditiva), 92
Avaliação
 de crianças, 121
  com mais de 3 anos, 122
   função perceptual auditiva, 122
  com menos de 3 anos, 121
   brincadeira, 121
   capacidade
    de comunicação, 121
   comportamento, 121
   desenvolvimento, 122
   interação, 121
   linguagem, 121
 de desenvolvimento, 122*q*
 de Gesell, 122*q*
 eletrofisiológica, 61, 62
  por meio do PEATE-TB, 61
  por meio do RAEE, 62
 foniátrica, 171-176, 184
  anamnese, 184
   da DI, 184
   da PC, 182
  do idoso, 171-176
   em geriatria, 173
   envelhecimento na comunicação, 171
    repercussões do, 171
 fonoaudiológica, 206
  na gagueira, 206
 neuropsicológica, 231-236
  nos transtornos
   de linguagem, 231-236
    como pode auxiliar, 231
    nas alterações da comunicação, 232
    o que é, 231
    relatório neuropsicológico, 234
 sequência de movimentos
  para, 126*q*
  de praxia, 126*q*
   manual, 126*q*
   oral, 126*q*

B

Base(s)
  neurobiológicas, 131
    e TDL, 131
Behaviorismo, 7
BIC (Componente de Interação Binaural), 68
  exemplo do registro do, 68f
Bilinguismo, 39-43
  bimodal, 42
    língua, 42
      de sinais, 42
      oral, 42
  neuroplasticidade e, 37
  unimodal, 39
    línguas orais, 39
Brincadeira
  avaliação da, 121
    em crianças, 121
      com menos de 3 anos, 121
Buffer
  episódico, 26

C

CCI (Células Ciliadas Internas), 94
Cérebro
  como se organiza, 16
    para processar os estímulos, 16
      motores, 16
      perceptuais, 16
      sensoriais, 16
Codificação
  no processamento visual, 245
Como Aprendemos a Falar, 5-13
  desenvolvimento, 6
    períodos de, 9q
    teorias psicolinguísticas do, 6
      behaviorismo, 7
      epistemologia genética, 8
      inatismo, 7
      interacionismos, 9
  linguagem, 6, 11, 12q, 13q
    desenvolvimento da, 11, 12q, 13q
    marcos do, 11, 12q
    surgimento da, 6
      na evolução do *Homo sapiens*, 6
Comorbidade(s)
  distúrbios da fluência e, 205
  TEA, 154
    deficiência intelectual, 154
    epilepsia, 154
    outras, 156
    TDAH, 155
    TOC, 155
    transtornos, 155
      de ansiedade, 155
      de humor, 155
      psicóticos, 155
Comportamento
  adaptativo, 180f
    habilidades do, 180f
      atividades envolvidas nas, 180f
  avaliação do, 121
    em crianças, 121
      com menos de 3 anos, 121
    na consulta foniátrica, 120
Compreensão
  da fala, 19
    como acontece, 19
Comunicação
  alterações da, 232
    principais demandas de, 232
      perfil neuropsicológico das, 232
  avaliação da capacidade de, 121
    em crianças, 121
      com menos de 3 anos, 121
  envelhecimento na, 171
    repercussões do, 171
  gestos na, 77q
  humana, 15
    porta de entrada para a, 15
      percepção, 15
Consciência
  fonológica, 123
    manipulação silábica, 123
    percepção de rimas, 123
    prova de síntese silábica, 123
      com sons invertidos, 123
Consulta Foniátrica, 119-128
  anamnese, 119
    antecedentes, 119, 120
      familiares, 120
      pessoais, 119
    audição, 120
    comportamento, 120
    linguagem, 120
    questões otorrinolaringológicas, 120
  exame físico, 120
    avaliação de crianças, 121
      com mais de 3 anos, 122
      com menos de 3 anos, 121
  hipóteses diagnósticas, 126
    em foniatria, 126
      exames complementares, 127
Contribuição da Psicanálise
  à clínica de crianças, 237-242
    com atraso da fala, 237-242
      aliança especular, 240
        à revelia da palavra, 240
      complexidade da diagnose, 240
      entender equivale a satisfazer, 239
      entre o justo tempo de tomar a palavra, 237-242
      e a estrutura da linguagem, 237-242
      o outro eletrônico, 239
      produção do bebê, 237
Conversar
  importância do, 35
    desenvolvimento, 35
    neuroplasticidade do, 35
Coordenação
  apendicular, 126
    segundo o exame evolutivo, 127q
    de Lefèvre, 127q
Córtex
  pré-frontal, 24f
    estruturação do, 24f
    esquema da, 24f
Criança(s)
  avaliação de, 121
    com mais de 3 anos, 122
      função perceptual auditiva, 122
    com menos de 3 anos, 121
      brincadeira, 121
      capacidade de comunicação, 121
      comportamento, 121
      desenvolvimento, 122
      interação, 121
      linguagem, 121
  com PAUn, 110
    recomendações para pais de, 110
  que não falam, 225-229
    exemplo da clínica, 227
    percurso singular, 225-229
      na clínica fonoaudiológica, 225-229
    primeira conduta, 225
    segunda conduta, 226
    terceira conduta, 226
  resposta da, 50
    o que esperar de, 50
      coordenação de esquemas secundários, 52
      exercícios de reflexo, 51
      invenção de novos meios, 53
        por meio de combinação mental, 53
      primeiras adaptações adquiridas, 51
      reação circular, 51, 52
        primária, 51
        secundária, 52
        terciárias, 52
CSA (Comunicação Suplementar Alternativa)
  na DI, 187
  na paralisia cerebral, 187

D

DC (Disfluências Comuns), 201
Decodificação
  no processamento visual, 245
Déficit(s)
  perceptuais, 132
    visuais, 132
Deglutição
  controle da, 212f, 213f
    neurológico, 212f
  normal, 209
  respiração e, 211
    coordenação da, 211
DEL (Distúrbio Específico de Linguagem), 129
DENA (Desordens do Espectro da Neuropatia Auditiva), 91-101
  adquirida, 92
    precoce, 92
      hiperbilirrubinemia, 93

hipóxia, 92
  prematuridade, 92
  tardia, 93
 casos de, 99*q*
 etiologia, 91
 fisiopatologia, 93
  audiometria, 94
   tonal, 94
   vocal, 94
  EOAs, 94
  MC, 95
  PEAC, 97
  PEATE, 96
  PS, 95
  reflexo do estapédio, 94
 incidência, 91
 mecanismo de, 94*q*
 prevalência, 91
 quadro clínico, 98
 tratamento, 98
Desenho, 140
Desenvolvimento
 avaliação do, 122*q*
  de Gesell, 122*q*
 cerebral, 73*q*
  sequência de eventos no, 73*q*
 da fala, 193
 da gagueira, 195
 da linguagem, 11, 12*q*, 13*q*, 20, 34, 73-80, 107, 121*q*
  marcos do, 11, 12*q*, 121*q*
   no primeiro ano de vida, 11
   pelos subsistemas, 12*q*
   por faixa etária, 12*q*
  na criança, 20
  na surdez, 73-80
   envelhecimento auditivo, 79
    e cognição, 79
   IC, 78
   múltiplas deficiências, 78
   presbiacusia, 79
    mutações gênicas e, 79*q*
   SSD, 78
  OM e, 107
  período crítico, 34
 das vias auditivas, 74*q*
 de habilidades, 48, 75*q*
  auditivas, 75*q*
  comunicativas, 48
   em crianças até 3 anos, 48
 disfluência de, 193
 dislexia do, 144
 do sistema auditivo, 32
 individual, 49
  e habilidades
   comunicativas, 49
    na criança com deficiência auditiva, 49
 intelectual, 234
  transtorno do, 234
   perfil
    neuropsicológico do, 234
 neuroplasticidade do, 35
  importância da leitura, 36
  importância do conversar, 35

observação do, 122
 na criança, 122
  com menos de 3 anos, 122
períodos de, 9*q*
teorias psicolinguísticas do, 6
 behaviorismo, 7
 epistemologia genética, 8
 inatismo, 7
 interacionismos, 9
DI (Deficiência Intelectual), 179-189
 avaliação foniátrica, 184
  anamnese, 184
 CSA, 187
 exame foniátrico, 185
 diagnóstico, 186
  diferencial, 186
 fatores, 181*q*, 182*q*
  perinatais, 181*q*
  pós-natais, 182*q*
  pré-natais, 181*q*
 perfil neuropsicológico da, 234
 TEA e, 154
 tratamento, 189
Diagnóstico
 de DI, 186
  diferencial, 186
 de PC, 186
  diferencial, 186
 de TDL, 134
 e reabilitação auditiva
  na infância, 45-55
   habilidades comunicativas, 48
    desenvolvimento de, 48
     na deficiência auditiva, 49
      desenvolvimento
       individual e, 49
   limiares auditivos
    comportamentais, 47
    estabelecimento de, 47
 eletrofisiológico, 59-62
  da surdez na infância, 59-62
   avaliação
    eletrofisiológica, 61, 62
     por PEATE-TB, 61
     por RAEE, 62
   fisiologia coclear, 59
   PEATE com estímulo clique, 60
Dificuldade
 versus transtorno de
  aprendizagem, 141
  distúrbios, 142
   do sono, 142
   vestibulares, 142
  TDAH, 141
Discriminação
 auditiva, 123
  prova de, 124*q*
   de Rodrigues, 124*q*
 visual, 125
  avaliação de, 125*q*
  prancha de, 125*q*
Disfagia
 na infância, 209-218
  avaliação, 214, 215
   clínica, 214

   instrumental, 215
  classificação, 214
  deglutição, 209, 211
   coordenação
    da respiração e, 211
   normal, 209
  incidência da, 213
  tratamento, 218
  VED, 216
  VFD, 216
Disfluência(s), 201
 da fala, 193-198
  aspectos, 195, 197
   descritivos, 195
   farmacológicos, 197
  com início na infância, 194
   critérios diagnósticos, 194
  de desenvolvimento, 193
  efeitos de adaptação, 196
  estudos genéticos, 197
  gagueira, 194, 195
   desenvolvimento da, 195
   e função cerebral, 196
   e modelo pré-motor duplo, 197
   fatores que modificam a, 196
   feedback auditivo e, 196
   psicanálise, 198
   psicologia, 198
  normal, 193
  tratamento, 198
   farmacológico, 198
 tipologia das, 201*q*
Dislexia
 do desenvolvimento, 144
Distúrbio(s)
 da fluência, 201-207
  avaliação fonoaudiológica, 206
  conduta fonoaudiológica, 206
  diagnóstico diferencial, 202
   gagueira, 202, 203
    neurogênica, 202
    por lesão detectável, 202
    psicogênica, 202
   pseudogagueira, 202
   taquifemia, 202
   taquilalia, 202
  e comorbidades, 205
  outros, 201-207
   disfluências, 201
  tratamento
   fonoaudiológico, 206
 fissuras labiopalatinas e, 165
  da função auditiva, 165
  da linguagem, 166
  na produção
   dos sons da fala, 167
 transtorno de aprendizagem e, 142
 do sono, 142
 vestibulares, 142
DPAC (Distúrbio do Processamento Auditivo), 132
DTG (Disfluência Típica da Gagueira), 201

E

ECNE (Encefalopatia Crônica Não Evolutiva), 182
  etiologia da, 182*f*
    consequências, 182*f*
Eletrofisiologia
  e linguagem, 65-71
    processamento auditivo, 65
      aprendizagem e, 66
      base neurofisiológica do, 65
      BIC, 68
      FFR, 67
    potenciais evocados
      auditivos, 69
      e processos no entendimento
        da cena acústica, 69
        de atenção, 69
        de pré-atenção, 69
Entre o Ouvir e o Falar
  neuroanatomia da linguagem, 15-21
    áreas cerebrais, 16, 20
      de aprendizado de línguas, 20
      envolvidas na, 16
    cérebro se organiza para
      processar os estímulos, 16
        motores, 16
        perceptuais, 16
        sensoriais, 16
    compreensão da fala, 19
      como acontece, 19
    desenvolvimento na criança, 20
    percepção, 15
Envelhecimento
  auditivo, 79
    e cognição, 79
      presbiacusia, 79
  na comunicação, 171
    repercussões do, 171
EOAs (Emissões Otoacústicas), 59, 91
  na DENA, 94
Epilepsia
  TEA e, 154
Epistemologia
  genética, 8
Equilíbrio, 126
  segundo o exame evolutivo, 127*q*
    de Lefèvre, 127*q*
      dinâmico, 127*q*
      estático, 127*q*
Escrita, 140
  aprendizado da, 139
Escuta
  dicótica, 86
  de fala, 86
Esquecimento, 28
Estímulo(s)
  categoria de, 60*f*
  clique, 60
    PEATE com, 60
  como cérebro se organiza para
    processar os, 16
      motores, 16
      perceptuais, 16
      sensoriais, 16

Evocação, 28
Evolução
  do *Homo sapiens*, 6
  surgimento da linguagem na, 6
Exame Físico
  na consulta foniátrica, 120
    avaliação de crianças, 121
      com mais de 3 anos, 122
      com menos de 3 anos, 121
Exame Foniátrico
  na DI, 185
    diagnóstico, 186
      diferencial, 186
  na paralisia cerebral, 185
    diagnóstico, 186
      diferencial, 186

F

Fala
  compreensão da, 19
    como acontece, 19
  disfluências da, 193-198
    aspectos, 195, 197
      descritivos, 195
      farmacológicos, 197
    com início na infância, 194
      critérios diagnósticos, 194
    de desenvolvimento, 193
    efeitos de adaptação, 196
    estudos genéticos, 197
    gagueira, 194, 195
      desenvolvimento da, 195
      e função cerebral, 196
      e modelo pré-motor duplo, 197
      fatores que modificam a, 196
      feedback auditivo e, 196
      psicanálise, 198
      psicologia, 198
    normal, 193
    tratamento, 198
      farmacológico, 198
  escuta dicótica de, 86
  planejamento da, 116
  programação motora da, 116
  sons da, 167
    distúrbios da produção dos, 167
      fissuras labiopalatinas e, 167
Feedback
  auditivo, 196
  e gagueira, 196
FFR (*Frequency Following Response*), 67
  parâmetros do, 67*f*
Fisiologia
  coclear, 59
    relação com a , 59
    da surdez na infância, 59
Fissura(s)
  labiopalatinas, 161-169
    avaliação da, 168
    classificação, 164*f*, 165*f*
      de Spina modificada, 164*f*
      de Tessier, 165*f*
      Y chuleado, 165*f*
        e numerado, 165*f*

e alterações da voz, 167
e distúrbios, 165
  da função auditiva, 165
  da linguagem, 166
  na produção dos sons
    da fala, 167
pós-forame bilateral, 163*f*
  incompleta, 163*f*
pré-forame bilateral, 163*f*
  incompleta, 163*f*
tipos de, 163*q*
transforame, 164*f*
  unilateral direita, 164*f*
  bilateral, 164*f*
tratamento da, 168
Fluência, 201
  distúrbios da, 201-207
    avaliação fonoaudiológica, 206
    conduta fonoaudiológica, 206
    diagnóstico diferencial, 202
      gagueira, 202, 203
        neurogênica, 202
        por lesão detectável, 202
        psicogênica, 202
      pseudogagueira, 202
      taquifemia, 202
      taquilalia, 202
    e comorbidades, 205
    tratamento fonoaudiológico, 206
Foniatria
  história da, 1-4
Função(ões)
  auditiva, 165
    distúrbios da, 165
      fissuras labiopalatinas e, 165
  cerebral, 196
    gagueira e, 196
  práxicas, 125
Função(ões) Executiva(s)
  e memória, 23-28
    alça, 25
      fonológica, 25
      visuoespacial, 25
    buffer episódico, 26
    de curto prazo, 26
    de longo prazo, 26
      explícitas, 27*f*
      implícitas, 27*f*
    esquecimento, 28
    evocação, 28
    explícita, 27
    implícita, 27
    lapsos, 28
Função(ões) Perceptual(is)
  auditiva, 122, 132
    provas de, 122
      consciência fonológica, 123
      discriminação auditiva, 123
      gnosia auditiva, 122
      memória auditiva, 123
  visual, 125
    provas de, 125
      discriminação visual, 125
      gnosia visual, 125
      memória visual, 125

G

Gagueira, 203
 atualização em, 201-207
  avaliação fonoaudiológica, 206
  conduta fonoaudiológica, 206
  e genética, 204
  e neurociência, 204
  e neuroquímica, 205
  e trato vocal, 205
  mitos sobre, 207
  neurogênica, 202
  por lesão detectável, 202
  prognóstico, 205
  psicogênica, 202
  severidade da, 204
   graus de, 204
  tipos de surgimento, 205
  tratamento fonoaudiológico, 206
  verdades sobre, 207
 com início na infância, 194
  critérios diagnósticos de, 194
 desenvolvimento da, 195
 e função cerebral, 196
 e modelo pré-motor duplo, 197
 fatores que modificam a, 196
 feedback auditivo e, 196
 psicanálise, 198
 psicologia, 198
 tipos de, 195q
  descritivo dos, 195q
Garatuja, 140f
GD (Gagueira de
 Desenvolvimento), 195
Genética
 gagueira e, 204
Geriatria
 avaliação foniátrica em, 173
Gnosia
 auditiva, 122
 visual, 125

H

Habilidade(s)
 auditivas, 75q
  desenvolvimento das, 75q
 comunicativas, 48, 49
  desenvolvimento de, 48
   em crianças até 3 anos, 48
  na criança com deficiência
   auditiva, 49
   desenvolvimento
    individual e, 49
Hipótese(s) Diagnóstica(s)
 em foniatria, 126
  exames complementares, 127
   auditivos, 127
   de imagem cerebral, 127
   eletroencefalograma, 127
   genéticos, 127
   metabólicos, 127
   teste do PA, 128
História
 da foniatria, 1-14
 estrutura geral da, 119q

Humor
 transtorno de, 155
  TEA e, 155

I

IC (Implante Coclear), 45, 74
 e múltiplas deficiências, 78
Idoso
 avaliação foniátrica do, 171-176
  em geriatria, 173
  envelhecimento na
   comunicação, 171
   repercussões do, 171
Inatismo, 7
Infância
 diagnóstico e reabilitação
  auditiva na, 45-55
  habilidades comunicativas, 48
   desenvolvimento de, 48
   na deficiência auditiva, 49
    desenvolvimento
     individual e, 49
  limiares auditivos
   comportamentais, 47
   estabelecimento de, 47
 disfagia na, 209-218
  avaliação, 214, 215
   clínica, 214
   instrumental, 215
  classificação, 214
  deglutição, 209, 211
   coordenação
    da respiração e, 209
   normal, 209
  incidência da, 213
  tratamento, 218
  VED, 214
  VFD, 216
 surdez na, 59-62
  diagnóstico
   eletrofisiológico da, 59-62
   avaliação
    eletrofisiológica, 61, 62
    por PEATE-TB, 61
    por RAEE, 62
   fisiologia coclear, 59
   PEATE com estímulo
    clique, 60
Integração
 das entradas vestibulares, 142q
 e proprioceptivas, 142q
Interação
 avaliação da, 121
  em crianças, 121
   com menos de 3 anos, 121
Interacionismo(s), 9

L

LAD (Dispositivo de Aquisição de
 Linguagem/*Language Aquisition
 Device*), 8
Lapso(s), 28
Leitura
 aprendizado da, 139

importância da, 36
 desenvolvimento, 36
 neuroplasticidade do, 36
LIBRAS (Língua Brasileira
 de Sinais), 15, 43
Limiar(es)
 auditivos, 47
  comportamentais, 47
   estabelecimento de, 47
 eletrofisiológicos, 62q
  normais, 62q
Língua(s)
 de sinais, 42
 orais, 39
 praxia e as, 113
Linguagem, 120
 aquisição da, 75q
  sistema audioverbal de, 75q
 área anatômica da, 17f
 avaliação da, 121
  em crianças, 121
   com menos de 3 anos, 121
 desenvolvimento da, 11, 12q, 13q,
  20, 34, 73-80, 121q
  marcos do, 11, 12q, 121q
   no primeiro ano de vida, 11
   pelos subsistemas, 12q
   por faixa etária, 12q
  na criança, 20
  na surdez, 73-80
   envelhecimento auditivo, 79
   e cognição, 79
   IC, 78
   múltiplas deficiências, 78
   presbiacusia, 79
    mutações gênicas e, 79q
   SSD, 77
  período crítico, 34
 distúrbios da, 166
  fissuras labiopalatinas e, 166
 eletrofisiologia e, 65-71
  processamento auditivo, 65
   aprendizagem e, 66
   base neurofisiológica do, 65
   BIC, 68
   FFR, 67
  potenciais evocados auditivos, 69
   e processos no entendimento
    da cena acústica, 69
    de atenção, 69
    de pré-atenção, 69
 impacto das perdas na, 103-111
  unilaterais, 103-111
   recomendações para pais, 110
  temporárias, 103-111
   OM e, 107
 neuroanatomia da, 15-21
  entre o ouvir e o falar, 15-21
   áreas cerebrais, 16, 20
    de aprendizado
     de línguas, 20
    envolvidas na, 16
   cérebro se organiza para
    processar os estímulos, 16
   motores, 16

perceptuais, 16
sensoriais, 16
compreensão da fala, 19
como acontece, 19
desenvolvimento na criança, 20
percepção, 15
neurociência da, 31-38
desenvolvimento, 32
da linguagem, 34
período crítico, 34
do sistema auditivo, 32
desligando, 36
a televisão, 36
o *smarthphone*, 36
o *tablet*, 36
neuroplasticidade, 31, 35, 36
do desenvolvimento, 35, 36
importância da leitura, 36
importância do conversar, 35
e bilinguismo, 37
música e, 36
PA, 33
RC, 37
aumentando a, 37
praxia e, 113-118
AFI, 116
anatomia, 114
diagnóstico, 117
fala, 116
planejamento da, 116
programação motora da, 116
línguas, 113
o que é, 115
tratamento, 117
sistema de, 132
limites do, 132
alterações práxicas, 132
atenção, 133
déficits perceptuais visuais, 132
funções perceptuais
auditivas, 132
memória, 133
surgimento da, 6
na evolução do *Homo sapiens*, 6
transtornos de, 231-236
avaliação neuropsicológica
nos, 231-236
como pode auxiliar, 231
nas alterações da
comunicação, 232
o que é, 231
relatório neuropsicológico, 234
tratos da, 18, 19
nervosos, 18
dorsais, 19
ventrais, 19

M

Manipulação
silábica, 123
na consciência fonológica, 123
Marco(s)
do desenvolvimento, 11, 12q, 121q
da linguagem, 11, 12q, 121q
no primeiro ano de vida, 11

pelos subsistemas, 12q
por faixa etária, 12q
MC (Microfonismo Coclear)
inversão da polaridade do, 95f
na DENA, 95
Memória
auditiva, 123
de trabalho, 24f
esquema funcional da, 24f
funções executivas e, 23-28
alça, 25
fonológica, 25
visuoespacial, 25
buffer episódico, 26
de curto prazo, 26
de longo prazo, 26
explícitas, 27f
implícitas, 27f
esquecimento, 28
evocação, 28
explícita, 27
implícita, 27
lapsos, 28
linguagem e, 133
visual, 125
ficha de, 125q
MMN (*MisMatch Negativity*), 34, 69
onda do, 70f
Múltipla(s)
deficiências, 78
IC e, 78
Música
linguagem e, 36
e neuroplasticidade, 36

N

Neuroanatomia
da aprendizagem, 138
da linguagem, 15-21
entre o ouvir e o falar, 15-21
áreas cerebrais, 16, 20
de aprendizado
de línguas, 20
envolvidas na, 16
cérebro se organiza para
processar os estímulos, 16
motores, 16
perceptuais, 16
sensoriais, 16
compreensão da fala, 19
como acontece, 19
desenvolvimento
na criança, 20
percepção, 15
Neurociência
da linguagem, 31-38
desenvolvimento, 32
da linguagem, 34
período crítico, 34
do sistema auditivo, 32
desligando, 36
a televisão, 36
o *smarthphone*, 36
o *tablet*, 36

neuroplasticidade, 31, 35, 36
do desenvolvimento, 35, 36
importância da leitura, 36
importância do conversar, 35
e bilinguismo, 37
música e, 36
PA, 33
RC, 37
aumentando a, 37
gagueira e, 204
Neuroplasticidade, 31
do desenvolvimento, 35, 36
importância da leitura, 36
importância do conversar, 35
e bilinguismo, 37
música e, 36
linguagem e, 36
Neuroquímica
gagueira e, 205

O

OD (Outras Disfluências), 201
OM (Otite Média)
e desenvolvimento de linguagem, 107
OMA (Otite Média Aguda), 107
OMS (Otite Média Secretora), 107
Organização
no processamento visual, 246

P

PA (Processamento Auditivo), 33, 83-88
anatomia, 84
aprendizagem e, 66
avaliação, 85
diagnóstico, 87
escuta dicótica, 86
de fala, 86
indicação, 87
interação binaural, 87
monoaurais, 86
de baixa redundância, 86
processamento temporal, 85
base neurofisiológica do, 65
BIC, 68
FFR, 67
intervenção, 87
linguagem e, 66
sintomas, 83
teste do, 128
PA(C) (Processamento Auditivo
Central), 83
PANS (Perda Auditiva
Neurossensorial), 91
Paralisia Cerebral, 179-189
avaliação foniátrica, 184
anamnese, 184
CSA, 187
exame foniátrico, 185
diagnóstico, 186
diferencial, 186
sinais, 183q
sintomas, 183q
tratamento, 189

PAUn (Perda Auditiva Unilateral), 103
  recomendações para pais, 110
PEAC (Potencial Evocado Auditivo Cortical)
  na DENA, 97
PEATE (Potencial Evocado Auditivo de Tronco Encefálico), 32, 59, 68
  com estímulo clique, 60
  inversão da polaridade do, 95f
  na DENA, 96
  resposta ao, 96f
    no VIII par, 96f
      na dessincronia do, 96f
      na sincronia do, 96f
PEATE-BIC (Potencial Evocado Auditivo de Tronco Encefálico para pesquisa de BIC), 68
PEATE-TB (Potencial Evocado Auditivo de Tronco Encefálico – tone burst)
  avaliação por meio do, 61
    eletrofisiológica, 61
Percepção
  comunicação humana, 15
    porta de entrada para a, 15
  de rimas, 123
    na consciência fonológica, 123
Planejamento
  da fala, 116
Potencial(is) Evocado(s) Auditivo(s)
  e processos de atenção e pré-atenção, 69
    no entendimento da cena acústica, 69
    MMN, 69
    P300, 70
Prader-Willi
  síndrome de, 128
Praxia
  avaliação de, 126q
    sequência de movimentos para, 126q
    manual, 126q
    oral, 126q
  e linguagem, 113-118
    AFI, 116
    anatomia, 114
    apraxia, 115
      o que é, 115
    diagnóstico, 117
    fala, 116
      planejamento da, 116
      programação motora da, 116
    línguas, 113
    tratamento, 117
Presbiacusia
  envelhecimento auditivo, 79
  e cognição, 79
  mutações gênicas e, 79q
Processamento
  visual, 245-247
    codificação, 245
    decodificação, 245
    organização, 246

Produção
  dos sons da fala, 167
    distúrbios da, 167
    fissuras labiopalatinas e, 167
Programação
  motora, 116
  da fala, 116
Prova(s)
  de discriminação auditiva, 124q
    de Rodrigues, 124q
  de função perceptual, 122, 125
    auditiva, 122
      consciência fonológica, 123
      discriminação auditiva, 123
      gnosia auditiva, 122
      memória auditiva, 123
    visual, 125
      discriminação visual, 125
      gnosia visual, 125
      memória visual, 125
  de síntese silábica, 123
    com sons invertidos, 123
PS (Potencial de Somação)
  na DENA, 95
Pseudogagueira, 202
Psicanálise
  gagueira e, 198
Psicologia
  gagueira e, 198

Q

Questão(ões)
  otorrinolaringoscópicas, 120
  na consulta foniátrica, 120

R

RAEE (Resposta Auditiva de Estado Estável), 61
  avaliação por meio do, 62
    eletrofisiológica, 62
RC (Reserva Cognitiva)
  aumentando a, 37
Reabilitação Auditiva na Infância
  diagnóstico e, 45-55
    habilidades comunicativas, 48
    desenvolvimento de, 48
    na deficiência auditiva, 49
    desenvolvimento individual e, 49
    limiares auditivos comportamentais, 47
    estabelecimento de, 47
RECD (Real Ear to Coupler Difference), 50
Reflexo
  do estapédio, 94
  na DENA, 94
Relatório
  neuropsicológico, 234
    o que esperar do, 234
    apresentação geral, 234
Respiração
  e deglutição, 209
    coordenação da, 209

Resposta da Criança
  o que esperar de, 50
    coordenação de esquemas secundários, 52
    exercícios de reflexo, 51
    invenção de novos meios, 53
      por meio de combinação mental, 53
    primeiras adaptações adquiridas, 51
    reação circular, 51, 52
      primária, 51
      secundária, 52
      terciárias, 52
Rett
  síndrome de, 128

S

SII (Índice de Inteligibilidade da Fala/ *Speech Inteligibility Index*), 46
Síndrome
  de Angelman, 128
  de Prader-Willi, 128
  de Rett, 128
  do X frágil, 127
  velocardiofacial, 128
Sistema
  audioverbal, 75q
    de aquisição da linguagem, 75q
  auditivo, 32
    desenvolvimento do, 32
  de linguagem, 132
    limites do, 132
      alterações práxicas, 132
      atenção, 133
      déficits perceptuais visuais, 132
      funções perceptuais auditivas, 132
      memória, 133
SN (Sistema Nervoso), 31
SNAC (Sistema Nervoso Auditivo Central), 45, 83
SNC (Sistema Nervoso Central), 31
Som(ns)
  da fala, 167
    distúrbios da produção dos, 167
    fissuras labiopalatinas e, 167
SSD (Perda Auditiva Unilateral/*Single-Sided Deafness*), 77
Surdez
  desenvolvimento
    da linguagem na, 73-80
    envelhecimento auditivo, 79
    e cognição, 79
    IC, 78
    múltiplas deficiências, 78
    presbiacusia, 79
      mutações gênicas e, 79q
    SSD, 77
  na infância, 59-62
    diagnóstico eletrofisiológico da, 59-62
      avaliação eletrofisiológica, 61, 62
      por PEATE-TB, 61

T

TAN (Triagem Auditiva Neonatal), 45
TANU (Triagem Auditiva Neonatal Universal), 59, 103
Taquifemia, 202
Taquilalia, 202
TDAH (Transtorno de Déficit de Atenção/Hiperatividade), 83, 141
   TEA e, 155
TDL (Transtorno do Desenvolvimento da Linguagem), 1, 66
   diagnóstico, 134
   o que fica, 129-135
      bases neurobiológicas, 131
   o que importa, 129-135
      quadros clínicos, 131
      sistema de linguagem, 132
         limites do, 132
   o que muda, 129-135
      mudança do nome, 130
TEA (Transtorno do Espectro Autista), 149-160
   achados, 154
      de neuroimagem, 154
      de neuropatologia, 154
   aspectos clínicos, 151
   avaliação diagnóstica, 156
      complementares, 157
      instrumentos padronizados, 157
   comorbidades, 154
      DI, 154
      epilepsia, 154
      outras, 156
      TDAH, 155
      TOC, 155
      transtornos, 155
         de ansiedade, 155
         de humor, 155
         psicóticos, 155
   por RAEE, 62
   fisiologia coclear, 59
   PEATE com estímulo clique, 60
   diagnóstico diferencial, 158
   etiologia, 149
   fatores de risco, 149
   histórico, 149
   intervenções terapêuticas, 159
      medicações, 159
      outras, 160
   perfil neuropsicológico do, 233
   prognóstico, 160
   rastreamento, 158
Teoria(s)
   psicolinguísticas, 6
      do desenvolvimento, 6
         behaviorismo, 7
         epistemologia genética, 8
         inatismo, 7
         interacionismos, 9
TL (Transtorno da Linguagem), 129
   perfil neuropsicológico do, 233
TOC (Transtorno Obsessivo Compulsivo)
   TEA e, 155
TPA (C) (Transtorno de Processamento Auditivo Central), 83
Transtorno(s)
   da fluência, 194
      com início na infância, 194
         critérios diagnósticos de, 194
   de aprendizagem, 137-148, 233
      aprendizado, 139
         da escrita, 139
         da leitura, 139
      classificação dos, 143
         no CID-10, 144*q*
      diagnóstico dos, 145
      dificuldade *versus*, 141
         distúrbios, 142
            do sono, 142
            vestibulares, 142
         TDAH, 141
   dislexia do desenvolvimento, 144
   específico, 233
      perfil neuropsicológico do, 233
   fatores de risco, 145
   intervenção, 147
   neuroanatomia da, 138
   prognóstico, 148
   de linguagem, 231-236
      avaliação
         neuropsicológica nos, 231-236
         como pode auxiliar, 231
         nas alterações da comunicação, 232
         o que é, 231
         relatório neuropsicológico, 234
   do desenvolvimento intelectual, 234
      perfil neuropsicológico do, 234
   TEA e, 155
      de ansiedade, 155
      de humor, 155
      psicóticos, 155
Tratamento Fonoaudiológico
   início do, 219-223
      reflexões sobre a avaliação, 219-223
         análise das vinhetas, 222
Trato
   vocal, 205
      gagueira e, 205

V

VED (Videoendoscopia da Deglutição), 216, 217
VFD (Videofluoroscopia da Deglutição), 216
Via(s)
   auditivas, 74*q*
      desenvolvimento das, 74*q*
Voz
   alterações da, 167
      fissuras labiopalatinas e, 167

X

X frágil
   síndrome do, 127